中医药畅销书选粹·针推精华

大成推拿术

臧福科 指导

宏达 主编

中国中医药出版社·北京

U0273657

图书在版编目（CIP）数据

大成推拿术 / 宏达主编 . —2 版 . —北京：中国中医药出版社，2012.12（2022.11重印）

（中医药畅销书选粹·针推精华）

ISBN 978-7-5132-1209-0

Ⅰ.①大… Ⅱ.①宏… Ⅲ.①推拿 Ⅳ.① R244.1

中国版本图书馆 CIP 数据核字（2012）第 250033 号

中国中医药出版社出版

北京经济技术开发区科创十三街 31 号院二区 8 号楼

邮政编码　100176

传真　010-64405721

三河市同力彩印有限公司印刷

各地新华书店经销

开本 880×1230　1/32　印张 23.125　字数 595 千字

2012 年 12 月第 2 版　2022 年 11 月第 6 次印刷

书号　ISBN 978－7－5132－1209－0

定价　69.00 元

网址　www.cptcm.com

服 务 热 线　010-64405510

购 书 热 线　010-89535836

维 权 打 假　010-64405753

微信服务号　**zgzyycbs**

微商城网址　**https://kdt.im/LIdUGr**

官 方 微 博　**http://e.weibo.com/cptcm**

天猫旗舰店网址　**https://zgzyycbs.tmall.com**

如有印装质量问题请与本社出版部联系（010-64405510）

出版者的话

中国中医药出版社作为直属于国家中医药管理局的唯一国家级中医药专业出版社，自创办以来，始终定位于"弘扬中医药文化的窗口，交流中医药学术的阵地，传播中医药文化的载体，培养中医药人才的摇篮"，不断锐意进取，实现了由小到大、由弱到强、由稚嫩到成熟的跨越式发展，短短的20多年间累计出版图书3600余种，出书范围涉及全国各级各类中医药教材和教学参考书；中医药理论、临床著作，科普读物；中医药古籍点校、注释、语译；中医药译著和少数民族文本；中医药政策法规汇编、年鉴等。基本实现了"只要是中医药书我社最多，只要是中医药教材我社最全，只要是中医药书我社最有权威性"的目标，在中医药界和社会上产生了广泛的影响。2009年我社被国家新闻出版总署评为"全国百佳图书出版单位"。

为了进一步扩大我社中医药图书的传播效应，充分利用优秀中医药图书的价值，满足更多读者，尤其是一线中医药工作者的需求，我们在努力策划、出版更多更好新书的同时，从早期出版的专业学术图书中精心挑选了一批读者喜欢、篇幅适中、至今仍有很高实用价值和指导意义的品种，以"中医药畅销书选粹"系列图书的形式重新统一修订、刊印。整套图书约 100 种，根据内容大致分为七个专辑："入门进阶"主要是中医入门、启蒙进阶类基础读物；"医经索微"是对中医经典的体悟、阐释；"名医传薪"记录、传承名医大家宝贵的临证经验；"针推精华"精选针灸、推拿临床经验；"特技绝活"展现传统中医丰富多样的特色疗法；"方药存真"则是中药、方剂的精编和临床应用；"临证精华"汇集临床各科精妙之法。可以说基本涵盖了中医各主要学科领域，对于广大读者学习中医、认识中医和应用中医大有裨益。

今年是"十二五计划"的开局之年，我们将牢牢抓住机遇，迎接挑战，不断创新，不辱中医药出版人的使命，出版更多、更好的中医药图书，为弘扬、传播中医药文化知识作出更大的贡献。

中国中医药出版社

2012 年 1 月

内容提要

　　本书集各家推拿之大成，共分上、中、下三篇。上篇为大成推拿基础篇，包括简史、治疗原理、治疗原则、治疗方法、禁忌证、诊断方法、常用腧穴及练功，并设大成推拿手法，详述19种手法及其演变的108种手法的操作要领、功能主治及运用；中篇为临床治疗篇，包括损伤病症（常见软组织伤）、内脏病症（31种病症）、小儿推拿（25种病症）；下篇为附篇即论文选编。

　　本书附有大量插图，文图并重，可供初学者和推拿专业医师参考及业余爱好者学习使用。为便于掌握，又拍摄与本书相应的录像带1部，以利于教学。

《大成推拿术》编委会

主　　　编	宏　达			
指　　　导	臧福科			
副 主 编	康　敏	刘长信	付国兵	刘熠钢
编　　　委	王玉祥	夏成群	王建华	姜卫国
	吕　忠	卓宏毅	毛雨生	陈东明
	吕润宏	沈　达	陈勇辉	路　暾
	刘晓明	赵晓梅	何延贵	范　东
	王超英	宋京英	宓韵清	肖　梅
	满　达	王胜江	王建辉	朱智顺
	王瑞仪	王国祯	李丽新	李德辉
	张志军	刘在新	姜淑蓉	刘　旻
	戴　寅	康　敏	史录虹	艾瑾琪
	刘长信	付国兵	刘熠钢	张希玲
	李胜军			

前　言

推拿疗法是我国劳动人民在长期与疾病作斗争的实践中，不断认识、发展、充实、总结出来的一门学科。我国有悠久的文明史，历代医家创立的按摩推拿医术丰富多彩。我父臧福科，在原北京中医学院学习6年，1963年毕业并留校，从事中医骨伤科医疗、教学工作15年，师承我国著名骨伤科专家刘寿山教授，深得其真传。当上级指示北京中医学院附属东直门医院成立推拿按摩科时，我父受命与同事组建了按摩科，建立了中医学院推拿教研室。刻苦学习古文献及全国各名家之推拿按摩医术，同时进行临床医疗的科学研究及教学工作，历时15年，曾出版著作10部，发表论文16篇，1990年晋升为主任医师（教授）。他从事中医骨伤、推拿医疗、科研、教学工作30年，兼任全国中医药学会推拿分会第一届副秘书长兼委员，北京中医药学会第七届正骨推拿学会委员，于1992年创立了大成推拿学派。

大成推拿学派学术上主张从整体观点出发，以中医理论为指导，以古今推拿术为手段，因人施法为治疗原则。强调手法在临床运用中，既要刚中有柔，柔中有刚，刚柔相济，又要刚柔各别，辨证（或辨病）施法，各得其用，不可拘泥于一法一派之医技，而应兼取百家之所长。意在继承古人之大法，发扬今人之所长。即综合各家各派临床有验之法，不论职位高低，是否名门，还是民间，均应学习采纳，始称之为大成。家父虽然立派——大成推拿学派，实际上他不主张分派系，主张博采众家之术，使推拿界能团结起来，共同为人类的健康和保健事业作出贡献。他现在虽已退休，但仍从事临床医疗研究和教学工作。今又命我协同同门弟子，将其著作整理编辑成《大成推拿术》一书，作为他今后教学的课本，并亲身拍录一套与本书相呼应的录相带，使教学工作更形象化，以利于后学之人掌握。

　　我毕业于北京中医药大学，由于本人年轻，学识有限，书中必有很多不足之处，敬请同道批评指正。

宏　达

目　录

上 篇
——基础篇

1. 推拿简史

推拿的起源和形成，是与我们祖先的生活、劳动分不开的。也就是说推拿疗法是劳动人民在长期与疾病作斗争的实践中，不断认识、发展、充实、总结起来的一门学科。

大约在一百万年前，当人类于大自然中求生存，在斗争或生产劳动中，遇到损伤而发生疼痛时，便自然地用手在身体上摩擦，经过手的抚摩，觉得疼痛减轻或消失，久而久之，逐步认识了抚摩的作用，大抵是今天按摩的雏形。经过不断地实践、总结，逐渐形成了推拿疗法。恩格斯在《自然辩证法》中指出："摩擦生热，在实践上是史前的人就已经知道的了。他们也许在十万年以前就发明了摩擦生火。而且他们在更早以前就用摩擦来使冻冷的肢体温暖。"

在《史记·扁鹊仓公列传》记载"臣闻上古之时，医有俞跗，治病不以汤液、醴酒、镵石、挢引、案扤、毒熨，一拨见病之应，因五脏之输，乃割皮解肌，诀脉结筋。"说明推拿的起源很早。

远在二千多年前的春秋战国时期，按摩在医疗中就被广泛应用。战国时，民间医生扁鹊运用按摩针灸，成功地抢救了尸厥患者。据《周礼注疏》记载："扁鹊治虢太子暴疾尸厥之病，使子明炊汤，子仪脉神，子术按摩。"我国现存最早的医学著作《黄帝内经》中，记载了按摩的治疗范围有痹证、痿证、口眼㖞斜和胃痛等；其中描述了按摩工具，如"九针"中的"圆针""镵针"，可见那时按摩和针灸的关系较为密切，常常结合使用。《黄帝内经》中称之"药熨"，可谓后世膏摩的鼻祖。《汉书·艺文志》中记载的《黄帝岐伯按摩》十卷（已佚）大约成书于秦汉时期，是我国第一部推拿专著，可能是当时推拿经验的最初总结。这个时期导引法也有所发展，《后汉书·华佗传》记述华佗发扬了《淮南子·精神训》的导引经验，强调指出"人体欲得劳动，但不当使极耳。动摇则谷气得消，血脉流通，病不得生。譬犹户枢，终不朽也。"他还将古人的导引总结为"五禽戏"，把医疗练功提高到新的境地。《素问·异法方宜论》："中央者，其地平以湿，天地所以生，万物也众，其民食杂而不劳，故其病多痿厥寒热，其治宜导引按跷，故导引按跷者，亦从中央出也。"这里的中央即我国的中部地区，相当于今之河南洛阳一带。从上述经文中可以推断出，我国的按摩最早发源于河南洛阳地区。在《金匮要略》中已经有关于"膏摩"的记载。由此可见，我国在秦汉以前，推拿疗法已被普遍应用。

魏晋时期，推拿疗法在古人的基础上，又有新的发展。推拿不仅用于治疗一些病症，同时还用于急症的治疗和自我保健及强身。如葛洪的《肘后备急方》一书中，就有很多关于用推拿治疗急症的记载，如治疗"卒腹痛"、"卒心痛"、"卒霍乱"等。葛洪治疗痹痛的处方多是"摩膏"，如"莽草膏""丹参膏"等。这个时期，也有推拿专著，如葛洪的《抱朴子·内篇·遐览》中提到有《按摩导引经十卷》（已佚）。如梁·陶弘景在《养性延命录》中记有浴面保健按摩法。

隋唐时期，"太医署"中已有了按摩医生。如《隋书·百官志》已有"按摩博士二人"的记载。这可以证实隋朝期间，按摩疗法不但为群众所欢迎，也受到了当时统治阶级的重视。按摩医生在太医院里是隋朝首创，并给以"博士"官职。《旧唐书·百官志》载有"按摩博士一人，按摩师四人，按摩工十六人，按摩生十五人。按摩博士掌教按摩生消息导引之法。"足见唐代设立的按摩科，已把按摩医生分为按摩博士、按摩师和按摩工的等级。按摩博士在按摩师和按摩工的辅助下，教按摩生"导引之法以除疾，损伤折跌者，正之。"（见《新唐书·百官志》）由此开始了有组织的按摩教学工作，有关创伤骨折的治疗，亦归属于按摩师主管。在这个时期导引即自我按摩，作为按摩的一个内容十分盛行。隋·巢元方在

《诸病源候论》中，几乎于每卷卷末都记有导引按摩之法。唐·孙思邈在《千金要方》中记有以自我按摩为主的"老子按摩法"。自我按摩这样广泛开展，说明了按摩疗法重视预防，注意发挥病人与疾病作斗争的主观能动性，体现了"治未病"的思想。唐代集前人之大成，每在人体体表上施行按摩手法时，多涂上中药膏剂，可防止病人的表皮破损，也使药物和手法功效相得益彰的膏摩手法有了发展。膏的种类很多，有莽草膏、丹参膏、乌头膏、野葛膏、陈元膏和木防己膏等，根据病情选择应用。而且，膏摩还可以防治小儿疾病，如唐·孙思邈在《千金要方》中载有"小儿虽无病，早起常以膏摩囟上及手足心，甚避风寒。"

这个时期，我国经济、文化、交通等均有较大发展，对外文化交流出现了欣欣向荣的局面，中医学在这一时期传入朝鲜、日本、印度等国家。

宋金元时期，推拿在隋唐的基础上，有了进一步发展，应用范围更加广泛，不仅用于一些"损伤折跌者"，而且用于治疗妇科一些疾病。如《古今图书集成·医部全录·医术名流列传·宋一》记有宋代名医庞安时"为人治病率十愈八九，……有民家妇孕将产，七日而子不下，百术无所效……令其家人以汤温其腰腹，自为上下按摩，孕者觉肠胃微痛，呻吟间生一男子……"成功地运用按摩法催产。

这个时期又比较重视推拿手法的分析，如宋《圣济总录·卷四·治法·按摩》云："可按可摩，时兼而用，通谓之按摩。按之弗摩，摩之弗按。按之以手，摩或兼以药。曰按曰摩，适所用也。……世之论按摩，不知析而治之，乃合导引而解之。夫不知析而治之，固已疏矣，又合以导引，益见其不思也。大抵按摩法，每以开达抑遏为义。开达则壅闭者以之发散，抑遏则慓悍者有所归宿。"书中对每个具体手法的分析，可以进一步认识推拿的治疗作用。在此之前有关的医学书籍中，谈到按摩的作用，多是温通闭塞；这时，有些医书中就提出导引按摩术有解表发汗的作用。北宋"太医局"增加"疮肿兼折疡科"，至此骨科才正式从按摩科中分出而立为专科。但按摩对中医骨科的影响是深远的，至今中医骨科仍保留按摩的内容。

明代时期，封建社会处于没落，资本主义生产方式已有萌芽，随着农业、手工业生产的发展，医学也有显著的进步。当时，太医院中不仅设有按摩科，而且按摩在治疗小儿疾病方面，已经积累了丰富的经验，形成了小儿推拿的独特体系，如小儿推拿的穴位，有点，也有线（如前臂的"三关"、"六腑"）和面（如手指指面部的"脾""肝""心""肺""肾"等）。在小儿推拿临床实践的基础上，又编写了不少小儿推拿著作，如明·陈氏著《小儿按摩经》（亦称《按摩经》）、龚云林著《小儿推拿方脉活婴秘旨全书》、周于蕃著《小儿推拿秘诀》等。其中《小儿按摩经》可算是我国现存最早的推拿书籍。按摩又有推拿之称，正是从这时小儿推拿的名称开始的。明代的民间推拿医生比较活跃，正如《香案牍》载："有疾者，手摸之辄愈，人呼为摸先生。"这位摸先生，便是医术较高明的推拿医生。

清代时期，推拿曾被错误地认为是"医家小道"、"有损大雅"、"非奉君之道"。因此，官方"太医院"里不设按摩科。然而推拿在民间却得到蓬勃发展。此时整理小儿推拿经验的专著，如熊应雄著《小儿推拿广义》、骆如龙著《幼科推拿秘书》、夏云集著《保赤推拿法》、钱怀邨著《小儿推拿直录》、夏鼎著《幼科铁镜》和张振鋆著《厘正按摩要术》等著作相继问世，推动了推拿疗法的发展。由国家组织编辑的《医宗金鉴》一书，把摸、接、端、提、按、摩、推、拿列为伤科8法，并对手法的作用与临床应用作了很精辟的论述，对推拿手法在治疗伤科疾病方面作了全面系统的总结。

新中国成立前，国民党统治时期，有人翻译了国外著作，介绍了瑞典式按摩、欧美式按摩的一些情况。但是由于当时国民党政府竭力推行民族虚无主义的卫生政策，对中医学横加摧残，执行了排斥、打击、取缔中医的政策，严重地干扰了推拿疗法的发展，到新中国成立前夕，推拿疗法已处于奄奄一息的境地。在这艰难的环境下，推拿在民间还是有一定的发展，如一指禅推拿流派、滚法推拿流派、内功推拿流派的形成，便可见其一斑。

新中国成立后，在伟大的中国共产党和毛主席的领导下，正确地贯彻了党的中医政策和"百花齐放、百家争鸣"的方针，随着中医事业的发展，推拿疗法也得到了蓬勃的发展。1956年在上海开设了推拿训练班，1958年成立推拿专科门诊部，同年又创办了推拿专科学校。全国各地的中医学院中医系课程中也设置了按摩课，培养了大量新生力量。

20世纪50年代，推拿治疗范围已较广泛，涉及内科、外科、妇科、儿科、伤科、五官科等。并开始研究推拿的生理作用，探讨其治疗原理。当时出版推拿专著10余种，发表论文70余篇。

60年代前半期，推拿专著增多，出版了《推拿学讲义》、《中国推拿学》、《捏脊疗法》、《儿科推拿疗法简编》、《实用推拿疗法手册》等10余种。期刊杂志上发表的论文近300篇，同时现代医学外科书籍中也介绍了推拿方法。探讨用推拿治疗骨伤科疾病的机理，取得了很大成果。

60年代后半期和70年代上半期，不少省市医院的推拿（按摩）科被解散，到80年代初期，全国各地推拿机构相继恢复；推拿疗法的临床研究、实验室研究、手法力的测定等，又继续开展起来；治疗范围又进一步扩大，尤其对部分外科急腹症领域和某些心脏疾病的推拿疗法均有所突破。在针灸麻醉的启发下，应用推拿疗法进行麻醉，在外科手术方面也取得进展。这时，全国22所中医学院中，上海、北京、辽宁、天津、陕西、广州、福建等8所院校里已有针灸推拿系或伤科专业。芜湖中医学校是第一个开办了中等推拿专业的。推拿专著有《脏腑经络按摩》、《小儿推拿》、《推拿简编》、《按摩》、《实用中医推拿学》、《推拿疗法与医疗练功》、《按摩疗法》、《朱金山推拿集锦》等10余种先后出版。发表的论文数百篇，仅

1979 年召开的第一次全国推拿学术经验交流会上，就发表了 98 篇论文。近几年，卫生部还先后组织力量，编写了高、中级《推拿学》教材；在全国各省市相继成立了推拿学会，全国推拿学会于 1987 年 10 月在上海成立，这将促进和推动全国推拿事业的发展。

90 年代，推拿事业得到了长足的发展，它表现在用推拿手法治疗内脏病症和用小儿推拿治疗儿科疾病等方面有突飞猛进的进展。全国推拿学会抓住时机，即时召开了二届全国推拿学术经验交流会。在会上发表论文有质的变化，原来发表的论文多以损伤病症为主体，现今转变成损伤病症的论文和内脏病症、小儿病症的论文平分秋色之势。之后又分别召开了三次专题推拿学术交流会，其中有在辽宁省召开的损伤病症全国推拿学术经验交流会；在山东召开的小儿推拿全国推拿学术经验交流会；在河北省召开的内脏病症全国推拿学术经验交流会。推拿事业的发展，使推拿医术在国内外逐渐被人们所接受，推拿按摩的书籍犹如雨后春笋一般，大量地出版发行。现在，中医药院校已有 28 所，其中有 20 余所开设针灸推拿系或骨伤专业。在一些中医大学设有针灸骨伤学院。还有一所独立学院。推拿保健随着人们生活水平的提高而逐渐兴起，备受人们的欢迎，使古老的推拿医术迎来了科学的春天。如今，推拿正以其独特的疗效，吸引着世界各国人民和学者，并越来越引起国际医学界的重视，许多国家都派人来我国学习和邀请我国派遣推拿人员去工作与讲学。

可以预言，推拿疗法必将随着医学科学与社会的发展，而得到迅速的发展，它必将为解除人类的疾病痛苦及医疗保健事业，作出应有的贡献。

2. 推拿治疗疾病的原理

推拿属中医外治法范畴，是一种物理的治疗方法，它是根据病情施用手法治疗的一门中医学学科。推拿治疗疾病的范围广泛，它涉及伤、内、外、妇、儿、五官等各科的许多疾病，在临床辨证中，必须以中医基础理论为指导，通过四诊，结合必要的临床检查，正确了解与掌握疾病的发病过程和全部情况，运用八纲辨证、六经辨证、脏腑辨证、气血津液和卫气营血及三焦辨证等手段，结合现代的生理、病理、生化、解剖及诊断方面的知识，对疾病进行综合分析，辨证施治和辨病论治。手法是推拿治病的重要手段，通过手法作用于人体体表的特定部位，改变疾病的病理、生理过程，使症状得以缓解或消除，达到治疗疾病的目的。

推拿治疗疾病的原理即是讨论推拿作用机制。了解此点，对于临床治疗是十分重要的。

2.1　推拿对伤筋的治疗原理

凡是人体各个部分的筋肉（包括皮肤、皮下组织、肌肉、肌腱、筋膜、关节囊、韧带、腱鞘、滑液囊、椎间盘、关节软骨盘、血管、周围神经等）受到外来暴力撞击，强力扭转牵拉、压迫或不慎而跌扑闪挫等原因所引起的损伤，均称为伤筋。

《外台秘要·卷二十九》载有"四肢骨破碎及筋伤蹉跌"。伤筋作为诊断，首见此时。临床上伤筋常以肿胀、疼痛、功能障碍及酸胀、麻木等为主要临床表现，推拿疗法是伤筋的主要治疗方法之一。它是通过以下几点起作用的。

2.1.1　舒筋活络，宣通气血，缓解痉挛

损伤后局部经络受阻，气血不通而致痉挛、疼痛或麻木不仁。《素问·血气形志篇》云："形数惊恐，经络不通，病生

于不仁，治之以按摩醪药。"推拿手法，可以理筋使之复旧，达到经络疏通、气血通畅而解除局部软组织的痉挛、不仁或疼痛等症状。

2.1.2　活血化瘀，消肿止痛

软组织损伤后，一般局部最常见的症状之一是肿胀。这是因为损伤之后离经之血瘀积体表而致；或因骨缝开错，气血郁滞，为肿为痛。通过理筋手法的按压、推抹、揉摩等动作，使筋骨复旧，经脉疏通，气血运行通畅而使瘀血消散、肿胀减轻、疼痛减缓，有利于损伤组织的修复。如《医宗金鉴·正骨心法要旨》中云"因跌扑闪失，以致骨缝开错，气血郁滞，为肿为痛，宜用按摩法。按其经络，以通郁闭之气；摩其雍聚，以散瘀结之肿，其患可愈。"把推拿治病的局部作用原理说得十分明确。

2.1.3　理筋复位，解除粘连，疏通狭窄，滑利关节

软组织损伤后，有筋"弛、纵、卷、挛、翻、转、离、合"之分（《医宗金鉴·正骨心法要旨》）。可伴有骨缝开错，日久失治，使关节间瘀血、积液等，瘀久而产生关节和筋的粘连，使关节屈伸不利。施以推滚、推扳、摇背、屈伸、点拨等手法，可理正筋骨，解除粘连，疏通狭窄，滑利关节，以利损伤的修复和功能的重建。正如《医宗金鉴·正骨心法要旨》中云"……能达病者之血气瘀滞，皮肉肿痛，筋挛骨折，与情志之苦欲也。"

2.1.4　散风除湿，温经散寒

《素问·举痛论》中说"寒客于背俞之脉则脉泣，脉泣则血虚，血虚则痛，其俞注于心，故相引而痛。按之则热气至，热气至则痛止矣。"《素问·异法方宜论》载："中央者，其地平以湿，天地所以生万物也众，其民食杂而不劳，故其病多痿厥寒热，其治宜导引按跷。"推拿手法以按法、擦法、摩法、拿法等，推穴道，走经络，拿筋骨，达到散风除湿，温经散寒

而治疗痿痹之证。

2.1.5 "松、顺、动"学说

近代中医学者，根据伤筋无论是急性或慢性损伤，疼痛往往是主要症状，损伤后由于血离经脉，经脉受阻，气血流行不通，"不通则痛"，指出治疗的关键在于"通"，"通则不痛"。欲达到"通"，必须先使其"松"、"顺"、"动"。推拿手法通过舒筋通络达到"松"，"松则通"；理筋整复达到"顺"，"顺则通"；活血化瘀，使气血流动、主动被动活动肢体均达到"动"，"动则通"。三者有机联系达到"通则不痛"的目的。（此观点在全国统编《推拿学》教材有进一步详细阐述，此不赘述。）

2.2 推拿对内脏病的治疗原理

中医学认为人的生命活动必须依靠营卫气血的维护、营养，营卫气血以经络作为运行的经路。经络遍布全身，四通八达，内属于脏腑，外络于肢节，沟通和联络人体所有的脏腑、器官、孔窍及皮毛、筋肉、骨骼等组织。再通过气血在经络中周流不息、循环无端地运行，组成了整体的联系，保持阴阳平衡，内外协调，维持着人体的正常生理活动。从而在经络现象上，对人体皮毛、肌肉、筋骨、脏腑等都能反映出正常的生理和病理的变化。在致病因素（邪气）作用下，破坏了正常生理活动的协调和平衡，导致阴阳气血偏盛、偏衰及脏腑机能的紊乱，也就是产生了疾病。由于经络外络肢节、内属脏腑、沟通表里，所以内脏疾病往往可以反映到体表（如肝病胁痛）；体表疾病可以影响到内脏（如腹部受寒引起胃痛）。

推拿疗法不仅在局部起到通经络、行气血、濡筋骨的作用，而且通过经络系统影响内脏及全身活动，达到调节阴阳气血的偏盛偏衰，使紊乱的脏腑气机恢复正常的生理状态，使脏腑阴阳得到平衡，达到治愈疾病的目的，并呈现全身的治疗作用。因此，运用推拿疗法能广泛地治疗多种内脏疾病。

对推拿治疗内脏疾病的原理，将介绍以下几点：

2.2.1　平衡阴阳

《素问·阴阳应象大论》云："阴阳者，天地之道也，万物之纲纪，变化之父母，生杀之本始，神明之府也。"它论述阴阳的总纲，揭示矛盾的对应统一、消长、转化规律。人体内的一切矛盾斗争与变化均可以阴阳概括，如脏腑、经络有阴阳，气血、营卫、表里、升降等都分阴阳，所以脏腑经络的关系失常、气血不和、营卫失调等病理变化，均属阴阳失调的范畴。

人体上下、内外各组织结构之间，以及每一个组织结构本身，虽然关系复杂，但都可以用阴阳来概括说明，如《素问·宝命全形论》云："人生有形，不离阴阳。"

人体的生理功能保持协调的关系，才能维护人的正常生命活动，其基本点即保持阴阳相对平衡，否则便产生疾病。如《素问·生气通天论》云："阴平阳秘，精神乃治；阴阳离决，精气乃绝。"

疾病的发生，是阴阳失去相对平衡，出现偏盛或偏衰的结果。阴阳失调又是脏腑、经络、气血、营卫等相互关系的失调，以及表里出入、上下升降等气机运动失常，这都是疾病发生、发展的根本原因。阴阳失调概括了疾病病理变化的复杂多变性，如《素问·阴阳应象大论》云："阴胜则阳病，阳胜则阴病，阳胜则热，阴胜则寒，重寒则热，重热则寒。"

《素问·阴阳应象大论》云："善诊者，察色按脉，先别阴阳。"治疗的基本原则是促使"阴平阳秘"，恢复阴阳的相对平衡。正如《素问·至真要大论》云："谨察阴阳所在而调之，以平为期。"推拿是通过以下几点来调节阴阳的平衡。

2.2.1.1　调和气血

推拿手法所用的功，通过经络系统而起到局部和全身的治疗和调节作用，均有促进气血循行的作用。

（1）推拿对气血循行的局部作用

上节在"活血化瘀、消肿止痛"里，已讨论过这部分内容，说明通过推拿直接来改变气血循行。现代研究通过动物实验证实推拿后可使局部血流量明显增加。

（2）推拿对气血循行的全身作用

气血是构成人体的基本物质，是正常生命活动的基础。人的生命活动是气血运动变化的结果。气血的生成都需要水谷精微的充分供给，而这同时又有赖于胃的受纳腐熟功能及脾的运化功能。推拿通过健脾胃，促使人体气血的生成，同时通过疏通经络加强肝的疏泄功能来促进气机的调畅，这样又加强了气生血、行血、摄血的功能，促进或改善人体的生理循环，使人体气血充盈而调畅，《灵枢·平人绝谷篇》云："血脉和利，精神乃居。"临床治疗时，经常用摩腹来促进胃的通降功能；用一指禅推、按揉脾俞、胃俞、足三里或用擦法在背部督脉及脾胃区域治疗，以促进脾胃及全身气血的运行，达到增强脾运化功能的作用。

2.2.1.2　调节内脏功能

推拿对内脏功能有明显的调整阴阳平衡的作用。这种调整阴阳的作用在各个脏腑器官都有表现，它是通过经络、气血而起作用的，或直接影响内脏功能。如在腹部推拿，能直接影响肠蠕动，使肠蠕动亢进者，受到抑制而恢复正常，临床上利用此点治疗腹泻。反之，肠蠕动功能减退者，则可以促进其蠕动恢复正常，临床上多用此治疗便秘。于背部脾俞、胃俞推拿亦有以上表现，这说明了推拿的全身作用。又如用按揉法于心俞、肺俞、膻中、内关，能改善心脏的功能，使西医诊断为"左心功能不全"患者的心脏功能恢复到接近正常功能水平。

2.2.2　调整机体的功能

在平衡阴阳节中指出推拿对气血、脏腑功能有调节的功能，体现了推拿有促进机体功能的一面，临床上常用面、颈部推拿按摩来预防感冒；胸背部推拿治疗咳喘。现代研究发现推拿能提高人体的免疫能力，增强抗病能力，由此说明推拿确实有扶正的作用及补的功效。

推拿也具有一定的抑制机体亢进的作用。例如，推拿颈项部有平肝潜阳的作用，治疗肝阳上亢的眩晕症；点按脾俞、胃俞有缓解胃肠痉挛的作用，都体现了推拿又有"泻"的功效。小儿推拿治疗外感发热症，能解表清热，有驱邪外出的作用。在整个小儿推拿学中，"补""泻"运用更为明确。总之，推拿有促进机体功能和抑制其亢进的作用。

2.2.3　补泻作用

"虚则补之，实则泻之"是中医治疗的基本法则之一。补者，补其不足，扶助正气；泻者，泻其有余，祛除邪气，其最终目的是平衡阴阳，调整机体的生理功能。脏腑之间失去平衡，可根据五行生克关系进行推拿治疗，如培土生金法，补土泻木法等，在治疗成人内脏疾病的临床中经常采用，更为明显的还属小儿推拿。

推拿治疗中补泻作用乃是手法刺激在人体某一部位，使人体气血津液、经络脏腑产生相应的变化。它往往以手法的轻重、方向、快慢、刺激的性质与治疗的部位相结合，才能体现出来。临床上，推拿手法通过其刺激的强弱、作用时间的长短、频率的快慢以及手法方向的变化等各种不同性质和量的刺激作用于体表的经络腧穴，从而对具体的脏腑起补泻作用。一般认为向心为补，离心为泻；顺时针为补，逆时针为泻；弱刺激为补，强刺激为泻；作用时间长的弱刺激为补，作用时间短的强刺激为泻；频率慢的为补，频率快的为泻等。因此，根据疾病选择适当的治疗部位，根据病情和病人体质采用不同量的刺激手法，根据不同的治疗部位选用适当的手法，是推拿补泻作用的关键。

不同学派在补泻操作上，尚存在一些不同之处，有待今后进一步通过临床和实验来验证，逐步走向统一。

2.3　有关推拿作用原理的实验研究

推拿手法的物理刺激，使作用区引起生物物理和生物化学的变化，局部组织发生生理反应，这种反应通过神经反射与体液循环的调节，一方面得到加强，另一方面又引起整体的继发性反应，从而产生一系列病理生理过程的改变，达到治疗效果。具体归纳如下：

2.3.1　局部组织的作用

2.3.1.1　可以清除衰亡的上皮细胞，改善皮肤呼吸，有利于汗腺和皮脂腺的分泌，增强皮肤光泽及弹性。

2.3.1.2 强刺激的摩擦类手法，可引起部分细胞蛋白质分解，产生组织胺类物质，并且能使机械能转化成热能。两者都能促使毛细血管扩张，增强局部的肌肉营养供应，改善代谢状态，促进肌萎缩改善和损伤组织的修复。

2.3.1.3　手法的断续挤压活动，可增快血液循环和淋巴循环，加强了水肿和病变产物的吸收，使肿胀挛缩消除。（有人在狗的粗大淋巴管内插入套管，看到推拿后比推拿前淋巴液流动增快7倍；在家兔的两侧膝关节内注射墨汁，并对一侧膝关节进行推拿，发现推拿后一侧关节内的墨汁已移向远处，未经推拿一侧关节内的墨汁依然大部分存留）。推拿后可使血流量明显增加。

2.3.2　对整体和其他组织产生的作用

2.3.2.1　从神经反射角度的研究

推拿能调整神经系统兴奋和抑制的相对平衡。

（1）缓和、较轻、有节律的手法，反复刺激，对中枢神经有镇静、抑制的作用，而兴奋周围神经；急速、较重、时间较短的手法，对中枢神经有兴奋作用，而抑制周围神经。有人观察推拿后脑电图的变化，见 a 波振幅增大，而且振幅增大的时间延续。这个现象可能是推拿后引起内抑制的发展所致。

（2）根据脊髓节段反射推拿颈部，可以调节上肢及脑内血液循环，降低颅内压，并有降低血压的作用。叩击 1～2 胸椎能引起心动反射，表现为心肌收缩；振动叩击 1～2 腰椎，可使小骨盆充血；捏脊，可引起肠蠕动增快；按压缺盆穴处的交感神经星状关节，可发生瞳孔扩大，血管扩张，同侧肢体皮肤温度增高；推拿下腹部及大腿内侧，可引起膀胱收缩而排尿，治疗尿潴留；推拿腹部可促进胃肠蠕动和消化腺分泌。

2.3.2.2　从生理、生化角度研究

（1）捏脊有提高肝糖原利用率的作用，可为机体各种抗病生理措施提供更多的能量，产生对机体有利的影响。核糖核酸的增加，对机体非特异性抵抗力的生成和增加，将有良好的影响。

采用木糖试验的方法观察捏脊疗法对小肠吸收功能的影响，发现患儿捏脊后木糖排泄率的增高较捏脊前差异非常显著（$P < 0.001$）。

通过观察捏脊疗法对疳积患儿胃泌素分泌功能的影响，发现患儿捏脊 2 周，血清中胃泌素平均值较治疗前下降非常明显（$P < 0.001$）。患儿治疗后与正常儿相比，无显著差异（$P < 0.05$）。捏脊后，肺活量较前有增加。

（2）推拿后可使血清中内啡肽含量升高，揭示了推拿镇痛的原理。

（3）小儿推拿中推脾经，使胃酸浓度明显增加。

（4）针刺四横纹（四缝穴）能使胰蛋白酶、胰脂肪酶、胰淀粉酶增加，故此穴为治疗疳积的要穴之一。

（5）脾俞、胃俞穴推拿后，大多引起胃运动增强，足三里穴则大多引起胃运动抑制。值得提出的是，在胃活动增强时，推拿后往往使其运动减弱，而当胃运动减弱时，推拿后则增强。小儿推拿运内八卦，亦有明显的调节胃功能的兴奋和抑制作用。

（6）实验室证明，推拿后白细胞总数和吞噬能力增加，

白细胞分类变化中淋巴细胞比例升高，红细胞轻度增加，血清中补体效价增加，氧的需要量、排氮量、排尿量和二氧化碳的排泄量也都有增加。

（7）推拿后对椎动脉型颈椎病的脑血流图波幅值有增加。

（8）推拿不同部位均都引起同侧发生肌电反应，肌电脉冲幅度的增高没有因推拿部位的不同而有差异；肌电脉冲频率的增高在推拿不同部位时，则有明显差异。在推拿穴位时，引起的肌电变化大于推拿非穴位时引发的肌电变化，且具有非常高的显著性差异（$P < 0.0001$）。指出使用经穴推拿应当遵循经络学说。

（9）推拿改善心肌缺氧状态，使心电图明显改善，并对"左心功能不全"者，有明显改善作用。

（10）单纯小儿推拿可以使发热的小儿体温有不同程度的降低。

（11）振腹能使机体处于应激状态，促进肾上腺皮质激素分泌，从而起到调节全身内分泌机能的作用。在临床上治疗由于内分泌失调引起的一系列病症，如乳腺增生、闭经、阳痿、漏肩风、腱鞘炎、腕管综合征、颈椎病、腰椎间盘突出症等。

（12）推拿手法可以促使机体内自由基清除剂增加，使自由基下降，从而起到改善 DNA 水平的作用。临床上可用于保健、促使创伤愈合等方面。

2.3.2.3　从生物力学角度的研究

（1）俯卧后伸法，因脊柱的后伸，使神经根和突出物之间出现松弛性的变化，张力减少。俯卧后伸结合牵引进行推拿时，是最有利于腰椎间盘突出症髓核回纳的一种体位，有效率与成功率最高；侧卧斜扳法可使腰椎旋转，在椎体旋转过程中，紧压神经根的突出物，可以远离神经根 1 厘米左右。并且椎间隙加宽，其压力也明显减少，有利于突出物的回纳。有的学者在外科手术中证实了这一点。

（2）推拿中力的性质不外压力、弹力、摩擦力，这三种力可以产生"静力效果"和"动力效果"。

（3）推拿手法动态力测定器的制造成功，可以对推拿手法动态曲线进行测定，准确地揭示了手法运动在各项时间、空间特征上的规律及数据。也就是手法好坏可以定量分析，从而为使手法的治疗量逐步达到客观化、指标化和统一化奠定了基础。

（4）牵拉、弹拨、旋转、整复等一些手法，如运动类手法，均可解除软组织的痉挛、粘连、嵌顿和错位。

综上所述，推拿的作用，主要是改善机体的功能。但并不是推拿只能治疗功能性疾病，对器质性疾病无能为力。推拿治疗疾病，有的是直接改善器质的病变，使障碍的功能得到消除；有的是通过调整功能，使器质病变得到恢复。推拿治疗器质性疾病的途径是后者。例如胃及十二指肠溃疡这种器质性病变，经过腹部和背部的推拿，改善胃肠的功能，从而使壁龛愈合。

3. 推拿治疗原则·治法·禁忌证

3.1　推拿治疗原则

治疗原则又称治疗法则，与治疗方法不同，它是以中医基础理论为指导，对临床病症制定的具有普遍指导意义的治疗规律。任何具体的治疗方法，都是由治疗原则所规定并且从属于一定的治疗原则。

由于疾病的证候表现多种多样，病理变化极为复杂，且病情又有轻重缓急的差别，不同的时间、地点、不同的个体，其病理变化和病情转化不尽相同。因此，只有善于从复杂多变的疾病现象中，抓住病变本质，治病求本，采取相应的措施，扶正祛邪、调整阴阳，并针对病变轻重缓急，以及病变个体和时间、地点的不同，治有先后，因人、因时、因地制宜，才能获得满意的治疗效果。

3.1.1　治病求本

"治病必求其本"是中医辨证施治的基本原则，也是推拿治病的根本原则。求本，是指治病要了解疾病的本质，了解疾病的主要矛盾。就推拿临床具体而言，疾病病理变化过程中的主要矛盾和次要矛盾，主要矛盾是本；病变部位和症状表现部位，病变部位是本。如腰椎间盘突出症，椎间盘纤维环破裂后压迫神经根或脊髓神经，这是本病的本质，如不解除压迫，只在下肢使用手法，舍本求末，那是徒劳无效的。因此，推拿在临床的治疗中，一定要在各种错综复杂的临床征象中，运用"四诊八纲"等辨证手段，同时结合西医的一些临床检查，了解疾病的全部情况，并进行综合分析，抓住疾病的最本质的东西，确定相应的治疗方法，这就是"治病求本"。

在临床运用治病求本的原则时，必须分清标本缓急，正确处理"正治与反治"，"治本与治标"和"标本同治"之间的关系。

3.1.2 调整阴阳

疾病发生发展的原因，就是阴阳相对平衡的失调，而阴阳的失调也可以概括疾病的各种病理变化，即所谓"阳盛则热，阴盛则寒，阳虚则寒，阴虚则热"，"阴损及阳，阳损及阴。"故历来有"治病必求于本，本于阴阳"之说。推拿在临床治疗中，必须遵循"阴病治阳，阳病治阴"的治疗原则，注意调整阴阳，使之恢复相对平衡，才能收到较好的治疗效果。

3.1.3 扶正祛邪

疾病的发生、发展过程，表现为人体正气与邪气相争的过程，在这个过程中，若正气盛，邪不得侵，则病退；若邪气盛，正不能胜邪，则病进，即《黄帝内经》所云："正气存内，邪不可干""邪之所凑，其气必虚"。治疗的根本目的，就是要改变正邪双方力量的对比，扶助正气，祛邪气，使疾病向痊愈方向转化。推拿的作用，在于调理气机，增强体质，提高机体的抗病能力，以达到祛除邪气、邪去正复、恢复健康的目的。因此，在临床上采用不同性质、不同方向、不同频率的手法，起到补泻的作用，也是操作中必须注意的。

3.1.4 因时、因地、因人制宜

疾病的发生与发展，受到多方面因素的影响，在治疗疾病时，也就要根据多方面的情况来考虑，诸如四时气候的变化、地区环境的特点、病人的年龄、体质、性别、生活习惯及耐受程度和职业等各种不同情况，采用各种不同的治疗方法。这就是推拿在临床治疗中，必须遵循的因时、因地、因人制宜的治疗原则，并根据这个原则来选取穴位和部位，选择手法，决定手法的刺激量、操作方向与操作时间。例如外伤科疾患一般以痛为腧，局部取穴。因为肌肉、韧带和关节的病变，其症状表现部位大多都是病变部位的区域。但如果急性损伤，局部肿胀疼痛剧烈，就应该先选取邻近的穴位和部位进行手法操作，待病情稍有缓解，再在局部操作；内妇科疾患，需重视循经取穴和随症取穴，并可根据内脏传入神经与躯体传入神经的相互关联，在体表部位选取手法刺激点；小儿推拿取穴，不仅要按照外科疾病和内科疾病的不同范围而选取，还要依据小儿特有的取穴方法。如手法刺激量（压力、时间）的大小，需根据患者的体质强弱、在人体不同的操作部位、病变部位的浅深、以及不同的疾病而决定。一般情况下，患者体质强，操作部位在腰、臀、四肢，病变部位在深层，运动器官的陈旧性损伤等，手法刺激量较大；患者体质弱，小儿患者，操作部位在头面、胸腹，病变部位在浅层，运动器官的急性损伤及内妇科疾病，手法刺激量较小。

3.1.5　异病同治，同病异治

同一疾病，根据病因病理及其发展阶段的不同，而采取不同的治疗方法，叫作"同病异治"；不同疾病，由于其病因病理相同或处于同一性质的病变阶段，而采用相同的治疗方法，这就叫"异病同治"。推拿在临床治疗中，也是重视"同病异治，异病同治"这一治疗原则的。

3.2　治　法

治法即治疗方法。推拿治法一般指温、补、通、泻、汗、和、散、清8法。治疗方法中尚应注意手法治疗、局部固定、功能锻炼等。手法治疗、局部固定、功能锻炼，将在治疗学中加以论述，本节着重论述8法。

3.2.1　温法

"劳者温之""损者温之"，运用一些温柔的手法，如按、揉、摩、擦、滚、一指禅推等，在一定的穴位或部位上，进行缓慢柔和而又深沉的长时间操作，使之产生一定的热力渗透到组织深部，起到扶助阳气、温经散寒的作用。温法是适用于虚寒证的一种疗法。

3.2.2　补法

"虚则补之"，补者，即滋补，补气血津液之不足，脏腑机能之衰弱。使用轻柔的手法，如一指禅推、滚、揉、擦、摩、振等，在一定穴位或部位上进行长时间的操作，旨在补益正气和使其机能旺盛，达到"补虚祛邪"的目的。本法适应范围较广，凡功能衰弱、体虚者均可用之，临床常用的有补脾胃、补肝肾、补肺气等。

3.2.3　通法

"通则不痛，痛则不通"，故痛症或经络气血不通所引起的病症，宜用本法治之。通法有祛除病邪壅滞的作用。运用手法时，要刚柔兼施，常用挤压类和摩擦类手法，如推、拿、搓、按、揉、擦等。如用推、拿、搓法于四肢，则能通调经络；拿肩井则有通气机、行气血之作用；点按背部俞穴，可通畅脏腑之气血。故《厘正按摩要术》曰："按能通血脉"；又曰按法"最能通气"。

3.2.4　泻法

"实则泻之"，泻者，泻其有余，祛除邪气。为攻逐结滞、通泄腑实的治法，一般用于下焦实证。常用摆动类、挤压类和摩擦类的手法，手法操作时，其力量较重、刺激性强，手法频率应由慢逐渐加快。在临床上用一指禅推、摩神阙、天枢，揉长强，能通腑泄实，治疗食积便秘。

3.2.5　汗法

"邪在皮毛者，汗而发之"、"体若燔炭，汗出而散"，汗法有开泄腠理、祛除表邪的作用，适用于外感风寒或风热之证。着重选用挤压类、摆动类和摩擦类手法中的拿、按、一指禅推、揉、推等手法。临床应用时，外感风寒，手法用先轻后重的拿法；外感风热，则手法用轻快柔和的拿法。前者解表发汗，后者使腠理疏松。本法是小儿推拿的常用手法之一。

3.2.6　和法

和法即和解之法，是以调和气血调整阴阳为主要作用的一种方法。凡病在半表半里者宜用之，手法应平衡而柔和，频率稍缓，常以摆动类、挤压类、振动类和摩擦类手法治疗。在临床应用中"和"法，可分为和气血、和脾胃与疏肝理气等 3方面。如和气血的方法有四肢及背部滚、一指禅推、按、揉、搓等或用轻柔的拿法拿肩井等方法。和脾胃、疏肝气则用一指禅推、按、揉、搓等手法在两胁部的章门、期门、腹部上脘、中脘、背部的肝、脾、胃俞治疗。

3.2.7　散法

"结者散之"、"摩而散之"，散者即消散、疏散之意。散法可使气血得以疏通，结聚得以消散，一般以摆动类及摩擦类手法为主，如摩、搓、揉、推、一指禅推等手法。手法要求轻快柔和，操作由缓慢而渐快。临床上对有形或无形的积滞，均可使用本法。如外科痈肿用缠法治疗；气郁胀满则施以轻柔的一指禅推、摩法等；有形的凝滞积聚，可用一指禅推、摩、揉、搓等手法，频率由缓慢而转快，可起到消结散瘀的作用。

3.2.8　清法

"热者清之"，清法是以清热为主要作用，用刚中有柔的手法，在一定穴位或部位上进行操作，达到清热除烦的目的。常选用摩擦类和挤压类手法，如推、摩、刮、揪等手法。如表实热者，轻推背部膀胱经（自下而上）；表虚热者，轻推背部膀胱经（自上而下），以清热解表等。本法也是小儿推拿常用的方法之一。

3.3　推拿禁忌证

推拿疗法治疗范围广泛，效果良好，尽管如此，但它也有一定的禁忌证。下列情况应视为推拿疗法的禁忌证：

（1）某种急性传染病，如急性肝炎、肺结核病等。

（2）烫伤与溃疡性皮炎的局部。

（3）某些传染性疾病，如丹毒、骨髓炎、骨结核、蜂窝组织炎、化脓性关节炎等。

（4）各种恶性肿瘤疾病。

（5）孕妇及产后未恢复健康者，慎用之。

（6）严重心脏病、肝病患者及精神病患者，慎用之。

（7）年老体弱，病程已久，经不起推拿手法者。

（8）极度疲劳或酒醉后。

4. 推拿常用诊断方法

推拿疗法的适应范围广泛，它涉及伤、外、内、妇、儿等各科疾病。推拿临床的检查诊断方法，是运用中医的望、闻、问、切及必要的物理检查、实验室检查、X 线检查、肌电图等，做到既要了解患者的全身情况，又要明了局部体征，全面地掌握疾病的情况，再根据解剖、组胚、生理、生化和病理学方面表现，进行综合分析，以明确疾病的原因、性质及病变的部位，这样就能得出较为合理的诊断。然后运用辨证施治和辨病施治相结合的方法，确定治疗部位（穴位）和手法，进行操作，才能得到预期的效果。

有关望、闻、问、切的一般内容，可参阅中医诊断学。望诊和切诊中的触诊，是推拿临床诊断中的主要手段。因此，本章将分头面、胸、腹、脊柱、上肢和下肢 5 个部分叙述。

4.1　头面部

4.1.1　望诊

头面部望诊是对病人的神、色、形、态、舌象以及分泌物、排泄物色质的异常变化进行有目的地观察，以测知内脏病变，了解疾病情况的一种诊断方法。中医学通过长期大量的医疗实践，逐渐认识到机体外部，特别是面部、舌质、舌苔与脏腑的关系非常密切。脏腑气血阴阳有了变化，就必然反映到体表，因此通过望诊就可以了解到机体内部的某些病变。

望神，就是观察病人的精神好坏，意识是否清楚，动作是否矫健协调，反应是否灵敏等方面的情况，以判断脏腑阴阳气血的盛衰和疾病的轻重预后。"神藏于心，外候在目"，所以察眼神的变化又是望神的重要内容之一。如患者两目灵活、明亮有神、见识精明、神志清楚、反应灵敏、语言清晰者，称为"有神"，表示正气未伤，脏腑功能未衰，即使病情较重，预后亦多良好。如患者表现为目光晦暗、瞳仁呆滞、精神萎靡、反应迟钝、呼吸气微，甚至神识昏迷、循衣摸床、撮空理线，或猝倒而目闭口开、手撒、尿遗等，均称为"失神"，表示正气已伤，病情严重，预后不好。如久病、重病、精气极度衰弱的患者，突然精神转"佳"等虚假现象，称为"假神"，比喻为"回光返照"，应予以特别注意。

望色，主要是察面部的气色，即望面部的颜色与光泽。面部的色泽，是脏腑气血的外荣。色与泽两方面的异常变化，是人体不同病理反映的表现。不同的色反映着不同的病症，而泽则反映着机体精气盛衰，所以察颜面肤色的润泽与否，对诊断疾病的轻重和推断病情的进退有重要意义。一般而言，病人气色鲜明、荣润的，说明病变较浅，气血未衰，其病易治，预后良好；面色晦暗、枯槁的，说明病变深重，精气已伤，预后欠佳。临床上如见面色㿠白、虚浮，多属阳气虚，可见于大失血后及哮喘等症。面色淡白无华，形体消瘦，多属血虚。急性病中突然面色苍白，多属阳气暴脱，可见于各种休克。面、目、身俱黄，称为黄疸，色鲜明者为阳黄，多属湿热；色晦暗为阴黄，多属寒湿。面赤多见于热证。面色青灰，口唇青紫多见于气虚血瘀、心气不足的病人。小儿蛔虫病，面上可出现灰白色圆形的"虫斑"。小儿惊风或癫痫发作时，面色多为青而晦暗。风寒头痛和受寒腹痛，疼痛剧烈时，面色苍白而带青。午后两颧潮红，可见于结核病人。眼眶周围见黑色，多见于肾虚水泛的水饮病，或寒湿下注的带下证。

望头面部形态。机体外形的强弱，与五脏功能的盛衰是统一的，内盛则外强，内衰则外弱，一般的情况，都是如此。额骨及颞骨双侧凸出，顶部扁平，呈方形，俗称"方头"，头发稀疏不华，多见于佝偻病患儿。头轻度前倾，颈项僵硬，多为"落枕"、颈椎病。小儿头倾向患侧，面转向健侧，呈倾斜状态，大多见于小儿肌性斜颈。一侧不能闭眼，额部皱纹消失，多为面神经麻痹（中枢性的面瘫主要表现为面下半部瘫痪，口角斜向病侧）。头部不自主地震颤，可见于震颤麻痹患者或老年人。下颌关节强直，如发生于单侧，则颏部偏斜于患侧，患者面部不对称，患侧丰满，健侧扁平；如病发生于双侧，自幼得病者，则整个下颌骨发育不良，颏部后缩，形成下颌畸形；成人得病者，则畸形不明显，但张口困难。

舌诊是望诊的重要组成部分，也是中医诊断疾病的重要依据之一。望舌、斑疹、白痦、痈疽疔疖等的具体内容，可参阅中医诊断学。

4.1.2 触诊

触诊是切诊的一部分，是医者运用指端的触觉，在病人的一定部位进行触摸、按压，以了解病情的方法。头面部触诊需要注意以下几个内容。

婴儿囟门检查：双手手掌分别放在左右颞部，拇指按在额部，用中指和食指检查囟门。正常前囟门可触及与脉搏一般的跳动，囟门与颅骨平齐，稍有紧张感。如前囟门隆起，除在小儿哭叫时，多见于高热、颅内出血等颅内压增高的疾病。前囟门应在出生后 12~18 个月闭合，如迟闭，见于佝偻病等。如前囟门凹陷，多见于吐泻后大伤津液的患儿。

张口度测定：张口时，上下颌牙齿之间的距离，相当于自己中、食、无名指三指并指时末节的宽度。如下颌关节强直，则这宽度减小或牙关紧闭。

面瘫患者，用钝针刺激瘫痪一侧，触觉减退或消失。落枕、颈椎病患者，常在颈项部触摸到肌肉强硬痉挛。

4.2 胸腹部

4.2.1 望诊

胸腹部望诊，应注意胸腹壁有无皮肤发红、肿胀，有无包块，有无皮下青筋暴露。若乳房红肿变硬有明显压痛，并伴有发热者，多为乳腺炎所致。腹部青筋暴露（静脉曲张），伴有腹水，脾肿大者，多为肝病所致的门脉高压症；小儿骨瘦如柴，腹大如鼓，并见青筋暴露，多为疳积。胸腹部望诊还要注意观察胸廓及腹部的形态。桶状胸，多见于肺气肿及支气管哮喘患者，整个胸廓表现为高度扩大，尤其是前后径扩大，外形像桶状。鸡胸见于佝偻病，表现为胸骨（尤其是下部）显著前突，胸廓的前后径扩大，横径缩小。

脊柱畸形可引起胸廓变化，如脊柱结核或老年驼背，造成脊柱后凸，使胸廓变短，肋骨互相接近或重叠，胸廓牵向脊柱；如发育畸形，脊柱的某些疾患或者脊柱旁一侧肌肉麻痹，使脊柱侧凸，脊柱突起的一侧胸廓膨隆，肋间隙加宽，而另一侧胸廓下陷，肋骨互相接近或重叠，两肩不等高。

站立时，如见上腹凹陷，而脐部及下腹部隆起，多为胃下垂患者。正常腹部不能看到蠕动波，只有极度消瘦者因腹壁较薄，可能看到。幽门梗阻或肠梗阻时，则出现明显的胃或肠蠕动波，且常伴有胃型或肠型。

4.2.2 触诊

胸腹部触诊要注意压痛点，一般来说，内脏病变按照该脏器的解剖位置，在相应的体表上有疼痛反应及压痛。

胸壁有皮下气肿时，用手按压可有握雪或捻发感，多由于胸部外伤后（或肺结核），使肺或气管破裂，气体逸至皮下所致。

胸廓的挤压试验，检查肋骨是否骨折，其方法是：患者坐位或站立位，检查者将一手掌按住其背部正中，另一手掌按住胸骨，然后两手轻轻对压，如有肋骨骨折，则骨折部位出现疼痛，有的可伴有骨擦音。

阑尾炎在阑尾点（右髂前上棘与脐连线的中、外1/3交点处）有压痛。阑尾炎发作时，阑尾穴（足三里直下2寸）常有压痛或酸胀感，以右侧较明显。

胆囊炎在胆囊点（右季肋缘及腹直肌右缘的交界处）有压痛。检查者用四指或拇指压住胆囊点，当患者深吸气时，胆囊下移，因碰到手指感到剧痛而突然屏气，即为胆囊压痛试验阳性。胆道蛔虫症患者，在剑突下二指，再向右旁开二指处有明显压痛，称为胆总管压痛点。

胃溃疡压痛区在上腹部正中和偏左，范围较广。十二指肠溃疡压痛区在上腹部偏右，常有明显的局限压痛点。

胃溃疡穿孔等急性腹膜炎患者，腹壁紧张静止不动，触诊时，腹壁硬如木板，称为"板状腹"。

腹部的神经反射有腹壁反射，其方法是：患者仰卧，腹壁放松，检查者用火柴梗轻而迅速地划腹壁皮肤，可分上、中、下 3 部分划。正常时，可见到腹肌收缩。截瘫患者或锥体束有病患者，反射消失。反射中心，上腹部在胸髓 7 ~ 8，中腹壁在胸髓 9 ~ 10，下腹壁在胸髓 11 ~ 12。一侧腹壁反射消失见于锥体束损害，某一水平的腹壁反射消失，提示相应的周围神经和脊髓损害。

4.3　脊柱部

4.3.1　望诊

脊柱部位望诊，首先要注意脊柱的生理曲线是否改变，脊柱是否畸形。正常脊柱有 4 个生理弯曲，即颈椎前凸，胸椎后凸，腰椎前凸和骶尾椎后凸。一般在站位和坐位检查，后者可除外下肢畸形对脊柱曲线的影响。观察姿势有无异常，如脊柱侧弯或倾斜、驼背、腰前凸增大或减小、骨盆歪斜等。脊柱前凸畸形多由于姿势不良或小儿麻痹症。脊柱后凸畸形大多见于小儿佝偻病、脊柱结核、类风湿性脊柱炎及老年人等；佝偻病多见于小儿患者；脊柱结核多见于儿童患者；后凸畸形表现为成角如驼峰；类风湿性脊柱炎的后凸畸形为圆弧形，姿态强直；老年人后凸畸形多在胸椎一段。脊柱侧凸畸形大多由于姿势不良、下肢不等长、肩部畸形、腰椎间盘突出症、小儿麻痹症及慢性的胸腔或胸廓病变；姿势不良引起的侧凸畸形，可在平卧及弯腰时消失。

望诊时还要注意皮肤颜色、汗毛和局部软组织肿胀情况，如背腰部不同形态的咖啡色斑点，反映了神经纤维瘤病或纤维异样增殖综合征的存在；腰骶部汗毛过长、皮肤色浓，多有先天性骶椎裂；腰部中线软组织肿胀，多为硬脊膜膨出；一侧腰三角区肿胀，多为流注脓肿。

4.3.2　触诊

触诊检查多采取站位或卧位，先沿棘突、棘间、棘旁寻找压痛点。脊背的自然标志如下：肩胛骨内上角相当第2胸椎平面；肩胛骨下角相当第7胸椎平面；第12肋与胸椎交界相当第12胸椎；髂棘连线相当第3~4腰椎间隙平面；髂后上棘连线相当腰骶关节，而骶髂关节在髂后上棘下方，相当第2骶椎平面。

检查脊柱部压痛点，要分别浅、深压痛和间接压痛。浅压痛表示浅部病变，如棘上、棘间韧带等的浅层组织。深压痛和间接压痛表示深部病变，如椎体、小关节和椎间盘等组织。腰背部的软组织劳损、大多能在病变部位找到肌痉挛和压痛。如棘间韧带劳损在棘突之间有压痛；棘上韧带劳损在棘上有压痛；腰背筋膜劳损多在第3腰椎横突旁有压痛和肥厚感，或见肌痉挛，或见有索状结节；腰背肌劳损该肌可有痉挛，在该部肌肉的附丽区有压痛。颈、腰椎间盘突出症，在病变椎间盘的棘突间及两旁有深压痛和放射痛。如果腰部只有酸痛，压痛范围较广，或根本没有压痛点，用拳叩击腰部反觉舒适，往往是子宫后倾、肾下垂、神经衰弱等的症状性腰痛。腰背部的压痛点，亦应该注意区别是否为内脏疾病在背腰部的反射性疼痛点。如左侧心俞处压痛，可表现为心脏疾患；右侧肝、胆俞处压痛，可表现为肝、胆的疾患等。因此，在临床上必须注意详细、全面地诊察。严格区分出来。

4.3.3　活动幅度

正常脊柱有前屈、后伸、左右侧屈及旋转的功能。颈椎和腰椎的正常活动幅度（见图 4 - 1、4 - 2）。

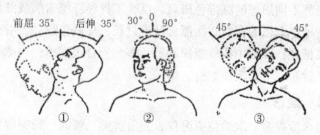

图 4 - 1　颈椎的正常活动幅度
①伸屈　②旋转　③侧屈

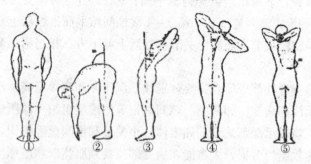

图 4 - 2　腰椎的正常活动幅度
①中立位　②前屈　③后伸　④侧屈　⑤旋转

4.3.4　特殊检查

特殊功能检查结合压痛点，常可确定病变的位置，了解神经的受压情况。有一些特殊检查方法，是某些病所特有的。对脊柱部分的特殊检查，介绍以下几种：

（1）压顶、叩顶试验（椎间孔挤压试验）

患者坐位，医者用双手重叠按压患者头顶，并控制颈椎在不同角度下进行按压，如引起项痛和放射痛者为阳性，说明颈神经根受压。正坐时，用拳隔手掌叩击患者头部，如引起颈痛并有上肢窜痛和麻木感时，或引起患侧腰腿痛者，均属阳性，表示为颈、腰神经根受压。

（2）臂丛神经牵拉试验

患者颈部前屈，医者以一手扶头，一手握患肢腕部，呈反方向牵拉，患肢有疼痛、放射麻木感为阳性（图4－3）。表示颈神经根受压。

（3）屈颈试验

患者仰卧，主动或被动屈颈1~2分钟，引起腰腿痛者为阳性，表示腰部神经根受压迫。

（4）挺腹试验

患者仰卧，将腹部挺起，腰及骨盆离床，同时咳嗽一声，如引起腰腿痛为阳性，表示腰部神经根受压迫。

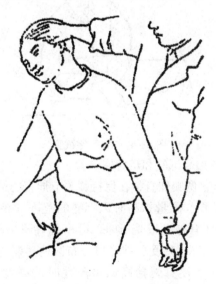

图4－3　臂丛神经牵拉试验

（5）双膝双髋屈曲试验

患者仰卧，医者将患者双膝双髋屈曲，压向腹部，如活动受限、疼痛者，表示腰骶关节有病变。如将一侧屈曲的下肢压向对侧腹部，引起骶髂关节疼痛者，表示该骶髂关节韧带有损伤或该关节有病变发生。

（6）骨盆分离或挤压试验

患者仰卧，医者用双手分别压在两侧髂骨翼上，并用力向外按压（分离），或向内挤压。如有疼痛者为阳性。表示骶髂关节病变，或骨盆骨折等。

（7）"4"字试验

患者仰卧，健侧下肢伸直，患肢屈曲外旋，使足置于健侧膝上方，医者一手压住患侧的膝上方，另一手压住健侧髂前上棘，使患侧骶髂关节扭转，如产生疼痛为阳性。如无髋关节病变即为骶髂关节病变。（见图4-4）

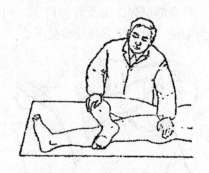

图4-4　"4"字试验

（8）直腿抬高试验和足背屈试验

患者仰卧，两腿伸直，在保持膝关节伸直的情况下，分别做直腿抬高动作。测量抬高时无疼痛的范围（抬高肢体与床面的夹角）。如有神经根受压时，可出现直腿抬高明显受限，一般在60°以下即出现受压神经根分布区的疼痛，为直腿抬高试验阳性。在上述直腿抬高试验阳性时的高度稍下降（约5°~10°），降到不再出现坐骨神经痛的最大高度，这时突然将足背屈。由于坐骨神经被牵拉，则坐骨神经痛又出现者为阳性。后者较前者对腰椎间盘突出症的诊断，更有临床价值。因为髂胫束及腘绳肌紧张时直腿抬高试验亦可出现阳性。而足背屈试验阳性是单纯坐骨神经受牵拉紧张的表现，应予以区别。

（9）床边试验

患者仰卧，患侧臀部靠床边，健侧下肢屈膝屈髋，以固定骨盆，医者将其患肢移至床外并使之尽量后伸，使骶髂关节牵张和转动。若此侧骶髂关节有疼痛，则示有病变为阳性。（见图4－5）

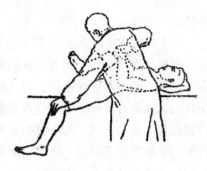

图4－5 床边试验

（10）跟臀试验

患者俯卧，两下肢伸直，使肌肉放松，医者握其足部，使其足跟接触到臀部。如腰骶关节有病变时，则引起腰骶部痛，骨盆甚至腰部也随之抬起。（见图4－6）

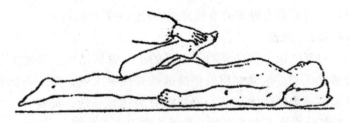

图4－6 跟臀试验

4.4 上肢部

4.4.1 肩部

临床上有些内脏疾病，往往通过神经反射性疼痛表现在体表某些区域，因此当遇到肩部疼痛的病人，首先要区别是否有因内脏疾病而引起的疼痛。如左肩疼痛要排除心脏疾病；右肩疼痛要排除肝胆疾病。另外有些肩痛是由于颈椎病引起的，现称为"颈肩综合征"。所以，对肩部疼痛进行整体检查是十分必要的。

4.4.1.1　望诊

肩部的望诊必须两侧对比检查。检查时，两肩都要裸出，对比两肩是否等高，外观其皮肤颜色情况，肩部有无畸形、肿胀、窦道、肿块及静脉怒张，对比两侧三角肌的发育及锁骨上下窝的深浅是否对称，肌肉是否萎缩；然后检查背面，对比两肩胛骨高低是否一致，肩胛骨内缘与脊椎距离是否相等，肩胛岗的上下肌肉有无萎缩。还要借助肩关节主动或被动运动来观察其肌肉及关节的形态和功能状况，如果发现两侧不对称，则应进一步检查。如果查得两肩不等高，若肩胛骨高耸，多为先天性肩胛骨高耸症；若肩胛骨内缘向后突起，尤其在以手抵墙时更为明显，则为前锯肌瘫痪，又称翼状肩；对于急性损伤患者，如果在肩后部有明显肿胀，则表示可能为肩关节脱位或肩胛骨骨折。三角肌膨隆消失，形成"方肩"多表示肩关节脱位。对比两肩，看锁骨外端是否高突，患肩是否向下、前、内移位，前者多为肩锁关节脱位，后者多为锁骨骨折。

4.4.1.2　触诊

肩部触诊，首先要明了肩部的正常解剖结构、活动幅度及骨性标志。肩峰在肩外侧最高点骨性突出处；其下方的骨性最高处为肱骨大结节；肩峰前方为锁骨外端；锁骨外、中1/3 交界处的下方 1 横指、肱骨头内上方为喙突。

触诊时，用拇指详细地按压检查，全面寻找压痛点，并注意关节结构是否正常，活动时有无异常状态及摩擦音等。对骨骼触诊检查以除外骨折。触诊所得到的肩部压痛点，还需要与肩关节功能检查结合起来，来判定病变的部位。如压痛点在肩峰前下方，可推断为肱骨小结节附近的病变。压痛点在肩峰外侧，可推知为肱骨大结节附近的病变。再根据肱骨小结节是肩胛下肌止点，肱骨大结节是冈上肌的止点，结合这两个肌肉的运动，就能大致确定病变在哪一部位了。

望诊时如发现两上肢不等长，肌肉有萎缩，尚需进行测量。上肢的长度测量，一般使用卷尺从肩峰至肱骨外髁或尺骨茎突的距离，两侧对比；上肢周径的测量一般选择两臂相应的部位，写明部位距离肩峰或尺骨鹰嘴的长度，再进行测量其周径。

4.4.1.3 活动幅度

肩关节活动功能检查时，应固定肩胛骨下角，避免肩胛骨一起参加活动而造成假象。上臂上举动作，不仅是肩关节（盂肱关节）的运动，而是盂肱关节屈曲或外展到最大幅度（90°）时，再加上胸锁关节、肩锁关节及肩胛胸壁关节的协同运动，使肩胛骨产生旋转的结果。

肩关节的正常活动幅度（图4-7①②③④⑤⑥）。

4.4.1.4 特殊检查

（1）搭肩试验（杜加氏试验）

正常人手搭于对侧肩部时，肘关节可以靠紧胸壁，而杜加氏试验阳性时，有下列3种情况：用手搭于对侧肩部时，肘关节不能靠紧胸壁；当肘关节靠紧胸壁时，手不能搭于对侧肩部；手搭肩和肘靠紧胸壁均不可能。阳性为肩关节脱位。

（2）骨性三角检查

肩峰、喙突和大结节3点组成三角形。脱位时，因大结节位置变动，故组成三角形与对侧不同。

（3）肩关节外展试验

此试验对于肩部疾病能作大致鉴别。①如肩关节只能轻微外展，引起剧痛时，可能为肩关节脱位或骨折；②关节炎时，从外展到上举过程皆有疼痛；③外展开始时不痛，越近水平位时肩越痛，可能为肩关节粘连；④外展过程中肩痛，上举时反而不痛，可能为三角肌下滑囊炎；⑤从外展到上举60°～120°范围内有疼痛，超越此范围时反而不痛，可能为岗上肌肌腱炎；⑥外展动作小心翼翼，并有突然疼痛者，可能为锁骨骨折。

（4）肱二头肌长腱试验

①肩关节内旋试验：让患者主动做肩极度内旋活动，即在屈肘位，前臂置于背后，引起肩痛者为阳性，说明为肱二头肌

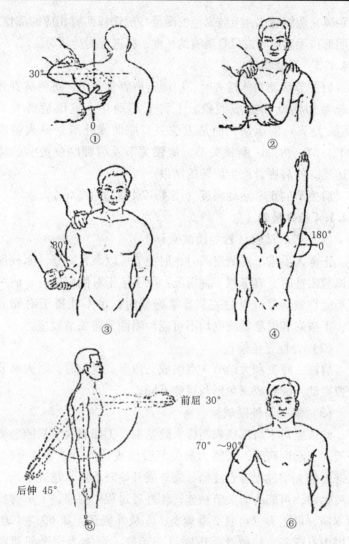

图 4 -7①②③④⑤⑥　　肩关节的正常活动幅度
①外展（肩胛骨不动时）　　②内收（肘部直达身体中线）
③外旋　④上举　⑤屈伸　⑥内旋

长头腱鞘炎。

②抗阻力试验：让患者腕关节用力屈曲，医生手握患者腕

部，并用力使患者肘关节伸直时，疼痛更为明显，叫作抗阻力试验阳性，说明肱二头肌长头腱鞘炎。

4.4.2 肘部

4.4.2.1 望诊

肘部望诊需两肘裸出，两侧对比检查。首先观察肘关节的轮廓有无肿胀和变形。

轻度肿胀时，仅见鹰嘴侧窝鼓起，严重肿胀时，整个肘部粗大，甚至肘横纹消失；梭形肿胀，为慢性关节炎症的一种表现，即肘关节肿胀，而其上下的肌肉萎缩。一侧肿胀常因肱骨内上髁或外上髁骨折所致。神经麻痹时，可引起广泛的肌萎缩。

正常肘关节伸直位时，有 5°~7°的携带角，一般女性较男性度数稍大。携带角增大时为肘外翻，减小或前臂尺偏则为肘内翻。

肘关节的形态如有改变，应注意有否骨折和脱位。肘关节脱位或髁上骨折常处于半屈曲位；肱骨髁上伸直型骨折或肘关节后方脱位时，鹰嘴后突明显；小儿桡骨小头半脱位呈前臂旋前位。

4.4.2.2 触诊

肱骨内髁、外髁和鹰嘴是肘关节触诊的重要骨性标志。此三点所构成的"肘三角"和"肘直线"有无改变，对鉴别肘关节脱位和骨折有实际意义（见肘部特殊检查3）。触诊时，要注意压痛点的位置。肱骨外上髁有前臂伸肌群附着，外上髁炎（网球肘）时，压痛明显；肱骨内上髁有前臂屈肌群附着，也可因炎症表现压痛明显；鹰嘴可因骨折或滑囊炎等而有压痛和肥厚感；桡骨头可于肘后桡侧窝处触及，同时旋转前臂，能触及桡骨头转动的感觉，骨折时此窝鼓起并有压痛；尺骨喙突在肘前不易摸到，需要以拇指在肘前深压，骨折时引起压痛；尺神经位于肘后尺侧，异常时可有肥厚感，并有压痛和窜麻加重现象。肱骨外上髁、内上髁、桡骨小头和鹰嘴骨折时，除局部肿胀和压痛外，可触及骨擦音及异常活动。若前臂外展和内收活动下出现异常时，表示内外侧前臂屈伸肌起点或侧副韧带的损伤，或内、外上髁撕脱骨折。肘关节脱位或骨折时，更可出现异常的外展和内收活动。

　　压痛点一般和 X 线摄片的病变部位相一致，如果不一致，则应再找其他原因。譬如，若自动伸肘痛，被动屈肘痛，则可推知为肱三头肌的疼痛；反之，若自动屈肘痛，被动伸肘痛，则应考虑为屈肌群（肱二头肌，肱前肌及肱桡肌）或关节囊的屈侧病变。可以类推：被动旋前（手掌心向下）自动旋后（手掌心向上，并稍加阻力）若有疼痛，则应考虑旋后肌群（旋后肌、肱二头肌）的病症。

4.4.2.3　活动幅度

　　正常肘关节仅有屈曲和伸直活动。近端尺桡关节与远端尺桡关节的联合活动，产生前臂的旋前和旋后活动。肘关节的正常活动幅度见图 4 – 8①②③。

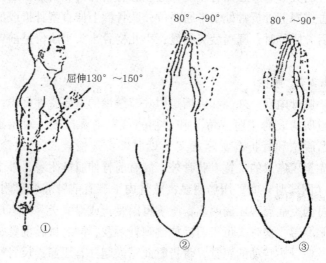

图 4 – 8　肘关节的正常活动幅度
①伸屈　②旋前　③旋后

4.4.2.4　特殊检查

（1）网球肘试验（麦耳（Mill）氏试验）

前臂稍弯曲，手半握拳，腕关节尽量屈曲，然后将前臂完全旋前，再将肘伸直。如果在肘伸直时，肱桡关节外侧发生疼痛为阳性。

（2）前臂屈、伸肌紧张（抗阻力）试验

①患者握拳、屈腕，检查者以手按压患者手背，此时让患者抗阻力伸腕，引起肘外侧疼痛者为阳性。说明肱骨外上髁有炎性病灶。

②患者伸手指和背伸腕关节，检查者以手按压患者手掌，此时让患者抗阻力屈腕，肘内侧痛时为阳性，说明为肱骨内上髁炎。

③肘三角：肱骨内、外上髁和鹰嘴的关系在伸肘时呈一直线，在屈肘90°位呈一等腰三角形，称为肘三角。肱骨髁上骨折时，呈肘后突畸形，但肱三角关系正常；在肘后脱位时，肘三角关系即遭破坏而消失。

4.4.3　腕部

4.4.3.1　望诊

手的自然体位（休息位）是手处于自然静止状态，为一种半握拳姿势，手部各组拮抗肌的肌张力呈相对平衡。此时，腕关节背屈约10°～15°，伴有轻度尺侧偏斜。拇指轻度外展，指腹接近或触及食指远侧指间关节的桡侧缘。其他各指的掌指关节和指间关节皆呈半屈位，食指屈曲较小，越向小指屈曲越大。食指轻度向尺侧倾斜，小指轻度向桡侧倾斜。当手部受伤，由于肌力的不平衡，很快即可以看出它的异常情况，而有利于手部创伤的诊断。

手的功能位犹如手握茶杯的姿势，也是手能发挥最大功能的位置。此时腕有较大的背屈（约20°～25°），伴轻度尺侧偏斜（约10°）。拇指充分外展，拇指掌指和指间关节微屈。各指分开，关节屈曲程度不尽相同，即掌指关节屈30°～45°，近

侧指间关节屈 60°～80°，远侧指间关节屈 10°～15°，总之，
拇指处于对掌位。

　　腕掌指部的望诊同样强调两侧对比检查，详细观察骨的轮
廓有无畸形，软组织有无肿胀及肌萎缩等。

　　桡骨远端骨折常呈现银叉状畸形和枪刺状畸形。远端尺桡
关节脱位时，尺骨茎突向背侧凸出。非急性损伤的常见畸形为
神经血管损伤所致。桡神经损伤后，出现腕下垂；正中神经损
伤后，拇指不能做对掌、外展动作，拇指和食指不能弯曲，亦
不能伸直，大鱼际萎缩，呈猿手畸形；尺神经损伤后，拇指不
能内收，其余 4 指不能做内收和外展运动，第 4、5 手指指掌
关节不能屈曲，远端关节不能伸直，骨间肌、小鱼际肌萎缩，
呈爪形手。爪形手也发生在缺血性挛缩中，即前臂屈指深肌缺
血坏死后，疤痕挛缩所致。掌骨骨折时，如骨间肌收缩，使骨
折端向背侧成角。近节指骨骨折或中节指骨骨折时（骨折线
位于屈指浅肌腱止点远端），骨折端向掌侧成角。末节指骨基
底部骨折或伸肌腱远端附着点断裂时，手指末节呈下垂位
（又称垂状指）。

　　软组织肿胀的部位和范围亦应注意。如鼻烟窝处肿胀、饱
满多为舟状骨骨折。两侧近端指间关节呈对称梭形肿胀，多为
类风湿性关节炎。沿肌腱的肿胀为腱鞘炎或肌腱周围炎。整个
手指呈杵状指，多为肺源性心脏病、支气管扩张或发疳型先天
性心脏病等疾患。

　　手指震颤，多见于甲状腺功能亢进、震颤性麻痹、慢性酒
精中毒等。震颤性麻痹的震颤在运动时减轻或消失，而在静止
时出现。如震颤轻微，可叫病人闭眼，双手前平举，在其双手
背上放一张纸，可以见到纸的抖动。

　　3 岁以下的婴幼儿疾病，望指纹（在食指掌侧桡侧的浅表
静脉）的颜色，可作为辨别病情轻重的参考。食指第 1 节为风
关，第 2 节为气关，第 3 节为命关。正常指纹的色泽红黄相
兼，隐隐不显。如纹色鲜红为感受外邪；色紫为感热；色青为

惊风，色淡为属虚寒证。纹色见于风关的病轻，至气关为病重，透过命关则更重。

4.4.3.2　触诊

腕、掌、指部的触诊应注意压痛点、肿块和叩击痛。桡骨茎突处压痛，多系拇短伸肌、拇长展肌腱鞘炎；第1、2、3、4 指腱鞘炎，最显著的压痛点多在其掌指关节掌侧处。掌侧腕横纹中央区若有压痛且伴有手指放射痛和麻木感时，为腕管综合征正中神经受压现象。鼻烟窝肿胀和压痛，表示舟状骨骨折。在下尺桡关节处压痛，尺骨茎突高凸且有松弛感，为下尺桡关节分离症。掌指和近侧指间关节侧方有压痛或异常侧向活动，表示为侧副韧带损伤。此部的骨折多系在骨折断端有明显肿胀、压痛、畸形和骨擦音，轴心叩击时疼痛加重，临床上应仔细检查，以资鉴别。腕部背侧局限性肿块，稍能顺肌腱的垂直方向移动，但不能平行移动者，通常为腱鞘囊肿。

4.4.3.3　活动幅度

腕关节有内收、外展、背伸和掌屈的功能。腕关节的正常活动幅度（见图 4-9①②）。

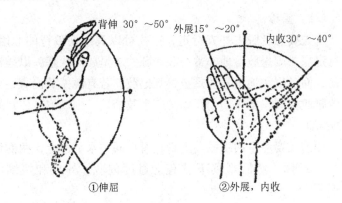

①伸屈　　　②外展，内收

图 4-9①②　肘关节的正常活动幅度

4.4.3.4　特殊检查

腕掌指部的特殊检查介绍以下几种：

（1）握拳试验

患者握拳（拇指在里、四指在外），使腕关节内收，则桡骨茎突处发生疼痛为桡骨茎突狭窄性腱鞘炎。（见图4－10）

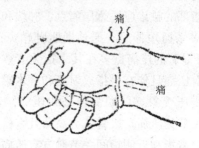

图4－10　握拳试验

（2）屈腕试验

将患者腕关节极度屈曲，可引起手指麻痛，为腕管综合征的体征。

4.5　下肢部

4.5.1　髋部：

4.5.1.1　望诊

首先要患者脱去外衣行走，往往可以观察到跛行的原因。若有疼痛，则患肢着地非常小心，膝关节呈屈曲状态，以缓冲震荡，而且很快地将身体重量移到健肢。若有髋关节僵直，则患侧腰肌如同一整块向前摆动。若患肢缩短，则该侧肢体足跟不能着地。

望前面要注意两腿髂前上棘是否在同一水平面上，两侧髂部是否对称。然后观察下肢有无过度内收、外展和短缩等畸形。

望侧面要注意大腿有无屈曲畸形，特别是有无腰椎过度前凸。如不注意腰椎过度前凸，就很容易忽视髋关节轻度前屈畸形。

望后面时，可先由健侧下肢负重，另侧下肢屈曲抬起。由于负重侧的髋外展肌群的收缩，使另侧骨盆向上倾斜高于负重侧。如臀中肌麻痹或髋关节脱位（陈旧性），当患侧下肢负重，健侧下肢屈曲抬起时，非但不能使健侧骨盆向上倾斜，反而下降低于负重侧，称为站立屈髋屈膝试验阳性。（图4-11①②）

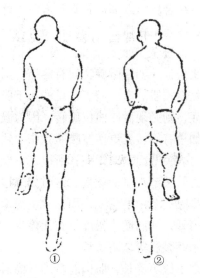

图4-11　站立屈髋屈膝试验
①阴性　②阳性

髋部望诊还要注意肿胀和肿块。髋关节本身的肿胀显于前方，即腹股沟饱满；而臀部的异常丰满，常反映髂骨本身病变。髋关节外上方突起，多因先天性脱位或半脱位引起；而外下方肿胀则属大转子病变或系腰骶部感染流注的脓肿。大腿内上方肿胀，除耻骨或小转子病变外，也要考虑流注脓肿。婴幼儿双侧臀皱襞不对称现象，可反映先天性髋脱位的存在。

4.5.1.2　触诊

压痛点的确定有利于病灶的诊断。确定压痛点时，病人仰卧，检查者的两拇指用同样力量，压迫两腹股沟韧带中点下2cm处，听取病人两侧感觉的反应。有疑问时可用拳叩击大转子或做足跟叩击试验，引起髋关节痛者即说明髋关节有病变。外侧大转子的浅压痛，往往表示大转子滑囊炎的症状。髋关节的活动痛也必须一面检查，一面分析，以判定其疼痛的位置。一般在轻度旋转时即出现疼痛，多由于关节面的不平滑引起。强度旋转时，因软组织被牵扯，所以如果肌肉、筋膜有病也能引起疼痛。这时结合压痛点部位和旋转方向，就可以推测哪一侧软组织受牵扯而产生疼痛。检查旋转痛有两个体位：一为髋关节伸直旋转，检查关节面有无摩擦痛；另为髋关节屈曲旋转，可使髂腰肌松弛，如轻微旋转便有疼痛，则为关节面的摩擦痛，可以排除髂腰肌的牵引痛。常见的止于股骨小转子的髂腰肌急慢性炎症，则必须做屈曲位旋转。因为髋关节伸直能使髂腰肌紧张，如稍有旋转就更使髂腰肌紧张而致痛。因此时的旋转痛，并不代表关节面的摩擦痛，所以，不能伸直的髋关节不能马上估计为髋关节本身的病变，这时如果检查屈曲位无旋转痛，就可能排除关节内的病变，而是软组织挛缩所引起的关节外的病变。另外，如屈髋小幅度旋转无疼痛，幅度强大时出现疼痛，这提示髂腰肌等软组织病变。

望诊时发现下肢不等长，肌肉有萎缩，尚需进行测量。下肢长度的测量一般用卷尺从髂前上棘至股骨内髁或内踝的距离，两侧对比；下肢周径的测量，一般选择两下肢相应的部位，写明该部距髌骨上缘或下缘的长度，再用卷尺测量周径。

4.5.1.3 活动幅度

髋关节有屈曲、后伸、内收、外展、内旋和外旋的功能。髋关节的正常活动幅度见图 4-12。

4.5.1.4 特殊检查

（1）髂前上棘与坐骨结节连线检查

患者侧卧，患侧在上，屈髋 90°~120°，将髂前上棘与坐骨结节连成一线。在正常情况下，大转子的尖端应在此线以下，最多也不高过此线 1 厘米。超过以上限度时，应认为大转子已向上移位，常系股骨颈骨折或髋关节脱位。

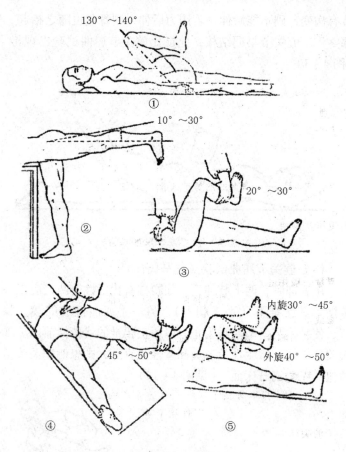

图 4-12　髋关节的正常活动幅度
①屈曲　②后伸　③内收　④外展　⑤旋转

（2）掌跟试验

患者仰卧，下肢伸直，足跟放在医者的掌面上。在正常情况下，足直竖在掌面上。如有股骨颈骨折，髋关节脱位或截瘫患者，因髋关节松弛，则足向外倒呈外旋位。

（3）髋关节过伸试验

患者俯卧，两下肢伸直。医者一手压住其骶后部固定骨盆，另一手提起患侧小腿，使髋关节过伸，如髋关节或骶髂关节有病变，则不能后伸。若用力后伸，则骨盆也随之抬起，臀部疼痛。髋关节早期结核，此征比髋关节屈曲试验出现得早。（图4－13）

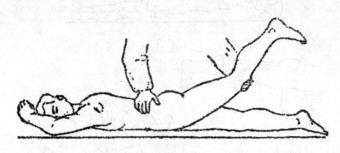

图4－13　髋关节过伸试验

（4）髋关节屈曲试验（托马氏征）

患者仰卧，两下肢伸直。如腰椎有代偿性前凸，应以一手掌插入其腰椎下（手掌朝上），另一手屈曲健肢的髋、膝关节，使腰椎与手掌接触为止，以矫正腰椎的代偿性前凸。如有髋关节结核、增生性关节炎和骨性强直等，则患侧髋关节呈屈曲位，患腿离开床面。（见图4－14）

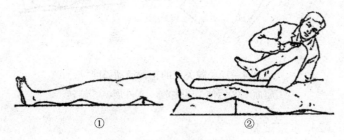

①　　　　　　　　　　②

图4－14　髋关节屈伸试验
①下肢伸直时，腰椎有代偿性过分前凸。
②矫正腰椎前凸，患髋呈屈曲位。

（5）足跟叩击试验

患者仰卧，两下肢伸直。医者一手将患肢抬起，另一手以拳击其足跟，如髋关节处发生疼痛，说明该处有病变。

（6）屈膝屈髋分腿试验

患者两下肢屈曲外旋，两足跟对紧，自动将两下肢外展外旋。如有股内收肌综合征，则大腿不易完全分开，若被动分开即产生疼痛。

4.5.2 膝部

4.5.2.1 望诊

先观察膝关节有无畸形。正常膝关节仅存在 5°的过伸，不能伸直即为屈曲畸形，过伸超过 5°即为后翻畸形（或称膝反张）。在正常情况下，大腿和小腿并不在一条直线上，小腿向外偏斜 5°~8°左右，如偏斜超过或者未及 5°~8°即为外翻或内翻畸形。其次观察膝关节是否肿胀。轻度肿胀表现为髌骨两侧膝眼饱满，严重时髌上滑囊及整个膝周均隆起肿大，髌上滑囊区的肿块可能是滑囊炎、关节积液。胫骨和股骨髁部及干骺端的肿大可能是骨肿瘤。腘窝肿块一般为腘窝囊肿。胫骨结节肿大可能是骨软骨炎。膝部棱形肿胀（鹤膝），多为膝关节结核或类风湿性关节炎所致。

股四头肌内侧头力量最强，是完成伸膝动作最后 10°~15°的主要肌肉。任何膝关节疾患只要引起膝关节运动障碍，股四头肌内侧头即很快萎缩。因此，该肌萎缩与否是判断膝关节有无病变的重要依据。

4.5.2.2 触诊

膝部常见压痛点很多。若在髌骨边缘两侧压痛，示为髌骨软化症；在髌韧带两侧压痛，示为膝关节脂肪垫损伤；在关节间隙压痛，示为半月板损伤；在胫骨结节压痛，示为胫骨结节骨软骨炎；在侧副韧带及其附丽点压痛，示为侧副韧带损伤；髌骨下极压痛，示为髌下韧带损伤；在膝部众多肌腱附丽点发现压痛，示为小的滑囊炎。

此外，检查肿块也是触诊的一个重要内容，一旦发现肿块，应进一步鉴别其性质、压痛、有否波动感、乒乓球感或搏动感。骨折时，局部压痛明显，伴有肿胀，还可触及断端的异常活动和骨擦音。

4.5.2.3　活动幅度

膝关节有伸展、屈曲的功能，主被动活动受限时，就要注意膝关节的病变。如膝关节伸直痛，示为关节面病变；屈曲痛，示为膝关节水肿或滑膜炎的表现；过伸痛和极度屈曲痛，为半月板损伤、髌下脂肪垫肥厚等。而骨关节炎或大骨节病的疼痛，往往走路开始痛，稍走数步之后可以一度好转，但过多反而逐渐加重疼痛。

膝关节的正常活动幅度见图 4 - 15。

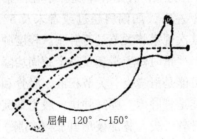

屈伸 120°～150°

图 4 - 15　膝关节的正常活动幅度

4.5.2.4　特殊检查

（1）浮髌试验

患者平卧，膝部伸直。医者以左手拇、食指放于髌骨两侧下缘，右手食指下压髌骨时，左手如有波动感，即表示关节腔有明显积液存在，为浮髌试验阳性。

（2）侧向活动试验

患者仰卧，将下肢伸直，股四头肌放松。医者一手握踝部，另一手在膝的内侧或外侧作为支点，使小腿内翻或外翻，正常时无异常活动，亦无疼痛。如韧带完全撕裂，则施力时关节即出现"开口"活动；如韧带仅有挫伤，则只引起疼痛。

（3）抽屉试验

患者仰卧，屈膝至90°，两足及股四头肌放松。医者双手握小腿上端将其向前和向后反复拉推。正常时无活动，如有向前滑动，示为前交叉韧带损伤；如有向后滑动，示为后交叉韧带损伤。（图4-16）

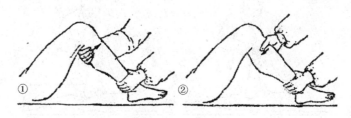

图4-16 抽屉试验

①检查前交叉韧带损伤　②检查后交叉韧带损伤

（4）膝关节旋转试验

患者仰卧，医者一手握其膝部，使膝关节过度屈曲，另一手握足，将小腿内收外旋，然后慢慢伸直膝关节。如膝关节内侧疼痛或有响声，则说明内侧半月板损伤。反之，则为外侧半月板损伤。（图4-17①②）

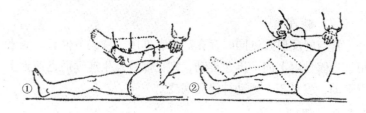

图4-17 膝关节旋转试验

①检查内侧半月板损伤：小腿内收外旋，再伸直膝关节
②检查外侧半月板损伤：小腿外展内旋，再伸直膝关节

（5）研磨试验

此试验为鉴别侧副韧带损伤与半月板损伤的方法。患者俯

卧，下肢伸直，患膝屈曲至90°，医者将其大腿固定，用双手握住患足下压，挤压膝关节，然后旋转小腿，如有疼痛，则为半月板损伤；反之，如将小腿提起，使膝关节间隙增宽，再旋转小腿时发生疼痛，则为侧副韧带损伤。（图4-18①②）

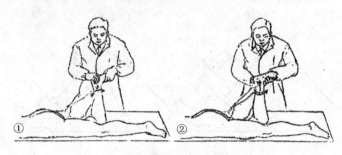

图4-18　研磨试验
①下压旋转　②上提旋转

（6）膝反射

患者仰卧或坐位，将一腿置于另一腿上，叩击髌韧带，可见股四头肌收缩及伸膝动作。仰卧时医者左手略将膝关节托起，使股四头肌放松，用叩诊锤叩击髌韧带。反射中枢在腰髓2~4。

（7）膝阵挛

常与膝反射亢进同时存在。患者仰卧，膝关节伸直，医者用手将髌骨由上向下迅速推动，则见髌骨发生连续而迅速地上下颤动，多见于上运动神经元病变。

4.5.3　踝部

4.5.3.1　望诊

观察有无畸形，如足下垂（马蹄足）、跟足（仰趾足）、内翻足、外翻足、扁平足和高弓足。有无肿胀、皮下瘀血等。内外踝处肿胀，背屈剧痛，可能为踝骨骨折；踝下凹陷消失、跟骨增宽，跟腱止点处疼痛，可能为跟骨骨折；内外踝下方及跟腱两侧的正常凹陷消失，兼有波动感，可能为关节内积液或瘀血肿；肿胀局限于一侧疼痛，多属内、外侧韧带损伤。足后部肿胀多属跟腱炎、滑囊炎、骨质增生等。

望诊时，尚需注意有无肌萎缩和整个情况有无改变。从前面观察正常胫骨轴线通过拇趾与第2趾之间，以此能区别足内收、外展畸形，从腓骨侧观察腓骨长轴正好分割足外缘（足趾不算在内）总长的后1/3。从后面观察小腿的正中线与足跟纵轴是否一致，以区别足外翻和足内翻。

4.5.3.2 触诊

足部软组织较薄，往往压痛点就是病灶的位置。根据压痛点的位置，估计疼痛在某一骨骼、关节、肌腱或韧带。再利用主被动运动所引起的疼痛，就可以推出疼痛的部位。如踝内翻时外踝痛，而外翻时无痛，压痛点在外踝，则推断病变在外踝韧带上；反之，在内踝韧带上。内、外踝的压痛应与骨折相鉴别。

跟骨上的压痛点对诊断更为重要。如果压痛在跟腱上，可能是腱本身或腱旁膜的病变；在跟腱的止点处，可能是跟腱后滑囊炎；在跟部后下方，可能是8～12岁儿童的跟骨骨骺炎（塞渥氏病）。压痛点在跟骨的蹠面正中偏后，可能是跟骨棘或脂肪垫的病症，靠前部可能是蹠腱膜的疼痛。压痛点在跟骨的内外侧，可能是跟骨本身的病变。压痛点在跟骨两侧靠内、外踝的直下方，则可能是距下关节病变。

肿胀区多有压痛，软性肿块常属滑膜、腱鞘病变，硬性者为骨病变。足背和胫后动脉的触诊对了解血液循环情况，有重要的临床意义。

4.5.3.3 活动幅度

踝关节有背屈和蹠屈的功能，蹠屈时尚有内翻和外翻的活动。踝关节的正常活动幅度见图（4-19）。

4.5.3.4 特殊检查

（1）跟腱偏斜征

正常站立位，跟腱长轴应与下肢长轴平行。扁平足时，跟腱长轴向外偏斜。

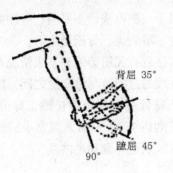

图 4 - 19　踝关节的正常活动幅度

（2）足内、外翻试验

检查者一手固定小腿，另一手握足，做极度内翻或外翻活动，引起同侧疼痛时说明内或外踝骨折，引起对侧痛时，则属副韧带损伤。

（3）踝反射（跟腱反射）

患者仰卧，髋关节外旋、膝关节屈曲，医者一手推足底，使踝关节略背屈，另一手用叩诊锤叩打跟腱，可见足有蹠屈的活动。如不易引出，可让患者跪在床边，医者一手握足底使其背屈，另一手用叩诊锤叩击跟腱。反射中枢在骶髓 1 - 2。

（4）踝阵挛

常与跟腱亢进同时存在。患者仰卧，医者用手托住患者腘窝，另一手握足，骤然向上背屈并抵住不使足蹠屈，则该足交替性上下伸屈地颤动。多见于上运动神经元病变。

（5）划足底试验（巴彬斯基征）

医者左手握患者足跟部，右手用棉花签棒头轻划患者足底外缘，由后向前。如拇趾缓缓背屈，其他各趾轻度外展，则为阳性，多见于锥体束征。

（6）弹趾试验

轻叩足趾的基底部或用手将足趾向背面挑动，如引起足趾蹠屈，则为锥体束征。

5. 经络与腧穴

5.1　经　络

经络是经脉和络脉的总称。经，有路径的含义，经脉贯通上下，沟通内外，是经络系统中的主干；络，有网络的含义，络脉是经脉别出的分支，较经脉细小，纵横交错，遍布全身，无处不至。经络是运行全身气血、联络脏腑肢节、沟通上下内外、调节体内各部分的通路。通过经络在全身有规律的循行和错综复杂的联络交会，把人体的五脏六腑、四肢百骸、五官九窍、皮肉筋骨等组织器官联结成一个有机的统一整体，使人体各部的功能活动得以保持协调和相对的平衡。

经络是由经脉和络脉组成。其中经脉包括正经和奇经两大类，为经络系统的主要部分。正经有十二，即手足三阴和手足三阳经，合称"十二经脉"。奇经有八，即督、任、冲、带、阴跷、阳跷、阳维、阴维，合称"奇经八脉"。络脉有别络、浮络、孙络之别。别络较大，共有十五。其中十二经脉与任、督二脉各有一支别络，再加上脾之大络，合为"十五别络"。别络有本经别走邻经之意，其功能是加强表里阴阳两经的联系与调节作用。络脉之浮行于浅表部位的称为"浮络"。络脉最细小的分支称为"孙络"。此外，还有十二经别、十二经筋和十二皮部。十二经别是十二经脉别出的正经。凡阳经的经别，自本经别出而循行体内后，仍旧到本经；而阴经的经别，自本经别出而循行体内后，不再回入本经，却同与其为表里的阳经相合，十二经别按表里分成六组，就是"六合"。经别加强了十二经脉在体内的联系，并能通达某些正经未能行经的器官与形体部位，以补正经之不足。十二经筋，是十二经脉循行部位上分布的筋肉系统的总称，有连缀百骸、维络周身、主司关节运动的作用。十二皮部，是十二经脉在体表一定皮肤部位的反应区。由于十二经筋与十二皮部的分区，基本上和十二经脉在体表的循行部位一致，因此，它们都是按照十二经脉命名的。

5.1.1　十二经脉

5.1.1.1　名称分类

十二经脉即手三阴经（肺、心包、心）、手三阳经（大肠、三焦、小肠）、足三阳经（胃、胆、膀胱）、足三阴经（脾、肝、肾）的总称。十二经脉的名称是根据各经所联系内脏的阴阳属性及其在肢体循行位置不同而定的。阳经属腑，行于四肢的外侧；阴经属脏，行于四肢的内侧。手经行于上肢，足经行于下肢。（表 5 – 1、5 – 2）

表 5 – 1　阴经联系内脏的阴阳属性及在肢体循行位置

阴经→联系脏	手三阴（上肢内侧）	太阴肺经：前线（桡侧缘）
		厥阴心包经：中线
		少阴心经：后线（尺侧缘）
	足三阴（下肢内侧）	太阴脾经：前线
		厥阴肝经：中线
		少阴肾经：后线

*小腿下半部和足背部，肝经在前，脾经在中线。至内踝上八寸处交叉之后，脾经在前，肝经在中线。

表 5 – 2　阳经联系内脏的阴阳属性及在肢体循行位置

阳经→联系腑	手三阳（上肢外侧）	阳明大肠经：前线（桡侧缘）
		少阳三焦经：中线
		太阳小肠经：后线（尺侧缘）
	足三阳（下肢外侧）	阳明胃经：前线
		少阳胆经：中线
		太阳膀胱经：后线

5.1.1.2　走向和交换规律

手足三阴三阳经脉的走向和相互交接的规律是：手三阴从胸走手，交手三阳；手三阳，从手走头，交足三阳；足三阳，从头走足，交足三阴；足三阴，从足走腹，交手三阴（表 5 – 3）。这样就构成了一个"阴阳相贯，如环无端"的循环经路。

表5-3　手足阴阳经脉走向连接规律示意图

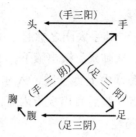

5.1.1.3　表里关系及流注次序

十二经脉分别络属于相应的脏腑，从而构成了脏腑阴阳的表里相合关系：即手阳明大肠经与手太阴肺经为表里；手少阳三焦经与手厥阴心包经为表里；手太阳小肠经与手少阴心经为表里；足阳明胃与足太阴脾经为表里；足少阳胆经与足厥阴肝经为表里；足太阳膀胱经与足少阴肾经为表里。在循行路线上，凡具有表里关系的经脉，均循行分布于四肢内外两个侧面的相对位置（足厥阴肝经与足太阴脾经在下肢内踝上八寸处，交叉变换前后位置），并在手或足相交接。十二经脉存在着这种表里关系，所以在生理上是彼此相通的，在病变时也是相互影响的。

十二经脉分布在人体内外，其经脉中的气血运行是循环贯注的。即从手太阴肺经开始，依次传至足厥阴肝经，再传至手太阴肺经，首尾相贯，如环无端。（表5-4）

表5-4　十二经脉流注次序

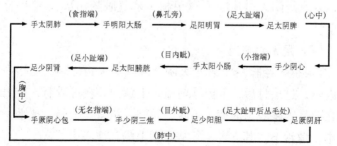

5.1.1.4　循行部位

（1）手太阴肺经

《灵枢·经脉》："肺手太阴之脉起于中焦，下络大肠，还循胃口，上膈属肺，从肺系，横出腋下，下循臑内，行少阴心主之前，下肘中，循臂内上骨下廉，入寸口，上鱼，循鱼际，出大指之端。其支者从腕后直出次指内廉，出其端。"

（2）手阳明大肠经

《灵枢·经脉》："大肠手阳明之脉，起于大指次指之端，循指上廉，出合谷两骨之间，上入两筋之中。循臂上廉，入肘外廉，上臑外前廉，上肩，出髃骨之前廉，上出于柱骨之会上。下入缺盆，络肺，下膈，属大肠。其支者，从缺盆上颈，贯颊，入下齿中。还出挟口，交人中，左之右，右之左，上挟鼻孔"。《灵枢·邪气脏腑病形》："大肠合入于巨虚上廉。"

（3）足阳明胃经

《灵枢·经脉》："胃足阳明之脉起于鼻，交頞中，旁约太阳之脉，下循鼻外，入上齿中。还出挟口，环唇，下交承浆。却循颐后下廉，出大迎，循颊车，上耳前，过客主人，循发际，至额颅。其支者，从大迎前，下人迎，循喉咙，入缺盆。下膈，属胃，络脾。其直者，从缺盆下乳内廉，下挟脐，入气街中。其支者，起于胃口，下循腹里，下至气街中而合。以下髀关，抵伏兔，下膝髌中。下循胫外廉，下足跗，入中趾内间。其支者，下膝三寸而别，下入中趾外间；其支者，别跗上，入大趾间，出其端。"《灵枢·邪气脏腑病形》："胃合于三里。"

（4）足太阴脾经

《灵枢·经脉》："脾足太阴之脉起于大指之端，循指内侧白肉际，过核骨后，上内踝前廉。上踹内，循胫骨后，交出厥阴之前，上膝股内前廉，入腹，属脾，络胃。上膈，挟咽，连舌本，散舌下。其支者，复从胃别上膈，注心中。"

（5）手少阴心经

《灵枢·经脉》："心手少阴之脉，起于心中，出属心系。下膈，络小肠。其支者，从心系上挟咽，系目系。其直者，复从心系却上肺，下出腋下，下循臑内后廉，行太阴心主之后，下肘内，循臂内后廉，抵掌后锐骨之端，入掌内后廉，循小指之内，出其端。"

（6）手太阳小肠经

《灵枢·经脉》："小肠手太阳之脉，起于小指之端。循手外侧上腕，出踝中。直上循臂骨下廉，出肘内侧两骨（原文作筋，今从太素）之间。上臑循外后廉。出肩解，绕肩胛，交肩上。入缺盆，络心。循咽下膈，抵胃，属小肠。其支者，从缺盆循颈，上颊，至目锐眦，却入耳中。其支者，别颊上䪼，抵鼻，至目内眦，斜络于颧。"《灵枢·邪气脏腑病形》："小肠合入于巨虚下廉。"

（7）足太阳膀胱经

《灵枢·经脉》："膀胱足太阳之脉，起于目内眦，上额，交巅。其支者，从巅至耳上角。其直者，从巅入络脑。还出别下项，循肩膊内，挟脊抵腰中。入循膂，络肾，属膀胱。其支者，从腰中，下挟脊，贯臀入腘中。其支者，从膊内左右别下贯胛，挟脊内，过髀枢，循髀外，从后廉下合腘中。以下贯踹内，出外踝之后，循京骨至小指外侧。"《灵枢·邪气脏腑病形》："膀胱合入于委中央。"

（8）足少阴肾经

《灵枢·经脉》："肾足少阴之脉，起于小指之下，邪走足心，出于然谷之下。循内踝之后，别入跟中，以上踹内。出腘内廉，上股内后廉，贯脊、属肾，络膀胱。其直者，从肾上贯肝膈，入肺中，循喉咙，挟舌本。其支者，从肺出络心，注胸中。"

（9）手厥阴心包经

《灵枢·经脉》："心主手厥阴心包络之脉，起于胸中，出属心包络，下膈，历络三焦。其支者，循胸出胁，下腋三寸，上抵腋下。循臑内，行太阴、少阴之间。入肘中，下臂，行两筋之间，入掌中，循中指，出其端。其支者，别掌中，循小指次指出其端。"

（10）手少阳三焦经

《灵枢·经脉》："三焦手少阳之脉，起于小指次指之端，上出两指之间，循手表腕，出臂外两骨之间，上贯肘。循臑外上肩，而交出足少阳之后。入缺盆，布膻中，散络心包，下膈遍属三焦。其支者，从膻中上出缺盆，上项，系耳后。直上出耳上角，以屈下颊至𬶍。其支者，从耳后入耳中，出走耳前，过客主人，前交颊至目锐眦。"《灵枢·邪气脏腑病形》："三焦合入于委阳。"《灵枢·本输》："三焦者，……出于委阳，并太阳之正，入络膀胱。"

（11）足少阳胆经

《灵枢·经脉》："胆足少阳之脉，起于目锐眦，上抵头角，下耳后，循颈，行手少阳之前，至肩上，却交出手少阳之后，入缺盆。其支者，从耳后入耳中，出走耳前，至目锐眦后。其支者，别锐眦，下大迎，合于手少阳，抵于𬶍，下加颊车，下颈，合缺盆。以下胸中，贯膈，络肝，属胆，循胁肋里，出气街，绕毛际，横入髀厌中。其直者，从缺盆下腋，循胸，过季胁，下合髀厌中，以下循髀阳，出膝外廉。下外辅骨之前，直下抵绝骨之端。下出外踝之前，循足跗上，入小指次指之间。其支者，别跗上，入大指之间，循大指歧骨内，出其端，还贯爪甲，出三毛。"《灵枢·邪气脏腑病形》："胆合于阳陵泉。"

（12）足厥阴肝经

《灵枢·经脉》："肝足厥阴之脉，起于大趾丛毛之际，上循足跗上廉，去内踝一寸。上踝八寸，交出太阴之后，上腘内廉，循股阴，入毛中，环阴器，抵小腹。挟胃，属肝，络胆。上贯膈，布胁肋。循喉咙之后，上入颃颡，连目系。上出额，与督脉会于巅。其支者，从目系下颊里，环唇内。其支者，复从肝，别贯膈，上注肺。"

5.1.2　奇经八脉

奇经八脉是督脉、任脉、冲脉、带脉、阴维脉、阳维脉、阴跷脉、阳跷脉的总称。它们与十二正经不同，既不直属脏腑，又无表里配合关系，"别道奇行"，故称"奇经"。

奇经八脉交叉贯穿于十二经脉之间，具有加强经脉之间的联系，以调节正经气血的作用。凡十二经脉中气血满溢时，则流注于奇经八脉，蓄以备用；不足时，也可由奇经给予补充。奇经与肝、肾等脏及女子胞、脑髓等奇恒之府的联系较为密切，这对于奇经的生理病理均有一定意义。

5.1.2.1　奇经八脉的分布路线

（1）督脉

《素问·骨空论》："督脉者，起于少腹以下骨中央，女子入系廷孔。其孔，溺孔之端也。其络循阴器，合篡间（会阴部）绕篡后，别绕臀至少阴，与巨阳（足太阳）中络者合。少阴上股内后廉，贯脊属肾。与太阳起于目内眦，上额交巅，上入络脑，还出别下项，循肩膊内、挟脊抵腰中，入循膂络肾。其男子循茎下至篡，与女子等。其少腹直上者，贯脐中央，上贯心、入喉，上颐、环唇，上系两目之下中央。"《难经》："督脉者，起于下极之俞，并于脊里，上至风府，入属于脑。"

（2）任脉

《素问·骨空论》："任脉者，起于中极之下，以上毛际，循腹里，上关元，至咽喉，上颐循面入目。"《灵枢·五音五味》："冲脉、任脉皆起于胞中，上循背（《甲乙》作"脊"）里，为经络之海；其浮而外者，循腹（右）上行，会于咽喉，别而络唇。"

（3）冲脉

《素问·骨空论》："冲脉者，起于气街，并少阴之经，挟脐上行，至胸中而散。"《灵枢·逆顺肥瘦》："夫冲脉者，五脏六腑之海也。……其上者，出于颃颡，渗诸阳，灌诸精。其

下者，注少阴之大络，出于气街，循阴股内廉，入腘中，伏行
骭骨内，下至内踝之后属而别。其下者，并于少阴之经，渗三
阴。其前者，伏行出跗属，下循跗，入大趾间。"《灵枢·动
输》："冲脉者，十二经之海也。与少阴之大络起于肾下，出
于气街，循阴股内廉，斜入腘中，循胫骨内廉，并少阴之经，
下入内踝之后，入足下。其别者，斜入踝，出属跗上，入大指
之间，注诸络，以温足胫。"《灵枢．五音五味》："冲脉……
起于胞中，上循背（《甲乙》作脊）里，为经络之海，其浮而
外者，循腹（右）上行，会于咽喉，别而络唇口。"

　　（4）带脉

　　《灵枢·经别》："足少阴之正，至腘中，别走太阳而合，
上至肾，当十四椎，出属带脉。"《难经》："带脉者，起于季
胁，回身一周。"

　　（5）阳跷脉、阴跷脉

　　《灵枢·脉度》："（阴）跷脉者，少阴之别，起于然谷之
后，上内踝之上，直上，循阴股，入阴，上循胸里，入缺盆
上，出人迎之前。入鼽，属目内眦，合于太阳、阳跷而
上行。"

　　《难经》："阳跷脉者，起于跟中，循外踝上行，入风池。"

　　（6）阳维脉、阴维脉

　　《难经》："阴维，起于诸阴交也。"

　　《难经》："阳维，起于诸阳会也"。

5.1.2.2　奇经八脉的功能

　　（1）督脉

　　为阳脉之海，主要功能是统摄全身阳气及维系人身之气。
十二经脉中的手三阳与足三阳均会于督脉，故有调整和振奋全
身阳气的重要作用；同时因督脉由下向上，贯脊属肾，故对人
身之气有密切影响。

　　（2）任脉

　　为阴脉之海，三阴经脉、阴维脉与冲脉均会于任脉。故有

总调人身阴经经气的功能。

（3）冲脉

总领诸经气血的要冲。能调节十二经的气血。故冲脉有"十二经之海"和"血海"之称。

（4）带脉

有约束躯干部各条经脉，使经气通畅的功能。循行于下肢的经脉都受带脉约束，故对这些经脉具有统带作用，所以有"诸脉皆属于带"的说法。

（5）阴跷脉、阳跷脉

跷，有轻健跷捷的意思。阳跷脉主一身左右之阳；阴跷脉主一身左右之阴。同时还有濡养眼目、司眼睑的开合和下肢运动的作用。

（6）阴维脉、阳维脉

维，有维系的意思。阴维脉维系手、足三阴经；阳维脉维系手、足三阳经。

5.1.3　十五络脉

十二经脉和任、督二脉各自别出一络，加上脾之大络，共计十五条，称为"十五络"。它们的作用主要是沟通各组表里的经脉，加强十二经脉的循环流注。

十五络脉的分布特点是：十二经脉的别络从本经的络穴处别出后，均走向其表里的经脉（阴经别络于阳经，阳经别络于阴经）；任脉的别络散布于腹部，以沟通腹部的经气，督脉别络散布于头部，别走足太阳膀胱经，以沟通背部的经气；脾之大络散布于胸胁。

此外，还有从络脉分支的孙络与浮络。即《灵枢·脉度篇》所谓："络之别者为孙"；其浮现在皮肤表层能看到的称为浮络。亦即《灵枢·经脉度篇》所谓："诸脉之浮而常见者"之类。它们难以数计，遍布全身，其作用主要是输布气血于经筋和皮部。

5.1.4　十二经别

十二经别，是十二正经离合出入的别行部分，故称"经别"。它们的作用主要是对十二经脉起着离、合、出、入于表里经之间，加强了内外的联系，有濡养脏腑的作用。

十二经别的分布特点是：其所行路径，都从肘、膝以上的正经别出，经过躯干、深入内脏，上至头项，并于头项之处；其阴经合于阳经，阳经合于本经而上抵头面。例如足太阳、少阴经别，下合于腘，入走肾与膀胱，上出于项，合于足太阳本经。足少阳、厥阴经别，下合毛际，入走肝胆，上系于目，合于足少阳本经。足阳明、太阴经别，下合于髀，入走脾胃，上出鼻颈，合于足阳明本经。手太阳、少阴经别，下合于腋，入走心与小肠，上出目内眦，合于手太阳本经。手少阳、厥阴经别，先合于胸，入走三焦，上出耳后，合于手少阳本经。手阳明、太阴经别，均走肺与大肠，上出缺盆，合于手阳明本经。由于十二经别，按其阴阳表里关系，分为六组，先从体表合而入走本脏本腑，然后或离或合，上出头项再合于六阳经脉，故有"六合"之称。手足三阴经俞穴之所以能治头面范围的疾病，主要是因为经别与经脉有其内在联系。例如偏、正头痛，可取太渊、列缺治疗。如《席弘赋》说："列缺头痛及偏正，重泻太渊无不应。"又如牙痛、喉病，可取太溪、太冲、照海、三阴交等穴主治。如《通玄指要赋》说："牙齿痛、吕细（太溪）堪治。"由此可见手足三阴经之所以能治头面、五官病，是与经别的内在联系作用分不开的。

5.1.5　十二经筋

十二经筋，是十二经脉之气结聚散络于筋肉关节的体系。其主要作用是联结筋肉、骨骼，保持人体正常的运动功能。

十二经筋的分布特点是：它们联属于十二经脉，行于体表，不入内脏。其循行走向，都是从四肢末端走向头身。如足三阳经筋起于足趾，行股外上行结于頄（面部）；足三阴经筋起于足趾，循股内上行结于阴器（腹部）；手三阳经筋起于手指，循臑外上行结于角（头部）；手三阴经筋起于手指，循臑内上行结于贲（胸部）。它们相互之间的联系，除如上述手足三阴三阳经筋在头、面、胸、腹部分结合以外，各经循行于踝、腘、膝、股、髀、臀、腕、肘、腋、臂、肩、颈等关节或筋肉丰盛处，并与邻近的他经相连结，尤其是足厥阴经筋，除结于阴器外，并能总络诸筋。

　　从上述经筋的分布和连结的情况来看，可见经筋同肌肉系统的关系是相当密切的。正如《素问·痿论》云："宗筋主束骨而利机关也。"这就说明经筋能约束骨骼，使关节的屈伸活动自如。因此。十二经筋在伤筋疾患的治疗中，有重要的意义。

5.1.6　十二皮部

　　十二皮部是十二经脉机能活动反映于体表的部位，也是络脉之气散布的所在。如《素问·皮部论》说："凡十二经脉者，皮之部也。"

　　十二皮部的分布区域，是以十二经脉在体表的分布范围为依据的。如《素问·皮部论》说："欲知皮部，以经脉为纪。"由于皮部居于人体的最外层，是机体的卫外屏障。当机体卫外功能失常时，病邪可通过皮部深入络脉、经脉以至脏腑。也正如《素问·皮部论》所说："邪客于皮则腠理开，开则邪客于络脉，络脉满则注于经脉，经脉满则入舍于府藏也。"这是外邪由表入里的一个方面。反之，当机体内脏有病时，亦可通过经脉、络脉而反应于皮部。由此可见，皮部与内脏也是密切相关的。

5.2　常用腧穴

　　"腧穴"是人体脏腑经络之气输注于体表的部位。"腧"具有转输和输注的意思，"穴"具有空隙和聚集的意思。穴又称穴位和穴道。

　　腧穴分为十四经穴、奇穴、阿是穴和特定穴。

5.2.1　十四经穴

5.2.1.1　手太阴肺经穴

（1）中府

［部位］在胸部的上方，去任脉 6 寸，适对第 1 肋间隙。

［主治］咳嗽，气喘，咳吐脓血，胸痛，肩背痛，支气管炎，肺炎，肺结核，胸膜炎，肋间神经痛。

［按语］中府为肺之"募"穴，该穴与足太阴脾经交会，具有清肺健脾、止咳化痰之功。主治本经疾病，又疗脾病纳差腹胀。临证以点按、指揉手法为宜。据现代文献资料，针刺中府穴，对支气管哮喘病人有较好的治疗效果；针刺该穴，能缓解支气管平滑肌的痉挛，改善肺的通气量，使哮喘得到缓解。

（2）云门

［部位］在胸部上外方，肩胛骨喙突上方。锁骨下窝凹陷处，距前正中线 6 寸处。

［主治］咳嗽，气喘，胸痛，肩痛，肺炎，肺结核，颈淋巴结核，肋间神经痛。

［按语］该穴与中府穴系手太阴肺经脉气所发。具有清热宣肺、调理气机之功。主治咳喘不得息，肩痛不可举。揉、点法为临证所宜。

（3）尺泽

［部位］在肘部掌侧面，当肘掌侧横纹桡侧端处，肱二头肌腱桡侧凹陷处。

［主治］咳嗽，气喘，咳血，潮热，咽喉肿痛，吐泻，胸胁胀满，肘臂挛痛，小儿惊风，肺炎，胸膜炎，急慢性胃炎，无脉症。

［按语］尺泽为本经之"合"穴。近有动脉，前人扪此脉之有无，以判死生。该穴具有清热泻火、理气和胃之功。主治肘臂筋脉诸病，对于小儿遗尿，疗效甚佳。临证以五指拿法为宜。据现代研究，针刺尺泽有降压作用，对高血压病人有良效，有增强胆囊的收缩作用以及对结肠蠕动有调整作用。

（4）列缺

[部位]　在前臂桡侧缘，桡骨茎突上方，太渊穴上 1.5 寸。当肱桡肌与拇长展肌腱之间。

[主治]　伤风，头痛项强，咳嗽，气喘，咽喉肿痛，齿痛，口眼㖞斜，偏头痛，颜面神经麻痹，气管炎，支气管哮喘，三叉神经痛。

[按语]　系肺经之"络"穴，别走手阳明大肠经，为八脉交会穴之一，通于任脉。历代医家反复实践，积累了丰富的经验，将其列为四总要穴之一。该穴具有宣肺解表、疏风通络之功。主治本经咳喘等症，又长于治疗偏正头痛、颈项强痛、口眼㖞斜等疾患。临证以三指拿、按揉法为其常用手法。据文献资料，针刺列缺能缓解支气管平滑肌痉挛，可使肺通气量得到改善，呼吸阻力下降；对于肾炎病人，针刺该穴，可使高血压降低，尿蛋白减少，以及酚红排出量增加。

（5）太渊

[部位]　在掌后腕横纹桡侧端，桡动脉的桡侧凹陷中。

[主治]　咳嗽，气喘，咳血，胸痛，乳胀，咽喉肿痛，臂腕痛。

[按语]　太渊穴系手太阴肺经"原穴"。具有清热宣肺、止咳化痰之功，主治肺经病症。《难经》称"脉会太渊"，本穴有调血脉之功，用于治疗咳血、脑充血、脑出血等病症。现代研究发现本穴对于血压的调整有较好作用，对Ⅲ期高血压有降压作用。又云本穴对肺功能有明显的调整作用。实验显示，本穴可使吸气和呼气阶段气道阻力的增高都有下降，尤其呼气下降更明显，说明可改善肺通气量的作用，使肺呼吸机能加强。临床手法常用按、揉、掐等法。

（6）鱼际

[部位]　在手掌侧面鱼际部的桡侧缘（赤白肉际），当拇指掌指关节与腕掌关节的中点的凹陷处，约当第 1 掌骨中点桡侧。

[主治] 咳嗽，咳血，恶寒发热，咽喉肿痛，失音，支气管炎。支气管哮喘，扁桃体炎，乳腺炎。

[按语] 所谓"际"者，黑白之际也，该处纹路交错如鱼，故名之。系手太阴肺经之"荥"穴。该穴具有宣肺止咳，清热利咽之功，为肺系咳喘、咽喉肿痛所常用。二指拿、掐法为临证所常用。据临床报道，针刺鱼际具有平喘效应。

（7）少商

[部位] 在手拇指末节桡侧，当平齐桡侧指甲角与指腹桡侧缘连线之中点处，距指甲角0.1寸。

[主治] 咳嗽，发热，咽喉肿痛，鼻衄，昏迷，癫狂，扁桃体炎，休克，瘿病。

[按语] 本穴为手太阴肺经之"井"穴，具有清热利咽，开窍醒神之功。为昏迷、晕厥、休克、中风、小儿惊风之急救要穴。施行手法以掐、揉法为宜。据文献资料，压迫小孩少商穴与饮食相结合，可建立运动性条件反射；针刺少商等穴有助于煤气中毒而致昏迷的病人苏醒，使血中毒性血红蛋白解离。

5.2.1.2　手阳明大肠经穴

（1）合谷

[部位] 在手背，当第1掌骨间隙之中点处，或第2掌指关节与阳溪穴之间的中点处，稍靠近食指侧。

[主治] 头痛，目赤肿痛，鼻衄，齿痛，牙关紧闭，口眼㖞斜，耳聋，痄腮，咽喉肿痛，热病无汗，多汗，腹痛，便秘，经闭，滞产，流行性感冒，颜面神经麻痹及痉挛，扁桃体炎，腮腺炎，神经衰弱，细菌性痢疾，三叉神经痛。

[按语] 合谷系手阳明大肠经"原"穴。具有疏风止痛、清泄阳明、调理胃肠、通络开窍之功。原气导源于肾间动气，通过三焦运行于脏腑，是十二经的根本，为人体生命活动的原动力，刺激该穴，以获自然治愈之功。故前人将其列为回阳九针穴之一。《四总穴歌》中"面口合谷收"为后世治疗头面五官诸疾的依据。该穴与太冲同用，称为"四关穴"，合谷为阳

经代表性原穴，太冲为阴经代表性原穴，基于阴阳相交之理，故对于肝阳头痛、头晕目眩、失眠等症，均可取之。临证以三指拿、按揉法为最常用。现代研究，针刺合谷，具有如下方面的作用：

①对感染性炎症病人，具有较高的防治效果，增强机体的防御能力；对于白细胞具有双向调整作用；能使血液中血小板明显增加；可使血清中的球蛋白含量上升；对甲状腺机能具有调整作用。

②具有对抗肾上腺素升高血压作用；对于神经垂体性、急性神经源性高血压动物，能使血压降低；对血液循环功能有调整作用，轻手法引起血管收缩，重手法引起血管扩张，能降低高血压病人血中胆固醇的含量。

③能缓解支气管、细支气管平滑肌的痉挛，增加肺的通气量，降低呼吸阻力，达到止咳平喘作用。

④可使直肠蠕动增强，对胃酸分泌功能有调节作用。

⑤电针合谷穴，可使皮肤痛阈升高，可缓解晚期癌症病人的恶痛。

⑥加强孕妇子宫的收缩，具有催产下胎作用。

（2）阳溪

［部位］在腕背侧横纹桡侧，手拇指向上翘起时，当拇长展肌腱、拇短伸肌腱与拇长伸肌腱及桡骨下端所构成的凹陷处。

［主治］头痛，目赤肿痛，耳聋，耳鸣，齿痛，咽喉肿痛，手腕痛，小儿消化不良，结膜炎，扁桃体炎，面神经麻痹，腕关节炎。

［按语］该穴系手阳明大肠经的“经”穴。具有疏风清热、通经活络之功。主治该经所及之病症。临证手法以拿、揉法为宜。

（3）手三里

［部位］在前臂背面桡侧的上段，在曲池穴下2寸，或阳

溪穴上 10 寸处。

[主治] 齿痛颊肿，上肢不遂，口眼㖞斜，腹痛，腹泻，淋巴结结核，肩关节周围炎，肘关节炎，腮腺炎，乳腺炎，肠炎。

[按语] 手三里具有祛风通络、调理胃肠之功。刺激该穴感应强烈，且胜于曲池，因此为临床所常用。拿、揉法为常用治疗手法。有实验报道，针刺该穴对胃的蠕动、张力、排空及大小肠的运动机能，具有明显的增强作用，对感染炎症病人，可提高防治效率以及能使皮肤痛阈升高。

（4）曲池

[部位] 在肘部的桡侧，当尺泽穴与肱骨外上髁之间的中点处。

[主治] 目赤肿痛，齿痛，咽喉肿痛，瘰疬，隐疹，热病，上肢不遂，手臂肿痛，腹痛吐泻，癫狂，流行性感冒，喉炎，荨麻疹，扁桃体炎，结膜炎，肩、肘关节炎，高血压。

[按语] 曲池系手阳明大肠经"合"穴。具有清热散风、调和气血、调理胃肠之功。为上肢肩臂疼痛、半身不遂所常用。对本腑之病，吐泻痢疾，肠痈便秘，颇有良效。与肺互为表里，肺主皮毛，故该穴又为治疗皮肤病之要穴。临证手法以拿法为宜，据实验研究报道，针刺曲池，对血管舒缩有调节作用，轻手法引起血管收缩反应，重手法引起血管扩张；艾灸该穴可使血糖上升，特别是血糖较低者，上升更为明显；能使血小板显著增加，具有增强白细胞的吞噬功能，对于感染性炎症的病人，具有较高的防治效果，可使多数例次的补体滴度升高，同时观察到原补体量多者下降，而少者上升。

（5）肩髃

[部位] 在肩部，肩胛骨肩峰与肱骨大结节之间的凹陷处。臂外展至水平位时，肩峰下可出现一明显的凹陷即是。

[主治] 上肢麻痹，肩臂挛痛不遂，肩中热，隐疹，瘰疬，瘿气，甲状腺肿大，颈淋巴结结核，肩、肘关节炎，肌肉

萎缩，高血压。

[按语] 肩髃系手太阳、阳明、阳跷脉之交会穴。具有疏风活络、通利关节之功。主治本经病症和上肢肌肉萎缩、挛痛及瘫痪。按、点法为该穴常用治疗手法。据临床观察，针刺本穴，对食管癌病人的手术治疗，有良好的镇痛效果。

（6）迎香

[部位] 在面部，鼻翼外缘中点旁，当鼻唇沟中。

[主治] 鼻塞，鼻衄，面痒，胆道蛔虫症，颜面神经麻痹，副鼻窦炎，鼻炎。

[按语] 迎香系手阳明、足阳明之交会穴。有清热散风、通利鼻窍之功。为治疗鼻病的要穴，也较常用于面部瘙痒、麻木等。手法以指揉为宜。据临床报道，治疗慢性支气管炎有效率达 70%～90%。

5.2.1.3　足阳明胃经穴

（1）四白

[部位] 在下眼睑之下方，直视时瞳孔的直下方，对上颌骨的眶下孔凹陷处。

[主治] 目赤痛痒，目翳，眼睑动，口眼㖞斜，头痛眩晕，视力减弱，结膜炎，三叉神经痛，颜面神经痉挛及麻痹。

[按语] 该穴具有疏风活络、清热明目之功。为眼科疾病及眼科手术针麻的常用穴，临证以按揉手法为宜。

（2）地仓

[部位] 在面部，口角外侧，瞳孔直下交界处。

[主治] 眼睑动，口斜，流涎，面肌痉挛，颜面神经麻痹，三叉神经痛。

[按语] 地仓系手阳明大肠、足阳明胃、阳跷脉之会穴。具有疏风行气、散寒通络之功。配以颊车，为治口眼㖞斜之理想选穴。指揉、掐法为常用治疗手法。

（3）大迎

[部位] 在下颌角前方，咬肌附着部的前缘，当面动脉搏

动处。

[主治] 口噤，颊肿，牙痛，腮腺炎，颜面神经麻痹，面肌痉挛，颈部淋巴结结核。

[按语] 该穴具有祛风、通经、活络之功。临床配下关治牙关紧闭，配地仓、合谷、颊车治口眼㖞斜确有良效。拿、揉法为常用治疗手法。

（4）颊车

[部位] 在面部，下颌角之前上方 1 横指（中指），咀嚼时咬肌隆起，按之凹陷处。

[主治] 牙痛，颊肿，口噤不语，颜面神经麻痹，三叉神经痛，腮腺炎。

[按语] 该穴具有开关通络、清热散风之功。按揉法为临证所常用。据临床与实验观察，电针该穴对三叉神经痛有明显的镇痛效应；针刺颊车穴，组织学检查可见甲状腺机能低下，故对甲亢病人有治疗效果。

（5）下关

[部位] 在面部，耳前方，当颧弓与下颌切迹所围成之凹陷处。

[主治] 耳鸣，耳聋，牙痛，口噤，口眼㖞斜，下颌关节炎，三叉神经痛，面神经麻痹，中耳炎。

[按语] 下关系足阳明胃、足少阳胆经之会穴。有通利开窍、清热散风之功。凡头痛耳鸣、九窍不利均可选之，尤对耳疾及下颌关节疾病，功胜于颊车。临证以按揉手法为最常用。

（6）头维

[部位] 在头侧部，前额角发际的上外方，入发际 0.5 寸，神庭旁开 4.5 寸处。

[主治] 头痛，偏头痛，目痛，眼睑动，视物不明，迎风流泪，前额神经痛。

[按语] 头维系足阳明、足少阳之会穴。有祛风、止痛、明目之功。为治偏正头痛主穴之一。按揉法为常用治疗手法。

据文献资料，针刺头维穴，可使白细胞明显上升，中性粒细胞比例也相应上升；对脾功能亢进而白细胞减少患者，也有同样的治疗效应。

（7）人迎

［部位］在颈部，喉结旁，当胸锁乳突肌的前缘，是颈总动脉分出颈内外动脉之部位。

［主治］咽喉肿痛，气喘，瘰疬，瘿气，急慢性喉炎、咽炎，扁桃体炎，甲状腺功能亢进，高血压。

［按语］"人"即人体与生命；"迎"迎接，接受。谓喉结两旁之动脉，可以接受天地五脏之气以养人也，故名之。人迎为足阳明、少阳之会。具有清热平喘、行气散瘀之功。主治咽喉部诸疾。治疗手法以拿、揉法为宜。据现代研究，针刺人迎可使心率减慢，对血压的影响十分明显，无论甲状腺功能亢进引起的高血压或实验性高血压，均有显著的降压效果，尤其对收缩压最显著。

（8）水突

［部位］在颈部，胸锁乳突肌的前缘，当人迎穴与气舍穴（胸锁乳突肌之胸骨头与锁骨头和锁骨所构成之凹陷处）之间连线的中点处。

［主治］咳嗽气喘，咽喉肿痛，支气管炎，支气管哮喘，百日咳。

［按语］水突有清利咽喉、止咳平喘之功。临证治疗手法以指按法为宜。

（9）缺盆

［部位］在颈外侧部，当锁骨上窝中央，距前正中线4寸处。

［主治］咳嗽，喘息，咽喉肿痛，缺盆中痛，瘰疬，扁桃体炎，颈淋巴结结核。

［按语］锁骨上凹陷处似盆，穴居其中，故名之。有宽胸利膈、止咳平喘之能。指按法为常用治疗手法。

（10）梁门

［部位］脐上4寸中脘穴旁开2寸。

［主治］胃脘疼痛，呕吐吞酸，食欲不振，腹胀泄泻。

［按语］梁门穴有调胃理气、化湿降逆之功效，治疗溃疡病，急、慢性胃炎及胃神经官能症。有报道指出本穴可引起呼吸功能下降和代谢功能降低现象。临床手法常采用按、摩、揉、指振、一指禅推法等。

（11）天枢

［部位］在中腹部，距脐中2寸，即神阙穴外2寸处。

［主治］腹胀肠鸣，绕脐疼痛，便秘，泄泻，痢疾，月经不调，经闭，阑尾炎，肠道蛔虫症，急性肠梗阻，急性胰腺炎，急慢性胃炎，急慢性肠炎，子宫内膜炎。

［按语］"天"，为天地，此指穴居人体上下各半而言；"枢"，枢纽，意指人身上下枢要之处，故名之。天枢系足阳明胃、少阴肾、冲脉之会穴，大肠之"募"穴。具有健脾和胃，通腑导滞，调经理气之功。按揉、一指禅为临床常用手法。据现代研究，针刺天枢穴，对肠有调整作用，可使肠功能趋向正常化；针刺感染病人的天枢穴，能使凝集素的效价显著增高。

（12）髀关

［部位］在大腿前面，当髂前上棘与髌骨外侧端的连线上，屈股时，平会阴。居缝匠肌外侧凹陷处，髌骨外侧端上12寸处。

［主治］腰痛膝冷，萎痹，股内筋急，风湿痛。

［按语］该穴具有通经活络，疏风散寒之功。指按、点拨、滚法为该穴常用治疗手法。

（13）伏兔

［部位］在大腿前面，当髂前上棘与髌骨外侧端的连线上，髌骨上6寸处。

［主治］腰痛膝冷，下肢麻痹，腹胀脚气，全身隐疹。

［按语］该穴具有强腰膝、通经络之功。临证治疗以指按、滚法为宜。据现代研究，针刺伏兔，对胃肠道有积极的调整作用；可形成条件反射性唾液分泌；对尿血、毛细血管出血均有明显的疗效。

（14）梁丘

［部位］在大腿前面，当髂前上棘与髌骨外侧端的连线上，髌骨外侧端上2寸处。

［主治］腰痛，股部疼痛，膝痛，乳痈，胃痛，膝关节炎，髌上滑囊炎，髌骨软化症，乳腺炎，胃炎。

［按语］梁丘为足阳明胃经"郄"穴。具有理气止痛、通经活络之功。配以足三里，善治胃疾。指按法为临证所常用。据现代文献记载，针刺梁丘，可使胃肠功能正常化，以及对胃酸分泌有抑制作用。

（15）足三里

［部位］在小腿前外侧面的上部，犊鼻穴下3寸，距胫骨前缘1横指（中指）处。

［主治］胃痛，呕吐，噎嗝，腹胀，泄泻，痢疾，便秘，乳痈，肠痈，下肢痹痛，水肿，脚气，虚劳羸瘦，急性肠梗阻，急性胰腺炎，阑尾炎，急慢性胃肠炎，单纯性肠道蛔虫症，胃下垂，子宫脱垂，产后血晕，贫血，急慢性胆囊炎及胆石症，面神经麻痹，眼睑下垂，下肢风湿痛。

［按语］足三里系足阳明经"合"穴，为回阳九针穴、四总穴之一，为强壮及保健要穴。具有扶正培元、调理阴阳、健脾和胃、理气降逆、通经活络之功。《灵枢·五邪》"邪在脾胃，则病肌肉痛。阳气有余，阴气不足，则热中善饥；阳气不足，阴气有余，则寒中肠鸣腹痛；阴阳俱有余，若俱不足，则有寒有热，皆调于三里。"经旨言简意赅，功用明确。三里之功，实者取之以泻，虚者取之以补。临证治疗手法，以一指禅、按揉法为宜。据现代研究，针刺足三里具有以下方面的作用。

①对胃的蠕动、张力、排空，大小肠以及阑尾的运动机能均有明显的增强作用，对胃酸和胃蛋白酶有调整作用，可使原来水平高者降低，低者升高。

②与饮食相结合，可形成条件反射性唾液分泌，具有增强胆囊运动和排空能力，使胆汁流量增多增快。

③具有调整血压作用，休克患者针后血压显著上升，高血压病人针后则下降。

④对病人血糖的影响，可使血糖上升，而原血糖水平低者，上升更为显著。

⑤能使血液中白细胞总数增加，对于白细胞总数与其分类异常者，具有调整作用；可使大多数人血液中的嗜酸性粒细胞数有不同程度升高，对于放射治疗后白细胞数过低的癌症病人，艾灸足三里、大椎、脾俞可使白细胞数迅速上升；针刺足三里具有增强白细胞吞噬能力，对于一些感染性病人，具有较高的防治效果，血象检验显示机体的防卫能力增强；可使大部分例次的红细胞增加；可使促肾上腺皮质激素的分泌迅速增加，在两个半小时内达到最高值；对阑尾炎病人及神经衰弱病人，针刺后发现丙种球蛋白等含量多数病例增高；针刺或艾灸足三里，能使正常人与慢性病人多数例次的补体滴度升高，同时观察到原补体量多者下降，而少者上升。

针刺支气管哮喘与消化性溃疡病人的足三里，可使血液中胆碱酯酶的活力增加。

针刺能使痛阈明显升高；能促进神经再生，促进损伤神经的恢复。

（16）上巨虚

[部位] 在小腿前外侧，当犊鼻下6寸，距胫骨前缘1横指（中指）处。

[主治] 肠鸣，腹痛，泄泻，便秘，下肢痿痹，脚气，急慢性胃肠炎，急慢性细菌性痢疾，阑尾炎。

[按语] 该穴系大肠经之下合穴。有清热利湿、调理胃肠

之功。临证施以指揉法为宜。据实验观察，针刺上巨虚对胃的蠕动、张力、排空、大小肠的运动机能，均有明显的增强作用，能增强巨噬细胞的吞噬能力。

（17）丰隆

［部位］在小腿前外侧，当外踝尖上8寸，条口外，距胫骨前缘2横指（中指）处。

［主治］痰多咳嗽，眩晕呕吐，梅核气，泄泻，便秘，水肿，癫、狂、痫，下肢痿痹，甲状腺功能亢进，高血压，急慢性支气管炎。

［按语］丰隆系足阳明胃经之"络"穴，别走足太阴脾经，具有和胃化痰、理气宽胸、安神定志之功。凡痰多咳喘、痰迷心窍、神识不清之症，皆可选用。指按手法为临床最常用。据现代研究，针刺丰隆穴可引起血管收缩反应；配曲池对原发性高血压的治疗有效，并可降低外周血管阻力。

（18）解溪

［部位］在足背与小腿交界处的横纹中央凹陷中，当拇长伸肌腱与趾长伸肌腱之间。

［主治］头痛，眩晕，面部浮肿，腹胀，便秘，下肢痿痹，咽炎，扁桃体炎，乳腺炎，三叉神经痛，血栓闭塞性脉管炎，甲状腺功能亢进，踝关节炎。

［按语］本穴系足阳明经的经穴，也称为该经之母穴。具有清胃调腑、化痰通络之功。主治踝关节疾患，并对本经循行诸疾，均有效。临床常用按揉、点拨法施之。据实验报道，针刺解溪，能促进神经再生，促进受损伤神经功能的恢复。

（19）内庭

［部位］在足第2、3趾缝间，当第2蹠趾关节前外方凹陷中。

［主治］齿痛，咽喉肿痛，鼻衄，胃痛吐酸，腹胀泄泻或便秘，痢疾，足背肿痛。

［按语］本穴为足阳明胃经"荥"穴，具有清泄胃热，理

气止痛之功。临证治疗胃炎齿痛、咽喉肿痛、鼻衄等症，以及消化系统的病症。临床常用按、点、掐等手法。

5.2.1.4　足太阴脾经穴

（1）公孙

［部位］在足内侧缘，当第 1 跖骨基底前下方的凹陷处。

［主治］胃痛，腹痛，呕吐，泄泻，痢疾，痞积，水肿。

［按语］该穴系足太阴脾经之"络"穴，为八脉交会穴之一，通于任脉。具有健脾和胃、理气消胀之功。临证手法以按揉法为宜。据现代研究，针刺公孙穴，对胃的蠕动、张力、排空、大小肠以及阑尾的运动机能，均有明显的增强作用；对消化道溃疡、幽门痉挛、胃内容物滞留有良好的治疗作用；对胃酸的分泌有抑制作用。

（2）三阴交

［部位］在小腿内侧，当足内踝尖上 3 寸，胫骨内侧缘后方凹陷处。

［主治］脾胃虚弱，肠鸣腹胀，泄泻，月经不调，痛经，经闭，带下，阴挺，不孕，滞产，遗精，遗尿，阳痿，疝气，失眠，下肢麻痹，头痛，眩晕，水肿，脚气，脏躁。

［按语］三阴交系足太阴脾、足厥阴肝、足少阴肾三阴经之会穴，为回阳九针穴之一。具有健脾和胃、补益肝肾、调经止带之功。为消化、生殖、泌尿系统，妇科疾患之常用要穴。按揉、三指拿法为临证最常用。据临床及实验报道，三阴交配合谷、秩边穴，针刺后立即加强子宫收缩，且持续时间延长，起针后的作用仍极显著；对妇科疾病手术的镇痛作用十分显著，对剖腹产手术，针麻成功率可达 95.29% ~ 96.4%；对于膀胱张力具有调节作用——松弛者可使紧张，紧张者可使松弛，并能使输尿管蠕动加强。针刺三阴交，治疗阵发性房性心动过速、心房颤动以及室性早搏都有一定的疗效；针刺三阴交，可使动物淋巴细胞和淋巴量显著增加。

（3）阴陵泉

［部位］在小腿内侧面的上部，当胫骨内侧缘与内侧髁移行部和腓肠肌内侧头之间的凹陷处，一般在内膝眼下 2 寸处。

［主治］腹胀，泄泻，痢疾，水肿，黄疸，小便不利，尿失禁，带下，阴挺，中风膝痛，痹症。

［按语］阴陵泉系足太阴脾经之"合"穴。有健运中焦，利湿消肿之功，主治脾肾二经证候。下痢里急后重，推之针之，桴鼓相应，所苦顿解。按揉法为临床所常用。据文献报道，针刺阴陵泉，对于消化道溃疡、胃幽门痉挛、胃内溶物滞留、急性阑尾炎、细菌性痢疾等，均具有促进病理过程的恢复作用；有调整膀胱张力作用。

（4）血海

［部位］屈膝，在大腿内侧，髌骨内侧端上 2 寸，当股四头肌内侧头的隆起处。

［主治］女子崩漏，月经不调，痛经，经闭，隐疹，湿疹，腹胀，脚气，贫血。

［按语］血海具有和血调经、散风祛湿之功。擅治妇科经病，以及皮肤科疾病。按揉、拿法为临证常用治疗手法。据现代研究，针刺血海、中极、归来，可使继发性闭经病人出现激素撤退性出血现象。

（5）大横

［部位］在中腹部，神阙穴旁开 4 寸处；即当横平脐中与上直乳头的交点处。

［主治］泄泻，便秘，腹痛，肠寄生虫病，肠麻痹。

［按语］系足太阴脾经与阴维脉之会穴。具有温中散寒、调理肠胃之功。手法以按、揉、摩法为佳。据临床报道，针刺大横穴对肠功能障碍患者，可使肠功能正常化；对于急性胃肠炎患者的治疗有显著的疗效；对于儿童肠道寄生虫的治疗，也有明显的效果。

5.2.1.5　手少阴心经穴

（1）极泉

[部位] 在腋窝正中，腋动脉搏动处取穴。

[主治] 胃痛，心痛，胸闷，心悸，胁肋疼痛，干呕，肩臂疼痛，目黄，乳汁分泌不足，心绞痛，心包炎，腋淋巴结结核，肩关节周围炎。

[按语] 该穴为少阴心经脉气所发，有宽胸理气、通经活络之功。心肺居于上焦（胸部），心主血脉，肺主治节，两者相互协调，以理气血，故胸阳痹阻、气滞血瘀等证，皆可选用。按、揉、拿法为常用治疗手法。据文献报道，极泉穴有调整心率作用。如给动物注射肾上腺素，使心率减慢的情况下，针刺极泉等穴，能使心率迅速恢复至正常水平。

（2）少海

[部位] 在肘部前面，当肘掌侧横纹的尺侧处（肘关节屈曲90°时），即与肱骨内上髁连线的中点处。

[主治] 心痛，肘臂挛痛，瘰疬，头项痛，腋胁痛，癫痫，寒热齿痛，目眩，失眠，神经衰弱，肋间神经痛，尺神经炎。

[按语] 少海系手少阴心经之合穴。具有养心安神、舒筋活络之功。凡症见两臂顽麻、胸闷胁痛均可选用。常以拿法、揉法施之。据文献报道，针刺外陵、少海等穴，可缓解结肠痉挛，对痉挛性结肠炎的治疗有良效。

（3）神门

[部位] 在腕部，当腕掌侧横纹尺侧1/3段的中点处，即豌豆骨之后，尺侧腕屈肌腱桡侧之凹陷处。

[主治] 惊悸，怔忡，心烦，健忘，失眠，癫、狂、痫，胸胁痛，胃脘痛，目黄，喘逆，无脉症，心绞痛，心脏肥大，神经衰弱，癔病，精神分裂症，舌骨肌麻痹。

[按语] 神门系手少阴心经之输穴。具有养心安神、解郁通脉之功。该穴为治心脏病、精神病之要穴。手法以按揉，拿

法为佳。据文献资料，针刺神门穴对冠心病心绞痛的治疗有显著的疗效，在心电图上观察，可使 P 波、R 波、P－R 间期和 Q－T 间期的持续时间延长，针刺神门，可使心率减慢；对神经垂体性高血压的动物，针刺后可使血压降低。

5.2.1.6　手太阳小肠经穴

（1）少泽

［部位］在手小指末节尺侧，当平齐尺侧指甲角与指腹尺侧缘间之中点处，距指甲角 0.1 寸处。

［主治］头痛，项强，耳鸣，耳聋，目翳，衄血，咽喉肿痛，舌强，热病神昏，乳痈，乳汁不通，臂内廉痛。

［按语］系手太阳小肠经之井穴。有散风解表、活络通经作用，故可用于表证头痛、寒热无汗、乳痈、乳汁不通等证。手法以掐法为佳。据现代研究，针刺少泽、膻中，可使生乳素的分泌机能增强；电针少泽，可使垂体后叶催产素的分泌增强。

（2）后溪

［部位］握拳，第 5 掌指关节后尺侧，横纹尺头赤白肉际处。

［主治］热病，癫痫，疟疾，头项强痛，耳聋，咽喉肿痛，齿痛，目赤，目翳，腰背痛，肘臂及手指挛急。

［按语］本穴系手太阳小肠经俞穴，为八脉交会穴之一，具有通督脉、清神志、舒筋骨、通经止痛的作用。临证手法以按揉法为宜。配申脉治疗癫痫白天发作者为佳。有报道针刺该穴，同时活动颈部治疗落枕、颈椎病及扭腰等症。

（3）小海

［部位］在肘部的内侧，当肱骨内上髁与尺骨鹰嘴之间凹陷处。屈肘，手向头取穴，以手重按之可麻至手指。

［主治］肩、臂、肘内侧酸痛，颈项痛，肘腋肿，上肢不举，颊肿。

［按语］本穴系手太阳小肠经之合穴。具有祛风通络、安

神之功。拿法、揉法为临证常用手法。据文献资料，针刺小海穴，可使降结肠远端的顽固性迷走神经过敏现象好转，可治疗过敏性结肠炎。

（4）肩贞

［部位］在肩关节后下方，臂内收时，腋后纹头上 1 寸，令患者正坐，垂肩取穴。

［主治］上肢麻木，疼痛不举，肩臂疼痛，肩胛痛，耳鸣，耳聋。

［按语］该穴具有清头聪耳、通经活络之功。现代为治疗上肢瘫痪、肩关节软组织疾病的常用穴之一。临证以按揉、滚法为佳。

（5）天宗

［部位］在肩胛部，当冈下窝中央凹陷处，与第 4 胸椎相平。

［主治］颊颔肿，肩胛痛，肘臂外廉痛，气喘，乳痈。

［按语］该穴具有通经活络、理气消肿之功。主治肩臂酸痛以及上肢麻痹。手法以按揉、滚法为常用。据临床及实验报道，针刺天宗、肩井、肾俞，对乳腺增生有很好的疗效，并可提高免疫功能；用皮内针刺入右侧天宗后 30 分钟，X 线检查可见胆囊阴影缩小，表明对胆囊有收缩作用。

（6）秉风

［部位］在肩胛部，冈上窝中央，天宗直上，举臂有凹陷处。

［主治］肩胛疼痛，臂不能举，项强不能回顾，上肢酸麻。

［按语］系手太阳、手阳明、手少阳和足少阳四脉之会穴。具有散风活络之功。为治疗冈上肌腱炎、肩周炎之理想选穴。常用手法有按揉、一指禅推。

（7）肩外俞

［部位］在背部，当第 1 胸椎棘下，旁开 3 寸。

［主治］颈项强急，肩背疼痛。

［按语］肩外俞具有祛风散寒、活络止痛之功。现代常用于肩胛区神经痛、麻痹以及肺炎、胸膜炎等。按揉、滚法为常用治疗手法。据临床报道，有人对 45 名有生育能力的妇女，针刺肩外俞及三阴交，避孕有效率达 66.6%

（8）肩中俞

［部位］在背部，当第 7 颈椎棘突下，旁开 2 寸处。

［主治］肩背疼痛，目视不明，咳嗽唾血，恶寒发热。

［按语］本穴具有清热宣肺、活络止痛之功。现代常用于治疗支气管炎、哮喘、支气管扩张、落枕等。按揉、滚法为临证所常用。

（9）颧髎

［部位］在面部，当目外眦直下方，颧骨后下缘之凹陷处。

［主治］口眼㖞斜，眼睑动，牙痛颊肿，三叉神经痛，面神经麻痹。

［按语］本穴系手少阳、太阳之会。具有清热散风、明目消肿之功。临证以按揉手法为佳。据文献报道，针刺颧髎有镇痛作用，对三叉神经痛有明显的疗效。

5.2.1.7　足太阳膀胱经穴

（1）睛明

［部位］在面部，目内眦角稍上方凹陷处。

［主治］目眩，目赤肿痛，流泪，视物不明，眼睑痉挛，近视，色盲，视网膜炎，电光性眼炎，面神经麻痹。

［按语］该穴系手足太阳、足阳明、阴跷、阳跷五脉之会。有清热明目、祛风通络之功。治疗手法以点揉法为佳。据临床报道及现代研究，针刺睛明治疗视网膜出血、视网膜炎、视神经萎缩等眼病有较好的疗效，针刺能提高视网膜的兴奋性；可使心率减慢。

（2）攒竹

〔部位〕在面部，当眉头陷中，眶上切迹处。

〔主治〕头痛，目眩，目视不明，目赤肿痛，流泪，眼睑瞤动，口眼喎斜，眉棱骨痛，眼睑下垂，泪囊炎，视网膜炎，结膜炎，角膜炎，青光眼。

〔按语〕有疏风清热、通络明目之功能，主治一切眼病。点揉法为其常用手法。据现代研究，针刺攒竹穴对眼部手术及胃部手术均有良好的针麻效果，针刺攒竹可使心率减慢。

（3）天柱

〔部位〕在颈部，斜方肌外缘之后发际凹陷中，约当发际正中旁开1.3寸处。

〔主治〕头痛，项强；落枕，鼻塞，癫、狂、痫，肩背痛，扁桃体炎，咽炎，喉炎，视网膜出血。

〔按语〕本穴具有清头目、安神志、舒经络之功。平时按摩此穴，可使头脑清醒，记忆力增强。按揉为该穴常用治疗手法。据文献报道，对于支气管哮喘的病人，针刺天柱，能解除支气管痉挛，改善气道阻力。

（4）大杼

〔部位〕在背部，陶道穴（第1与第2胸椎棘突之间的凹陷部）的外侧1.5寸处。

〔主治〕肩背酸痛，项强，发热，咳嗽，喘息，咽炎，扁桃体炎。

〔按语〕本穴又称"大腧"，因其居背腧之首，故名之。为八会中的"骨会"。具有疏风热、强筋骨、通经络之功。临证施以按揉、滚法。据现代研究，针刺或电针大杼穴，可调整肺功能，增加肺的通气量。并可使针麻患者，开胸后一侧肺通气量能代偿性增加。有实验表明针刺大杼穴与钙代谢有关，如针刺大杼、飞扬、足三里等，留针7分钟，可使血钙增加1%，留针15分钟增加3%，再继续延长留针时间，血钙不再发生相应变动。

（5）风门

［部位］在背上部，当第 2 与第 3 胸椎棘突之间凹陷部外侧 1.5 寸处。

［主治］伤风，感冒，发热头痛，项强，胸背痛，痈疽发背，淋巴结结核，肺炎，支气管炎。

［按语］风门系足太阳、督脉之会。"风门者，为肺气出入与风邪侵犯之门户也。"具有疏散风邪、调理肺气之功。该穴为治风治气之所宜，常患感冒伤风之人，按之灸之，颇见功效。按揉、滚法为其常用手法。据临床研究，支气管哮喘的病人，针刺风门，能缓解支气管的痉挛，改善气道阻力。

（6）肺俞

［部位］在背上部，当身柱穴（第 3 与第 4 胸椎棘突之间凹陷部）的外侧 1.5 寸处。

［主治］咳嗽，喘息，吐血，潮热盗汗，皮肤瘙痒，颈淋巴结核，肺炎，支气管炎，胸膜炎，肺结核，百日咳。

［按语］脏腑之背俞以脏腑为名，指与该脏腑输注之穴。该穴之能，调肺气，补虚损，清虚热，和营血。按揉、滚法为推拿常用手法。据现代文献记载，针刺肺俞，能解除支气管痉挛，改善气道阻力，治疗支气管哮喘有良好的效果，可延缓动脉硬化，对冠状动脉粥样斑块的形成有一定抑制作用。

（7）心俞

［部位］在背部，位于神道穴（第 5 与第 6 胸椎棘突之间凹陷处）的外侧 1.5 寸处。

［主治］胸痛，惊悸，癫痫，失眠，健忘，盗汗，梦遗，心肌炎，心包炎，风湿性心脏病，冠心病，心绞痛，高血压，神经衰弱。

［按语］心俞系心在背之俞穴，有行气活血、宁心安神之功，主治心系疾患。临证手法常用按揉、滚法。据现代文献记载，针刺心俞可使心率减慢，治疗心房颤动有良效；对冠状动脉粥样硬化斑块的形成有一定的抑制作用；能增强胆囊运动和排空能力。

（8）肝俞

［部位］在背下部，位于筋缩穴（第9与第10胸椎棘突之间的凹陷处）外侧1.5寸处。

［主治］黄疸，胁痛，胸痛，吐血，目赤，目眩，雀目，青盲，迎风流泪，急慢性肝炎，胆囊炎，胃痉挛，肋间神经痛，视网膜出血，视神经萎缩，结膜炎，角膜炎。

［按语］本穴系肝之背俞穴，有疏肝利胆、滋养肝肾之功。凡肝肾阴虚、肝阳上亢、肝胆湿热之证，皆可选用。按揉、滚、点法为其常用手法。据现代研究，针刺或艾灸结核病人和脾性全血细胞减少病人的肝俞，能使血小板增加；针刺肝俞可使胆道压力下降，解除括约肌的痉挛；对血糖有调节作用，对耐糖曲线高者针刺后下降，低者使之上升；对高胆固醇患者，针刺后血胆固醇含量明显下降。

（9）胆俞

［部位］在背下部，位于中枢穴（第10与第11胸椎棘突之间凹陷处）外侧1.5寸处。

［主治］黄疸，口苦，胁痛，头痛，夜盲症，胆囊炎，胆结石，肝炎，失眠，癔病，胸膜炎。

［按语］胆俞系胆在背之俞穴，有疏肝利胆、养阴清热之功。与肝俞同用，主治肝胆疾患，但肝俞偏于滋阴潜阳，而胆俞长于利胆解郁。按揉、滚、点法为常用临证手法。据现代文献报道，针刺胆俞，能加强胆囊收缩，增强胆囊的运动和排空能力，可使胆道压力迅速下降，括约肌的痉挛即能缓解；对胃、十二指肠溃疡患者的胃液有调整作用，使总酸度及游离酸多趋向正常化；可使免疫功能增强，可使巨噬细胞吞噬功能加强。

（10）脾俞

［部位］在背下部，当脊中穴（第11与第12胸椎棘突之间凹陷处）外侧1.5寸处。

［主治］腹胀，黄疸，呕吐，泄泻，痢疾，便血，水肿，

背痛，贫血，胃下垂，胃溃疡，进行性肌营养不良症，肝炎，肝硬化。

［按语］该穴系脾在背之俞穴。有健脾益气、统血调营之功。凡脾气虚弱、脾阳不振、纳差、便溏及脾不统血之出血症，皆可取此穴治之。按揉、滚、擦法可视病情选用。据现代研究，针刺全血细胞减少病人的脾俞，能使血小板增加；艾灸脾俞，对放射治疗后白细胞数过低的癌症病人，可使白细胞迅速上升；针刺脾俞，可降低胆道压力，解除括约肌的痉挛。

（11）胃俞

［部位］在背下部，当第12胸椎棘突与第1腰椎棘突之间凹陷部外侧1.5寸处。

［主治］胸胁痛，胃脘痛，反胃呕吐，不思饮食，噎嗝，腹胀，肠鸣，泄泻，痢疾，小儿疳积，胃溃疡，胃下垂，进行性肌营养不良症，脱肛，肝硬化。

［按语］本穴为胃的背俞穴。有健脾和胃、消积导滞之功，脾俞与胃俞主治消化系统疾患，脾俞健运脾阳，胃俞滋阴养胃，二穴并用，相互协同，气阴两顾。凡见渴思冷饮、干呕嘈杂、饥而不食等胃阴不足之证，均可选用此穴。按揉、滚、擦法为临证所常用。据现代文献，针刺胃俞对胃肠道的运动，具有积极的调整作用；针刺该穴，对于消化道溃疡、胃幽门痉挛、胃内容物滞留等具有明显的治疗作用；可增强胆囊的收缩作用；能使多数例次的补体滴度升高，同时观察到原补体量多者下降，而少者上升。

（12）三焦俞

［部位］在腰部，当悬枢穴（第1与第2腰椎棘突之间凹陷处）的外侧1.5寸处。

［主治］腹胀，肠鸣，呕吐，泄泻，痢疾，不思纳谷，消渴，水肿，腰背强痛，糖尿病，心源性浮肿，胃炎，肠炎，肾炎，腹水。

［按语］本穴为三焦之气转输、输注之穴。具有调三焦、

利水道、益元气、强腰膝之功。按揉、滚法为临床常用手法。据临床观察，对肾与输尿管结石用三焦俞、肾俞、京门、天枢、气海为主穴，治疗后约半数患者能排出结石。

（13）肾俞

［部位］在腰部，当命门穴（第2与第3腰椎棘突之间凹陷处）的外侧1.5寸处。

［主治］虚劳，肾虚，耳鸣，耳聋，眩晕，腰痛，遗尿，遗精，阳痿，月经不调，白带过多，肾炎，肾绞痛，肾下垂，尿路感染，膀胱肌麻痹及痉挛，精液缺乏，不孕症，腰部软组织损伤，肋间神经痛，半身截瘫。

［按语］该穴为肾的背俞穴。有壮水益火、强筋健骨、明目聪耳等作用，为治腰部、泌尿生殖系统等疾患的重要俞穴之一。按、揉、滚、擦、点拨、拍打法为其常用治疗手法。据文献报道，针刺肾炎病人的肾俞，可使高血压降低，尿蛋白减少，以及酚红排出量增加；针刺肾俞，能显著抑制水钠潴留，故有利尿作用；对膀胱的张力有调整作用，可使紧张者松弛，扩张者收缩，但其作用较轻微。

（14）气海俞

［部位］在腰部，当第3与第4腰椎棘突之间凹陷部外侧1.5寸处。

［主治］肠鸣，腹胀，痔瘘，痛经，腰痛，功能性子宫出血，腰骶神经根炎，下肢瘫痪，高血压。

［按语］该穴与任脉气海穴，前后相应，为人身阳气输注之处，与元气有直接关系。具有补肾壮阳、调气活血之功。按揉、滚法为临证常用手法。

（15）大肠俞

［部位］在腰部，当腰阳关穴（第4与第5腰椎棘突之间凹陷处）外侧1.5寸处。

［主治］腰痛，肠鸣，腹胀，泄泻，痢疾，肠痛，脱肛，痛经，前列腺炎，盆腔炎，子宫颈糜烂，阑尾炎，坐骨神经

痛等。

［按语］本穴为大肠的背俞穴。具有强腰壮膝，调理胃肠之功，是主治大肠疾患的重要腧穴。按、揉、滚、擦法为其常用治疗手法。

（16）关元俞

［部位］在腰下部，当第5腰椎棘突与第1骶椎棘突之间凹陷部外侧1.5寸处。

［主治］腰痛、生殖泌尿系疾患。

［按语］"元"，气之始也，此穴与任脉关元穴，前后相应，与人身元气密切相关，为联络元气之腧穴。具有培元固本，调理下焦之功。按揉、滚、擦法为临床常用手法。

（17）上髎

［部位］上骶部，当骶中嵴的外侧，适对第1骶后孔处。

［主治］大小便不利，月经不调，带下，阴挺，遗精，阳痿，腰痛，子宫内膜炎，盆腔炎，不孕症，肾炎，膀胱炎，坐骨神经痛。

［按语］本穴与次髎、中髎、下髎合称为八髎。具有调下焦、强腰膝、通经络之功。是治疗妇科、二阴疾患、腰腿疼痛的常用穴。治疗手法以点、揉、滚、擦、拍打、击法为宜。据现代研究，针刺上髎，具有促进神经再生作用，促进受损伤神经功能的恢复；针刺上髎、三阴交、关元等穴，对阳痿病人有一定的治疗效应。

（18）次髎

［部位］在骶部，当骶中嵴的外侧，适对第2骶后孔处。

［主治］疝气，月经不调，痛经，带下，小便不利，遗精，腰痛，下肢痿痹，子宫内膜炎，附件炎，不孕症，睾丸炎，坐骨神经痛。

［按语］据现代文献，针刺次髎，对无痛分娩有较好的针刺效应；对膀胱功能有一定的影响，一般可使膀胱收缩，对下肢瘫痪者，可使膀胱残余尿量显著减少。

（19）中髎

［部位］在骶部，当骶中嵴的外侧，适对第 3 骶后孔处。

［主治］腰骶部疼痛，大小便不利，腹胀，下痢，泄泻，月经不调，带下等。

（20）下髎

［部位］在骶部，当骶中嵴的外侧，适对第 4 骶后孔处。

［主治］腰骶部疼痛，大小便不利，小腹急痛，肠鸣泄泻，大便下血，白带过多，痛经。

（21）殷门

［部位］在大腿后面的中部，当承扶与委中（横纹中点）连线上，承扶穴下 6 寸处。

［主治］腰痛，下肢痿痹，进行性肌营养不良，重症肌无力，小儿麻痹后遗症，下肢瘫痪，坐骨神经痛。

［按语］"殷"，有深厚、正中的意思。因此处肌肉丰厚，位于大腿后正中，故名之。具有舒筋活络、利腰腿之功。按揉、点压、滚法为临证常用手法。临床报道，针刺殷门、肺俞可缓解支气管哮喘，一般都在 3~5 分钟内获得缓解。

（22）委中

［部位］在膝关节部后面，当横纹之中点处，股二头肌腱与半腱肌肌腱的中间。

［主治］腰痛，下肢萎痹，背、骶部疼痛，腹痛，吐泻，小便不利，遗尿，丹毒，暑病，坐骨神经痛，脑出血，乳腺炎，小儿麻痹后遗症，下肢瘫痪等。

［按语］委中系足太阳膀胱经的"合"穴。为四总要穴之一。具有舒筋活络、清热解毒等功效。拿、滚、按法为治疗常用手法。据现代研究，电针或针刺委中穴，对无菌或严重污染的清创手术患者以及一些感染性炎症病人，具有较高的防治效果，血象检验显示，机体的防卫能力增强。

（23）秩边

［部位］在第 4 骶椎棘突下，旁开 3 寸处。

［主治］腰骶痛，下肢痿痹，小便不利，便秘，痔疾，膀胱炎，睾丸炎，坐骨神经痛，下肢瘫痪。

［按语］该穴具有舒筋活络、强健腰膝、疏调下焦之功。按揉、滚、点拨法为其常用手法。现代文献表明秩边配百会、神道、命门对隐性骶椎裂引起排尿困难有一定的疗效；针刺秩边，可使孕妇子宫收缩增强，即时效果显著，但起针后作用消失；针刺引起子宫收缩的时间与静脉滴注催产素相似，故有人认为针刺与垂体后叶催产素的分泌有关。

（24）承山

［部位］在小腿后面正中，委中穴下 8 寸处；或外踝尖上 8 寸处，当伸直小腿或足跟上提时腓肠肌肌腹下出现尖角凹陷处。

［主治］腰背痛，痔疾，脚气，便秘，脱肛，坐骨神经痛，腓肠肌痉挛，下肢瘫痪。

［按语］该穴具有舒筋活络、调理肠腑之能。配委中治疗腰背疼痛，配长强疗痔疮，《玉龙歌》"九般痔疾最伤人，必刺承山效若神，更有长强一穴是，呻吟大痛穴为真。"拿、揉、滚、推等手法为临证所常用。据现代研究，针刺承山穴对室性早搏有效。

（25）昆仑

［部位］在足部外踝后方，当外踝尖与跟腱之间的凹陷处。

［主治］头痛，项强，目眩，鼻衄，癫痫，难产，胎衣不下，腰骶疼痛，脚跟肿痛，高血压，内耳性眩晕，心绞痛。

［按语］系足太阳膀胱经的经穴。具有清头目、舒筋脉、安神志之功。拿、点揉法为该穴常用治疗手法。据现代研究，针刺昆仑可使不蠕动及蠕动很弱的降结肠下部及直肠的蠕动增强，并有便意；对原发性高血压，采用泻法，有降压作用。

（26）申脉

　〔部位〕在足外侧部，外踝直下方凹陷中。

　〔主治〕足胫寒，不能久坐；腰痛，目赤痛，项强，头痛，眩晕，失眠，癫狂，坐骨神经痛，内耳性眩晕，精神分裂症。

　〔按语〕本穴为八脉交会穴之一，通阳跷脉，具有清神志、开窍醒脑、舒筋脉之功。临床常用掐揉法。

　（27）至阴

　〔部位〕在足小趾末节外侧，当外侧趾甲角与趾腹外侧缘连线之中点处，距趾甲角 0.1 寸处。

　〔主治〕头痛，鼻塞，目痛生翳，鼻衄，难产，胎衣不下，胎位不正等。

　〔按语〕至阴为阳尽阴始之意，因经脉下至足少阴，盖太阳经穴至此交于阴经。系太阳膀胱经的井穴，也称该经母穴。具有正胎位、催胎产、清头目、调阴阳之功。为妇产科常用腧穴之一。对难产、胎衣不下及胎位不正均有较好的疗效，尤以矫正胎位功效明显。亦是远距离取穴的常用穴之一，头面诸疾可配之。据现代文献，至阴穴对矫正胎位有显著疗效。有人用针、灸、激光穴位照射至阴穴转胎，有效率 70% ~ 80%；有报道艾灸至阴穴矫正胎位的机理研究，对妊娠期 29 ~ 40 周的各类胎位异常孕妇，接受艾灸治疗的总例数为 2069 人。用艾条灸双侧至阴穴，灼热强度以不致产生灼痛为限，其矫正胎率为 90.3%，其中有 86% 的病例，胎位于 1 ~ 4 次艾灸后矫正，其余的 14% 于 5 ~ 10 次艾灸后矫正。

5.2.1.8　足少阴肾经穴

　（1）涌泉

　〔部位〕在足底部，卷足时足前部凹陷处，约当足底 2、3 趾趾缝纹头与足跟连线的前 1/3 与后 2/3 交点上。

　〔主治〕头顶痛，头昏，失眠，目眩，咽喉肿痛，舌干，失音，鼻出血，中风，小便不利，大便难，小儿惊风，癫痫，晕厥，癔病，下肢瘫痪，神经性头痛，三叉神经痛，高血压，精神分裂症，扁桃体炎。

[按语] 本穴系足少阴经的"井"穴。该穴原意指地下出水，藏真水下于肾，肾者主水，肾为癸水，万物皆赖以水，涌泉穴在脚底，为肾经之井始如涌泉之状，故名之。有交济心肾、开窍醒神之功，实火炽盛，用之能釜底抽薪，虚火上炎，取之能壮水制阳，常用于与心肾有关的疾患。按揉、擦法为常用治疗手法。据现代研究，针刺涌泉，对失血性休克动物的呼吸与循环机能有兴奋作用；艾灸涌泉有矫正胎位的效应；针刺涌泉有很好的降血压作用。

（2）太溪

[部位] 在足内侧，内踝后方，当内踝尖与跟腱之间的凹陷处。

[主治] 月经不调，遗精，阳痿，小便频数，便秘，消渴，咯血，气喘，咽喉肿痛，牙痛，失眠，耳鸣，耳聋，腰痛，不孕症，先兆流产，习惯性流产，肥大性脊椎炎，再生障碍性贫血，肾炎，膀胱炎。

[按语] 本穴为足少阴经之"输"穴，又为回阳九针穴之一。为先天气之所发，有调节内脏之功，重在滋阴补肾，可治肾虚、肺肾两虚之咳喘。肾气不足，膀胱失约之尿频，气化不利之癃闭、水肿等症。辨证配穴用之，方可获效。按揉、拿法为常用治疗手法。据现代文献，针刺或艾灸全血细胞减少病人的太溪，能使血小板增加；对于肾炎病人，针刺后可使高血压降低，尿蛋白减少，以及酚红排出量增加。

（3）水泉

[部位] 在足跟内侧面，内踝后下方，当太溪穴直下1寸（指寸），跟骨结节的内侧凹陷处。

[主治] 目昏花，经闭，痛经，月经不调，阴挺，小便不利，附件炎，子宫脱垂，膀胱炎，前列腺炎。

[按语] 本穴系足少阴经之"郄"穴。具有调冲任、理经血之功，妇科疾患取之，颇见功效。按揉法为临证所常用。有

实验报告，以嗜酸性粒细胞的变化为指标，针刺水泉穴与注射促肾上腺皮质激素的效应相等。

（4）照海

[部位] 在足内侧面，内踝尖下方凹陷处。

[主治] 咽喉肿痛，目疾，失眠，癫痫，月经不调，赤白带下，阴挺，小便频数，阴痒，疝气，癃闭，便秘，咽炎，扁桃体炎，前列腺炎，血栓闭塞性脉管炎。

[按语] 为八脉交会穴之一，通于阴跷脉。该穴具有清利湿热、滋补肝肾之功。对泌尿、生殖系统疾患等均有较好的疗效。据现代研究，针刺照海，能促进肾脏泌尿功能，日排尿量显著增多；针刺照海、列缺等穴，可使血压下降。

5.2.1.9　手厥阴心包经穴

（1）曲泽

[部位] 在肘部，当肘掌侧横纹中点处，亦即当尺泽穴与少海穴之间，相当于肱二头肌腱的尺侧缘，可摸到肱动脉搏动。

[主治] 心悸，心痛，烦热，胃痛，呕吐，肘臂酸痛，心绞痛，心肌炎，气管炎，胃炎。

[按语] 本穴系厥阴心包经的"合"穴。具有清心泻火、降逆止呕之功。按揉、拿法为临证常用手法。据现代文献资料，针刺该穴与膈俞，对急性缺血性心肌损伤有抑制损伤发展的作用，使家兔心电图 ST 段升高受到抑制，表明有保护心肌的作用。

（2）内关

[部位] 在前臂掌面的下段，当曲泽与大陵的连线上，大陵（腕横纹）上 2 寸，掌长肌腱与桡侧腕屈肌腱之间，约与外关穴相对处。

[主治] 心悸，怔忡，失眠，多梦，癫狂，痫证，急惊风，胃痛，呕吐，呃逆，肘臂挛痛，中风，偏瘫，风湿性心脏病，心肌炎，心内、外膜炎，心绞痛，心动过速，心动过缓，

心律不齐, 休克, 无脉症, 胃炎, 胃痉挛, 膈肌痉挛, 肠炎, 痢疾, 哮喘等。

[按语] 内关为心包经的络穴。联络上中下焦, 可疗上焦心悸、胸痛胸闷, 中焦胃痛呕吐, 下焦泄泻痢疾等症。又为八脉交会穴之一。配公孙调理三焦平衡, 增强胃肠功能。其治心系疾患, 功用双重, 心率快时, 取之变缓, 心率慢时, 选之显增。该穴之功, 宁心安神, 理气和胃。三指拿、按揉法为临证常用手法。据文献资料, 针刺内关对心率具有调整作用, 心率缓者针后加快, 速者针后变慢, 并能纠正心律失常, 缓解心绞痛; 对冠心病高脂血症, 针后有降脂作用; 能降低高血压病人血中胆固醇的含量; 对于呼吸衰竭的病人, 配针太冲等穴, 对呼吸频率、节律和异常呼吸均有一定的改善; 针刺内关, 对胃的蠕动、张力、排空、大小肠的运动机能均有明显的增强作用; 对胃酸分泌有抑制作用, 对肠的运动有调整作用; 针刺不仅使白细胞的总数增加, 还可增强白细胞的吞噬能力; 可使血清中球蛋白含量上升, 可使大部分例次红细胞增加。

（3）大陵

[部位] 在腕部, 当腕掌侧横纹之中心点处, 即当桡侧腕屈肌腱与掌长肌之间的凹陷处。

[主治] 心痛, 心悸, 呕吐, 胃痛, 癫狂, 痫证, 胸胁痛, 暑病, 休克, 心内膜炎。

[按语] 该穴系心包经的原穴, 为本经原气所聚。有和胃宽胸、清心宁神之功, 主治心胃疾患。拿、揉法为临证常用手法。据现代研究, 针刺大陵时, 能抑制因注射肾上腺素而引起的反射性心率减慢。

（4）劳宫

[部位] 在掌中央, 当第2、3掌骨间隙之中点处, 握拳屈指时中指尖处。

[主治] 心痛, 癫狂, 痫证, 呕吐, 口疮, 口臭, 中风昏迷, 脏躁证, 胃脘痛, 饮食不下, 暑病, 黄疸, 尿血, 咽炎,

口腔炎，胃炎，精神病。

［按语］"劳"者，动也。该穴位于掌心，掌为劳动最多之处。因而名之。本穴系心包经的荥穴，又为回阳九针穴之一。具有开窍泄热、清心安神、和胃调营之功，故心胃诸疾常用此穴。按揉、拿、掐法为常用治疗手法。

5. 2. 1. 10　手少阳三焦经穴

（1）中渚

［部位］在手背部，当第4掌骨间隙前端，亦即第4掌指关节尺侧后上方之凹陷处。

［主治］头痛，耳鸣，耳聋，咽喉肿痛，疟疾，肩背痛，手指不能屈伸，扁桃体炎，角膜炎，中耳炎。

［按语］中渚系手少阳经的输穴。有开窍益智、解三焦邪热之功。治疗脓耳、耳后剧痛泻中渚，耳前剧痛配后溪，以及治疗掌指关节屈伸不利，颇见功效。点按、拿法为常用治疗手法。据现代研究，中渚穴对眼科手术针麻镇痛效果较好；以中渚、列缺为主穴，对眼科手术，其镇痛效果，较眼附近穴为优。

（2）阳池

［部位］在腕背侧面，当腕背侧横纹之中点；即当指伸肌腱的尺侧缘凹陷处。

［主治］耳聋，疟疾，消渴，肩背痛，腕痛，糖尿病，角膜炎，结膜炎，扁桃腺炎。

［按语］本穴为手少阳经的原穴。具有清热通络、疏调三焦、增液消渴之功。按揉、拿法为常用治疗手法。据现代研究，针刺阳池穴可使不蠕动或蠕动很弱的降结肠下部及直肠的蠕动增强。

（3）外关

［部位］在前臂背侧，当阳池与肘尖的连线上，腕背横纹（阳池穴）上2寸处，尺骨与桡骨之间。

［主治］头痛，耳鸣，耳聋，目赤肿痛，瘰疬，胸胁痛，

肘臂屈伸不利，手指疼痛，肺炎，角膜炎。

〔按语〕本穴系手少阳之络穴，别走手厥阴心包经，三焦为阳气之父，心包为阴血之母，联络此二经，有调理气血、通经活络之功。若本经邪实，则肘关节拘挛，络虚则肘臂纵缓，收引不能。按揉、拿法为常用治疗手法。据现代文献资料，针刺外关，强刺激手法可使血浆中皮质醇、去甲肾上腺素、环磷酸腺苷都显著升高（可使心率升高）；针刺外关和光明穴，对治疗青少年近视眼有效。

（4）肩髎

〔部位〕在肩后方，当臂外展时，于肩峰后下方凹陷处。

〔主治〕肩重不举，肩痛，臂痛，肩关节周围炎。

〔按语〕该穴配天宗、肩井、曲池、外关、阳谷治肩关节周围炎及上肢麻痹，有较好的祛风湿通经络作用。按揉、滚法为临证所常用。

5.2.1.11 足少阳胆经穴

（1）瞳子髎

〔部位〕在面部，目外眦旁，当眼眶外侧缘处。

〔主治〕目痛，头痛，目赤，目翳，羞明，结膜炎，角膜炎，青光眼，视网膜炎，三叉神经痛，喉炎，青少年近视眼，视神经萎缩。

〔按语〕本穴系手太阳、手少阳、足少阳之会。有祛风清热、消肿明目之功，为治疗目疾之要穴之一。点按手法为临证所常用。

（2）阳白

〔部位〕在额部，瞳孔直上，眉上1寸处。

〔主治〕头痛，目痛，目眩，迎风流泪，眼睑抽动，雀目，外眦疼痛，三叉神经痛，结膜炎。

〔按语〕本穴系手足少阳、手足阳明、阳维脉五脉之会，有祛风泻火、清头明目之功。按揉为临证常用治疗手法。

（3）风池

〔部位〕在项部，枕骨之下，胸锁乳突肌与斜方肌上端之间的凹陷处，风府穴的外侧。

〔主治〕感冒，头晕，目眩，头项强痛，目赤肿痛，口眼㖞斜，中风，耳鸣，耳聋，鼻衄，鼻渊，疟疾，青光眼，瘾病，鼻炎。

〔按语〕因其位居颞颥后发际凹陷处，穴处似池，为治风之要穴，故名之。有祛风解毒、通窍活络之功。该穴无论虚实、寒热之头痛及眩晕，皆可选用。按揉、拿法为治疗常用手法。据现代研究，该穴对胃液有调整作用，使胃酸及胃蛋白酶高者降低，低者上升。

（4）肩井

〔部位〕在肩部，当大椎与肩峰端连线的中点处。

〔主治〕肩背痹痛，手臂不举，颈项强痛，难产，气管炎，扁桃体炎，乳腺炎，肩关节周围炎。

〔按语〕本穴位于肩上，其下空陷似井故称。系手足少阳、足阳明、阳维四脉之会穴。有降逆理气，通经活络之功。古时此穴为妇科疾病所常用，《千金》"治难产方，针两肩井1寸泻之，须臾时分娩。"《铜人》"若妇人堕胎后，手足厥逆，针肩井立愈。"《儒门事亲》"产后乳汁不下，针肩井二穴效。"《百症赋》"治乳痈极效。"三指拿、拍打、按揉、搓法为常用治疗手法。

（5）日月

〔部位〕在上腹部，当乳头直下，第7肋间隙，腹正中线旁开4寸处。

〔主治〕胁肋疼痛，胃脘痛，呃逆，呕吐，吞酸，黄疸，急慢性肝炎，胆囊炎，胃溃疡等。

〔按语〕本穴为足少阳胆经之"募穴"，足少阳、足太阴经交会之穴。具有疏肝助运、理气止痛、降逆止呕、清利湿热的功效。有学者指出该穴有减低胃酸的作用，治疗胃酸过高的胃溃疡病；电针或针刺本穴对胆汁分泌有促进作用，并使胆囊收缩，有利胆排石的功效。有学者发现针刺本穴，可见胆总管明显规律性收缩。有报道日月配期门能治胆石症。有人指出本穴有使胆总管口奥狄括约肌松弛的作用，用于治疗肝胆系统疾病。临床常用按揉法和擦法。

（6）居髎

［部位］在髋部，当髂前上棘与股骨大转子最凸点连线的中点处。

［主治］腰腿痹痛，瘫痪足萎，疝气，月经不调，白带过多，髋关节周围炎，膀胱炎，肠炎。

［按语］本穴系足少阳与阳脉之会穴。善治下肢痿痹，腰胯疼痛。《玉龙歌》"环跳能治腿股风，居髎二穴认真攻。"点拨、按揉法为临证所常用。

（7）环跳

［部位］在臀外侧下部，当股骨大转子最凸点与骶管裂孔连线的外1/3与内2/3交点处。

［主治］坐骨神经痛，半身不遂，腰胯痛，风疹遍身，荨麻疹，髋关节周围炎，多发性神经炎。

［按语］该穴系足少阳、太阳之会，又为回阳九针穴之一，有祛风散寒、通经活络之能。该穴为治疗半身不遂、坐骨神经痛之要穴。临证要视患者胖瘦，感应强弱，体质虚实，更换手法，压、拨、滚、按揉法为临证所宜。据现代文献资料，针刺环跳，具有促进神经再生作用，可促进受损伤神经功能的恢复；可使痛阈阈值上升；对于一些感染性炎症病人，具有较好的防治效果，血象检验显示，机体的防卫能力增强；针刺对胃液分泌功能有一定的调整作用，可使胃酸及胃蛋白酶高者降低，低者升高。

（8）风市

［部位］在大腿外侧部的中线上，腘横纹上7寸，或平身垂手中指尖所到之处。

［主治］中风，半身不遂，下肢痿痹，遍身瘙痒，脚气，

腰肌劳损，坐骨神经痛。

[按语] 本穴又名垂手，位于直立垂手，中指尽处即是，故名之，有祛风湿、调气血、通经络之功。按揉、滚法为临证所常用。据文献资料，针刺或电针风市穴，对于一些感染性炎症病人，具有较高的防治效果，血象检验显示机体的防卫能力增强。

（9）阳陵泉

[部位] 在小腿前外面的上部，当腓骨下头前下方的凹陷处。

[主治] 半身不遂，下肢麻痹，麻木，胸胁疼痛，小儿惊风，破伤风，坐骨神经痛。

[按语] 本穴系少阳胆经之合穴，又为八会穴的筋会。有疏利肝胆、清泄湿热、舒筋活络之功，与丘墟、胆俞均为治胆疾要穴，配胆俞偏治胆腑病，配丘墟偏治胆经病。按揉、拿法为临证所宜。据现代研究，针刺阳陵泉，可使胆囊收缩，总胆管规律性收缩，排出胆道造影剂，而进入十二指肠，能促进胆汁分泌，对奥狄括约肌有明显的解痉作用和镇痛作用，对慢性胆囊炎、胆石症有治疗效应；对脑血流量有一定的影响，有人对急性缺血性中风病人，通过针刺治疗取得良好的疗效。

（10）光明

[部位] 在小腿外侧面的下部，当外踝尖上 5 寸，临近腓骨前缘处，亦即外丘直下 2 寸处。

[主治] 目痛，夜盲，膝痛，下肢痿痹，乳房胀痛，视神经炎，青光眼，视神经萎缩，白内障。

[按语] 因该穴主治眼疾，能使患眼复明，故名之。系少阳胆经的络穴，有明目、通络之功。临证手法以按揉为宜。据现代研究，针刺光明和太冲，对青少年近视眼有效，针感到达眼部有 38.2%。如合谷配太冲，外关配光明，针刺都用手法运针激发感传，可提高视力和改变屈光度；光明穴是嗜酸性粒细胞的敏感穴位。

（11）悬钟

［部位］在小腿外侧的下部，当外踝尖上3寸，近腓骨前缘处，亦即阳辅下1寸。

［主治］落枕，腰膝疼痛，半身不遂，脚气，胸膜炎，肋间神经痛，气管炎。

［按语］又名绝骨，本穴为髓之会穴。有填精髓、通经活络之功，为脊髓病和足少阳胆经所循行的下肢、髀枢、颈项、胁肋病变的常用穴。"悬钟足三阳络"即足少阳、太阳、阳明三阳经之大络，具有补阳之功，与三阴交的作用相对。三阴交是足三阴经的交会穴，有补阴之功，阴虚证补三阴交以育阴，阳虚证补悬钟以壮阳。阴虚阳亢，应补三阴交泻悬钟。按揉、拿法为临证常用治疗手法。据现代研究，针刺三阴交、悬钟、颊车可使孕妇子宫收缩增强，有降低血压作用，尤以Ⅲ期高血压效果更好，为治疗贫血的常用穴，此穴与红细胞生成有关，也是嗜酸性粒细胞的敏感穴，对嗜酸性粒细胞有特异性。

（12）丘墟

［部位］在足背部，外踝前下方，当趾长伸肌腱的外侧凹陷处。

［主治］颈项痛，胸胁支满，下肢痿痹，外踝肿痛，疟疾，目赤肿痛，中风偏瘫，胸膜炎，胆囊炎，腋下淋巴结结核，角膜炎，角膜白斑，坐骨神经痛，腓肠肌痉挛。

［按语］本穴系足少阳胆经原穴，有疏泄肝胆、活络化瘀之功。临证手法以按揉法为宜。据现代研究，丘墟透照海1.5～2寸交叉取穴，治疗胸胁痛疗效颇佳；丘墟穴穴位封闭，治疗胆囊炎有良效；针刺丘墟、阳陵泉和日月，有加强胆总管运动和降低奥狄括约肌紧张性的作用；针刺丘墟，可促进受损伤神经功能的恢复。

（13）足临泣

［部位］在足背外侧，当足4趾本节的后方，小趾伸肌腱

的外侧凹陷处。

　　[主治] 足跗肿痛，偏头痛，目痛，乳痈，胁肋痛，瘰疬，疟疾，中风偏瘫。

　　[按语] 本穴为足少阳胆经之输穴，是八脉交会穴之一，通于带脉。具有通经活络、消肿止痛，治疗足跗肿痛；祛风活络止痛、治疗偏头痛等作用；能清热解毒、消肿止痛，治疗乳痈等炎症。临床常用按揉法。

5.2.1.12　足厥阴肝经穴

　　（1）太冲

　　[部位] 在足背部，当第1趾骨间隙之后方凹陷处。

　　[主治] 头痛，目昏，口歪，失眠，胁痛，疝气，崩漏，遗尿，惊厥，高血压，功能性子宫出血，血小板减少症，肋间神经痛，各种昏迷。

　　[按语] 本穴系足厥阴肝经之输穴，具有平肝泄热、清头目、理下焦之功。此处有第1跖骨侧动脉，古人切此脉之盛衰，辨虚实，以决死生。该穴对于治疗厥阴肝经之巅顶头痛，肝阳上亢所致头痛、眩晕，肝风内动之抽搐、角弓反张、肢体震颤痉挛等症，手法得宜，疗效显著。按揉法为临证常用治疗手法。据现代研究，针刺太冲能使血压降低，能显著降低高血压病人血中胆固醇含量；对受损害的肝脏有保护作用；可使胆道压力迅速下降，即能解除括约肌的痉挛作用；太冲对嗜酸性粒细胞的调节作用也很敏感。

　　（2）中都

　　[部位] 在小腿内侧，当足踝尖上7寸，胫骨内侧面的中央，一法当内踝尖与平齐内膝眼连线之中点，胫骨内侧缘与小腿三头肌间的凹陷处。

　　[主治] 腹痛，泄泻，疝气，崩漏，恶露不绝，肠炎，功能性子宫出血，子宫内膜炎。

　　[按语] 该穴为足厥阴肝经之郄穴。具有疏肝理气调经之功。临证手法以按揉为宜。

（3）章门

［部位］在腹侧部，横平神阙穴，上直腋中线，一般在第11肋游离端稍下方处。

［主治］胁痛，腹胀，呕吐，肠鸣，泄泻，痞块，胸膜炎，肋间神经痛，肠炎，胃炎。

［按语］本穴系八会穴之脏会，具有疏肝健脾、活血通络之功。拿、揉、摩法为常用治疗手法。据实验观察，电针家兔双侧章门、足三里穴，有显著对抗组织胺作用，使组织胺引起的血管通透性增加比对照组减少 17.4% ~51%，色素渗出量减少 66.6% ~75%，表明针刺具有明显的抗组织胺作用，这可能是针刺治疗过敏性疾病的机理之一。

（4）期门

［部位］在胸部，当乳头直下方，第6肋间隙，前正中线旁开4寸处。

［主治］呕逆吐酸，胸满腹胀，咳逆气喘，两胁疼痛，胃脘疼痛，高血压，肠炎，心肌炎，肋间神经痛。

［按语］"期"指相会，1周年称"期年"。此穴为十二经最后一穴，分列于两肋，故名之。为足厥阴肝经、足太阴脾经、阴维脉三脉之会穴，又为肝经之"募"穴。有疏肝健脾、理气活血之功。按揉、摩法为常用治疗手法。据现代研究，针刺期门，捻针时可引起膀胱收缩，内压升高，停止捻针，膀胱变为松弛，内压下降；对慢性肝炎、早期肝硬化有一定的疗效。

5.2.1.13 督脉穴

（1）长强

［部位］在尾骨端下，当尾骨端与肛门连线的中点处。

［主治］泄泻，痢疾，癫狂，痔疾，脊强反折，阴部湿痒，腰脊、尾骶部疼痛，小儿疳积，大小便难，阳痿，遗精，脱肛，肠炎，精神分裂症。

［按语］系督脉经的"络"穴。因穴处脊骶端，督脉为诸

阳脉长，其气强盛，故名长强。其功为补肾、健脾、通络、固脱。临证为治腰脊、尾骶、痔疾、疳积、肠腑疾患的常用穴位之一。治疗手法以按揉为宜。

（2）腰阳关

［部位］在腰部，后正中线上，当第4与第5腰椎棘突之间的凹陷处。

［主治］腰骶疼痛，下肢痿痹，赤白带下，月经不调，阳痿，遗精，坐骨神经痛，盆腔炎。

［按语］原称"阳关"，为了与足少阳胆经膝阳关穴相区别，故加"腰"字，意指此处为阳气通行之关。该穴为督脉之脉气所发，具有强腰膝、益下元之功。按揉、擦、滚、拍打、击、踩法可视病情选择应用。

（3）命门

［部位］在腰部，后正中线上，当第2腰椎棘突与第3腰椎棘突之间的凹陷处。

［主治］虚损腰痛，脊强反折，遗尿，尿频，阳痿，遗精，早泄，赤白带下，痛经，胎屡堕，泄泻，便血，脱肛，胃下垂，前列腺肥大。

［按语］"命门"意指生命之门，其两旁为肾俞，而肾气为人身之本，故名之。具有补肾培元、舒筋活络、调经止带之功。为肾虚腰痛脊强所常用，临证手法与腰阳关相同。据文献资料，针刺命门穴，对男子性功能障碍、精子缺乏有一定的疗效，能增强机体的抗病能力；有报道，以嗜酸性粒细胞的变化为指标，针刺命门穴和注射促肾上腺皮质激素效应相等。

（4）脊中

［部位］在背部后正中线上，当第11胸椎棘突与第12胸椎棘突之间的凹陷处。

［主治］腰脊强痛，腹泻，痢疾，便血，小儿疳积，癫痫，脱肛，黄疸，感冒，肝炎，增生性脊椎炎。

［按语］因胸、腰、骶椎共22节，该穴处胸椎第11椎下，

故名脊中。具有益肾宁神、调理肠胃之功。按揉、滚法为常用治疗手法。

（5）陶道

［部位］在背上部，后正中线上，当第1与第2胸椎棘突之间的凹陷处。

［主治］头项强痛，脊背寒冷，疟疾，癫痫，咳嗽，气喘，癔病，肺结核，类风湿性关节炎，脊髓炎。

［按语］本穴系督脉与足太阳膀胱经之会穴，有清热散风、截疟、安神之功，为外感风热、头痛项强、癫痫、疟疾等症之常用要穴之一。按揉、滚法为常用治疗手法。

（6）大椎

［部位］在背上部，在后正中线上，当第1胸椎棘突与第7颈椎棘突之间的凹陷处。

［主治］热病，恶寒发热，疟疾，咳嗽，气喘，骨蒸劳热，中暑，癫痫，头痛，项强，风疹，感冒，肺结核，支气管炎，精神分裂症。

［按语］本穴为三阳、督脉之会，诸阳之会穴。具有清热解毒、解表通阳、镇静安神、肃肺调气之功，主治督脉经病变、外感热病、咳嗽气喘、项背强痛等疾。临证以拳击、按揉、滚法为宜。据现代研究，针刺大椎，可使体温下降；针刺大椎可使白细胞增加，并有明显的左移现象；艾灸或电针大椎，能提高网状内皮系统的吞噬功能；对于因脾切除而致血小板增加的病人，针刺大椎，疗效显著；能使呼吸功能增强，肺的通气量增加；针刺大椎可治疗心房颤动。

（7）风府

［部位］在颈部，当后发际正中直上1寸，枕外隆凸直下，两侧斜方肌之间凹陷中。

［主治］癫痫，中风不语，半身不遂，颈项强痛，目痛，鼻衄，癔病，神经性头痛，流行性感冒，高血压脑病，精神分裂症，聋哑症，颈椎病。

　　[按语] 风府指风邪易侵袭之处，系足太阳膀胱经、督脉、阳维脉之会穴。具有祛风醒脑、开窍宁神之功。按揉、点法为治疗常用手法。据现代研究，对垂体性高血压，针刺风府有降压作用；针刺可使胃酸及胃蛋白酶高者降低，低者升高。

　　(8) 百会

　　[部位] 在头顶部正中线上，当前发际正中直上5寸，或当神庭与脑户（枕外隆凸上缘）连线之中点处。简易取穴法：两耳尖连线与头部正中线之交点处。

　　[主治] 头痛，眩晕，巅顶痛，健忘，尸厥，中风不语，口噤不开，半身不遂，癫痫，久泻，久痢，脱肛，精神分裂症，休克，神经性头痛，高血压，神经衰弱。

　　[按语] 本穴为手足三阳、督脉之会穴，又为回阳九针穴之一，具有复苏开窍、升阳固脱之功。临证以按法为宜。顶骨未愈合的小儿禁用。据现代研究，艾灸感染病人的百会穴，能使凝集素的效价显著增高；对垂体性高血压，有降压作用，而对于失血性休克，又有升压作用；艾灸百会可矫正胎位。

　　(9) 水沟

　　[部位] 在面部，当人中沟的上1/3与中1/3交点处。

　　[主治] 昏迷，昏厥，癫痫，中风，口噤，急慢惊风，暑病，脊膂强痛，挫闪腰痛，癔病，精神分裂症，休克，晕车，晕船，面肌痉挛，糖尿病。

　　[按语] 该穴别名人中，系督脉、手足阳明之会穴。具有清神志、开关窍、苏厥逆、止疼痛之功，为开窍醒神之要穴，凡神志不清之症取之，轻者立醒，重者亦每见功。癫、狂、痫证、脊膂强痛等疾，针之掐之，颇见殊功。临证手法以掐法为宜。据文献资料，针刺人中具有抗休克作用，能升高失血性休克病人的血压，并有较好的镇痛效果；对呼吸功能的调整有相对特异性，对于各种原因造成的呼吸暂停，针刺可使呼吸恢复；有报道，针刺水沟穴抢救新生儿窒息54例，疗效100%，对呼吸中枢衰竭者也有很好的疗效。

5.2.1.14 任脉穴

（1）中极

[部位] 在腹下部，前正中线上，当脐中下4寸处。

[主治] 癃闭，带下，阳痿，痛经，产后恶露不下，阴挺，疝气偏坠，积聚疼痛，冷气时上冲心，水肿，尸厥恍惚。

[按语] 本穴是任脉与足三阴经交会穴，为膀胱的募穴。具有调理脏腑气机的作用，治疗膀胱气化功能不足引起的小便异常；有活血化瘀的功效，治疗闭经，恶露不下；具有调养肝脾、调理冲任的作用，治疗带下、白浊、梦遗、滑精、阳痿。现代研究表明：本穴配关元、大赫，有促进垂体－性腺轴功能的作用；本穴配血海、大赫、三阴交，可兴奋下丘脑－垂体系统，使黄体生成素分泌增加，促使排卵，使黄体、孕酮分泌增加；本穴配三阴交、关元连续治疗几个月后，可使病人排卵过程与月经周期恢复正常。临床常用一指禅推、点、按揉法。

（2）关元

[部位] 在腹下部，前正中线上，当脐中下3寸，曲骨穴上2寸处。

[主治] 中风脱证，虚劳里急，小腹疼痛，遗精，白浊，阳痿，早泄，月经不调，经闭，崩漏，赤白带下，阴挺，阴门瘙痒，恶露不止，胞衣不下，产后腹痛，泄泻，痢疾，脱肛，尿频，遗尿，尿闭，肠炎，尿路感染，盆腔炎，不孕症，高血压，小儿消化不良，水肿。

[按语] 本穴系三阴、任脉之会穴，具有培元固本、补益下焦之功，凡元气亏损、虚劳里急、泌尿、生殖系疾患，均可选用。震颤、按揉、点法为临证所常用。据现代研究，针刺关元，可使继发性闭经病人出现激素撤退性出血，证明卵巢机能不仅无退化，反见卵巢中间质细胞增生与肥大，卵泡腔扩大而周围多层颗粒细胞增殖，其中还有新鲜黄体生成的现象；针刺关元，在捻针时，膀胱收缩，内压上升，捻针停止时，膀胱又变为弛张，内压下降；针刺感染病人的关元，能使凝集素的效

价显著增高，可使肿瘤患者免疫反应增强。

（3）石门

［部位］在腹下部，前正中线上，当脐中下2寸，关元穴上1寸。

［主治］腹痛，腹胀，水肿，小便不利，血淋，痛经，崩漏，带下，产后恶露不尽，阳痿，遗精，肠炎，便秘，肾炎，尿潴留。

［按语］该穴历代医家传为妇人禁针之处，犯之无子。石门为任脉出入之门户，故称之，又名丹田。后人又以关元穴为丹田，因此，丹田部位可从广处理解。具有补肾调经、利湿止带之功，较常用于妇科经病、带下病以及泌尿系疾患。按揉、摩法为常用治疗手法。据现代研究，针刺妇女的石门穴并配以合谷穴，经4～6次后，可使子宫位置变更而达到避孕的目的。

（4）气海

［部位］在腹下部，前正中线上当脐中下1.5寸，即脐与曲骨穴连线的上3/5段的中点处。

［主治］中风脱证，腹痛，泄泻，完谷不化，遗尿，遗精，阳痿，月经不调，赤白带下，崩漏，产后恶露不尽，胞衣不下，胃炎，膀胱炎，盆腔炎。

［按语］气海，意指生气之海。又名"脖"即"原气"（元气），故名之，具有益肾、固精、理气之功。手法以按摩、一指禅推、点法为宜。据现代文献资料，针刺肾炎病人的气海，可使高血压降低，尿蛋白减少以及酚红排出量增加；隔姜灸对精子缺乏症有治疗效应；针刺气海有提高机体免疫能力。

（5）神阙

［部位］在腹中部，脐中央。

［主治］中风虚脱，四肢厥冷，腹痛，肠鸣，泄利，脱肛，小便不禁，妇人不孕，肠炎，膀胱炎，脑出血，尿道炎。

［按语］神阙即指神气通行的门户。具有回阳固脱、益下元、调肠胃之功。凡阳气虚衰、四肢厥冷、中气下陷、泄泻脱

肛之证皆可用。掌揉、震颤、摩法为临证所常用。

（6）中脘

［部位］在上腹部，前正中线上，当脐中上4寸处。

［主治］胃痛，腹胀，反胃，呕吐，泄泻，痢疾，心悸，失眠，脏躁，癫狂，产后血晕，惊风，尸厥，胃下垂，高血压。

［按语］本穴为胃之"募"穴。系手太阳、手少阳、足阳明、任脉四脉之会穴，又为八会穴之腑会，回阳九针穴之一。具有健脾胃、助运化、补中气、安神志之功。主治胃腑疾患，用治暴亡阳气欲脱之危症，尤有殊功。按揉、震颤、摩、一指禅推法为常用治疗手法。据现代研究，针刺中脘对胃肠的运动功能，具有积极的调整作用；针刺消化系统病人的中脘，对胃酸和胃蛋白酶有调整作用，可使原来水平高者降低，而低者升高；并对游离酸的分泌呈现明显的抑制作用；艾灸中脘穴可提高机体免疫防卫功能，主要是增强巨噬细胞的吞噬活性；针刺中脘均能使多数例次的补体滴度升高，同时观察到原补体量多者下降，而少者上升。

（7）鸠尾

［部位］在上腹部，前正中线上，当胸剑结合部下1寸处。

［主治］心痛，心悸，心烦，呕吐，反胃，癫痫，心胸痛，脏躁，哮喘，肋间神经痛，胃炎，心包炎。

［按语］系任脉之络穴，具有和胃降逆、化痰平喘、宁心安神作用，主治心肺两脏、胃腑疾患。点揉法为临证常用手法。据现代研究，针刺鸠尾，对血压有调节作用，对高血压有降压作用，对失血性休克，配内关、合谷，30分钟后血压即上升，大部分血压上升，并超过35毫米汞柱。

（8）膻中

［部位］在胸前部，当前正中线上，平第4肋间，两乳头连线的中点处。

［主治］胸痛，心悸，心烦，乳汁少，咳嗽，气喘，气短，咳吐脓血，肺痈，支气管哮喘，支气管炎，肋间神经痛。

［按语］膻中为八会穴中之气会。具有理气宽胸、清肺化痰之功。据前人临证体会，该穴疏理上焦气机，治疗气滞所致胸痛、胸闷，疗效较佳。按揉、分推、一指禅推法为其常用治疗手法。据文献资料，膻中配内关、足三里穴治疗冠心病心绞痛，总有效率为 89.2%；针刺或艾灸休克病人的膻中，可使血压明显上升；温灸哺乳妇女的膻中，并针刺合谷、外关、少泽，可使生乳素的分泌功能增强。

（9）天突

［部位］在颈部，当前正中线上，胸骨上窝中央。

［主治］咳嗽，气喘，咯吐脓血，肺痈，咽喉肿痛，暴喑，呃逆，不能咽食，呕吐，支气管炎，支气管哮喘，咽喉炎。

［按语］系任脉、阴维脉之会穴。具有化痰止咳、降逆平喘、清利咽喉之功。为祛痰急救要穴，尤以痰壅之咳喘、胃气上逆之呕吐呃逆，疗效颇佳。临证以指按、点揉法为宜。据现代研究，对支气管哮喘病人，针刺天突后，能缓解支气管痉挛，改善气道阻力等作用，并对外周性呼吸衰竭患者有明显的疗效；可使血中嗜酸性粒细胞增加，对免疫细胞也有调节作用。

5.2.2 奇穴

（1）四神聪

［部位］在头顶部，百会穴之前后左右各 1 寸处，共 4 穴。

［主治］中风，半身不遂，头痛，眩晕，癫，狂，痫，健忘，失眠，精神病，脑血管意外所引起的肢体瘫痪。

［按语］四神聪具有清利头目、健脑宁神、开窍之功。指按、侧击法为临证常用手法。

（2）印堂

[部位] 在面部，当两眉之间中点处，正对鼻尖。

[主治] 头痛，眩晕，目赤肿痛，鼻衄，鼻渊，鼻塞，小儿急慢惊风，口眼㖞斜，三叉神经痛，神经衰弱，高血压，失眠。

[按语] 该穴具有清热止痛、祛风通窍之功。临证以推法最常用。

（3）鱼腰

[部位] 在额部，瞳孔直上（正坐直视），眉之中点处。

[主治] 一切目疾，偏正头痛，青少年近视，面神经麻痹。

[按语] 本穴具有疏风明目之能，为治眼疾的常用效穴之一。分推、抹法为临证最适宜。

（4）太阳

[部位] 在颞部，当眉梢与目外眦之间，向后约1横指的凹陷处。

[主治] 偏正头痛，口眼㖞斜，目眩，目涩，目赤肿痛，头晕，三叉神经痛，神经衰弱，视神经萎缩，视网膜炎，面神经麻痹。

[按语] 该穴具有疏风泄热、通络止痛之功。偏正头痛、目疾常选用此穴治疗。指按揉、运法为临证所常用。

（5）安眠

[部位] 约当翳风与翳明之间。在胸锁乳突肌停止部，乳突下凹陷点前5分处取穴，左右计2穴。

[主治] 失眠，眩晕，烦躁，癔病，精神分裂症，神经性头痛。

[按语] 本穴以镇静安神为主，无论虚实所致的不寐症皆可选用。按揉、一指禅推法为临证所常用。

（6）胃上

[部位] 在上腹部，脐上2寸下脘穴旁开4寸处。

[主治] 胃痛，腹胀，胃下垂。

［按语］本穴具有调理脾胃、益气补中之功。凡脾虚气陷、运化失常均可选用。按揉、摩法为临证常用手法。

（7）子宫

［部位］在腹部，当脐中下 4 寸（任脉中极穴），旁开 3 寸处。

［主治］子宫脱垂，月经不调，痛经，不孕症，附件炎，膀胱炎，睾丸炎。

［按语］该穴有暖宫调经、理气止痛之功。主治妇科疾病。按揉、摩法为常用治疗手法。据现代研究，针刺引产妇的双侧子宫、三阴交、合谷等穴，可使血中胆碱酯酶比针前显著提高。

（8）肩内陵

［部位］在腋前皱襞顶端与肩髃穴连线中点处。

［主治］肩关节酸痛，运动障碍。

［按语］该穴具有舒筋活络之功。按揉、拿、滚法为治疗常用手法。

（9）桥弓

［部位］从耳后翳风到缺盆成一直线处。

［主治］头痛，眩晕，高血压等。

［按语］桥弓祛风止痛力强。临证手法以推法为宜。

（10）定喘

［部位］在背上部，第 7 颈椎棘突下旁开 0.5 寸处。

［主治］咳嗽，哮喘，肩背痛，落枕，荨麻疹。

［按语］该穴具有止咳平喘、舒筋活络之能。治疗手法以按揉为宜。

（11）夹脊

［部位］在背部、腰部。当第 1 胸椎至第 5 腰椎棘突下两旁，各距背正中线 0.5 寸，一侧 17 穴，左右两侧共 34 穴。为了便于临床应用，可按椎骨棘突定名，平第 1 胸椎棘突的为夹脊 1，以下类推。

［主治］咳嗽，喘息，胸胁痛，背腰部酸痛，下肢麻痹

等。上胸部穴治心肺、上肢病症；下胸部穴治胃肠病症，腰部
穴治腰腹及下肢病症。

［按语］夹脊穴具有调气血、理脏腑、强筋骨、祛风湿之
功。临证要辨证选用相应的夹脊穴。八字推、拍打、滚法为临
床所常用。

（12）腰眼

［部位］在腰部，当第 4 腰椎棘突下（腰阳关穴），旁开
约 3.5 寸凹陷中。

［主治］腰痛，腰肌劳损，腰部软组织扭挫伤，肾下垂，
妇科病等。

［按语］腰眼穴具有利腰壮筋补肾之功。为治肾虚羸瘦、
腰痛劳损之常用穴。按揉、拍打、擦法为临证所常用。

（13）十七椎

［部位］在腰部，当后正中线上，第 5 腰椎棘突下。

［主治］腰痛，腿痛，下肢痿痹，月经不调，痛经。

［按语］该穴具有利腰膝、理胞宫之能。按揉、擦、拍、
滚法为常用治疗手法。

（14）十宣

［部位］在手十指的指端处，去指甲游离缘 0.1 寸，包括
中冲穴。左右共 10 穴。

［主治］昏迷，晕厥，休克，中暑，高烧，小儿惊厥，癔
病，癫痫，扁桃体炎。

［按语］本穴具有泄热救逆、开窍醒神之功。掐法为临证
常用手法。

（15）四缝

［部位］在两手第 2－5 指的掌面，近端指间关节横纹之
中点处，一侧 4 穴。

［主治］小儿疳积，腹泻，肠寄生虫病，咳嗽，气喘。

［按语］四缝穴具有消食化积、止咳平喘之功。为治疗小
儿疳积、腹泻的要穴。掐、推法为临证最常用。据文献资料，
对于蛔虫症病人，针刺四缝后，发现对胃液的分泌无明显的变

化，而胃液酸度却明显增加；对于小儿低烧（神经性低烧、呼吸道炎症性低烧、消化道炎症性低烧）有较好的治疗效应。

（16）膝眼

［部位］屈膝，在髌韧带两侧凹陷处，在内侧的称为内膝眼，在外侧的称为外膝眼，即犊鼻穴。

［主治］膝关节痛，鹤膝风，下肢无力。

［按语］该穴有利腿强膝之能。治疗手法以按揉为宜。

（17）胆囊穴

［部位］在小腿前外侧上部，当腓骨头前下方凹陷处（阳陵泉）直下 1 寸。

［主治］急慢性胆囊炎，胆石症，胆道蛔虫症，胆绞痛，还用于下肢麻痹，胸胁痛。

［按语］该穴具有疏肝利胆之功。为治胆囊、胆管疾患的要穴，点揉法为临证所常用。

（18）阑尾穴

［部位］在小腿前外侧上部，当犊鼻下 5 寸，胫骨前缘旁开 1 横指。

［主治］急慢性阑尾炎，胃脘疼痛，消化不良，急慢性肠炎，下肢痿痹。

［按语］本穴具有清利湿热、调理肠腑之功，为治肠痈的要穴。按揉法为临证所常用。据文献资料，针刺阑尾穴，有明显的增强大小肠、阑尾的运动机能，对阑尾炎病人显示了很明显的治疗作用；针刺能使白细胞总数下降，嗜中性粒细胞下降，而淋巴细胞升高并能促进白细胞的吞噬功能；阑尾炎病人，针刺后，发现丙种球蛋白含量多数例次增高。

（19）夹喉穴（经验穴）

［部位］在颈前喉结中线旁开 1.5 寸，自上而下的两条线。

［主治］慢性喉炎，失音，音哑，单侧喉返神经麻痹症，声门闭锁不全。

［按语］本穴有清咽利喉、宣泄肺气之功。为治疗喉炎

的要穴。据文献报道：推拿本穴 10 分钟，按揉风池、曲池、合谷、天突、膻中等穴，治疗慢性喉炎、单侧喉返神经麻痹及外伤性单侧喉神经麻痹等症。亦有报道本穴治疗声门闭锁不全症。临床常用推拿法和轻揉法。

5.2.3　特定穴

临床上将某些具有特殊治疗作用的穴位，称之为特定穴。其中包括五输、原络穴、郄穴、输募穴、下合穴、八会穴、八脉交会穴等（见附表 5－5、6、7、8、9、10、11、12、13）。

表 5－5　　　　　阴经五输表

五脏＼五输		井	荥	输	经	合
手三阴	肺	少商	鱼际	太渊	经渠	尺泽
	心包	中冲	劳宫	大陵	间使	曲泽
	心	少冲	少府	神门	灵道	少海
足三阴	脾	隐白	大都	太白	商丘	阴陵泉
	肝	大敦	行间	太冲	中封	曲泉
	肾	涌泉	然谷	太溪	复溜	阴谷

表 5－6　　　　　阳经五输表

五脏＼五输		井	荥	输	经	合
手三阳	大肠	商阳	二间	三间	阳溪	曲池
	三焦	关冲	液门	中渚	支沟	天井
	小肠	少泽	前谷	后溪	阳谷	小海
足三阳	胃	厉兑	内庭	陷谷	解溪	足三里
	胆	窍阴	侠溪	临泣	阳辅	阳陵泉
	膀胱	至阴	通谷	束骨	昆仑	委中

表 5-7　十二原穴表

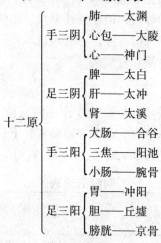

表 5-8　　　　　　　十五络穴表

经脉	络穴	分布	经脉	络穴	分布
手太阴肺	列缺		足阳明胃	丰隆	
手厥阴心包	内关		足少阳胆	光明	
手少阴心	通里		足太阳膀胱	飞扬	
手阳明大肠	偏历		任脉	鸠尾	散于腹
手少阳三焦	外关		督脉	长强	散头上
手太阳小肠	支正		脾大络	大包	布于胁
足太阴脾	公孙				
足厥阴肝	蠡沟				
足少阴肾	大钟				

表 5-9　　　　　　　脏腑输募穴

脏腑	背俞穴	募穴	脏腑	背俞穴	募穴
肺	肺俞	中府	胃	胃俞	中脘
心包	厥阴俞	膻中	三焦	三焦俞	石门
心	心俞	巨阙	肾	肾俞	京门
肝	肝俞	期门	大肠	大肠俞	天枢
胆	胆俞	日月	小肠	小肠俞	关元
脾	脾俞	章门	膀胱	膀胱俞	中极

表 5 -10　　　　　　　　**郄穴表**

手三阴	太阴	孔最	足三阴	太阴	地机
	厥阴	郄门		厥阴	中都
	少阴	阴郄		少阴	水泉
手三阳	阳明	温溜	足三阳	阳明	梁丘
	少阳	会宗		少阳	外丘
	太阳	养老		太阳	金门
跷脉	阴跷	交信	维脉	阴维	筑宾
	阳跷	跗阳		阳维	阳交

表 5 -11　六腑下合表

胃—足三里

大肠—上巨虚

小肠—下巨虚

膀胱—委中

三焦—委阳

胆—阳陵泉

表 5 -12　八会穴表

八会穴
- 脏会—章门
- 腑会—中脘
- 气会—膻中
- 血会—膈俞
- 脉会—太渊
- 骨会—大杼
- 髓会—绝骨
- 筋会—阳陵泉

表 5 -13　　　　　　　　**八脉交会穴表**

本经	八穴	通八脉	主　治
足太阴 手厥阴	公孙 内关	冲脉 阴维	心、胸、胃
手太阳 足太阳	后溪 申脉	督脉 阳跷	目内眦、颈项、耳、肩膊、 小肠、膀胱

本经	八穴	通八脉	主　治
足少阳 手少阳	足临泣 外关	带脉 阳维	目外眦、耳后、颊、颈、肩
手太阴 足少阴	列缺 照海	任脉 阴跷	肺系、咽喉、胸膈

6. 大成推拿手法

推拿手法是指以手或肢体其他部分（或借助器械）按各种特定的技巧动作，在体表操作的方法。

手法的选用，必须在中医辨证施治或辨病施治理论指导下进行。通过手法可以改变疾病的病理、生理过程，达到防治疾病的目的。手法诚为大成推拿学派治疗疾病、自我保健的主要手段。手法的熟练程度直接影响着疗效，希望能熟练掌握手法的精髓。

手法要求：持久、有力、均匀、柔和，实现深透的目的。做到刚中有柔，柔中有刚，既刚柔相济，又刚柔各别。

国内手法众多，分类方法不一。大成推拿手法分类是以手法动作形态把手法分成：摆动、摩擦、按压、振动、叩击、运动关节等6大类，每类又各有数种手法组成。现将其相互关系介绍于下。

6.1 摆动类手法

以指或掌、腕关节做协调的连续摆动的手法，称为摆动类手法。

6.1.1 一指禅推法

用拇指指端、螺纹面或偏峰，着力于一定的部位或穴位上，术者沉肩、垂肘、悬腕、腕关节放松、肘关节略低于手腕，以肘关节为支点、通过肘关节主动微屈伸运动，带动腕关节摆动和拇指指间关节的微屈伸活动，称为一指禅推法。（图6-1①②③④）

［操作要领］沉肩、垂肘、悬腕、指（拇指）实、掌（包括其余四指）虚。除拇指端着力外，整个动作贯穿一个"松"字。即松肩、松肘，这样使操作者不易疲劳；松腕则使摆动灵活自如。注意要使功力集中于拇指指端，通过手法操作，使一股柔和舒适的力，逐渐透到肌肤的深层组织，从而起到治疗作

用。操作时，压力、频率、摆动幅度要均匀、动作要灵活，频率在每分钟 120～160 次之间。

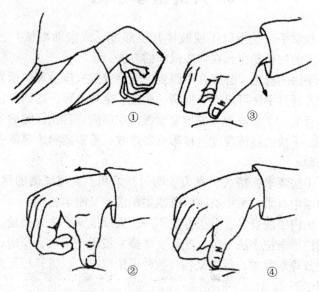

图 6－1①②③④　一指禅推法

［作用］具有舒筋活络、调和营卫、祛瘀消积、健脾和胃的作用。

［适应证］本法适用于全身各部穴位，以头面、胸腹为主，是治疗内脏疾病的主要手法之一。临床上治疗头痛、胃痛、腹痛、关节酸痛、月经不调、肿痛、惊厥等症。

［按语］一指禅推法，为我国独特手法之一，因操作者手或拇指着力部位的不同，又演变出很多手法。如顶峰推、螺纹推、偏峰推、屈指推、大鱼际推（又称揉法）。因操作频率的改变又演变出缠法。一指禅推法细分为 6 个手法：

（1）顶峰推法

同一指禅推法，只是着力点在拇指指端。

（2）螺纹推法

同一指禅推法，只是着力点在拇指螺纹面。

（3）偏峰推法

同一指禅推法，只是着力点在拇指桡侧面。

（4）屈指推法

同一指禅推法，只是着力点在屈曲拇指指间关节的桡侧面。

（5）大鱼际推法

大鱼际推法是一指禅推法的变法，又称鱼际揉法或揉法。操作时，用手掌大鱼际吸定一定的部位或穴位上，腕关节放松，以肘部为支点，前臂做主动摆动，带动腕部做轻柔缓和的摆动。本法刺激量小，具有调和气血、镇静安神的作用，适用于头面部，治疗失眠、头痛、面瘫等症及美容保健。

（6）缠法

同一指禅推法，只是操作频率在每分钟200次以上，称为缠法。具有消肿散瘀、活血止痛的作用，治疗痈肿疮疖、咽喉疼痛等症。

6.1.2　滚法

滚法是由腕关节的伸屈运动和前臂的旋转运动复合而成。伸屈腕关节是以第3、4、5掌指关节背侧为轴来完成；前臂的旋转运动是以手背尺侧缘（即第5掌骨）为轴来完成。标准滚法是以上述两轴线的交点，即第5掌指关节的背侧，吸定一定部位上，用上述两轴线的对角线为运动方向，以肘关节为支点，通过肘关节主动的微屈伸运动，带动腕部屈伸，前臂微旋后旋前运动，复合而成滚法（下称标准滚法）。（图6-2①②③④）

［操作要领］操作时，要求医者肩、肘、腕关节自然放松，肘要微屈呈120°，着力点在第5掌指关节背侧，滚动的着力面在小鱼际背侧至中指本节部背侧呈三角形的面上。滚动时要紧贴皮肤，不能拖动、辗动、跳动，更不能在皮肤上来回摩擦。频率为每分钟120～160次。手法的压力要均匀、节律要协调，不能忽快忽慢，或忽轻忽重。

［作用］舒筋活血、滑利关节，并能缓解肌肉、韧带痉挛，增强肌肉韧带的活动能力，有促进血液循环及消除肌肉疲

劳的作用。

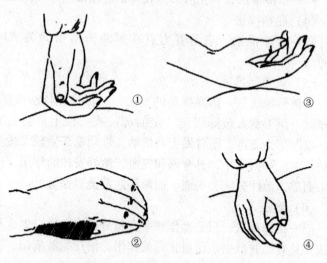

①　②　③　④

图 6 - 2 ①②③④　滚法

[适应证] 滚穴道可以治疗内脏疾病，如冠心病等；滚肌肉丰厚的部位，能治疗风湿性酸痛、麻木不仁、肢体瘫痪、腰腿痛等症。本手法又是保健、解除疲劳的重要手法之一。

[按语] 标准滚法是我国独特手法之一，以它的良好疗效，逐渐被广大推拿医师所接受，并有不同程度地发挥或演变。可细分为 7 个手法：

（1）立滚法

以第 3、4、5 掌指关节背侧为轴，只做腕关节的伸屈运动，称为立滚法。此法仅是标准滚法的一个侧面，是为学习标准滚法而分解出来的一个初步动作。本手法刺激量较强，适用于肌肉十分丰厚的部位。

（2）侧滚法

以第 5 掌骨尺侧缘为轴，只做前臂的旋后旋前运动，称为侧滚法。此法亦是标准滚法的另一个侧面，是为学习标准滚法而分解出来的另一个初步动作。本手法刺激量较弱，有人在头面部肌肉较薄处施术，治疗失眠、头痛等症。

（3）大滚法

以标准滚法与擦法复合而成，即滚法的每一次摆动，可自骶骨至大椎往返1次擦法，称为大滚法。具有温经散寒、舒筋活络的作用，对脊柱增生等痹证，有较好效果。但施术时，需注意避免擦伤医生和患者的皮肤。

（4）小滚法

操作运动同标准滚法，只是着力点在自然屈曲的2、3、4、5第1指间关节的背侧面。本法的刺激量最弱，具有舒筋活血、镇静安神、健脾和胃的作用。可在头、面、胸、腹部使用，把标准滚法的使用范围扩大了，临床上治疗头痛、失眠、消化系统、泌尿生殖系统的疾病。

（5）双手滚法

医者右（或左）手做标准滚法，令左（或右）手附在右（或左）手上，协同完成标准滚法的动作，称为双手滚法。本法为功力不足，初学者手法不熟练者而设，并不为作者所提倡。其作用适应证同滚法。

（6）旋滚法

旋滚法是标准滚法演变而来。不同处是在旋滚法时，不要求吸定一定部位，反而要求在治疗部位的皮肤上，做顺时针方向或逆时针方向的环旋摩擦动作。本法仅具有行气活血、放松肌肉紧张的作用，在保健推拿中尚有一定的功效。旋滚法和掌摩法相近似，只是着力部位相反，一个在掌，一个在手背，因此旋滚法的力度不若掌摩法强。

（7）小鱼际滚法

是侧滚法演变而来。它是以小鱼际为着力点，做前臂的旋后、旋前运动而成，称为小鱼际滚法。适用于头面部，治疗头痛、失眠等病症。

6.2　摩擦类手法

以掌、指或肘贴附在体表，在皮上做直线或环旋移动，产生摩擦的一类手法，称为摩擦类手法，按其手法的不同，又分为5种手法：

6.2.1　摩　法

　　用手掌及食、中、无名指，附着于一定部位上，以腕关节为中心，连同前臂做有节律的环旋活动，在皮肤上产生抚摩的手法，称为摩法，若配合药膏施用摩法，称为膏摩。

　　[操作要领] 本法是一种轻柔手法，操作时，指掌自然伸直轻松放在体表一定部位上，医者肘关节微屈，腕关节放松，然后连同前臂做缓和协调的环旋抚摩，顺时针方向或逆时针方向均可，频率在每分钟120次左右。操作的全过程应注意动作自然、和缓、协调。膏摩时，应裸露治疗部位，直接在体表上操作。(图6-3)

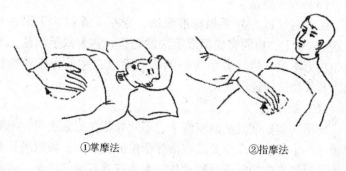

①掌摩法　　　　　　②指摩法

图6-3①②　摩法

　　[作用] 具有和中理气、消积导滞、调节肠胃蠕动等功效。轻抚摩有活血化瘀之功效。

　　[适应证] 摩法的刺激轻柔和缓，适用于胸、胁、腹部及全身各部。胸胁部施摩法，能治疗胸胁屏伤、气滞疼痛等症；腹部施摩法，能治疗消化系统、泌尿生殖系统及妇科的疾病，如脘腹疼痛、食积胀满、腹泻、便秘、糖尿病、高血压病、痛经、月经不调、阳痿、癃闭等症。本法为治疗内脏疾病的重要手法之一。

　　[按语] 与摩法动作相类似的手法很多，操作上有形式及力度轻重的不同，可分为抚法、拭法。

（1）抚法

用手掌或指腹轻放在治疗部位上，做徐缓而轻柔的直线来回或环旋的抚摩，称为抚法，实为轻摩法的一种。具有镇静解痉、消肿止痛的作用。临床上多与其他手法合用治疗失眠、头痛、肿痛等症。

（2）拭法

用手掌或指腹附着在治疗部位上，做直线或螺旋形的推进，称为拭法。具有舒筋活络、行气活血的作用，治疗腰背酸痛、解除疲劳等症。

6.2.2　揉　法

以手指、掌放在一定部位上，使皮下连同该处皮下组织产生轻柔缓和的环旋揉捻动作，称为揉法。（图6-4①②）

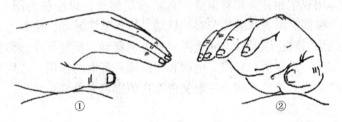

① ②

图6-4①②　揉法

［操作要领］指、掌、腕自然蓄力而放松，以腕关节连同前臂做小幅度的回旋活动，使所治疗部位皮下组织产生轻柔和缓地揉动，频率每分钟120～160次。指揉法常用于穴位，掌、掌根揉法常用于身体面积较大的部位。

［作用］具有宽胸理气、健脾和胃、活血散瘀、消肿止痛的作用。

［适应证］在胸、腹、腰、背部施揉法，治疗脘腹胀痛、胸闷胁痛、便秘、腹泻等症；在四肢运用，治疗外伤性软组织肿胀及疼痛。

［按语］揉法是常用手法之一，可与其他手法结合运用。以医者手操作的部位不同，分为指揉法、掌揉法、掌根揉法、团揉法等；若与其他手法结合又有按揉、拿揉等法。可细分为

6 个手法。

（1）指揉法

用拇指或中、食、无名指指面在某一部位上，做轻柔小幅度地环旋揉动，称为指揉法。

（2）掌揉法

用整掌在某一部位上，做轻柔小幅度地环旋揉动，称为掌揉法。

（3）掌根揉法

用手掌根部着力，手腕放松，以腕关节连同前臂做小幅度地回旋活动，称为掌根揉法。作用、适应证同揉法，本法刺激量较前两者为大。

（4）团揉法

用双掌相并，稍有重叠，其掌缘呈圆形，以肚脐为圆心，放于腹部。医者双腕关节协调转动，带动掌缘转动，使着力点呈圆周形轨迹顺时针方向或逆时针方向移动，反复操作，称为团揉法。具有消食导滞、健脾和胃、调和气血的作用，适用于治疗消化系统的疾病。一般又可作为腹部推拿的结束手法。

（5）按揉法

此法是静止性点法与揉法的复合手法。作用、适应证同揉法。若以掌按法加快速揉动复合而成散法。散法常为伤筋治疗的结束手法。

（6）拿揉法

是拿法与揉法的复合手法。具有拿、揉二法的作用，临床上运用较广泛。

6.2.3　擦　法

用手指、掌、大鱼际、小鱼际附着一定部位上，进行直线往返运动称为擦法。（图6-5①②③）

[动作要领] 操作时，医者手要紧贴皮肤，压力不宜太大，以防擦破皮肤。擦法动作要稳健、均匀连续，擦的距离适当拉长，并要直线往返，不得歪斜。操作者应呼吸自如，不可屏气。擦的频率每分钟100～200次为宜。在胸部施术称擦胸，

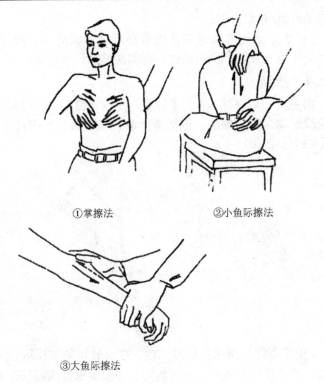

①掌擦法　　　　　　②小鱼际擦法

③大鱼际擦法

图6-5①②③　擦法

在胁部施术称擦两胁。

[作用] 具有温经散寒、舒筋通络、行气和血、消肿止痛、健脾和胃、活血化瘀等作用，并有扩张血管、加速血液循环和淋巴循环的作用。擦胸具有宽胸理气的作用，擦两胁具有疏肝助运的功效。

[适应证] 擦法是一种柔和温热的刺激，掌擦法产生较温热感。适用于治疗内脏疾病的虚寒证，如虚寒性胃脘痛、腹痛、喘咳等症；小鱼际擦产生烫热感，适用于治疗风湿酸痛、肢体麻木等症；大鱼际擦产生较热感，多运用于胸腹、腰背及四肢，治疗内脏疾病的虚损证和因气血功能失常所引起的病证；指擦法产生热感最弱，适用在四肢小关节、胸骨、锁骨下窝等不平处，治疗外伤性肿痛等症。擦胸治疗胸闷、咳嗽。擦

两胁治疗肝气郁结之证。

[按语] 运用本法常需要配合介质，如润滑油、药膏等，既可防止擦伤皮肤，又可通过药物的渗透来加强疗效。

6.2.4　推法

用手指、掌或肘部着力于体表一定的部位上，进行单方向的直线运动，称为推法。包括指推法、掌推法和肘推法 3 种。（图 6 - 6①②③）

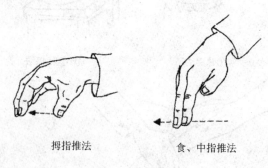

拇指推法　　　　食、中指推法

图 6 - 6①　推法

[操作要领] 推法操作时，指、掌或肘要紧贴皮肤，用力要稳，推动速度要缓慢，着力均匀，一般要求直线运动，不应歪斜。

[作用] 舒筋活络，行气活血，并有促进血液循环、提高肌肉兴奋性的作用。

[适应证] 本法适用于全身各部，为治疗伤筋的常用手法之一。根据损伤部位的深浅、大小，而采用指推法、掌推法或肘推法。小儿推拿时，在不同穴位用推法，有清热、温阳补虚作用，因此推法能治疗不同性质的疾病。

[按语] 临床运用时，根据操作形式、运动方向的变化，以及与其他手法相结合，又演变出众多的手法。

（1）捋法

捋法是拿法与推法复合而成。以全掌轻压在肢体近端，五指螺纹叩力拿捏住肢体，由近端向远端缓慢移动，称为捋法。

（2）顺法

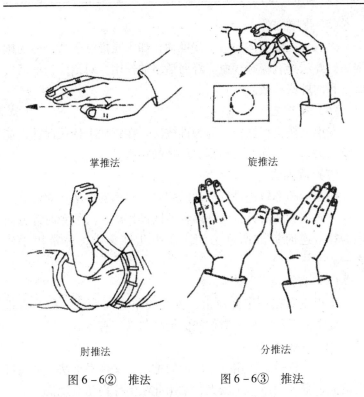

掌推法　　　　　　　　　旋推法

肘推法　　　　　　　　　分推法

图6-6②　推法　　　　　图6-6③　推法

　　顺法是拿法与推法复合而成。以全掌轻压在肢体远端
（五指螺纹轻轻拿捏住肢体），并向近端缓慢移动，称为顺法。

　　以上两手法，具有舒筋通络、行气活血的作用，运用于治
疗肢体部伤筋及解除疲劳等。

　　（3）分推法

　　双手由肢体中心开始，分别向不同方向推开，称为分推
法。分推法推移的形状像八字，又称八字分推法。在腹部中脘
穴、神阙穴采用分推法，有消积导滞的作用，治疗消化不
良症。

　　（4）合推法

　　双手由肢体两端，分别向中心推拢，称为合推法，此法有
和阴阳、理气行血之功，小儿推拿常用此法。

（5）刨推法

以双手抱住肢体向另一端推动，如木匠推刨子状，称为刨推法。此法具有疏顺气血、舒筋活络的作用，对治疗伤筋后气血不和的肿胀有效。

（6）推按法

又推又按交替操作，称为推按法。在脊柱上使用此法，能调整小关节紊乱症及其周围深层伤筋疾患。

（7）旋推法

拇指沿圆形轨迹进行推动的疗法，称为旋推法。此法有顺时针方向推和逆时针方向推两种不同操作法。一般顺时针方向推为补，逆时针方向推为泻。在小儿推拿中，为常用手法之一。

（8）直推法

手指或掌在一定部位上，做直线单方向移动，称为直推法。此法能舒筋活血，对伤筋的治疗与恢复有效。

（9）平推法

推法操作时，需用一定压力的推法，又称平推法。此法舒筋活血、散风通络作用较大，常用此法治疗伤筋及痹证。

（10）刮法

手持器械（如硬币）在关节弯曲处的皮肤上，进行短距离的快速推法，称为刮法。使用本法时，一般均需用介质（如水或油），以防损伤皮肤。操作时，以局部皮肤充血红紫为度。本法具有发散解表、清热通络的作用。如在肘、膝窝施用刮法，能治疗霍乱吐泻、中暑等症。

（11）梳法、搔法、拂法。

用手五指做梳头动作，称为梳法；以手指成爪形，搔爬一定部位，称为搔法；手指轻快地掠擦治疗部位的肌肤，如拂掉尘灰状，称为拂法。

6.2.5　搓　法

用双手掌相对夹持住肢体的一定部位，做方向相反、快速

来回搓揉，并有上下往返移动，称为搓法。（图6-7）

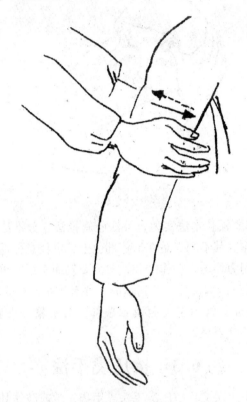

图6-7　搓法

［操作要领］先要让患者肢体放松，医者双掌要相对，夹持住放松的肢体。操作时，双掌要相对，揉搓时要快速，随揉搓随沿肢体上下移动，但上下移动要缓慢。

［作用］调和气血、舒筋通络，并有放松肌肉的作用。

［适应证］本法多为推拿疗法治疗损伤疾病的结束手法。

6.2.6　抹　法

用双手拇指螺纹面紧贴皮肤，做上下、左右或弧形曲线往返推动，称为抹法。（图6-8）

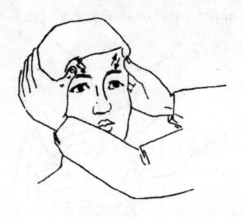

图 6 - 8　抹法

[操作要领] 本法实为直推法、旋推法、分推法和合推法
的综合动作。其不同点是在治疗部位上，可任意往返移动。操
作时要求用力均匀，动作缓和，着力要轻而不浮、重而不滞。

[作用] 清醒头目、开窍镇静，并有扩张血管的作用。

[适应证] 常用于头面及颈项部，对头晕、头痛、项强、
失眠均有治疗效果。

6.3　按压类手法

按压类手法又称挤压类手法。用指、掌或肢体其他部位按
压体表，称为按压类手法。本类手法的刺激量较强，临床上往
往与揉法结合使用。

6.3.1　按　法

以拇指、单掌、双掌或肘尖重叠按压体表，逐渐用力深压
或加捻动，称为按法。(图 6 - 9①②③④⑤)

[操作要领] 按压操作时，着力要实，紧贴体表，不可移
动。用力时应由轻而重，不可用暴力猛然按压。掌压脊柱时，
要连续渐移，呈规律性动作，不可任意乱加按压，使病人紧
张，影响疗效。

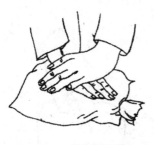 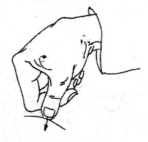

①叠掌按法 　　　　　　②指按法

图6-9①② 按法

［作用］开通闭塞、诱导止痛、放松肌肉，并有矫正脊柱畸形的功能。本法为刺激较强的手法之一，可起到以指代针的作用。

［适应证］指按法适用于全身各部穴位，掌按法常用于腰背和腹部，治疗肢体疼痛、麻木、脊柱侧弯等损伤疾病，以及胃脘痛、头痛、腹痛、胆石症等内脏疾病。

［按语］此法操作时，因医者采用肢体部位的不同，再与其他手法复合，会演变出很多手法。

（1）拇指按法

以拇指按压在某一部位或穴位上，称为拇指按法。具有开通闭塞、散寒止痛等作用，用于治疗胸痹、胃脘痛、腹痛、牙痛及损伤后筋骨痛症。

（2）屈指按法

食、中指屈曲，用第1指间关节背侧按压的方法，称为屈指法。作用与适应证同拇指按法。

（3）掌按法

用单掌、双掌或双掌重叠按压体表，称为掌按法。具有行气血、舒筋骨、活血止痛的作用，治疗肢体酸痛麻木等症。

（4）屈肘按法

肘关节屈曲，用肘尖按压在腰背部、臀部及大腿后侧肌肉丰厚的部位，称为肘按法或屈肘按法。作用与适应证同拇指按法。

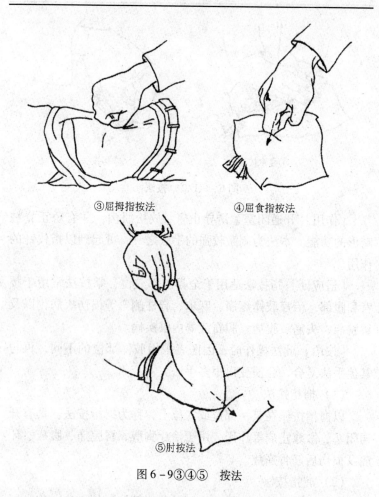

③屈拇指按法　　　　④屈食指按法

⑤肘按法

图6-9③④⑤　按法

（5）点法

以拇指按、屈指按、屈肘按等法或用食指重叠在中指上，用中指按压在身体各部的穴位上，静止性持续着力按压，称为点法，又称点穴。点穴的另一种操作方法是运动性点穴法，即用拇、食指紧贴中指，中指稍突出，用中指为着力点，叩击穴上亦称点法。运动性点法有①甩腕叩击；②甩肘叩击；③甩肩叩击3种操作方法，其作用力由小到大。一般多用甩腕叩击的形式点穴，即用腕关节伸腕屈腕运动带动手部，用中指点穴；

甩肘叩击点穴，即用肘关节屈伸动作带动手臂，用中指点穴；甩肩叩击点穴，即用肩关节做环形轮圈运动带动整个上肢，用中指点穴，此法刺激过于强烈，一般人承受不住，只适用于截瘫患者。

点法具有疏通经络、开通闭塞、调节脏腑机能、镇静止痛等作用。静止性点穴，多用于治疗内脏疾病，如胃脘痛、腹痛、腹泻、便秘等症；运动性点穴，多用于损伤疾病或截瘫等症，甩腕叩击法对小儿脑瘫、小儿麻痹后遗症均有良好的疗效。

（6）掐法

用指甲按压穴位称为掐法，又称爪法或切法。具有开窍解痉的作用，治疗晕厥、惊风等症。本法一般为急救手法。

（7）拳顶法

以手握实拳，用各指第1指间关节的背面，着力按压穴位或部位，并做小范围地推压或拨动，称为拳顶法。具有理筋活血、缓解经脉挛急的作用，治疗肩背酸痛及腰腿疼痛等症。

（8）抵法

用双手指或双手掌相对用力进行按压，称为抵法。具有祛风解表以疏通脉络、行气活血的作用。如在太阳、风池等穴施用本法，治疗外感头痛；在下肢由远端向近端反复施用本法，治疗下肢酸胀、麻木、感觉迟钝等症。

（9）拨法

用手指按于穴位上或一定部位上，适当用力下压至病人有酸胀感时，再做与肌纤维成垂直方向地来回拨动，称为拨法，又称拨络法等。具有解痉止痛的作用，治疗筋结、筋僵、粘连及陈旧性伤筋等症。

6.3.2　拿　法

以拇指和中、食2指或余4指，相对用力，拿定一定部位和穴位，进行一松一紧、有节律性地提捏动作，称为拿法。（图6-10）

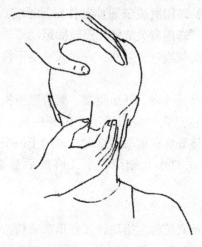

图 6 – 10　拿法

［操作要领］手法操作时要缓和、连贯，用力要由轻到重，不要突然用力。

［作用］祛风散寒、解表发汗、行气活血、舒筋活络、开窍提神，并具有缓解肌肉、肌腱痉挛的作用，为一种刺激量较强的手法。

［适应证］全身各部皆可采用拿法。拿头颈部治疗外感头痛；拿后颈项部，可通鼻窍，配合拿肩井穴，又能治疗肝阳上亢之眩晕；拿背、腹部治疗脘腹疼痛；拿四肢能治疗伤筋，亦可解除疲劳；拿承山穴可治疗小腿抽筋等症。

［按语］根据拿法操作着力的深浅，及复合其他动作的不同，临床上又演变出很多的手法。

（1）捏法

捏法即拿法施于身体某部的表皮，是以拇指和食、中两指相对，提捏身体某一部位的皮肤，相对用力挤压。应用于脊柱部称为"捏脊"。捏脊时，病人俯卧，背部肌肉放松，医者立于病人侧面，以两手拇指侧面放在其脊柱下端两侧皮肤上，食、中两指和拇指相对，提捏起皮肤，随捏随提，双手交替捻动，循序渐进，沿脊柱一直提捏到脊柱上端的大椎穴为止。每次治疗需要操作 3 ~ 5 遍。捏脊具有调和阴阳、健脾和胃、疏通经络、行气活血的功能，对消化道疾病、月经不调、神经衰弱等多种慢性病人，都具有一定的疗效。

（2）拧法

拇指和食、中指相对拿捏住治疗部位的皮肤，再加以旋转动作复合而成拧法。拧法具有发散风寒、解热通经的作用，治疗中暑外感风寒及晕车等症。

（3）挤法

双手拇指、食指相对拿持一定部位的皮肤，做向心归合而复合成挤法；双掌相夹压肢体亦称挤法。前者操作时，以使局部皮肤充血红紫为度。此法具有发散清热作用，治疗外感头痛等症。后者有行气血的作用，可消除疲劳等。

（4）揪法

食、中指屈曲，用第 1 指间关节部夹住一定部位的皮肤牵拉之，使皮肤突然脱离夹持，反复操作称为揪法。本法具有清热止痛的作用，在颈部喉结处皮肤施用本法，使局部皮肤充血红紫，治疗咽喉肿痛。

（5）弹筋法

以拇、食指相对捏紧肌肉或肌腱，用力提拉，然后突然迅速放开，使其弹回，称为弹筋法。其有舒筋活络、畅通气血的作用。治疗筋脉拘急及伤筋等症。

（6）挪法

把掌平放在治疗部位上，随即屈指握拳拿住掌下肌肤，稍停，再放手前移，拿住前方的肌肤，反复操作称为挪法。本法具有活血散瘀、消除积聚的作用，多运用于背部和腹部，以调节脏腑的机能。

（7）拢法

用双手掌尺侧面相对用力夹持住治疗部位的肌肉，一夹一放，反复操作，也可将肌肉夹起来后捋几下再放。上两种操作均称为拢法。本法具有消积导滞的作用，运用于腹部，治疗消化系统疾病。

（8）拿推法

拿法与一指禅推法相结合的复合动作。即用拇指与食指（或余四指）拿在肢体一定部位上，同时腕关节连同前臂做左右摆动动作，此法称为拿推法。具有舒筋活络，调和气血的作用。在颈部夹喉穴（喉结旁开 1.5 寸，自上而下的两条线），施用拿推法，能治疗失音等喉部疾患；在四肢施用本法能治疗伤筋和解除疲劳。

（9）捻法

以拇指、食指螺纹面捏住一定部位，做相对捻动动作，称为捻法。具有理筋通络、滑利关节、消肿止痛的作用。适用于治疗肢体小关节扭挫伤、指（趾）关节酸痛麻木屈伸不利等症。但揉捻时不可着力过大，否则易造成关节变粗的现象。

6.3.3　踩　法

用单足或双足踩踏躯干及四肢的方法，称为踩法，又称踩跷法。（图 6 - 11）

施踩法时，应备有扶持横木的踩床一个，医者使用的布袜子一双。

[操作要领] 患者俯卧位即可施术，或在胸部和大腿部各垫枕头，使腰部腾空，视治疗需要适当选用。医者双足穿布袜、单足或双足分别于患者四肢背侧及腰背部施踩法。施术时，以足施如推法、分推法、擦法、点法、颤法等，亦能以足跟或足趾在穴位上施点法。在腰部施颤法时，多在胸部和大腿部各垫枕头，使腰部腾空。医者双手扶持横木、双足踩踏住患者腰部，运用膝关节有规律地一屈一伸时身体的一起一落，使患者腰部产生一弹一压的震颤动作。此时，令患者张口，不能屏气，以免产生不良的影响。

注意：腰部施颤法时，因其刺激量过强，应视患者承受程度而定。不可盲目采用。如患脊柱结核、骨质疏松等病时，不可采用本法。

[作用] 有矫正脊柱畸形、疏理经络、行气止痛的功效。

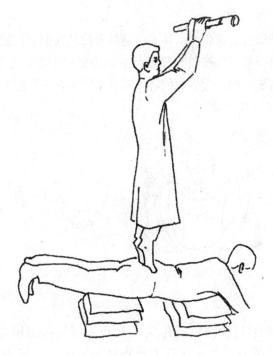

图 6 - 11　踩跷法

[适应证] 临床常用踩法治疗腰椎间盘突出症引起的脊柱畸形和腰腿麻木、疼痛；亦可治疗风湿痹痛等症。

[按语] 踩法是以足施术，凡用手操作的手法中能用足操作的，均能以足代手施用。因操作方法类同，在此不赘述。惟叩击类手法用足操作时，称为踢法。

踢法具有舒筋通络、通痹止痛的作用，临床上用于治疗腰腿痛。如果踢法运用得当，亦可治疗扭腰、腰椎小关节紊乱，滑膜嵌顿等症。

6.4　振动类手法

以一定频率有节律性轻重交替地振动刺激，持续作用于人体的手法，称为振动类手法。

6.4.1　振　法

用手指或手掌着力于体表一定的部位或穴位上，做连续不断地迅速振动，使被治疗部位产生振动感的手法，称为振法，又称振荡法、颤法等。我们将振法分为用力振法和放松振法两种。（图6-12①②）

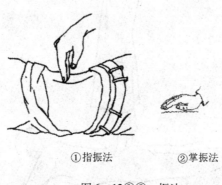

①指振法　　　　②掌振法

图6-12①②　振法

[操作要领] 振法操作大体上分为两类：①用力振法：前臂和手部的肌肉，要强力地做静止性用力，使功力集中于指端或手掌上，从而产生快速而强烈地振动，使被治疗部位感到温暖舒松的手法，称为用力振法。②放松振法：医者在肩、肘、腕关节及上肢充分放松的状态下，以手指、掌附着一定部位上，医者将腕痉挛释放，使腕关节产生振动，带动指、掌出现快速而强烈地颤动亦称为振法，又称松振法。两者相同点是颤动频率每分钟400~600次左右，振幅要小而均匀。不同点是前者要求医者肌肉在强力的静止性用力的状态下产生颤动，医者容易疲劳；后者要求医者肩、肘、腕关节充分放松的状态下，使腕痉挛释放而产生颤动，故不易疲劳。要做好以上两种振法，均需刻苦训练，才能获得良好的振颤动作。

[作用] 活血祛瘀、理气和中、消食导滞、消积止痛，并能调节肠胃功能。近5年临床发现松振法在腹部操作，具有调

节内分泌功能的作用。

[适应证] 振法适用于全身各部位，尤以腰、腹部为常用，治疗胸腹胀痛、消化不良等消化系统疾病，亦常用于胸肋部轻度外伤肿痛症。在穴位上用指振法，能治疗各种与穴位相应的内脏疾病的病证。肩振法运用于损伤病证；肘振法施于腰背部治疗脊柱的损伤病证；松振法在腹部施术，可以治疗由于内分泌功能失调引起的一系列临床病证，如乳腺增生症、性冷淡等，并调治消化系统病证。

[按语] 振法因操作形式以及振源的不同，临床上演变出许多手法。

（1）肩振法

用手拿住一定的部位，由肩部肌肉（如胸大肌）做有规律地舒缩，带动治疗部位产生水平位振动的方法，称为肩振法。

（2）肘振法

用单掌或双掌重叠按压在一定部位上，以肘关节主动快速小幅度有节律的伸屈活动，带动治疗部位产生振颤的方法，称为肘振法。

（3）腕振法

用手掌放在一定部位上，以腕关节主动快速有节律的屈伸活动（如快速拍球状），带动治疗部位产生振动的方法，称为腕振法。

（4）指振法

以手指按压在一定穴位上，再施以腕振法带动指下产生振动的方法称指振法。

（5）掌振法

以整掌按压在一定部位上，再施以腕振法带动掌下产生振动的方法称为掌振法。

（6）掌根振法

以掌根着力于一定部位上，再施以腕振法，带动掌根下产生振动的方法称为掌根振法。

6.4.2　抖　法

用双手或单手握住患者肢体远端，用力做连续小幅度上下颤动的手法，称为抖法。（图6-13）

[操作要领] 施抖法时，往往在拔伸牵引的基础下进行，抖动时振幅要小，频率要快。

[作用] 具有通畅气血、梳理筋骨、滑利关节的作用，并能放松肌肉、松动关节。

[适应证] 抖法多运用于伤筋的结束手法。若在腰部施用牵抖法，则有利于腰椎间盘突出症的治疗，促使椎间盘还纳。

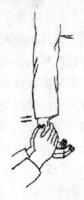

图6-13　抖法

6.5　叩击类手法

用手指、掌、拳或手持器械（如桑枝棒）击打、叩击或拍击特定部位的手法，称为叩击类手法。

6.5.1　击　法

用指尖、手掌（背、根、侧掌）或桑枝棒叩击体表的方法，称为击法。（图6-14①②③④）

[操作要领] 击法多属"刚劲"的手法，医者应注意使手法刚中有柔，根据不同病情和治疗部位，选择相适宜的手法，使用适当的力量。操作时注意节奏，不能使用蛮力乱击。

[作用] 轻击手法具有调和气血、解痉止痛、消除疲劳的作用，重击手法具有通经络、活气血的作用。

[适应证] 适当使用轻击法，能治疗头痛、肩、腰背、四肢、臀部的风湿疼痛、感觉迟钝、肌肉萎弱和痉挛，并能解除疲劳。

重手法能治疗小儿麻痹后遗症、瘫痛、肢体萎痹等症。

[按语] 击法为临床上较常用手法之一，因操作方法的不

同，着力大小也不同，能演变出众多手法。以下仅介绍手法名称和操作，其作用、适应证同击法。

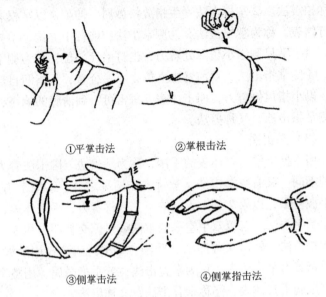

①平掌击法　　　　②掌根击法

③侧掌击法　　　　④侧掌指击法

图 6－14　击法

（1）指尖法

用指尖叩击体表的方法，称为指尖击法。本法又分出以下几种手法：①中指击法：又称运动性点法。即以拇、食指捏拢中指，中指稍突出为着力点，叩击体表穴位的方法，称为中指击法（详见本章第2节按法中的点法）②十指击法：用双手交替有节律轻轻地用十指尖叩击体表，称为十指击法。③啄法：单手五指捏拢，快速适量叩击体表，称为啄法。④支法：用双手轻敲击体表如轻轻击鼓状，称为支法。⑤掸法：用食、中、无名指指腹交替轻轻地击打体表，称为掸法。

以上手法各家名称虽多，但总是由指尖击法变化而来。

（2）掌击法

用手掌、掌根或手掌尺侧缘小鱼际处着力，着实击打体表特定部位的方法，称为掌击法。本法因着力部位的不同，又分出以下几个手法：①平掌击法：先以单手虚掌拍打背部，继以实掌着力短促拍击背部，治疗胸中岔气等症，称为平掌击法，又称拍震法。②掌根击法：手指放松微屈、伸腕，以掌根着力击打体表，称为掌根击法。③侧掌击法：前臂中立位，手指伸直，以手掌尺侧缘小鱼际处着力，击打治疗部位，称为侧掌击法。④侧掌指击法：双前臂中立位，双手合掌，五指间自然分开，以小指尺侧着力，叩击体表，每击可听到清脆的响声，称为侧掌指击法，又称劈法。

（3）拳击法

用手握空拳击打体表的手法，称为拳击法。因击法着力部位的不同，又有空拳击法、拳背击法两种之分。①空拳击法：用手握空拳，以第 2 到第 5 指的第 1 指骨着力，平击体表，称为空拳平击法。若以双手空拳的掌侧或尺侧交替叩击体表，亦称空拳击法。轻击又称叩法、捶法。②拳背击法：用手握拳，以手背着力平击体表，称为拳背击法。若手指微屈，用整个手背侧甩腕击打体表，亦称拳背击法，又称扇法。

（4）桑枝棒击法

用特制的桑枝棒（或用其他器械），规律性地击打体表，称为桑枝棒击法，其他器械称棒击法。

（5）弹法

用一手指的指腹压住另一手指的指甲，相对用力，突然用力弹出，连续弹击治疗部位，称为弹法。

6.5.2　拍　法

用单掌或双掌，手指自然并拢成虚掌状，拍打体表，称为拍法。（图 6 - 15）

［操作要领］手指自然并拢，掌指关节微屈呈虚掌（又称空掌），平稳而有节律地拍打体表。每次拍打需透及皮下组织深层，不应触皮即离，若触皮即离称为抽法，并非拍法，只能引起疼痛，临床较为少用。

［作用］拍法具有调和气血，舒筋通络，并有消除疲劳，

缓解痉挛的作用。轻而短时间的拍法，有兴奋周围神经的作用；重而长时间的拍法，则对周围神经起镇静作用。拍法又能使皮下的毛细血管扩张或收缩，增强肌肉的收缩力，反射性地调整神经的机能。

　　[适应证] 经常运用拍法治疗肩背、腰臀、上下肢的风湿酸痛、感觉迟钝、皮神经炎、肌肉痉挛、萎缩等症。在腰骶及腿部施拍打法，治疗腰腿痛、下肢麻木等症，并能调节泌尿生殖系统的功能。

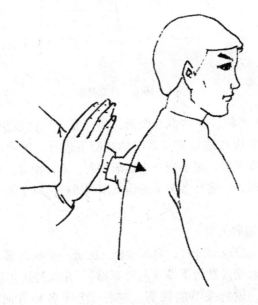

图 6-15　拍法

6.6　运动关节类手法

　　对关节做被动性活动的一类手法，称为运动关节类手法。包括摇法、扳法、拔伸法、背法等。

6.6.1　摇　法

　　凡被动使各关节做环转运动的手法，称为摇法。（图 6-

16①②③④⑤)

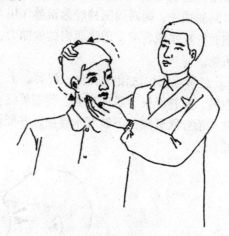

图 6 – 16①　颈部摇法

[操作要领] 在"欲合先离，离而复合"的思想指导下，摇法操作时应在适量拔伸牵引的基础下进行，摇的动作要缓和，用力要平稳，幅度应由小逐渐加大，不可粗暴。更应注意摇各关节时，一定在各关节活动范围内进行，以下简介各关节摇法。

（1）摇肩关节

病人坐位或仰卧位，肩部放松。医者一手扶肩部，另一手握持上肢远端（肱骨下端或前臂下端），在维持适当拔伸牵引的情况下，做肩关节的回旋、左右、上下各种方向的摇动。（见图 6 – 16③）

（2）摇肘关节

病人坐位，前臂置旋后位，肘屈90°。医者一手持肱骨下端，另一手握前臂远端，在维持适量牵引情况下，做肘关节的回旋摇动。

（3）摇腕关节

病人坐位，前臂置旋前位，腕关节自然放松伸直。医者双手握持病人手掌部，在维持适量牵引情况下，做腕关节的回旋摇动。亦可以使病人前臂旋后位、腕关节微屈位，医者一手持前臂下端，另一手握持手指，进行腕关节的回旋摇动。

（4）摇颈

病人坐位，颈部放松。医者站于侧方，一手扶后枕部，另一手扶托下颌；或一肘微屈托扶下颌，另一手扶后头枕部；或医者站于病人背后，用双手端扶头部的两侧。在颈部被拔伸情况下，让患者配合做颈部的回旋、左右或前后各种方向的摇动。（见图6-16①）

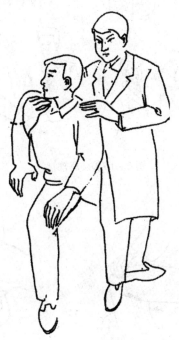

图6-16　②腰部摇法

（5）摇腰

病人坐位，腰部放松。医者在病人背后，双臂自腋下穿过抱扶其胸前，医者之胸贴患者之背，拢住胸背，在稍上提的情况下，医者用腰部回旋摇动活动，带动病人腰部的摇动，亦可让病人俯卧位，双腿伸直。医者站在其侧方，一手扶腰，另一手自大腿前下方托持之，并进行回旋摇动，带动病人腰部产生回旋摇动。摇腰方法很多，不再赘述。（见图 6 – 16②）

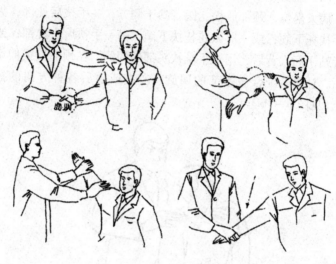

图 6 – 16③　肩部摇法

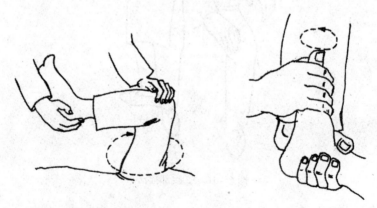

图 6 – 16④　髋部摇法　　　图 6 – 16⑤　踝部摇法

（6）摇髋关节

病人仰卧位，置髋、膝关节于 90°位，医者站于患者侧方，一手扶膝，另一手握小腿远端，两手协同使髋关节做顺时

针或逆时针方向转动。（见图6－16④）

（7）摇膝关节

病人仰卧位，置髋、膝关节于90°位。医者站于患者侧方，背向病人头部，一手自内侧扶住股骨下端，另一手握持小腿远端，使小腿做环旋摇动，带动膝关节摇动。

（8）摇踝关节

病人仰卧，下肢自然伸直。医者坐于病人足底侧，面对足底，用一手托足跟，另一手握持足踝部，做踝关节的回旋摇动。（见图6－16⑤）

［作用］具有理筋复位、活血化瘀、滑利关节的作用，并能松解粘连。

［适应证］摇法是治疗伤筋的常用手法之一，适用于治疗因粘连引起的关节活动障碍，恢复关节的活动功能。对损伤性疾病，尤其伤筋后引起的关节肿胀，有治疗作用。

6.6.2 扳 法

用双手做同一方向或相反方向扳动肢体，使关节伸展或旋转的手法，称为扳法。

［操作要领］扳法是临床常用的手法之一，常与摇法结合使用。扳法如运用恰当，可以收到显著效果，如运用有误，也可以遗患病人。因此扳法操作时，首先要准确无误，手法过程中需要果断、快速，手法在力的运用上要稳健深厚，收发自如，扳动的幅度要适于各关节的生理范围。切忌强拉硬扳、急躁从事。还应注意在施扳法前，先在所要扳动关节周围，做到充分舒筋后，再进行各种扳法，这样能防止不必要的损伤、提高疗效。

各关节的扳法很多，我们选有代表性的常用的扳法予以介绍。

（1）颈部扳法

颈部扳法很多，从形式上分，大体有旋转扳和侧向扳两大类，从操作上又有定位扳和不定位扳之分。笔者认为，颈部扳法若在拔伸牵引的情况，进行定位旋转扳法较为稳妥，所以在此仅介绍此类扳法之一种，其他扳法不再赘述。（图 6 – 17①）

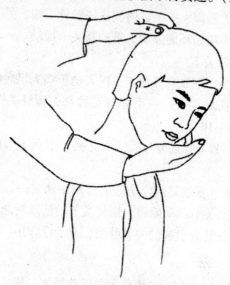

图 6 – 17　①颈部扳法

　　病人坐位，颈部放松微前屈。医者站于病人的侧后方，用一手拇指抵住与患处相邻的下节颈椎棘突侧方，另一手以肘部微屈托持病人下颌，手掌绕过对侧耳后扶住枕骨部。托下颌的肘和手协同动作逐渐向上拔伸牵引。在拔伸牵引的基础上，使颈椎旋转下颌转向患侧，当颈椎转到有阻力的位置时，双手相对做协调而有控制的稍加大幅度地急速扳动。此时常可听到响声。临床上应注意，按以上方法操作即可，若无响声时，不必为追求响声而任意加大扳动范围，使手法粗暴，这样会给病人带来医源性伤害，遗患病人。

　　（2）胸背部扳法

　　病人坐位，双手自然交叉放于颈后。医者站于病人背后，用一侧膝部提起顶住胸椎患处棘突上，双手分别放在病人双肩前。扳时，令病人放松后仰头胸，仰至有阻力的情况下，医者双手提肩后扳，膝向前顶，做两力协同而有控制地急速扳动，以稍加大其后伸幅度为度。扳动时可听到响声。（图6－17②）

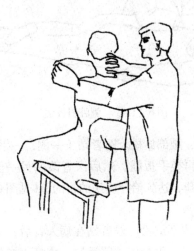

图6－17②　胸背部扳法

（3）腰部扳法

腰部扳法很多，临床上最常用的扳法中，仅介绍侧卧斜扳法、俯卧后伸扳法、侧卧后伸扳法3种。

①侧卧斜扳法

病人侧卧，伤侧在上，下侧腿伸直，上侧腿屈曲。医者站在病人背后（或前方），用一侧前臂按其肩部，另一侧前臂按在臀部。施扳法前，先令病人自行向后旋转上身，转至有阻力时，医者相对用力做有控制地扳动（即令肩向后，臀部向前），在相互错动瞬间，往往能听到响声。（图6－17③）

注意：医者站在病人前方施上法操作时，尚可用抵按臀部前臂的手拇、食指，固定所要扳动的椎间下一节棘突上，扳法同上。又称为侧卧定位斜扳法。

②俯卧后伸扳法

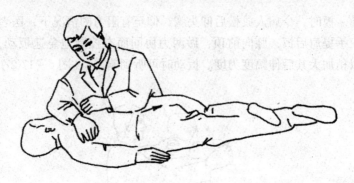

图 6 – 17③　侧卧斜扳法

　　病人俯卧位，腰部放松。医者站于一侧，一手掌按在腰部，另一手扳肩部，再换手扳腿。然后医者改站另一侧，再分别扳病人另一侧肩、腿，达到治疗疾病的目的。（见图 6 – 17④）

　　③侧卧后伸扳法

　　病人侧卧，腰部放松。医者站在病人背后，马步站立，一手掌按在腰部，另一手握住小腿远端，令病人屈膝，后伸髋关节，带动腰部后伸至有阻力时，医者双手相对用力，做有控制地扳动。

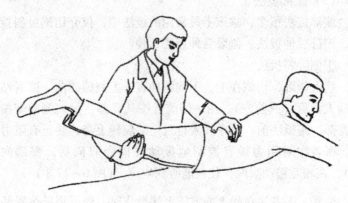

图 6 – 17④　俯卧后伸扳法

（4）肩部扳法

肩部活动有上举、内收、外展、前屈、后伸、内旋、外旋等动作。凡其功能活动受限，都可协助恢复正常。本文仅介绍外展高举扳法、内收扳法、后伸扳法。

①外展高举扳法

病人坐位，医者半蹲于病人患侧，将患手搭在医者肩上，使其肘部搁在医者上臂。医者双手抱住患肩，然后慢慢站起，使患肢外展、高举，同时抱肩之手相对用力下压固定。

②内收扳法

病人坐位、肩部放松，自行内收肩关节。医者站于病人背后，用胸抵住病人后背，一手扶住患肩，另一手握住患侧肘部，协同病人加大其内收而着力扳法。

③后伸扳法

病人坐位，手臂自然下垂。医者站于患侧，用一手扶住肩部，另一手握住前臂远端向后扳动。亦可在扳动基础上，使病人肘关节屈曲，手摸脊背，尽量上移，有利于肩关节内旋功能的改善。

（5）肘部扳法

病人坐位，前臂置旋后位，医者一手握肱骨下端，另一手握前臂远端，在拔伸基础上加大肘关节屈伸活动幅度，反复操作。

（6）腕部扳法

病人坐位，前臂置旋前位。医者双手握住手掌在拔伸摇腕基础上，加大腕关节背伸、掌屈、左右侧屈的活动幅度。

（7）膝部扳法

病人仰卧位，髋、膝关节均屈90°，膝部放松。一助手固定股骨下端，医者面对足底站立，用双手握住小腿下端，与助手相对拔伸，在拔伸的基础上加大膝关节屈曲伸展活动幅度。

（8）踝部扳法

病人仰卧位，髋、膝关节均置90°位，踝关节放松。一助手固定小腿下端，医者面对足底站立，用一手托持足跟，另一手握住足踝部。医者与助手相对用力拔伸踝关节，医者在维持牵引的基础上，加大踝关节背伸、蹠屈活动幅度。

［作用］扳法具有舒筋通络、滑利关节、整复错位的作用。

［适应证］扳法应在充分舒筋的基础上进行，对因损伤疾病造成的全身各关节的功能活动障碍，有较好的疗效。亦能治疗腰椎间盘突出症等。对脊柱的扳法能调整内脏功能，而治疗内脏疾病。

6.6.3　拔伸法

拔伸法即牵引。凡使肢体产生牵引作用的手法，称为拔伸法。又称拽法、端法、提法、垂法、扯法等。临床上既可单独使用，又可与其他手法结合使用。（图6－18①②）

［操作要领］拔伸法操作时，应固定肢体或关节的一端，再牵拉另一端，使之产生牵拉作用。拔伸时，要持续用力，力量由小到大，不宜突发暴力，也不宜一松一紧。要根据不同部位和病情，适当控制牵引的力量和方向。若运用不当，不但影响效果，甚至会造成不良后果。

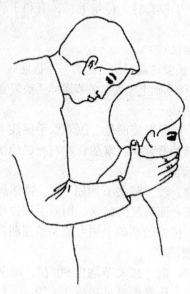

图6－18　①端提法

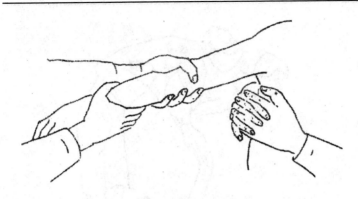

图6-18　②肩部向下伸法

　　［作用］拔伸法具有牵开关节、拉伸肌筋、缓解痉挛的作用。
　　［适用证］拔伸牵引法在临床上运用广泛，是损伤疾病常用治疗手法之一。在骨折、脱位的整复时，拔伸法是不可缺少的手法，软组织损伤即伤筋病证的治疗时，亦要采用拔伸法。

6.6.4　背　法

　　医者和病人背靠背站立，用双肘挽住病人肘弯部，然后弯腰将病人反背起，使其双足离地，医者左右晃动后，膝关节屈曲，突然伸膝挺臀，这种操作称为背法。（图6-19①②）
　　［操作要领］背法是拔伸法、振法、摇法等复合而成。医者反背起病人时，用骶部着力顶住病人腰部患处，病人双足离地，对腰部即产生牵引力。背起后做左右晃动，以使病人腰部放松，带动其腰部小关节的摇动。医者屈曲膝关节，病人必随之下坠，再突然伸膝挺臀，即产生向上顶的力量，两力相对作用于腰部，使病人腰部背伸，从而产生震颤。在放下病人时，先令一助手立于病人面前，以便扶持病人站好，防止病人因疼痛不能站立而跌倒。最后医者在病人腰部两侧施以掌揉法，结束背法全过程。
　　［作用］具有正骨理筋作用。
　　［适应证］背法适用于腰部损伤性疾病，治疗扭腰、滑膜嵌顿、腰椎间盘突出症、小关节紊乱、脊柱畸形等症。

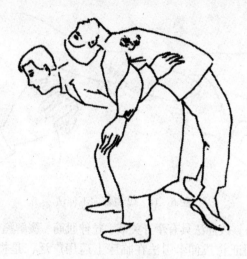

①屈膝臀部颤动

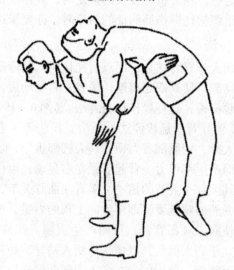

②弯腰伸膝挺臀

图 6 – 19①②　背法

7. 练　功

　　练功是在古代"导引"、"按跷"和"吐纳"的基础上，经过历代辗转相传、演变而成。它是通过呼吸运动和躯体运动相结合，或各自运动的一种强身健体、防治疾病的锻炼方法，为历代医家所重视。华佗、陶弘景、葛洪、孙思邈、李时珍、汪昂等都是练功有成的一代名医。

　　练功在中医学中的历史，源远流长，探其起源，当推上古之时的一个"陶唐氏"的氏族部落。那时，该部落地处"阴多滞伏而湛积，水道壅塞"，故人多"民气郁瘀而滞着，筋骨瑟缩不达"，而常"作舞以宣导之"。这个"舞"便是最早的"导引"，后经过长期的实践，发展成为古代的"导引"、"按跷"，宋以后，仍作为医疗的一个重要手段而广泛地运用于临床。明清以后，练功逐渐与医学疏远，而演变成专为习武之用。新中国成立以后，随着中医的振兴，伤科、针灸、推拿、气功等学科的迅速发展，练功在强身健体、防治疾病、祛病延年诸方面所起的重要作用，越来越被人们重新认识，备受重视。当今，练功已作为伤科与推拿科的一个不可分割的组成部分，成为临床防治疾病的重要手段。

　　练功的种类众多，总括起来可分为两类，按练功的目的可分为：自我练功与医疗练功。按练功的作用可分为：内功与外功。按练功的形式可分为：动功与静功。以下介绍几种功法，以适用于不同年龄段的人们，供大家参考练习。

7.1　常用功法

7.1.1　易筋经

　　"易"是"改变"的意思，"筋"指"筋脉"。"易筋经"就是一种增强人体筋脉功能的锻炼方法。它以一定的姿势，借呼吸的诱导，逐步加强筋脉和脏腑的功能。

"易筋经"的特点，大多数是动作和呼吸密切结合，始终采取静止性用力。呼吸以舒适自然为宜，不可屏气。腹式呼吸有自然的和逆式的两种。吸气时腹部凹下，胸部外展，称"逆式呼吸"；相反，吸气时候腹部凸出，胸部收缩，呼气时腹部内收，称"自然的腹式呼吸"。这两种腹式呼吸都可用，但开始锻炼时，以用自然的腹式呼吸为宜，因为逆式腹部呼吸活动比较剧烈。

练易筋经时，要求松静自然，刚柔相济，意守丹田。所谓松静自然即不仅肌肉放松，意念也要放松，但松和紧是相对的，要求在松中有紧，柔中有刚，切不可用僵力；所谓意守丹田，即有意想着肚脐附近，别的暂时不想。必须注意，意守时，不能过分用意。丹田位于脐下 1 寸。意守丹田首先有助于形成腹式呼吸，增强内脏活动，其次使头部和胸部放松，血液下行，使身体下部充实。

易筋经的锻炼方法，流派繁多，传统上推拿医师锻炼的易筋经有十二势（下面介绍）。这些姿势原是古代人民仿效春谷、载运、进仓、收囤和珍惜谷物等各种农活姿势而衍化成的一套形象的锻炼动作，能活动四肢关节，通畅周身血脉，增强肌肉力量。

锻炼时则可根据每人的具体情况，选其中若干动作或整套进行，但必须循序渐进，持之以恒。练功的时间和次数以及动作的强度等，都要因人、因时、因地而异，一般以练到微汗为宜，不可勉强过量。

7.1.1.1　韦驮献杵第一势

［原文］

（1）定心息气，身体立定，两手如拱，存心静极。

（2）立身期正直，环拱手当胸，气定神皆敛，心澄貌亦恭。

［预备姿势］并步，头端平，目向前平视，下颏微向里收；含胸，直腰拔背，蓄腹收臀；松肩，两臂自然下垂于身体两侧，五指并拢微屈，中指贴近裤缝；两腿伸直，两脚相靠，

足尖并拢；口微开，舌抵上腭，定心息气，神情安详。

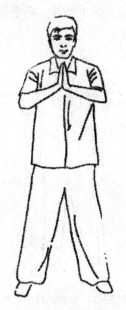

图 7 - 1　韦驮献杵第一势

［动作姿势］

（1）左足向左平跨一步，两足之距约于肩宽，足掌踏实，两膝（腘）微松。

（2）双手向前徐徐上提，在胸前成抱球势，松肩，略垂肘，两掌心内凹，五指向内微屈，指端相对，约距 4～5 寸。（图 7-1）

［按语］本势为起势，是易筋经的基础功势，初练者可只做本势，每次练 15 分钟或更长时间，待练过一段时期后，再继练其他功势。练习本势，要求初步做到调身（身体端正、自然放松），调心（思想平定、精神集中），调息（由自然呼吸过渡到逆腹式呼吸）。

本势在练习过程中，气沉丹田，意念随呼吸，即吸气时导气从指尖出，入鼻内，下注丹田；呼气时，气从丹田上胸，循手三阴经入掌贯指。

7.1.1.2　韦驮献杵第二势

[原文] 足趾挂地，两手平开，心平气静，目瞪口呆。

[预备姿势] 并步。

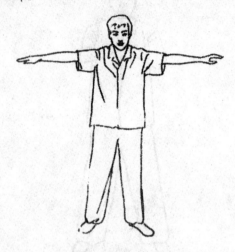

图 7－2　韦驮献杵第二势

[动作姿势] 两足分开，约与肩宽，足掌踏实，两膝微松，直腰收臀，含胸蓄腹，上肢一字平开，掌心向地，头如顶物，两目直视。（图 7－2）

[按语] 本势在练习时手和足的动作要求同时配合进行。意念集中于两掌劳宫穴及足趾，自然呼吸，练纯熟后改腹式呼吸，吸气时意念集中于劳宫穴，呼气时意念集中于足趾，每吸气时胸部扩张臂向后挺，呼气时指尖内翘，掌向外撑。

本势又称横担降魔杵。

7.1.1.3　韦驮献杵第三势

[原文] 掌托天门目上观，足尖着地立身端，力周腿胁浑如植，咬紧牙关不放宽，舌可生津将腭抵，鼻能调息觉心安，两掌缓缓收回处，用力还将挟重看。

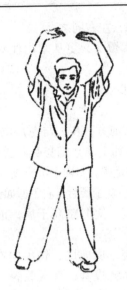

图 7 - 3　韦驮献杵第三势

　　[预备姿势] 两足分开，约与肩宽。

　　[动作姿势] 足尖着地，足跟提起，腿直，蓄腹收臀，两掌上举高过头顶，掌心朝天，四指并拢伸直，拇指与其余四指分开约成直角，两中指之距约为 1 寸；沉肩，肘微曲；仰头，目观掌背，舌抵上腭，鼻息调匀。

　　收势时，两掌变拳，旋动前臂，使掌背向前，然后上肢用劲，缓缓将两掌自上往下收至腰部，掌心向上，在收掌同时，足跟随势缓缓下落，两掌至腰时，两足跟恰落至地。(图 7 - 3)

　　[按语] 本势在练习中，"内视"两手，是指用意念存想两手之间所组成的圆，并由此圆透过，而不是用眼来看。吸气时，气沉丹田，臂肌慢慢放松，呼气时，意念转入两掌之间，两掌运劲上托。再吸气时，气沉丹田，如此反复进行，待体内气脉运行时，则以意随气。

　　本势又称掌托天门。

7.1.1.4　摘星换斗势

　　[原文]

　　(1) 单手高举，掌需下复，目注两掌，吸气不 (慢) 呼，鼻息调匀，用力收回，左右同之。

（2）只手擎天掌覆头，更从掌内注双眸，鼻端吸气频调息，用力收回左右俦。

［预备姿势］并步。

［动作姿势］

（1）右足稍向右前方移步，与左足成斜丁八步形，（右足跟与左足弓相对，距约1掌）随势身向右微侧。

（2）屈膝，提右足跟，身向下沉或成右虚步含裆势。两上肢同时操作，左手握空拳置于腰后，右手握如钩状下垂于裆前。

（3）右钩手上提，使肘略高于肩，前臂近乎垂直，钩手置于头之右前方。

（4）松肩，屈腕，肘向胸，钩尖向右，头微偏，目注右掌心，舌抵上腭，含胸拔背，直腰收臀，少腹含蓄，紧吸慢呼，使气下沉。身勿前后左右倾斜，两腿前虚后实，前腿虚中带实，后腿实中带虚。

（5）左右交换，要求相同。（图7－4①②）

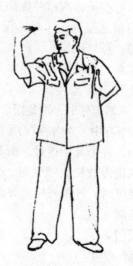

图7－4①　摘星换斗

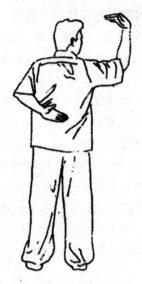

图7－4② 摘星换斗

［按语］本势在练习时，一般先右手在前上，左手在后下，后左手在前上，右手在后下，各练1次，极少交替练习。练纯熟后，每次呼吸可增至11次或22次。呼吸用鼻吸口呼法，将气息调匀，呼气时，意念在上手心内劳宫穴，吸气时，意念在下手外劳宫穴，并存想内劳宫与眼、外劳宫，三者在一条线上，随呼吸运动而与腰眼共同产生一凹一凸的开合运动。

7.1.1.5　倒拽九牛尾势

［原文］

（1）小腹运气空松，前跪后腿伸直，二目观拳，两膀用力。

（2）两腿后伸前屈，小腿运气放松，用力在于两膀，观拳须注双瞳。

［预备姿势］并步。

［动作姿势］

（1）左腿向左平跨一步（距较肩宽），两足尖内扣，屈膝下蹲成马裆势，两手握拳由身后划弧线形向裆前，拳背相对，拳面近地，随势上身略前俯，松肩、直肘、昂头、目前视。

（2）两拳上提至胸前，由拳化掌，成抱球势（上身动作与韦驮献杵第一势同），随势直腰，肩松肘屈，肘略低于肩，头端平，目前视。

（3）旋动两拳，使拳心向左右（四指并拢朝天，拇指外分，成八字掌，掌应挺紧）随势运动徐徐向左右平分推，至肘直。松肩直肘，腕背屈，腕、肘、肩相平。

（4）身体向左转侧，成左弓右箭势。两上肢同时动作：左上肢外旋，屈肘约成半圆状；拳心对面，双目观拳，拳高约与肩平；肘不过膝，膝不过足尖。右上肢内旋向后伸，拳背离臀，肩松，肘微屈。两上肢一前（外旋）一后（内旋）做螺旋颈，上身正直，塌腰收臀，鼻息调匀。（图7－5）

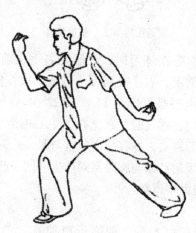

图7－5　倒拽九牛尾

[按语] 本势在练习时，每侧做3～7次呼吸，用鼻吸口呼，吸气时，两眼内视前伸之手，向后做倒拽牛状；呼气时，两眼内视后伸之手，向前做顺势牵牛状。意念存想两手拉成一条直线，随呼吸拉紧颤动；腿、身、肩、肘也随着"倒拉"和"顺牵"的姿势而相应地做轻微颤动。

7.1.1.6　出爪亮翅势

［原文］

（1）掌向上分，足趾柱地，两胁用力，并腿直立，鼻息调匀。目观天门，牙咬，舌抵上腭，十指用力，腿直，两拳收回，如挟物然。

（2）挺身兼怒目，推手向当前，用力收回处，功须七次全。

［预备姿势］并步。

［动作姿势］

（1）两手仰掌沿胸前徐徐上提过顶，旋腕翻掌，掌心朝天，十指用力分开，虎口相对，中、食指（右与左）相接；仰头，目观中、食指交接之处；随势足跟提起，离地约3～4寸，以两足尖支持体重。肘微屈，腰直，膝不得屈。

（2）两拳缓缓分开向左右而下，上肢成一字平举（掌心向下），随势足跟落地。再翻掌，使掌心朝天，十指仍用力分开，肩、肘、腕、掌相平。

（3）两仰掌化拳，由身后至腰，成仰拳护腰势。

（4）两仰拳化俯掌（拇指相接，十指用力分开）由胸前徐徐向前推，至肘直，随势足跟提起，离地约3～4寸，继而两掌背屈，使掌心朝前，指端向上，十指仍用力分，目向前平视，肩、肘、腕相平，直腰，膝勿屈。（图7-6）

［按语］本势锻炼，以手、足太阳为主。用鼻吸口呼法，呼气时，两掌用力前推，指向后伸，吸气时，臂、掌放松收回；推掌向前时，开始用轻力，而后边推边逐渐加重，至推尽时，突然发力猛推，犹如排山，故名“排山掌”。意念集中于两掌之间。

7.1.1.7　九鬼拔马刀势

［原文］

（1）单膀用力，夹抱颈项，自头收回，鼻息调匀，两膝立直，左右同之。

（2）侧首弯肱，抱顶及项，自头收回，弗嫌力猛，左右

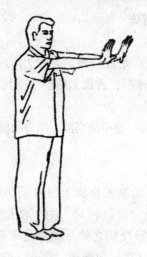

图 7 - 6　出爪亮翅

相轮，身直气静。

[预备姿势] 并步

[动作姿势]

（1）足尖相衔，足跟分离成八字形，腰实腿坚，膝直足霸，同时两臂向前成叉掌立于胸前（左在右上，腕部相靠，掌背相对，指端上竖，四指并拢，拇指外分）。

（2）运动两臂，左臂经上往后，成勾手置于身后（松肩直肘，勾尖向上）；右臂向上经右往胸前（松肩，肘略屈掌心向左，微向内凹，虎口朝上），掌根着实，蓄劲手指。

（3）右臂上举过头，由头之右侧屈肘俯掌下覆。使手抱于颈项；左手勾手化掌，使左掌心贴于背（指端向上，五指自然分开），在生理许可范围内尽可能向上。

（4）头用力上抬，欲使头后仰，上肢着力，掌用力下按，欲使头前俯，头项争力，挺胸直腰，腿坚脚实，使劲由上贯下至踵。鼻息调匀，目微右视。

（5）运动两臂，左掌由后往上往前，右下肢向前回环，左右两掌相叉立于胸前。

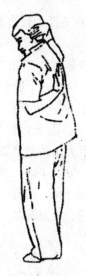

图7-7 九鬼拔马刀

（6）左右交换，要领相同。（图7-7）

［按语］本势在练习中，应使姿势、呼吸与意念融合一体，气脉运行不息。用鼻吸鼻呼法，吸气时，内视抱头攀耳之手的肘尖，微微牵拉，头颈与身体同时前倾，呼气时，内视贴于背上之手的外劳宫穴。随着呼吸与手的一拔一攀，头、肘相应地一张一弛，气缓缓沉入丹田，不可升降气机，左右反复各做3~7次。

7.1.1.8 三盘落地势

［原文］

（1）目注牙龇，舌抵上腭，睛瞪口裂，两腿分跪，两手用力抓地，反掌托起，如托千斤，两腿收直。

（2）上腭坚撑舌，张眸意注牙，足开蹲似踞，手按猛如拿，两掌翻齐起，千斤重有加，瞪睛兼闭口，直立足无斜。

［预备姿势］并步。

［动作姿势］

（1）左腿向左平跨一步，两足之距较肩为宽，足尖内扣，屈膝下蹲成马裆势，两手叉腰。腰直胸挺，后背如弓，头端平，目前视。

（2）两手由后向前抄抱，十指相互交叉而握，掌背向前，虎口朝上，肘微屈曲，肩松；两上肢似一圆盘处于前胸。

（3）由上势，旋腕转掌，两掌心朝前，动运上肢，使两掌向左右（划弧线）而下，由下成仰掌沿胸腹之前徐徐运劲上托，高不过眉，掌距不大于两肩之距。

（4）旋腕翻掌，掌心朝地，两掌（虎口朝内）运劲下按，（沿胸腹之前）成虚掌置于膝盖上部。两肩松开，肘微屈曲，两臂略向内旋。前胸微挺，后背如弓，头如顶物，双目前视。（图7-8）

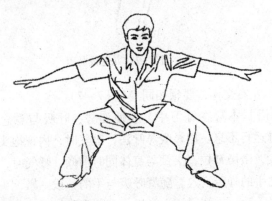

图7-8　三盘落地

　　［按语］本势练习时，用鼻吸口呼法，下按时呼气，上托时吸气，意念集中于两手掌，下按时如压气柱，上托时如托千斤重物，整个动作要求缓慢。

7.1.1.9　青龙探爪势

［原文］

（1）肩背用力，手掌探出，至地围收，两目注平。

（2）青龙探爪，左从右出，修士效之，掌平气实，力周肩背，围收过膝，两目注平，息调心谧。

［预备姿势］并步。

［动作姿势］

（1）左腿向左平跨一步，两足之距约与肩宽，两手成仰掌护腰势。身立正直，头端平，目前视。

（2）左上肢仰掌向右前上方伸探，掌高过顶，随势身略向右转侧，面向右前方，松肩直肘，腕勿屈曲。右掌仍做抑掌护腰势。目视于掌，两足踏实勿移。

（3）由上势，左手大拇指向掌心屈曲，双目视大拇指。

（4）左臂内旋，掌心向下，俯身探腰，随势推掌至地。膝直，足跟勿离地，昂首，目前视。

（5）左掌离地，围左膝上收至腰，成两仰掌护腰势，如本式①。

（6）左右交换，要领相同。（图7－9）

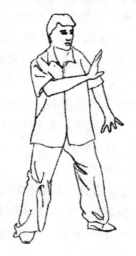

图7－9　青龙探爪

［按语］本势是练上、中、下三焦气脉，用鼻吸口呼法，在左缩左探或右缩右探的过程中吸气，将气缓缓送入丹田；缩、探至尽处时呼气，呼气时口念"嘘"字，同时十指小关节轻轻一抓，意念集中于两掌。左缩左探，或右缩右探应同时进行，协调一致，探爪应如波浪相连伸出。

7.1.1.10　卧虎扑食势

[原文]

（1）膀背十指用力，两足蹲开，前跪后直，十指柱地，腰平头昂，胸向前探，鼻息调匀，左右同之。

（2）两足分蹲身似倾，屈伸左右腿相更，昂头胸做探前势，偃背腰还似砥平，鼻息调元均出入，指尖着地赖支撑，降龙伏虎神仙事，学得真形也卫生。

[预备姿势] 并步。

[动作姿势]

（1）右腿向右跨出一大步，屈右膝下蹲，成左仆腿势（左腿伸直，足底勿离地，足尖内扣）。两（俯）掌相叠扶于右膝上。直腰挺胸，两目微向左视。

（2）身体向左转侧，右腿挺直，屈左膝，成左弓右箭势。扶于膝上之两掌分向身体两侧，屈肘上举于耳后颈之两旁（虎口对劲，指端向天），然后运劲使两掌徐徐前推，至肘直。松肩，腕背屈，目注前方。

（3）由上势，俯腰，两掌下按，掌或指着地，按于左足前方之两侧（指端向前，两掌之距约与肩宽），掌实，肘直，两足底勿离地，昂首，目前视。

（4）分解成3步，如下：

①右足跟提起，足尖着地，同时在前左腿离地后伸，使左足背放于右足跟上，两掌及右足尖支撑身体。

②再屈膝（膝不可接触地面），身体缓缓向后收，重心后移，蓄劲待发。

③足尖发劲，屈曲之膝缓缓伸直。两掌使劲，使身体徐徐向前，身应尽量前探，重心前移；最后直肘，昂起头胸，两掌撑实（在运行过程中面部应接近地面）。

如此三者连贯进行，后收前探，波浪形的往返进行，犹如饿虎扑食。

（5）由上势，左腿跨向两掌之间，屈左膝，右腿伸直，成右扑腿势，同时两掌离地，相叠扶于左膝上（与本式①乃左右之别，要领相同）。

（6）左右交换，要领同右侧（图7－10①②③）

［按语］本势是易筋经练习中，使气脉达到高潮的功势，用鼻吸口呼法，两手撑地，用意调匀呼吸，做俯卧撑时，撑起时吸气，下俯时呼气，向后挪动时吸气，收腹，内视下丹田，向前运行时呼气，凝视正前方，有向前捕捉之感。"扑食"时，腰部要放松，脊柱保持凹平，不要拱起，初练时，若指力不够，不必勉强用五指指尖支撑，可改用全掌着地支撑。

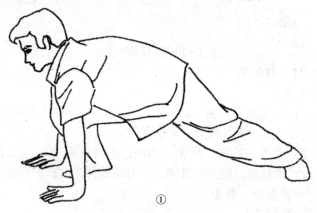

①

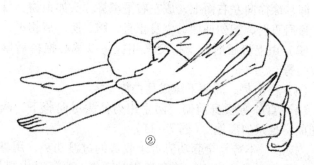

②

图7－10①② 卧虎扑食

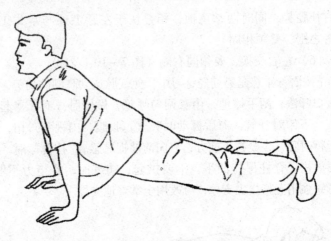

图 7 – 10③　卧虎扑食

7.1.1.11　打躬势

［原文］

（1）两肘用力夹抱后脑，头前用力探出，牙咬舌抵上腭，躬身低头至腿，头耳掩紧，鼻息调匀。

（2）两手齐持脑，垂腰至膝间，头惟探跨下，口更齿牙关，掩耳聪教塞，调元气自闲，舌尖还抵腭，力在肘双弯。

［预备姿势］并步。

［动作姿势］

（1）左腿向左平跨一步，两足之距比肩宽，足尖内扣。两手仰掌徐徐向左右而上，成左右平举势。头如顶物，目向前视，松肩直肘，腕勿屈曲，立身正直，腕、胯、肩相平。

（2）由上势屈肘，十指交叉相握，以掌心抱持后脑。勿挺腹凸臀。

（3）由上势，屈膝下蹲成马裆势。

（4）直膝弯腰身前俯，两手用力使头尽向胯下，两膝不得屈曲，足跟勿离地。（图 7 – 11）

［按语］本势是全套功势近于收势的过渡功势，用鼻吸鼻呼法，吸气时身体直立，俯身弯腰时呼气，吸气时内视丹田，呼气时内视两手掌。

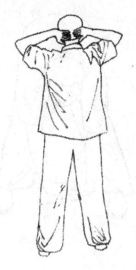

图 7 - 11　打躬势

7. 1. 1. 12　掉尾势

［原文］

（1）膝直膀伸躬鞠，两手交推至地，头昂目注，鼻息调匀。

（2）膝直膀伸，推手自地，瞪目昂头，凝神定志。

［预备姿势］并步。

［动作姿势］

（1）两手仰掌由胸前徐徐上举过顶，双目视掌，随掌上举而渐移；身立正直，勿挺胸凸腹。

（2）由上势，十指交叉而掘，旋腕反掌上托，掌心朝天，两肘欲直，目向前平视。

（3）接上势，仰身，腰向后弯，上肢随之，目上视。

（4）接上势俯身向前，推掌至地。昂首瞪目，膝直，足跟勿离地。（图 7 - 12）

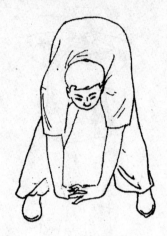

图 7 – 12　掉尾势

7.1.2　少林内功

　　少林内功以站裆为基础，着重于腰腿的霸力和上肢运动的锻炼。锻炼时，以意运气，以气生劲，循经络而达于四肢。练时周身肌肉静止性用劲，但呼吸自然，不能屏气，即所谓"外紧内松"。上肢和腰部运动时，要求刚中有柔，刚柔相济。其基本裆式主要是站裆、马裆等，还有一些功势，将分别介绍。

　　锻炼时应根据每人的具体情况，在站裆的基础上再选练其他裆势和其中若干功势进行锻炼。练功的时间和强度要循序渐进，因人而异，关键在于持之以恒。

　　在练少林内功时，因出汗较多，切忌当风。

7.1.2.1　基本裆势

　　（1）站裆势

　　［预备姿势］并步势，两脚相靠，足尖并拢，两手下垂挺胸凹肚，目微平视。

　　［动作姿势］

　　①左足向左平跨一步，宽于肩部，足尖略收成内八字，五趾着地，运用霸力，劲由上贯下注足。

②前胸微挺，后臀要蓄，两手后伸，挺肘屈腕，肩腋莫松，四指并拢，拇指外分，两目平视，头勿左右顾盼，精神贯注，呼吸随意。

（2）马裆势

［动作姿势］

①左足向左开一步，屈膝下蹲，足踵距离较肩宽，两膝和脚尖微向内扣，两脚跟微向外蹬，足尖成内八字形。

②两手后伸，肘直腕屈，拇指分开，四指并拢，上身挺胸，收腹微微前倾，重心放在两腿之间，头如顶物，目须平视，呼吸随意。

（3）弓箭裆势

［动作姿势］

①身向右转，右足向右前方跨出一大步，距离可根据自己身体高矮取其自然，在前之右腿屈膝半蹲，膝与足尖成垂直线，足尖微向内扣，左腿在后，膝部挺直，足略向外撇，脚跟必须着地，为前弓后箭之势。

②上身略向前俯，重心下沉，臀须微收，两臂后伸，挺肘伸腕，掌根蓄劲（或两手叉腰，虎口朝内，蓄势待发），全神贯注，虚领顶劲，呼吸随意。

（4）摩裆势

［预备姿势］右弓步。

［动作姿势］

①上身略向前俯，重心下沉，臀部微收，右手仰掌护腰，左手俯掌屈肘向右上方推出，掌根及臂外侧运力徐徐向左方磨转，同时身随其向左旋转，右弓步演变成左弓步。

②得全势由右转左后，即左俯掌变仰掌收回护腰，右仰掌变俯掌屈肘向左上方推出（两掌在一收一出之际于胸处交会），慢慢向右磨转，左弓步随变右弓步。

③左右各2～3次。

（5）亮裆势

［预备姿势］右弓步。

［动作姿势］两手由后向上亮掌，指端相对，掌心朝上，目注掌背，上身略前俯，重心下沉，换步时向左转，两掌收回由腰部向后，再返上亮掌，左右同之。

（6）并裆势

［动作姿势］

①两足跟微向外蹬，足尖相拢，五趾着实，力宜匀。

②两手挺肘屈腕，微向后伸，掌心朝下，四指并拢，拇指外分，目须平视。

（7）大裆势

［动作姿势］

①左足向左分开一大步，膝直足实。

②两手后伸，虎口相对，四指并拢，肘直腕屈。

（8）悬裆势

［动作姿势］

①左足向左横开一大步，屈膝半蹲，两足距离较马裆势宽，要领与马裆势相同。

②两手后伸，肘直腕屈，四指并拢，拇指外分，动作与马裆势相同，故又称大马步。

（9）低裆势

［动作姿势］

①屈膝下蹲，足尖相拢，五趾着地，足跟外蹬，上身下沉，臀部后坐不可着地，故有蹲裆之称。

②两手握拳前举，肘要微屈，拳心相对，目须平视。

（10）坐裆势

［动作姿势］

①双脚交叉，盘膝而坐，脚外侧着地，臀部坐于足跟，上身微前俯，又称之为坐盘功架。

②两手心朝下，腕要屈，使身平衡，两目平视。

7.1.2.2　少林内功姿势锻炼法

（1）前推八匹马

［动作姿势］

①站好中裆或指定的裆势，两手屈肘，直掌于两胁待势。

②两掌心相对，拇指伸直，四指并拢，蓄劲于肩臂指端，使两臂徐徐运力前推，以肩与掌成直线为度，胸须微挺，臀略收，头勿顾盼，两目平视，呼吸随意。

③手臂运动，拇指上翘，指端力求与手臂成直线，慢慢屈肘，收回于两胁。

④由直掌化为俯掌下按，两臂后伸，同于站裆势，或指定的裆势。

（2）倒拉九头牛

［动作姿势］

①站好中裆或指定的裆势，两手屈肘，直掌于两胁，待势。

②两掌沿两胁前推，边推边将前臂渐渐内旋，手臂完全伸直时，虎口正好朝下。指端朝前，四指并拢，拇指用力外分，肘、腕伸直勿抬肩，力求与肩平。

③五指向内屈收，由掌化拳如握物状，劲注拳心，旋腕，拳眼朝上，紧紧内收。徐徐行至两胁，身微前倾，臀部微收。

④由拳变直掌下按，两臂后伸，恢复站裆势或指定裆势。

（3）单掌拉金环

［动作姿势］

①与倒拉九头牛式①相同。

②右手前推，边推边手掌缓缓向下，渐渐内旋，待虎口正朝下时，掌心朝外，四指并拢向前，拇指外分，臂欲蓄劲，掌侧着力，肘、腕伸直，松肩，身体勿随之偏斜，头勿互顾，两目平视，呼吸随意。

③五指内收握拳使劲注拳心，旋腕，拳眼朝上，紧紧内收，恢复成直掌护胁，身体勿随意偏斜。

④左手进行动作与右手相同。左右各练 2～3 次。

（4）凤凰展翅

［动作姿势］

①站好中裆或指定裆势，两手屈肘上行，至上胸处成立掌交叉待势。

②由立掌化为俯掌缓缓向左右外分，两臂运动腕欲屈曲，四指并拢，拇指外分，指欲上翘，犹如开弓之势，头如顶物，目欲平视，切勿抬肩，呼吸随意。

③两掌旋腕，屈肘内收，两侧蓄劲着力，徐徐收回，使掌心逐渐相对，处于胸前交叉立掌。

④由上胸之立掌化俯掌下按，两臂后伸，同站裆势或指定的裆势。

（5）霸王举鼎

［动作姿势］

①站好指定的裆势，两手屈肘仰掌于腰部待势。

②两掌缓缓上托，掌心朝天，过肩部，掌根外展，指端由左右向内旋转，虎口相对，如托重物，徐徐上举，肘部要挺，指端相对，四指并拢，拇指外分，两目平视，头勿盼顾，两膝勿松，劲要含蓄。

③旋腕翻掌，指端朝上，掌侧相对，拇指外分，蓄力而下渐渐收回护腰。

在腰部之仰掌化俯掌下按，两臂后伸，同于站裆或指定的裆势。

（6）顺水推舟

［动作姿势］

①站好马裆或指定裆势，两手屈肘直掌于胁部待势。

②两直掌运劲徐徐向前推出，边推边掌根外展，虎口朝下，四指并拢，拇指外分，由外向内旋转，指尖相对，肘欲伸直。腕欲屈曲，似环之形，头勿低，身勿倾，力求掌侧肘直与肩平。

③五指端慢慢向左右外旋，恢复直掌，四指并拢，拇指运动后翘，指端着力，屈肘蓄力而收，成仰掌护腰。

④由直掌化俯掌下按，两臂后伸，同于马裆或指定的裆势。

（7）怀中抱月

［动作姿势］

①站好悬裆或指定的裆势，两手屈肘俯掌于腰部待势。

②两仰掌由腰部上提，化为立掌在上胸处交叉。缓缓向左右外分，肘欲直，指端朝左足，掌心朝前须与肩平。下部动作，以要求足跟外蹬为原则。

③两指端向下，掌心朝内，慢慢蓄劲，上身略前倾，两手势如抱物。由上而下，由下而上徐徐抄起，仰直掌回收于上胸交叉。

④由上胸立掌化俯掌下按，两臂后伸，同于马裆或指定的裆势。

（8）仙人指路

［动作姿势］

①站好并裆或指定的裆势，两手屈肘仰掌护腰待势。

②右仰掌上提至胸立掌而出，四指并拢，拇指伸直，手心内凹成瓦楞掌，肘臂运劲立掌着力向前推出，力欲均匀。

③推直后旋腕握拳，蓄劲而收，左掌动作与右掌相同。

④待练好指定的次数或时间，即化俯掌下按，两臂后伸，同于并裆或指定的裆势。

（9）平手托塔

［动作姿势］

①站好中裆或指定的裆势，两手屈肘仰掌，处于两胁待势。

②两仰掌慢慢向前运动推出，边推边拇指向左右外侧倾斜，保持掌平运行，犹如托物在手，推至手与肩平。

③拇指运劲向左右外侧倾斜，四指齐着力，屈肘缓缓蓄劲

收回，处于两胁。

④将在两胁之仰掌化俯掌下按，两臂后伸，同于站裆或指定的裆势。

（10）运掌合瓦

［动作姿势］

①站好大裆或指定的裆势，两手屈肘仰掌于腰待势。

②右手由仰掌化俯掌，运劲于臂，贯指向前推出，肩欲松开，肘欲伸直，指端朝前，掌心向下，蓄力待发。

③右手旋腕变仰掌徐徐收回，待近胸时左仰掌即变俯掌在右仰掌上交叉，掌心相合。慢慢向前推出，掌心向下，右仰掌收回于胁部，然后左仰掌收回于腰。

④将腰之仰掌化俯掌下按，两臂后伸，同于站裆或指定的裆势。

（11）风摆荷叶

［动作姿势］

①站好中裆或指定的裆势，两手屈肘，仰掌于腰部待势。

②两手屈肘，掌心向上，四指并拢，拇指伸直，渐循至上胸。左在右上或右在左上交叉，运劲前推，然后缓缓向左右外分，肩、肘、掌须平成直线形，拇指外侧着力含蓄，使两手平托成水平线，头如顶物，目须平视，呼吸随意。

③两仰掌慢慢合拢，左在右上或右在左上，交叉相叠，掌心朝上。

④将相叠仰掌回收，屈肘由胸前变俯掌下按，两臂后伸同于站裆或指定的裆势。

（12）两手托天

［动作姿势］

①站好中裆或指定的裆势，两手屈肘仰掌于腰部待势。

②两仰掌上托，掌心朝天，缓缓上举，指端着力，肩欲松开，肘欲伸直，两目平视，头如顶物。

③拇指由外侧运劲倾斜，四指并拢掌根蓄力屈肘徐徐而

下，收回护腰。

④由仰掌在腰部变俯掌下按，两臂后伸。同于站裆或指定的裆势。

（13）丹凤朝阳

［动作姿势］

①站好小马裆或指定的裆势，两手屈肘，仰掌于腰部待势。或两手扶腰待势。

②左仰掌旋腕变俯掌，屈肘，向胸之左上方运力外展，缓缓运向右下方，屈肘运劲上抄作半圆形。收回护腰。

③右手动作与左手相同，惟方向相反。

④待左右动作做好，即由仰掌变俯掌下按，还原到指定的裆势。

（14）海底捞月

［动作姿势］

①站好并裆或指定的裆势，两手屈肘，仰掌于腰部待势。

②两仰掌缓缓而上，由上胸徐徐高举，向左右推分，掌朝上旋腕，再慢慢使掌心向下，同时腰向前俯，腿不可屈，脚用霸力，两掌由上而下逐渐相拢。掌心向上似抱物，蓄劲待发。

③两臂运动，掌心指端着力，慢慢抄起，用抱力缓缓提到胸部成仰掌护腰，上身随势而直，目须平视。

④两仰掌变俯掌下按，两臂后伸，同于大裆或指定的裆势。

（15）顶天抱地

［动作姿势］

①站好并裆或指定的裆势，两手仰掌于腰部待势。

②仰掌上托过肩，旋腕翻掌，掌根外展，指端内旋相对，徐徐上举，待推足后旋腕翻掌，缓缓向左右外分下抄，同时身向前俯，两掌逐渐合拢，拇指外分，两掌相叠，掌背尽量靠地蓄劲待发。

③两掌如抱重物起立，处于胸部。

④旋腕翻掌，向下按，两臂后伸，还原到指定的裆势。

（16）刀劈华山

［动作姿势］

①站好马裆或指定的裆势，两手屈肘，在上胸部成立掌交叉，左在右上或右在左上待势。

②两立掌缓缓向左右分推，两肩放松，肘部微屈，四指并拢，拇指后翘，掌心向前，力求成一水平线。

③两臂同时用力，上下劈动，头勿转侧俯仰摇动，两目平视为要。待劈最后一次成仰掌收回护腰。

④由腰部之仰掌变俯掌下按，两臂后伸，同于指定的裆势。

（17）三起三落

［动作姿势］

①站好并裆或指定的裆势，慢慢下蹲，腰欲直，胸微挺，两手仰掌于腰部。

②在下蹲同时两掌前推，掌心相对，四指并拢，拇指运劲后伸。须保持原势要求，头勿随势俯仰摇动，两目平视。

③两掌用劲后收，同时慢慢起立，待立直时两掌正好收至两胁，往返 3 次，须用劲均匀。

④3 次完成后将腰部之仰掌化俯掌下按，两臂后伸，同于并裆或指定的裆势。

（18）乌龙钻洞

［动作姿势］

①站好大弓裆，两手屈肘，直掌于腰部待势。

②两直掌并行，掌心相对，徐徐前推，边推边掌心向下逐渐化成俯掌，指端朝前，上身随势前俯，下部两足尖内扣，用霸力而蓄。

③推出后旋腕，指端外展，蓄力而收，边收边掌心慢慢朝上，由俯掌演化为仰掌护腰。

④将回收之仰掌化俯掌下按，两掌后伸，同于大弓裆。

（19）饿虎扑食

［动作姿势］

①站好大弓裆，两手仰掌护腰。

②直掌前推，同时两前臂也旋前，两腕背伸，虎口朝下，腰随势前俯，前腿得势后腿使劲伸直。

③五指内收握拳，旋腕，拳眼朝天，屈肘紧紧收回护腰。

④将收回之仰掌变俯掌下按，两臂后伸，同于大弓裆。

7.1.3　八段锦功法

八段锦是古人创造的一套有八节动作的功法，相传已有八百多年的历史。这套功法简便易学，疗效显著，通过锻炼，可以疏通气血经络，强身健体，因此备受欢迎，而被人们称誉为精美的锦缎，故名为八段锦。

八段锦功法分站式和坐式两种姿势，现分别介绍如下：

（1）站式八段锦动作图解

第一段：两手托天理三焦

［预备姿势］立正，两脚平行站立，与肩宽相等。双眼平视前方，闭口，舌尖轻抵上腭，周身肌肉放松，双臂自然下垂于身体两侧，手伸指直。意守丹田，精神集中。

［动作姿势］

①两臂徐徐从身体两侧上举，至头顶，两手手指交叉，翻掌，掌心向上如托天状。同时抬头，眼看手背，两脚脚跟提起离地（图7-13）。

②两臂放下，同时两脚脚跟着地，还原成预备姿势。

如此反复8次。两手上托时深吸气，复原时深呼气。

第二段：左右开弓似射雕

［预备姿势］两腿分开下蹲成骑马式，两手半握拳，放于胸前。

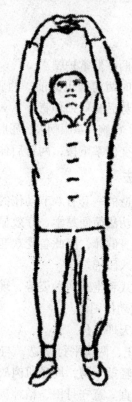

图 7 - 13　两手托天理三焦

[动作姿势]

①左手向左外方慢慢推出伸直，拳眼向上，食指与拇指呈八字撑开，食指翘起向上，双目直视食指。同时右手半握拳，展臂向右平拉，如拉弓状（图 7 - 14）。

②还原成预备姿势。

③右手向右外方慢慢推出伸直，做相反方向的重复动作。

④还原成预备姿势。

左右各做 4 次，推手及拉弓时吸气，复原时呼气。

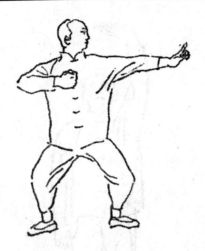

图 7-14 左右开弓似射雕

第三段：调理脾胃臂单举

［预备姿势］立正，两脚平行站立，距离与肩等宽，两臂平屈于胸前，掌心向下，指尖相对。

［动作姿势］

①左手翻掌上举，五指并紧，掌心向上托，指尖向右。同时右手下按，掌心向下，指尖向前（图 7-15）。

②还原成预备姿势。

③右手翻掌上举，五指并紧，掌心向上托，指尖向左。同时左手下按，掌心向下，指尖向前。

④还原成预备姿势。

左右共做 8 次，上托下按时吸气，还原时呼气。

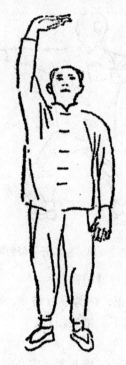

图 7 - 15　调理脾胃臂单举

第四段：五劳七伤向后瞧

［预备姿势］立定姿势同第一段，双手叉腰。

［动作姿势］

①头部慢慢向左转，眼向后看（图 7 - 16）。

②还原成预备姿势。

③头部慢慢向右转，眼向后看。

④还原成预备姿势。

左右共做 8 次，头部转动时吸气，还原时呼气。转时两腿两肩不要移动。

第五段：摇头摆尾去心火

［预备姿势］两腿分开，屈膝成骑马式，双手放于双膝上。

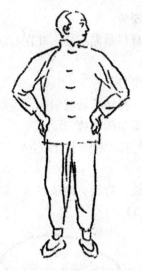

图7-16 五劳七伤向后瞧

[动作姿势]

①屈左臂，上身尽量向左弯，并在左前方做弧形摇转，右臂伸直（图7-17）。

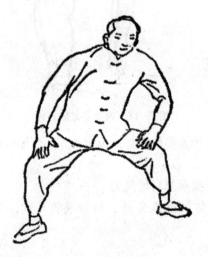

图7-17 摇头摆尾去心火

②还原成预备姿势。

③屈右臂，上身尽量向右弯，并在右前方做弧形摇转，左臂伸直。

④还原成预备姿势。

左右共做8次，身体摇转时吸气，还原时呼气。

第六段：两手攀足固肾腰

［预备姿势］立正，两脚平行站立，与肩等宽。

［动作姿势］

①身体缓缓向前，弯腰，两膝挺直，两臂下垂，两手掌下按至足背（图7-18）。

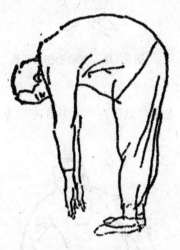

图7-18　两手攀足固肾腰

②还原成预备姿势。如此反复8次，弯腰时吸气，复原时呼气。

第七段：攒拳怒目增气力

［预备姿势］两腿分开，屈膝成骑马式，两手握拳放在腰旁。

［动作姿势］

①左拳向左侧击出，拳心向下，同时两眼睁大，向左侧看

（图7－19）。

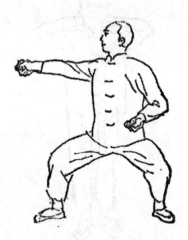

图7－19 攒拳怒目增气力

②还原成预备姿势。

③右拳向右侧击出，拳心向下，同时两眼睁大，向右侧看。

④还原成预备姿势。

左右共做8次，击拳时呼气，还原时吸气。

第八段：抱项七颠百病消

［预备姿势］立正，两脚平行分开，与肩等宽。两手在颈部交叉抱颈。

［动作姿势］

①两脚跟慢慢提起离地，两腿挺直，同时头向上顶（图7－20）。

②两脚跟落地，还原成预备姿势。

如此反复8次，脚跟离地时吸气，脚跟落地时呼气。

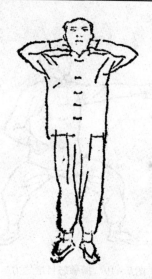

图 7 - 20　抱项七颠百病消

7.1.3.2　坐式八段锦动作图解

坐式八段锦有图 8 张，内容分别是：叩齿集神、微摇天柱、赤龙搅海、摩运肾堂、单关辘轳、双关辘轳、叉手按项、手足钩攀。现将《内外功图说辑要》一书中"八段锦坐功图诀"内容介绍如下：

第一：叩齿集神（图 7 - 21）

口诀：垂目冥心坐，握固静思神，

　　　　叩齿三十六，两手抱昆仑，

　　　　左右鸣天鼓，二十四度闻。

解释：垂目，盘腿而坐，排除心中杂念。腰背挺直，两手握拳，以求身闲心静。然后上下牙齿相叩 36 次，再以两手抱颈后枕骨之下（即抱昆仑），暗记鼻息 9 次，轻微呼吸，不要出声。将两手移至两耳，掩住耳门，再以第 2 指压在中指上，击弹脑后，左右各击弹 24 下，略静，接下式。

第二：微摇天柱（图 7 - 22）

口诀：微摇撼天柱。

解释：天柱，即指后颈部。两手心对握，右上左下，然后

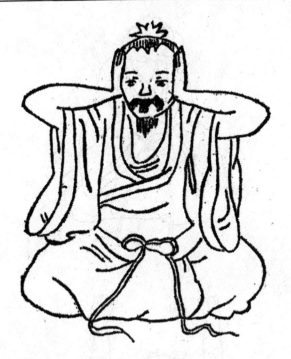

图 7-21　叩齿集神

摇头左右两顾，肩部亦随之转动 24 次。再以两手心掉转成左
上右下，然后依前法摇头、转肩 24 次，略定，接下式。

第三：赤龙搅海（图 7-23）

口诀：赤龙搅水津，漱津三十六，

　　　神水满口匀，一口分三咽，

　　　龙行虎自奔。

解释：赤龙即指舌，闭口以舌搅上腭 36 次，鼓漱 36 次，
使满口生唾液（神水即指唾液），然后分作 3 口，要汩汩有声
咽下。龙是指唾液，虎是指气，唾液咽下，则气随之。心中暗
想将唾液送至丹田。接下式。

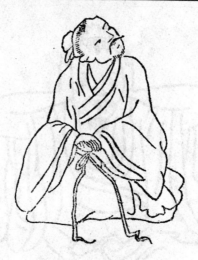

图 7 – 22　微摇天柱

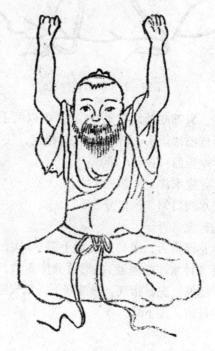

图 7 – 23　赤龙搅海

第四：摩运肾堂（图7-24）

　　口诀：闭气搓手热，掌摩后精门，

　　　　　尽此一口气，想火烧脐轮。

　　解释：先以两手相搓，使手心热极后，趁热以两手心摩运肾堂36次（肾堂又称精门，位于两侧后腰处），然后收手握固。再用鼻吸气，闭气片刻，心中暗想用心火下烧丹田，觉热极时，接下式。

　　第五：单关辘轳（图7-25）

　　口诀：单双辘轳转，两脚舒放伸。

　　解释：先以左手叉于左腰肾间，俯首，连肩旋转36次，如绞辘轳一般。再换右手叉于右腰肾间，俯首，连肩旋转36次。

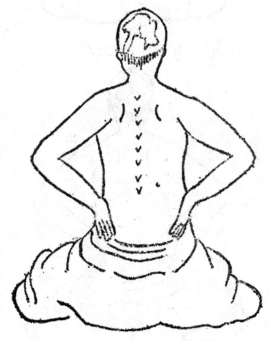

图7-24　摩运肾堂

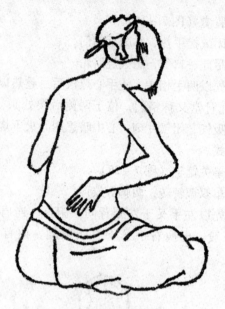

图 7 – 25　单关辘轳

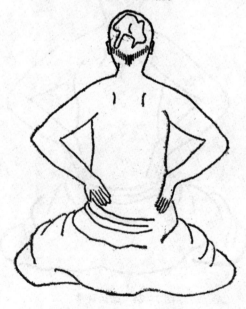

图 7 – 26　双关辘轳

第六：双关辘轳（图 7 - 26）

解释：以双手叉于左右两腰肾间，俯首，将两肩一起旋转 36 次。心中暗想，火自丹田直透双关而入脑户鼻窍，以鼻吸入清气，闭气片刻后，再呼出，随即将两脚舒伸向前。接下式。

第七：叉手按顶法（图 7 - 27）

口诀：叉手双虚托，回手按头顶。

解释：先以两手掌心相搓，用口呵掌心 5 次。呵后反叉两手高举而虚托之，回下按于顶门。反复 9 次或 3 次。

第八：手足钩攀（图 7 - 28）

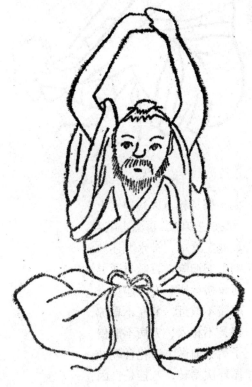

图 7 - 27　叉手按顶法

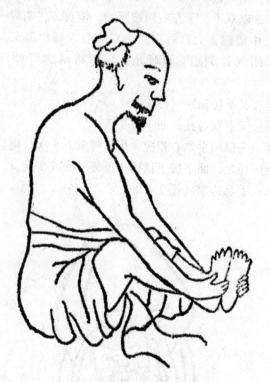

图 7-28　手足勾攀

口诀：低头攀足频，以候逆水上，
　　　津来三口咽，再漱再咽吞，
　　　如此三度毕，神水九还津，
　　　咽下汩汩响，百脉自通灵，
　　　河车搬运毕，发火遍烧身，
　　　邪魔不敢近，梦寐不昏惊，
　　　寒暑不相入，灾病不能侵，
　　　子后午前做，造化合乾坤，
　　　循环次第转，八挂是良因，
　　　诚意修身子，一日不可闲。
解释：以两手如钩向前挂扳双足心，头低如礼拜状，做

12 次。然后收足端坐，坐以候口中津生，如津不生，可用舌搅上腭取之，再鼓漱 36 下，令津生满口，分 3 次咽下。再如前法搅舌，鼓漱，使津分 3 次咽下。此法连做 2 次，加上前面已做过 1 次（图 7 - 23 赤龙搅海），共计做 3 次，每次津液要分 3 次吞下，共计 9 次吞下。津咽下，要汩汩有声。咽津，可使百脉畅通。心想着丹田之火，下入谷道（即肛门），上腰间、背后、颈后、脑后、头顶，又经前额、太阳穴、两面颊，降至喉下、心窝、肚脐，至丹田为止。热气循环 1 周，叫作"河车搬运"。然后心想丹田之火自下而上烧遍全身，想时要闭气片刻，练习八段锦的时间，最好是在子时（即 23 点至 1 点）之后，午时（即 11 点至 13 点）之前，每日不可中断，便可祛病延年。

7.1.4　五禽戏功法

五禽戏，是汉代名医华佗，模仿 5 种动物的动作形态，创立的一套健身功法。华佗曾经说过："人欲得劳动，但不当使极耳。动摇则谷气得消，血脉流通，病不得生，譬如户枢，终不朽也。为导引之事，熊经鸱顾，引挽腰体，动诸关节，以求难老。我有一术，名五禽之戏，一曰虎，二曰鹿，三曰熊，四曰猿，五曰鸟，亦以除疾，兼利蹄足，以当导引。体有不快，起作一禽之戏，怡而汗出，因以著粉，身体轻便而欲食。"华佗的弟子吴普就是练习这套功法，活到 90 岁时，还是耳聪目明、牙齿完坚。现将清道光壬辰年刻本《万寿仙书》中的"五禽图"的图文介绍如下：

第一：虎形（图 7 - 29）

闭气，低头，捻拳，如虎发威势，两手如提千金，轻轻起来，莫放气，平身吞气入腹，使神气上而复下，觉腹内如雷鸣，或 7 次。如此运动，一身气脉调和，百病不生。

第二：熊形（图 7 - 30）

如熊身侧起，左右摆脚，要前后立定，使气通两胁，骨节皆响，亦能动腰力，除肿，或三五次止。能舒筋骨，而安神养血也。此乃养血之术也。

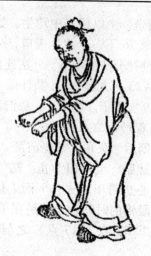

图 7-29　虎形

第三：鹿形（图 7-31）

闭气，低头，捻拳，如鹿转头顾尾；平身缩肩立，脚尖跳跌，跟连天柱，通身皆动。或 3 次，每日 1 次也可，如下床时做 1 次更妙。

第四：猿形（图 7-32）

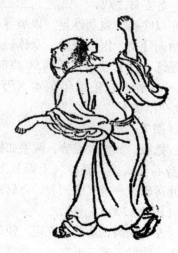

图 7-30　熊形

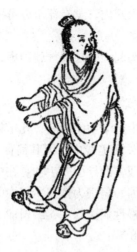

图7-31 鹿形

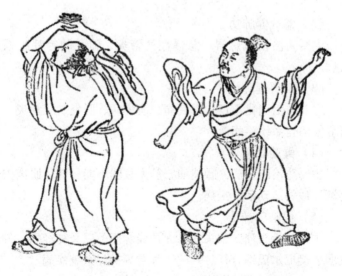

图7-32 猿形　　图7-33 鸟形

闭气，如猿爬树，一只手如捻果，一只脚如抬起，一只脚跟转身；更运神气，吞入腹内，觉有汗出方可罢。

第五：鸟形（图 7 - 33）

闭气，如鸟飞头起，吸尾间气朝顶虚，双手躬前，头要仰起，迎神破顶。

7.1.5　导引养生功

导引、养生是中医学中的珍品，几千年来一直被广泛地应用于防病、治病的医疗实践中，因其简便易行，且行之有效，深受广大群众的欢迎。此导引养生功是在中医导引、养生学的基础上，以人体病因、病理为依据，以中医理论为指导，结合张广德先生其家传慢性病医疗功，编辑而成。

其功法共分为 8 套：

（1）舒心平血功

主要防治高、低血压，冠心病、心动过速等心血管系统疾病。

（2）益气养肺功

主要防治伤风感冒、急慢性气管炎、肺气肿等呼吸系统疾病。

（3）和胃健脾功

主要防治消化不良、胃脘痛、溃疡病、肝炎、胆囊炎、胆石症等消化系统疾病。

（4）舒筋壮骨功

主要防治颈、肩、腰腿痛，筋力衰弱不能屈伸，肌肉失养逐渐消瘦等运动系统疾病。

（5）健脑宁神功

主要防治头痛、偏头痛、面神经麻痹、三叉神经痛、神经衰弱、美尼尔氏综合征、耳鸣、耳聋等神经系统疾病。

（6）"49"式经络功

主要有助于防治肺、肠癌及呼吸、心血管和消化系统疾病。

（7）疏肝利胆功

主要防治急慢性肝、胆等疾病。

（8）导引保健功

具有有病治病、无病强身等综合防治作用。

该功法套路严谨，动作新颖，风格特异，易学易练，临床治病针对性强，效果显著。每套功法练习仅需十余分钟，持之以恒，对身体健康是大有裨益的。这里介绍其中的几套功法以飨读者。

7.1.5.1　舒心平血功

舒心平血功是防治高血压、低血压、冠心病、心动过速等心血管系统疾病的导引功。该功法的特点是：

（1）意形结合，重点在意。

（2）动息结合，着重于息。

（3）循经取动，强调臂旋。

（4）循经取穴，以指代针。

（5）松紧结合，松贯始末。

（6）运动周身，缓寓其中。

功前准备：并步站立，周身放松，气定神敛，思想集中，怡然自得，准备练功。

同时，在练功前默念练功口诀：

夜阑人静万虑抛，意守丹田封七窍，

呼吸徐缓搭鹊桥，身轻如燕飘云霄。

第一式　闻鸡起舞

预备：两脚并立，身体正直，两掌垂于体侧，眼平视前方。

（1）（吸气）提肛调裆，两掌捧至胸前，高与肩平，宽与肩同；同时两腿伸直提踵，眼平视前方。

（2）（呼气）松腹松肛，两腿慢慢下蹲，足跟落地，同时两掌内旋轻握拳弧形拉至腿侧时中冲点劳宫，眼平视前方。

（3）（吸气）提肛调裆，同时两拳变掌分别向两侧直臂托起，掌心朝上，两腿随之慢慢伸直提踵，眼向左平视。

（4）（呼气）松腹松肛，同时两腿慢慢下蹲，脚跟落地，两掌内旋轻握拳自两侧拉至腿侧时中冲点劳宫，眼转视正前方。

（5）～（8）同（1）～（4），惟方向相反。

练功次数：做两个8拍。第2个8拍的第8拍还原成并步站立姿势。

要点：意在小指尖或无名指尖，或劳宫穴。中冲点劳宫时稍用力，起身时舒胸沉肩，下蹲时松腰敛臀，两膝相靠。

第二式　白猿献果

（1）（吸气）提肛调裆；两掌内旋使掌心朝外，随转体向左前上方摆起，眼看两掌。重心右移，右腿屈膝，右脚向左前方上步，脚跟着地成左虚步，同时两掌外旋屈肘收于肩侧，眼平视左前方。

（2）（呼气）松腹松肛，左腿伸直，右膝提起，同时两掌外旋先向左右，稍向下划弧，再向前、向上弧形托起呈捧果献礼状，臂伸直，掌与肩同高，掌距略窄于肩，眼看两掌。

（3）（吸气）提肛调裆，右脚向右后方落步，重心右移，右腿屈膝，左腿伸直，脚尖翘起，同时两臂伸直呈仰掌向两侧平摆，眼平视左前方。

（4）（呼气）松腹松肛，重心前移成左弓步，同时两掌以腕为轴向后、向内划弧使掌心向前下方按掌，当接近左膝两侧上方时握拳，中冲点劳宫，拳心向下，两臂成弧形，眼向左前方平视。

（5）（吸气）提肛调裆，重心右移，右腿屈膝，左腿伸直，脚尖翘起，同时两拳变掌稍内旋，向上再外旋，收于肩前侧方，眼平视前方。

（6）同（2）。

（7）（吸气）左腿屈膝，身体稍右转，右脚向右侧落地，右腿伸直；同时两掌略带弧形成仰掌向两侧平摆，臂自然伸直；眼转视正前方。

（8）（呼气）重心右移，右膝稍屈，左脚向右脚并拢，随之两腿伸直，两掌经面前下按呈并步站立势。

第2个8拍同第1个8拍，惟方向相反。

练功次数：做两个8拍。

要点：意守位置同"闻鸡起舞"；成虚步时松腰敛臀；独立势时五趾抓地，沉肩垂肘，小指微上顶；成弓步时要沉髋，上下肢要协调一致。

第三式　金象卷鼻

（1）（吸气）提肛调裆；重心右移，右腿稍屈，左脚向左开一大步，随之重心移到两腿中间，两腿伸直；同时两掌内旋向前平举至与肩平，掌距同肩宽，臂伸直；眼平视前方。

（2）（呼气）松腹松肛；下蹲成马步，同时两臂外旋，两掌从小指依次卷屈向肩髃穴抓握，五指成勾，两肘尖相靠；眼平视前方。

（3）（吸气）提肛调裆；同时两肘外张，两勾手变掌。

两掌上托，掌心朝上，掌指相对，腿和臂徐缓伸直；眼平视前方。

（4）（呼气）松腹松肛；重心右移，左脚向右脚并拢，两腿逐渐伸直；同时两掌分别从左右垂于体侧；眼平视前方。

（5）～（8）同（1）～（4），惟方向相反。

练功次数：做两个8拍。第2个8拍的第8拍还原成并步站立。两手握拳收于腰侧。

要点：臂的旋转幅度宜大；意在小指尖或无名指尖或劳宫穴；握拳时中冲点劳宫。

第四式　黄莺叠膀

（1）（吸气）提肛调裆；重心右移，右腿半蹲，左脚向左开步，继而两腿伸直；同时两掌内旋向两侧托掌至与肩平；眼向左平视。

（2）（呼气）松腹松肛；两腿下蹲成马步；同时两掌外旋

屈肘于肩前抖动 5~8 次。紧接着向腋下、身后插掌，臂自然伸直，掌心朝后；眼向前平视。

（3）（吸气）提肛调裆；两腿不动，两掌外旋向两侧、向前上方摆动达于胸前，掌心相对，两臂自然伸直；两掌放松抖动 5~8 次；眼平视前方。

（4）（呼气）松腹松肛；重心右移，右腿半蹲，继而左脚向右腿并拢；两腿伸直；同时两掌握拳收抱于腰侧，掌心朝上，中冲点劳宫；眼平视前方。

（5）~（8）同（1）~（4），惟方向相反。

练功次数：做两个 8 拍，第 2 个 8 拍的第 8 拍还原成并步站立，两中指尖压在承浆穴附近；眼平视前方或轻闭。

要点：意在中指、无名指、小指尖或劳宫穴；抖腕时肩肘、腕要充分放松；臂的旋转幅度宜大。

第五式　上工揉耳

（1）两掌中指腹从承浆经地仓、迎香、睛明、攒竹至眉冲穴后，转用掌心贴面。

（2）全掌贴面，两手分别向左右摩运（中指腹至头维）继而向下经耳门、听宫、听会、颊车、大迎等穴，将两掌置于颈部两侧。

（3）两掌从颈侧向后推按，直到用掌根将颈后皮肉挤拢提起为止。

（4）两掌沿颈部两侧向前摩运，两中指腹压在承浆穴上。
（5）~（8）同（1）~（4）。

第 2 个 8 拍：（1）~（4）拍，两食指腹分别压在耳甲腔心穴上，拇指捏在耳后对应部位上，同时向前捻揉；（5）~（8）拍，向后捻揉。每一拍捻揉 1 周。

第 3 个 8 拍：（1）~（4）拍，拇指腹托翳风，双手食指尖向前按揉交感穴，每一拍捻揉 1 周；（5）~（8）拍，拇指腹托翳风，双手食指尖向后按揉交感穴，每一拍捻揉 1 周。

第 4 个 8 拍：（1）~（4）拍，双手拇指指腹和食指桡侧面捏住耳轮上部，沿降压沟从上向下摩运，当摩运到耳垂时，稍用力向下拉引，1 拍摩运 1 次；（5）～（8）拍，用食指腹绕耳根按摩，从耳前向上绕至耳后向下，两拍摩运 1 周，可顺逆交替做。

练功次数：共做 4 个 8 拍，第 4 个 8 拍的第 8 拍左脚向左开步，同时两掌垂于体侧，眼平视前方。

要点：意在被揉的穴位上，呼吸自然，揉耳时找准穴位，用力适度，勤剪指甲。

第六式 捶臂叩腿

（1）全身放松，身体稍向左转，右手握拳用拳眼捶击左肩，左手握拳用拳背轻捶腰部命门穴。

（2）同（1），惟方向相反。（3）（5）（7）同（1）（4）（6），（8）同（2）。

第 1 个 8 拍：两拳分别交替依次由肩捶到肘。

第 2 个 8 拍：两拳分别交替依次由肘捶到肩。

第 3 个 8 拍：两手捶腰，两脚太冲穴依次交替（先左后右）由膝窝委中向下叩击到踝后跗阳穴附近，眼向前平视。

第 4 个 8 拍：两脚太冲穴依次交替（先左后右）由踝后跗阳穴向上叩击到膝后委中穴。

练功次数：共做 4 个 8 拍，第 4 个 8 拍的第 8 拍，当右脚叩击左膝窝后，与左脚并拢；同时两手收在腹前，掌心朝上，距身体约 10 厘米，掌指相对。

要点：意在叩捶的穴位上。摆臂时吸气，叩捶时呼气，捶臂时要以腰带动两臂，摆臂幅度宜大，用力由轻到重，叩腿时五趾抓地，叩击穴位为委中、承筋、承山、跗阳。

第七式 枯树盘根

（1）（吸气）提肛调裆，右腿屈膝半蹲，左脚向左开步，随之两腿伸直，同时两掌内旋向两侧反臂托掌，当接近水平时臂外旋使掌心朝前，臂自然伸直，眼看左掌。

（2）（呼气）松腹松肛，身体稍右转，右脚向左脚前盖步下蹲成歇步，同时两掌向上经胸前下按，当按到腿侧时握拳，中冲点劳宫，拳心朝下，两臂成弧形，眼平视右前方。

（3）（吸气）提肛调裆，身体起立，左脚跟落地，右脚向右开步，同时两拳变掌，掌背相靠，经腹前上提至胸前，掌指朝下，屈肘与肩平，眼平视前方。重心右移，右膝弯曲，左腿伸直；同时两掌由腕、掌骨第 1 指骨、第 2 指骨、第 3 指骨依次卷屈，继而将指尖弹出变掌达于体侧，臂自然伸直，眼平视前方。

（4）（呼气）松腹松肛，左脚向右脚并拢，两腿随之伸直，同时两掌收于腹前，两臂成弧形，掌心朝上，掌指相对眼平视前方。

（5）～（8）同（1）～（4），惟方向相反。

练功次数：做两个 8 拍，第 2 个 8 拍的第 8 拍还原成并步站立，两掌垂于体侧。

要点：意在小指尖或无名指尖或劳宫穴，上下肢要协调一致。

第八式　平步连环

（1）（吸气）提肛调裆，身体不动，两掌从脊柱两侧的白环俞上提，经关元俞、肾俞至尽头，眼平视前方。

（2）（呼气）松腹松肛，重心右移，右腿半蹲，左脚向左前方上一步，脚跟着地，继而重心移到左脚，踏实着地，右脚跟提起，两腿伸直，同时两掌根用力向下摩运至白环俞，眼平视左前方。

（3）（吸气）提肛调裆，重心右移，左腿伸直，脚尖翘起，同时两掌从下沿脊柱两侧上提按摩至尽头。

（4）（6）同（2），（5）（7）同（3），（8）还原成两脚并立，两掌垂于体侧。

第 2 个 8 拍同第 1 个 8 拍，惟方向相反。

第 3 个 8 拍的预备式，两脚并立，两掌相叠于关元，劳宫对劳宫，左掌在里，眼平视前方。

（1）（吸气）提肛调裆，身体不动，两掌相叠从关元经中脘、膻中至天突依次按摩，眼平视前方。

（2）（呼气）松腹松肛，重心右移，右腿半蹲，左脚向左前方上步，脚跟着地，继而重心移至左脚，踏实着地，右脚跟离地，两腿伸直，同时两掌相叠从天突摩运至关元，眼平视左前方。

（3）（吸气）提肛调裆，重心右移，右腿半蹲，左腿伸直，脚尖翘起，同时两掌相叠从关元依次摩运至天突。

（4）（6）同（2）；（5）（7）同（3）；（8）还原成并步站立姿势。

第4个8拍同第3个8拍，惟方向相反。

练功次数：共做4个8拍。第4个8拍的第8拍两掌摩运至关元穴后，稍停片刻，再垂于体侧成并步站立势。

要点：思想集中，手掌贴紧。按摩背部时意在命门，按摩腹部时意在丹田（脐下1.5寸）。翘足和提脚跟要充分。

7.1.5.2 益气养肺功

益气养肺功是防治伤风感冒、急慢性气管炎、肺气肿、肺结核等呼吸系统疾病的导引功。长期持续锻炼此功法对预防和治疗呼吸系统疾病有较强的医疗保健作用。该功法的特点是：

①意守商阳，绵绵若存。

②腹式长息，轻吸重呼。

③循经作势，旋臂转颈。

④循经取穴，以指代针。

⑤指趾并重，腰背兼修。

功前准备：同舒心平血功。

第一式 干浴迎看

预备势：并步站立，两手拇指微屈，其他四指轻握，用拇指背压在迎香穴上。

第1个8拍：

（1）（吸气）两指背同时从迎香沿鼻梁两侧向上按摩，经鼻通达睛明。

（2）（呼气）两拇指背沿原路摩运到迎香。

（3）、（5）、（7）同（1）；（4）、（6）、（8）同（2）。

第2个8拍：

（1）（吸气）左拇指背按至迎香穴，同时尽量向左转体使左鼻孔闭塞，用右鼻孔吸气。

（2）（呼气）左拇指背放松，同时身体转正，用两个鼻孔呼气。（3）同（1），（4）同（2），但方向相反，（5）同（1），（6）同（2），（7）同（3），（8）同（4）。

练功次数：做2~4个8拍，最后1个8拍的第8拍，两掌收在腹前，掌心朝上，掌指相对；眼平视前方。

要点：采用深长的腹式呼吸，并要求轻吸重呼；吸气时上体微后仰。呼气时上体微前倾。

第二式　单臂擎天

（1）（吸气）提肛调裆；左脚向左后方撤一步，身体稍向左转，左腿屈膝，右腿伸直，脚尖翘起；同时左掌心朝上提至胸前；眼看左掌。

（2）（呼气）松腹松肛；左腿伸直，右脚后撤半步，右脚尖点地呈右高虚步；同时两掌翻掌，左掌上托，臂伸直，掌心朝上；右掌下按于右胯旁，掌心朝下，掌指朝前；眼向右平视。

（3）（吸气）提肛调裆；右脚向右前方上半步；同时左掌向左前方下按于左胯旁，掌心朝下，右掌稍外展，眼转视前方。

（4）（呼气）松腹松肛；左脚向右脚并拢，随之两腿伸直；同时两掌抄于小腹前，掌心朝上，掌指相对；眼向前平视。

（5）~（8）同（1）~（4），惟方向相反。

练功次数：做两个8拍。

要点：动作要连贯，上下肢要一致；转头要充分；意在商阳或少商。

第三式　回头望月

（1）（吸气）提肛调裆；重心右移，右腿屈膝，左脚向左开步，略宽于肩；继而两腿伸直；同时两掌内旋分别向左右反臂托掌置于肩平；眼看左掌。

（2）（呼气）松腹松肛；两脚不动，两掌外旋向上、向面前划弧交叉于胸前，左掌在里，两掌心朝里（掌距胸约30厘米）；眼转看正前方。

（3）（吸气）提肛调裆；两脚不动，头向左转；同时左臂内旋使左拇指和食指交叉成八字，掌心朝外（右掌不动），稍用力向右前方顶劲。

（4）（呼气）松腹松肛；重心右移，右膝半屈，左脚向右脚并拢，随之两腿伸直；同时右掌翻掌使掌心朝下，左掌五指自然伸直，分别下按于体侧成并步站立；眼平视前方。

（5）～（8）同（1）～（4），惟方向相反。

练功次数：做两个8拍。

要点：意在少商或商阳；轻吸重呼；两掌内旋外撑时拇指、食指用力，其他部位放松，沉肩重肘，转头望月幅度宜大。

第四式　轻舟平渡

（1）（吸气）提肛调裆：身体微左转，两掌半握拳，拇指和食指的少商、商阳相接，经腹前上提至胸前，拳心朝下。（继吸）重心右移，右腿半蹲，左脚向左前方上步，腿伸直脚跟着地成左虚步；眼平视左前方。

（2）（呼气）松腹松肛；重心前移成左弓步；少商和商阳用力相捏后两拳变掌；同时向左前下方划弧推按，臂伸直，掌心朝下；眼随手动。

（3）（吸气）提肛调裆；两手轻握拳。少商和商阳相接。继续向下划弧经腹前上提至胸前，继而少商和商阳用力相捏后变掌，掌心朝前下方，重心移到右脚，右腿伸直，左脚尖翘起（呈摇橹状），眼兼视两掌。

（4）同（2）（5）同（3）（6）同（2）（7）同（3）。

（8）（呼气）松腹松肛，左脚向右脚并拢，随之两腿伸直，同时两掌继续划弧经身前下落于体侧成并步站立，眼平视前方。

练功次数：做2~4个8拍。

要点：成虚步时要松腰敛臀，成弓步时要沉髋，两手做摇橹动作要连贯圆活。意在少商或商阳，腹式呼吸，并做到轻吸重呼。

第五式　拙童洗衣（略）

第六式　旋转天柱

（1）（吸气）提肛调裆，身体徐徐左转，两掌内旋直臂随转体分别向两侧、向上划弧。当两掌接近与肩平时，外臂旋稍屈肘使掌心相对达于头侧，头随身转，眼看左掌。

（2）（呼气）松腹松肛，两掌从小指依次卷曲，屈腕、屈肘向腋下沿脊柱两侧向下插掌，掌背贴身，掌心朝后，两臂自然伸直，同时两腿屈膝半蹲，眼看左后方。

（3）（吸气）提肛调裆，两腿徐缓伸直，同时两掌外旋分别向两侧托起，两臂自然伸直，眼看左掌。身体向右转正，两掌不动（仅随身转动）；眼平视前方。

（4）（呼气）两臂内旋伸直，两掌下按于体侧还原成并步站立势。

（5）~（8）同（1）~（4），惟方向相反。

练功次数：做两个8拍。

要点：意在命门，转体转头幅度要大，上体不能前俯后仰，蹲腿和插掌要一致。

第七式　手挥琵琶

（1）（吸气）提肛调裆，身体稍左转，同时两掌内旋分别向两侧反臂上托，两臂伸直，当两掌接近与肩齐平时，臂外旋使掌心朝前，眼看左掌。

（2）（呼气）松腹松肛，身体稍右转，重心移于右脚，右膝半蹲，左脚向左前方上步成左虚步，同时左掌继续外旋向上、向面前划弧至胸前时略内旋达于左前方，臂微屈，指尖与眼平，右掌边外旋边屈肘使右前臂贴胸内旋下压停于胸前，掌心朝左前方，眼看左掌。

（3）（吸气）提肛调裆，左脚向右脚并拢，随之两腿伸直，同时两掌内旋经体前向下、向两侧、向上划弧至与肩平时两掌外旋，掌心朝前，两臂伸直。

（4）（呼气）松腹松肛，两掌向上经面前按于体侧成并步站立，眼平视前方。

（5）～（8）同（1）～（4），惟方向相反。

练功次数：做两个8拍。

要点：意在少商或商阳。腹式呼吸，轻吸重呼，两臂的旋转幅度宜大。

第八式　鸿雁飞空

（1）（吸气）提肛调裆，舒胸展体，五趾抓地，脚跟提起，同时两掌外旋分别向两侧划弧至头顶上方，以腕为轴放松抖动5次，然后两臂内旋将掌心翻转向上，眼平视前方。

（2）（呼气）松腹松肛，脚跟落地，两腿徐缓全蹲（或半蹲），两膝相靠，同时两掌分别向两侧、向下划弧经腿前挑掌交叉于胸前，左臂在里，两掌背贴在肩外侧，掌心朝外，掌指朝上，眼看前方：

（3）～（4）同（1）～（2），惟下蹲两臂交叉时右臂在里。（5）～（6）同（1）～（2），（7）～（8）同（3）～（4）。

第2个8拍同第1个8拍，惟两腿伸直（不下蹲）。

练功次数：做两个8拍。

要点：起身时舒胸展体，下蹲时含胸收腹。呼吸时做到轻吸重呼。

注：亦可采用（1）～（2）拍做提踵、立身和两臂上摆抖手动作，（3）～（4）做落踵、蹲身、两臂交叉胸前的动作。

收式：两掌经体前徐徐下落，停于体侧成并步站立，眼看前方。

要点：中正安舒，宁神松静，稍停片刻后再慢慢离开练功位置。

7.1.5.3　和胃健脾功

和胃健脾功是防治便秘、痔疮、脱肛、胃肠炎、溃疡病、胆囊炎、肝炎等消化系统疾病和糖尿病等代谢系统疾病的导引功，尤其对胃炎、肠炎、胆囊炎等疗效最佳。其特点是：

①意守丹田，绵绵若存。

②动息结合，动缓息长。

③强调叩齿，尤重咽津。

④提肛调裆，吸提呼松。

⑤动其梢节，行于指趾。

⑥摩运于腹，捶叩于腰。

功前准备：同舒心平血功。

第一式　叩齿咽津

预备势：两脚并立，身体直立，两掌叠脐部，右手虎口搭在左掌上，拇指腹压在左臂内关穴上，唇轻闭，齿微合，眼平视前方。

（1）（吸气）唇轻闭，齿微开，舌抵上腭。五趾上翘，右手放松（不点内关）。

（2）（呼气）唇微闭，上下排牙齿互相叩撞，舌抵上腭，同时右拇指腹点按内关，五趾抓地。（3）（5）（7）同（1），（4）（6）（8）同（2）。

第2个8拍同第1个8拍，惟左右手互换。

练功次数：做2～4个8拍，最后1个8拍的第8拍两掌垂于体侧呈并步站立，眼向前平视。

要点：意守丹田（脐下 1.5 寸）；口腔要清洁，叩齿和按内关力量由轻到重；分泌唾液随时咽下。

第二式 摘星换斗

（1）（吸气）提肛调裆；五趾上翘；身体左转，同时右掌内旋使掌背外劳宫穴贴于命门；左掌内旋，虎口贴小腹随转体上提至胸前；眼平视左前方。

（2）（呼气）身体继续左转，松腹松肛；五趾抓地；左掌随转体再内旋经面前向左后上方勾摘，仿佛举臂摘取天上的星斗，臂伸直提腕，右掌背贴于命门；眼看左手。

（3）（吸气）提肛调裆；五趾上翘；身体右转；同时左勾手变掌使掌心朝上，掌指朝后，右掌不动；眼看左掌。

（4）（呼气）身体转正，松腹松肛；五趾抓地；同时左掌随转体向前、向下弧形落于体侧，右掌也落于体侧；眼平视前方。

（5）～（8）同（1）～（4），惟方向相反。

练功次数：做 2~4 个 8 拍，最后 1 个 8 拍的第 8 拍两手握拳于腰侧，拳心朝上，眼平视前方。

要点：意守丹田，摘星时舒胸展体，并以提腕之力将手变为勾手。

第三式 霸王举鼎

（1）（吸气）提肛调裆；重心右移，右膝半蹲，左脚向左开一大步；同时两拳变掌，右掌心朝上移至胸前，掌指朝左；左掌心朝上移至腹前，掌指朝右，左右掌离身前各约 20 厘米；眼看右掌。

（2）（呼气）松腹松肛；身体重心移到中间下蹲成马步，五趾抓地；同时右臂内旋右掌经面前上托，臂微屈，掌心朝上，掌指朝左；左臂内旋左掌心朝下按压，掌指朝右，臂自然伸直，两臂对拔拉长，恰似单臂举鼎；眼向左平视。

（3）（吸气）提肛调裆；五趾放松，重心右移，右腿半蹲，左腿自然伸直；同时右掌成仰掌落于身前，臂自然伸直；

左掌成仰掌向前、向上托掌，臂自然伸直，高与胸齐，两掌间距离略宽于肩；眼平视前方。

（4）（呼气）松腹松肛；左脚向右脚并拢，随之两腿伸直，五趾抓地；同时两掌握拳收抱于腰侧；眼平视前方。

（5）～（8）同（1）～（4），惟方向相反。

练功次数：做 2～4 个 8 拍。

要点：成马步时要松腰敛臀，两大腿基本上与地面平行，脚尖向前；意守丹田。

第四式　大鹏压嗉

（1）（吸气）提肛调裆；身体微左转；同时左拳变掌由腰侧移到左上腹，掌指朝下；眼平视左前方。

（2）（呼气）松腹松肛；身体缓慢右转，同时左掌用掌根向右下方做插兜式按摩；眼平视前方。

（3）（吸气）提肛调裆；身体继续右转，右拳变掌，掌指朝下。左掌也随之朝右下方插伸；眼平视右前方或轻闭。

（4）（呼气）松腹松肛；右掌用掌根向左下方做插兜式的按摩；左掌用小指侧向左托腹按摩，促使腹部脏腑蠕动增强，眼平视左前方。

（5）～（8）同（1）～（4）。如此做两个 8 拍。第 2 个 8 拍的第 8 拍两掌相叠于脐部，左掌在里，劳宫对劳宫。

第 3 个 8 拍，两掌做顺时针的环形按摩，由小圈到大圈，每两拍按摩 1 周；眼平视前方。

第 4 个 8 拍，两掌交换位置，两掌做逆时针的环形按摩，由小圈到大圈，每两拍按摩 1 周。

第 4 个 8 拍的第 8 拍两掌垂于体侧，掌心朝下，掌指朝前；眼平视前方。

练功次数：做 4 个 8 拍。

要点：做插兜式按摩时，上体要随之转动，两掌要协调配合；做环形按摩时，两掌根用力，腹部略前凸，意守丹田。

第五式　金刚揉球（略）

第六式 捶叩三里

（1）右腿伸直，左腿提起，脚尖自然下垂，同时两掌心从两侧拍击小腿上部（左掌拍足三里，右掌拍阴陵泉），然后左脚缓缓落地。

（2）同（1），惟方向相反。如此交替做8拍。

第2个8拍同第1个8拍，惟两掌改为两拳。

练功次数：做2~4个8拍，最后1个8拍的第8拍捶叩足三里后，右脚与左脚并拢，身体正直，两掌垂于体侧，眼平视前方。

要点：拍击和捶叩力量因人而异，一般是由轻到重。意守足三里。拍击的同时呼气，下落下腿，两掌分别向左右摆动时吸气。

第七式 迎风摆捶

（1）左脚向左开步，同时以腰为纵轴带动两臂由前向左摆动，两手轻握拳，右拳心砸在肚脐旁的天枢穴附近，左拳背砸在大肠俞或胃俞附近。

（2）同（1），惟方向相反。如此交替共做两个8拍。

第2个8拍的第8拍，左脚向右脚并拢成并步站立姿势。

要点：全身放松，叩击力量以轻松舒适为宜。两拳摆动时吸气，叩击时呼气。饱食后不宜马上练此式，可在早晨或饭后1小时以后进行，孕妇不宜做此式。糖尿病患者前手捶砸关元，后手捶砸肾俞，便秘、痔疮、脱肛等患者可砸骶尾部，意守丹田。

第八式 白鹤亮翅

（1）（吸气）提肛调裆，两肘两臂内旋，两手合谷穴贴在丹田处，眼平视前方。脚跟慢慢提起，两掌合谷穴沿任脉两侧提到胸前，两臂弯曲，肘略高于肩，掌指朝下，眼平视前方。

（2）（呼气）松腹松肛，两臂外旋，两掌向上、向身前弧形摆出，两臂伸直，掌心朝上，掌指朝前，眼平视前方。

两掌继续下落，两脚跟慢慢落地，臂自然伸直，掌心朝前，掌指朝下；眼平视前方。

（3）（吸气）提肛调裆，两腿伸直，脚跟提起，同时两臂内旋向两侧、向上划弧达于头顶上方呈亮翅状，掌心朝上，掌指相对，眼平视前方。

（4）（呼气）松腹松肛，脚跟慢慢落地，同时两掌分别从两侧下落于体侧成并步站立，掌指朝下，眼平视前方。

（5）～（8）同（1）～（4）。

练功次数：做2～4个8拍。

要求：意守丹田，身体舒松自然，两臂摆动尽量柔和并与呼吸紧密配合。最后1个8拍的第8拍，两掌叠于丹田，稍停片刻后再垂于体侧。

7.1.5.4　舒筋壮骨功

舒筋壮骨功是一套防治颈、肩、腰腿痛，筋力衰弱，屈伸不利，肌肉失养，逐渐消瘦，腰酸背楚、骨弱无力等运动系统疾病的经络导引动功。其特点为：

①动作舒展，幅度宜大。

②松紧结合，缓慢有力。

③意随形变，意绵形坚。

④着重转体，尤重躬身。

⑤强调蹲起，更重膝旋。

练功前准备同舒心平血功。

第一式　颈项争力

预备：身体中正，两手叉腰，大拇指朝后，指腹按点肾俞，其他四指按在腹前，眼平视前方。

（1）（吸气）提肛调裆；两脚不动，将头转至左侧最大限度后，下颏再向左侧探伸，同时两手放松。

（2）（呼气）松腹松肛，两脚不动，将头向右转正，大拇指指腹按点肾俞，还原成预备式。

（3）～（4）同（1）～（2），惟方向相反。

（5）（吸气或呼吸自然）提肛调裆，将头慢慢低垂至最大限度后，下颏再往下探伸，同时两手放松。

（6）（呼气或呼吸自然）松腹松肛，将头慢慢抬起，两大拇指指腹按点肾俞，还原成预备式。

（7）（吸气）提肛调裆，将头缓缓向后仰至最大限度后，下颏再向上伸拉，同时两手放松。

（8）（呼气）松腹松肛，头缓缓复正，大拇指指腹按点肾俞，还原成预备式。

第2个8拍同第1个8拍。第3个8拍从头低垂起，做顺时针方向环绕，每4拍绕转1周，绕转时好像有绳子向外牵拉头顶百会穴一般。第4个8拍同第3个8拍，惟方向相反。

练功次数：做4个8拍。第4个8拍的第8拍，两手握拳抱于腰侧，拳心朝上。

要点：转头、低头、仰头和绕转头部时，上体要正直，拔顶垂肩，五趾抓地，意守大椎穴。

第二式　脑后推碑

（1）（吸气）提肛调裆，向左转体，右臂外旋右掌背贴身向左肩处插伸，接着右臂内旋，右掌向左侧横推，掌心朝下，力点达于小指侧，左肘尖向左后方顶劲与右掌尽量成一直线，眼看右掌。

（2）（呼气）松腹松肛，右臂外旋，右腕稍上提使掌心朝身后，掌指略下垂。上体缓缓右转，右掌经左肩、脑后向右运行，掌背贴于脑后偏右处，眼平视前方。

（3）（吸气）提肛调裆，右臂内旋，右掌从脑后经右肩上方成立掌向右侧平推，掌心朝右，臂伸直，眼看右掌。

（4）（呼气）松腹松肛，右掌握拳收于腰侧，掌心朝上，眼平视前方。

（5）～（8）同（1）～（4），惟方向相反。

练功次数：做2~4个8拍。

要点：推掌时缓慢用力，掌向脑后运行时，弧度宜小，且不要低头，握拳于腰侧时，用中冲抠劳宫，意守肩井。

第三式　犀牛望月

（1）（吸气）提肛调裆，重心右移，右腿弯曲，左脚向左开一大步，脚尖朝正前方；同时两臂内旋，两拳变掌分别向两侧偏后方向弧形摆起；眼向左平视。

（2）（呼气）松腹松肛；左脚不动，以右脚掌为轴，脚跟外蹬，上体左转，右腿伸直，左腿弯曲，同时两掌分别向两侧、向上摆起停于头的前侧上方，两臂均成弧形，掌心朝斜上方；眼向左后上方看，呈望月状。

（3）（吸气）提肛调裆；随身体右转将重心移至右脚，右腿半蹲，两掌外旋弧形摆至胸前，臂伸直；掌心朝上，掌指朝前，两掌之间的距离与肩同宽；眼兼视两掌。

（4）（呼气）松腹松肛；左脚向右脚并拢，两腿徐徐伸直；同时两掌握拳抱于体侧，拳心朝上；眼平视前方。

（5）～（8）同（1）～（4），惟方向相反。

练功次数：做2～4个8拍。

要点：意守命门；转腰幅度宜大；后腿蹬直，后脚跟不得离地；两掌握拳时中冲抠劳宫。

第四式　躬身掸靴

（1）（吸气）提肛调裆；身体左转，展胸挺腹；同时左拳变掌随转体向下、向身后、向上划弧摆掌，臂伸直，眼看左掌。身体右转，左掌随转体落于右胸前，屈肘翘指，眼看左掌。

（2）（呼气）松腹松肛；上体右前屈，两腿伸直，左掌外旋使掌心从右腿后面摩运下行达于脚跟，经脚面至左脚外侧，臂外旋握拳，拳心朝前呈掸靴状；眼看左拳。

（3）（吸气）提肛调裆；上体徐徐抬起，左拳似提重物；眼看左拳。

（4）（呼气）松腹松肛；身体直立，左拳抱于腰侧，拳心朝上；眼平视前方。

（5）～（8）同（1）～（4），惟方向相反。

练功次数：做2至4个8拍，最后1个8拍的第8拍两拳同时变掌分别扶在两膝鹤顶穴上，两腿伸直；眼看前下方。

要点：尽量舒展身体，后仰和前俯幅度宜大，躬身掸靴时两腿伸直；意守命门；严重高血压病患者禁练此式。

第五式 仙鹤揉膝

（1）（吸气）提肛调裆；两腿全蹲；同时两掌内旋捻揉鹤顶穴，使指掌相对，两肘弯曲；眼平视前方。

（2）（呼气）松腹松肛；两腿徐缓伸直；同时两掌外旋捻揉鹤顶穴，使掌指朝下，两臂伸直，两掌向后按鹤顶穴；眼看前下方。

（3）（5）（7）同（1）；（4）（6）（8）同（2）。

第2个8拍：两腿由内向外转膝，两掌捻揉鹤顶穴。（1）（3）（5）（7）转膝，（2）（4）（6）（8）两腿伸直，两掌向后按鹤顶穴。

第3个8拍：两腿由外向内转膝，两掌捻揉鹤顶穴。（1）（3）（5）（7）转膝，（2）（4）（6）（8）两腿伸直，两掌向后按鹤顶穴。

第4个8拍；前4拍两膝并紧做顺时针方向转膝，每两拍转膝1周。后4拍同法反方向转。

练功次数：做4个8拍，最后1个8拍的第8拍，身体直立，两掌握拳抱于腰侧；眼平视前方。

要点：下蹲时两腿并拢，脚跟不得离地；臀部紧贴小腿后侧；转膝时幅度宜大，动作缓慢柔和；两掌握拳时中冲抠劳宫；意在鹤顶，呼吸自然。

第六式 双龙戏水

（1）（吸气）提肛调裆；左脚向左开1大步，重心移到两脚中间；同时两拳从腰两侧经胸前向上冲出，拳心向里，当两拳冲至面前肘，两臂内旋使拳心朝外，继续向上、向两侧运行至头的左右前侧方；眼平视前方。

（2）（呼气）松腹松肛；两腿下蹲成马步，上体正直；同

时两拳分别向两侧快速向下捶击环跳穴，捶击时高喊
"嘿"字。

（3）（吸气）提肛调裆，两臂放松，两掌变掌分别向两
侧、向上弧形摆起，当摆至与肩平时，两臂外旋使掌心朝前，
眼平视前方。

（4）（呼气）松腹松肛，两掌从内侧向内、向面前划弧下
按至裆前，两臂伸直，掌心朝下，掌指相对。同时两腿下蹲成
马步，眼平视前方。

（5）（吸气）提肛调裆，左脚不动，以右脚掌为轴，右脚
跟提起，身体向左转动约 90°，同时两掌背相靠提至胸前，掌
指朝下，两肘弯曲，眼看两腕顶部。

（6）（呼气）松腹松肛，两掌依次卷曲，将指尖弹出后分
别向两侧、向下于小腿前抄掌，两臂成一圆形，掌心朝上，掌
指相对，同时右腿弯曲下跪（膝不触地），上体微前倾，眼看
两掌。

（7）（吸气）提肛调裆，身体起立，同时两臂内旋上提使
掌背相靠，掌心朝外，掌指朝下。

继而两掌依次卷曲使指甲相靠弹出，随身体右转两掌分别
向上，向两侧弧形摆至体侧，臂伸直，眼平视前方。

（8）（呼气）松腹松肛，左脚向右脚并步，两腿伸直，同
时两掌握拳于腰侧，眼平视前方。

第 2 个 8 拍同第 1 个 8 拍，惟方向相反。

练功次数：做 2 ~ 4 个 8 拍。

要点：捶叩环跳穴力量宜大，发"嘿"声用丹田之力将
气猛力喊出，马步按掌时上体勿前倾，意在涌泉。

第七式　凤凰旋窝

（1）（吸气）提肛调裆，重心右移，右腿半蹲，随身体左
转 90°，左脚向左侧开步，脚尖外摆，同时两臂内旋下沉，两
拳变掌向两侧向后弧形伸出，掌心朝上。

身体继续左转，重心移至左脚，右脚跟提起，同时右掌向

左、向外、向上摆至头的右侧上方，臂伸直，左掌也随转体伸向左后下方，臂内旋伸直，眼看右掌。

（2）（呼气）松腹松肛，两腿下蹲成歇步，同时两臂外旋使掌心朝上，右掌略高于肩，左掌高与胯平，眼看左掌。

（3）（吸气）提肛调裆，两掌中指腹分别按点在翳风穴处，以右、左脚掌先后为轴向右转体，重心移至右脚，左腿伸直，眼平视前方。

（4）（呼气）松腹松肛，左脚向右脚并拢，随之两腿伸直，同时两掌向两侧划弧收于腰侧，两掌握拳，眼平视前方。

（5）～（8）同（1）～（4），惟方向相反。

练功次数：做2～4个8拍，最后1个8拍的第8拍成步站立，两掌从两侧收至腿侧，掌指朝下，眼平视前方。

要点：成歇步时，两腿要靠紧，前脚尖外摆，上下肢协调一致，意守丹田。

第八式　金鸡报晓

（1）（吸气）提肛调裆，两腿伸直，脚跟提起，同时两掌变勾手分别向两侧向上摆起，臂伸直，手与肩同高，眼看左勾手。

（2）（呼气）松腹松肛，脚跟落地，两腿下蹲，两时两勾手变掌下按，掌心朝下，掌指朝外，两臂伸直，眼平视前方。

（3）（吸气）提肛调裆，右腿伸直，左腿屈膝后伸，脚面绷平，脚底朝上，同时两掌向内划弧至腹前时变成勾手直臂上提至头的前侧上方，勾尖朝下，眼看前方，似金鸡报晓。

（4）（呼气）松腹松肛，左脚下落与右脚并拢，随之两腿半蹲，同时两勾手变掌下按于胯旁，掌心朝下，掌指朝前，眼平视前方。

（5）～（8）同（1）～（4），惟方向相反。

练功次数：做2～4个8拍。最后1个8拍的第8拍，两腿由屈缓缓直伸成并步站立式。

要点：意守丹田，上下肢要协调一致，轻松柔和，成独立势时支撑脚五趾抓地。

7.1.5.5　醒脑宁神功

醒脑宁神功是防治全头痛、偏头痛、面神经麻痹、三叉神经痛、神经衰弱、美尼尔氏综合征、偏瘫、耳鸣、耳聋等疾病的自我按摩导引术。其特点是：

（1）自我按摩。

（2）松静自然。

（3）动息相随。

（4）用意于形。

功前准备：正身端坐，精神内守，呼吸自然，拔顶垂肩。练功前默念练功口诀（见舒心平血功）。

第一式　搓手浴面

（1）正身端坐，头颈正直，全身放松，宁神降气。两臂屈于胸前，掌心相合，对搓 9 次，一上一下为 1 次（或对搓两个 8 拍），使劳宫穴产生温热感。

要求：呼吸自然，意守劳宫。

两手搓热后，进行浴面，两食指分别从承浆、颊车、上关、头维至神庭。改用无名指经印堂、素髎、人中达承浆依次摩运，大拇指指腹随之在耳后上下摩运。两手向上摩运时吸气，向下摩运时呼气，一上一下为一次，共做 9 次，或做 4 个 8 拍。浴面完毕，两掌下按，气沉丹田成正身端坐势。

要求：两眼轻闭，掌指全部轻贴面部，动作要轻松柔缓。

第二式　按点太阳

两臂屈肘上举，大拇指托翳风，食指尖点太阳，其他 3 指自然弯曲，先向前按揉 9 次，再向后按揉 9 次。按揉完毕，拇指和食指分别点压翳风和太阳穴不动，做细、匀、深、长的腹式呼吸 9 次。然后，两掌下按，气沉丹田，成正身端坐势。

要求：两眼轻闭，呼吸自然，力量由轻到重，病情严重者，手法可重些。

第三式　摩运寿眉

两臂屈肘上举，拇指腹按翳风，其他四指并拢，分别以太阳、头维、神庭、攒竹、丝竹空依次摩运，上提摩运时吸气，下行摩运时呼气，一上一下为1次，共做9次或做两个8拍。

做完9次后，两掌下按，气沉丹田成正身端坐势。

要求：体松心静，呼吸徐缓，用力适中，速度均匀。

第四式　画顶揉发

两臂屈肘上举，五指分开，用指尖从前发根画到后发际，上画时吸气，下画时呼气，共做9次或做两个8拍。

要求：力点在指端，掌心呈凹状，掌根要轻擦头顶。画顶9次后，两掌复压头顶，从前发根揉到后发际，共做9次或两个8拍。揉发完毕，两掌下按，气沉丹田成正身端坐势。

要求：全掌用力，速度均匀，轻松柔和，呼吸自然。

第五式　导引风池

两臂屈肘上举，两中指点按百会，拇指沿风池穴从上向下摩运9次。

摩运9次后，再将拇指腹分别按在风池穴上不动，做腹式深长呼吸9次。然后，两掌下按，气沉丹田成正身端坐势。

要求：摩运时用力要适度，略有酸胀感，体松心静，呼吸做到细、匀、深、长。

第六式　掩耳鸣鼓

两臂屈肘上举，掌指相对抚于头后，中指按玉枕，掌心掩耳孔，同时呼气。中指不动，掌根突然离耳，同时吸气。一掩一离为1次，共做9次或两个8拍。

掩耳完毕，接做鸣鼓，两掌心掩实耳孔不动，将食指搭在中指上，继而用指腹叩击至枕穴9次，或两个8拍。

鸣鼓9次后，两掌下按，气沉丹田成正身端坐势。

要求：叩击力量短促而富有弹性，身体中正，呼吸自然。

第七式　对抚清颅

两臂屈肘上举，两手在脑后上下排开，左手在上，继而对抚摩运9次，两手向里时吸气，向外时呼气。摩运9次后，两掌下按，气沉丹田成正身端坐势。

要求：全掌紧贴脑后，速度适中，力量要稍大一些。对抚幅度以左右指尖触耳为度。

第八式　分筋醒脑

两臂屈肘上举，大拇指和四指分别捏住项后大筋（大拇指在外），上提外分。上提时吸气，外分时呼气，一提一分为1次，共做9次。

要求：意守天柱，精神集中，顶平项直，头项放松，捏筋时力量要适中，分筋时两肘尖里合。

分筋后，两臂外旋，掌背贴后脑，从上向下摩运9次。

最后，垂臂舒指，周身放松，腰脊竖直，虚空心胸，呼吸自然，心神宁静，恢复到功前准备姿势。

7.1.6　意拳养生功

意拳又名大成拳，为近代新兴拳种。意拳养生功为意拳基本功法，也是一种医疗体育，可达到祛病健身的目的。其主要特点：注重精神意感锻炼；形松意紧，力意自然。首先，精神意念集中，目光远望，扫除杂虑；其次，内外放松，四肢百骸大小关节筋肉尽要"松而不懈，紧而不僵"，达到松和自然，力意自然的宗旨；再者，呼吸要求通畅自然，不可浮躁。总之需要：头直目正，身端顶立，神壮力均，气静息平，意念远望，发挺腰松。

意拳养生功大致可分站、坐、卧3种，一般以站式为主。以下介绍养生功功法。

（1）姿势要求

头要正，微收下颏；两足平放，与肩同宽；膝关节微屈；双臂抬起作抱球状，松肩垂肘，双手手心向内，手指分开微屈，双手高不过眉，低不过脐，依体质强弱自行调整。脊椎骨自然竖直，肩平臀正，心窝微收，宽胸松腹，腰部自然松和。两目前视，稍向上方。

（2）意念要求

试想两臂及双手似环抱圆球,力量稍紧球就会瘪;力量稍松,球就会滑走掉下。又可假设有外力抬、按、推、拉、分、合、旋转双臂,练功者自当体会。要求注意形松意紧,肢体不可着于蛮力。

(3)练功时间

体质强者,练功40分钟为宜;体质弱者,可因自身素质酌减。总之,锻炼时应根据每人的具体情况,循序渐进,持之以恒,久练自显其功。

7.2 练功治疗疾病原理

练功,古称导引,发展成今日的医疗体育,简称体疗。它是养生康复医学中的一种重要治疗手段。练功必须根据疾病的特点和病人的功能情况,选择合适的功法,制定运动量来治疗疾病和创伤。

练功的特点是不仅锻炼外形和体力,更注重调整气血和磨练意志。练功具有修心养身、增强体质、益寿延年、防治疾病的作用。现代研究证明练功时肌肉活动必然会引起循环、呼吸、代谢等的反应,长期锻炼后可提高脏腑器官的功能,对病人因不动或少动以及因某种疾病引起的形态和功能衰退,可起逆转作用。现将现代研究情况简要综述如下。

7.2.1 对代谢能力的影响

人的最大有氧代谢能力,在20岁左右达最高,自25岁以后,随着年龄的增长而逐渐减退,至65岁时约为25岁的75%。练功可提高吸氧能力10%~20%,患病、少动可使这种减退加快。吸氧能力的提高,有利于机体的代谢和解毒过程。

练功的运动,首先是提高肌肉的代谢能力,主要是氧代谢能力。在不太剧烈的运动时,主要表现为有氧代谢,练功运动中的大部分运动均属此类。

无氧代谢能力,同样可以通过练功来调整而有所提高,它表现为对乳酸和氧债的耐受性的增强，但其机理目前尚不十分明确。

7.2.2　对心血管系统的影响

练功运动时心血管系统的反应，包括心率、心室舒张末期容量、心室收缩末期容量、血压等的改变，是神经、体液和心功能相互调节影响的结果。

心率加快和脉搏量的增加是运动后的主要反应，脉搏量又直接受静脉血流和外周血管阻力的影响。事实证明，在剧烈运动时，单纯依靠心率增加，并不能满足外周组织需要，只有同时也增加脉搏量，才能提高每分钟的排血量，满足全身代谢的需要。

长期坚持练功，安静时心率能明显减慢，脉搏量增加，喷射系数（脉搏量、舒张末期容量）明显增大，冠脉循环改善。对已有冠脉病变者，则可促进侧支循环形成。这表明心脏具有较大的储备力，并有较强的工作效率，即在规定摄氧水平运动时，可用较低的心率来完成较大的工作量，且恢复较快。

7.2.3　对呼吸系统的影响

在安静状态下，平静站位呼吸时，横膈活动约 1.5 厘米，卧位时可稍大些，胸廓活动在站位时 1.0 厘米，卧位时 0.6 厘米，前后径的扩大多于左右横径。深呼吸时横膈活动可增加至 10 厘米，胸廓活动增加至 8 厘米，因此使肺活量明显增多。运动时，肺活量和摄氧量呈线性相关，当达到一定水平后，肺活量的增加成为呼吸系统的主要反应。

安静状态下，每升肺活量，呼吸肌约消耗 0.5～1.0 毫升氧，当肺活量增高时，呼吸肌的耗氧量占总耗氧量比值逐步增大，在剧烈运动时，呼吸肌的耗氧量可达总耗氧量 10%。运动可使交感神经兴奋，支气管平滑肌松弛，支气管扩张，呼吸道阻力减少，有利于气体的出入。

在一次通气中，并非所有吸入的气体均进入肺泡进行气体交换，因此真正有效通气量是肺泡通气量。由于从鼻到细支气管这一段呼吸道内的气体不能进行气体交换，故称之为死腔，每分钟肺泡通气量的计算可按下列公式进行：

每分钟肺泡通气量：（潮气量—死腔量）×呼吸频率（次/分）

死腔量相当于 150 毫升。若潮气量增加，死腔量相应减少，肺泡通气量即增多；相反，若潮气量减少，则死腔量相对增加，肺泡通气量降低。因此，在呼吸练习中要求做深长而慢的呼吸。但过慢呼吸，能量消耗增大，对机体亦不利。

肺活量和肺血循环之间有恒定关系，正常人安静时的肺活量/血流量比值为 0.80。在直立位时，由于重力性影响，血液集中于下肺叶，此时上肺叶处于相对低灌注状态，气体交换减少，进行轻量运动或呼吸训练时，可使肺部血流分布均匀，即使并未增加肺的每分通气量，也可提高换氧能力。实验亦证明了运动对呼吸有明显的影响。

7.2.4　对脂肪和糖代谢的影响

冠心病、脑血管病、高脂血症等患者都有不同程度的脂质代谢紊乱，具体表现为血脂增高，高密度脂蛋白胆固醇减少。练功，特别是进行耐力性运动时能量消耗的重要来源之一是游离脂肪酸，在最大有氧能力的 40% 的强度运动时，游离脂肪酸的氧化约占肌肉氧耗的 60%。同时，运动可提高脂肪组织的脂蛋白酯酶的活性。加速了富有甘油三酯的乳糜和极低密度脂蛋白的分解，因此可降低血脂特别是甘油三酯的含量，而高密度脂蛋白胆固醇含量升高。因此练功活动既降低血脂的量，也改变血脂的质，显示其具有抗动脉粥样硬化的能力。

运动能明显调节糖的代谢。剧烈运动可以促进糖的无氧酵解，和缓持久的运动则以糖的有氧分解为主。长时间运动时，能源利用有其一定顺序，首先利用肌肉能源，随着运动的持续，血糖以及最后游离脂肪酸成为主要能源。但脂类不可能全部取代糖类。

静息时葡萄糖的运输是通过弥散，并受胰岛素的调节，运动刺激葡萄糖的输送能力也是依赖胰岛素。其机理可能是①胰岛素以某种方式维护肌肉细胞膜，使其在收缩反应中增加葡萄糖的输送；②运动促进了胰岛素与肌肉细胞膜上受体的结合；③有人认为胰岛素参与所谓"肌肉活动因子"的释放，这种因子是具有类似胰岛素特性的肽类（可能是缓激肽）为收缩肌肉所释放。因此糖尿病人进行练功运动可改善某些不依赖胰岛素型病人血糖的稳定性，对依赖型病人可减低对胰岛素的需要量。

7.2.5　对神经系统的影响

神经系统特别是中枢神经系统对全身器官脏器功能起着主要的调节作用。对中枢神经系统来说，它又需要不断接受来自外周器官的刺激而保持其紧张度和兴奋性，从而维护其正常功能。练功运动就是主要的生理刺激，缺乏体力活动会降低大脑皮质的紧张度，引起相应调节能力的减弱，造成内在平衡的失调，甚至形成某些疾病。

疾病常使人明显减少活动能力，不适当的过多卧床或休息少动，又可直接影响神经系统和某些脏器的功能，形成恶性循环，更进一步减低人的其他功能。某些疾病还对大脑皮质形成顽固性兴奋灶，又加重或干扰了大脑的调节能力。因此不少病人表现有植物神经功能紊乱，心脏功能减退，胃肠蠕动乏力、代谢失调等，不但不利于健康的恢复，且易引起综合征。

练功方法是动静结合，以动为主，对神经系统有较好的锻炼效果。如静止性练功，可在大脑皮质中形成主动性抑制，这种抑制既有利于大脑细胞的功能恢复，亦可切断恶性循环，阻滞某些顽固兴奋灶的刺激。同时可改善食欲，并使人产生轻松舒适感，精力旺盛等。

一切运动，都是一系列生理性条件反射的综合。因此，当运动的难度和强度增加时，也增进了大脑皮质的各种暂时性联系和更多条件反射的形成，神经活动的兴奋性、灵活性和反应性都大大提高。所以，有人认为肌肉运动可以"锻炼和加强"大脑皮质的活动能力，从而强化了对全身各脏器的调整和协调作用。

通过锻炼还可以提高对某些植物神经和脏器活动的自控能力，如心跳的快慢，血管的舒缩，皮肤温度的升降和代谢的高低等，在一定范围内都可以加以适当调节。

7.2.6 对骨关节功能的影响

骨关节的形态和功能有着密切的依存关系，形态破坏直接限制了功能，功能丧失又可促使形态进一步的破坏。例如骨折、脱位可使关节功能受限，长期固定又可使骨质疏松、肌肉萎缩、关节囊挛缩、软骨变性退化以致关节面粗糙、关节间隙变窄或消失，从而进一步破坏其功能。练功能加快血流、扩张血管，促进局部和全身的血液循环，亦可使肌肉纤维变粗；练功可增加滑液分泌，改善软骨营养，还可以解除挛缩和粘连的组织保持其正常形态，进一步改善其功能。

7.2.7 对代偿功能的影响

有指导的功能练功是促进代偿功能恢复的最积极的措施，可以最大限度地发展代偿能力。如下肢截瘫患者，训练腰肌可达到扶双拐行走；又如肺切除术后，进行专门的呼吸锻炼可使余肺膨胀完全，充填残腔。肋间神经麻痹而引起呼吸功能障碍，可利用膈肌和腹肌活动来代偿。

7.2.8 对精神因素的影响

练功可提高人们的情绪，主动积极地锻炼，可以扭转精神抑郁、悲观失望等消极因素的影响。练功运动可反射性提高皮层和丘脑包括下丘脑部位的兴奋性，而下丘脑是控制人体多种功能的中枢，其中包括"愉快中枢"，因此表现为良好、愉快情绪。同时通过交感神经，产生营养性影响，改变机体物质代谢过程。特别当病人看到自己参加练功，并能从中获益时，常能对治疗增强信心，有助于疾病的康复。

8. 自我保健推拿

随着人们生活水平的提高，对身体保健的问题已被提到日程上来，广泛受到人们的重视。中华民族有悠久的文明史，历代学者给我们民族遗留下宝贵的保健知识。我们推崇宋代苏东坡的保健思想。

四味长寿药，即"一曰无事以当贵，二曰早寝以当富，三曰安步以当车，四曰晚食以当肉。"这里苏氏揭示了保健的4个不可分割的要素，一精神因素；二良好的生活习惯；三运动锻炼；四合理的饮食。我们在谈论自我保健推拿前，首先敬请关心保健的人们，必须同时注意以上4个方面，才能收到益寿延年、体魄健全的目的。

保健推拿分自我保健推拿和医疗保健推拿两大类。以下我们仅介绍前者，医疗保健推拿此不赘述。

8.1　头部推拿法

【操作】

（1）摩顶

用食、中、环三指指面，或掌心轻摩头顶部3分钟。

（2）按揉百会

用中指指面，先按后揉百会穴3分钟。

（3）震百会

用掌心劳宫穴按于百会，震百会穴3分钟。

（4）点击头部

用双手四指指端有节律地轻点头部21次。

（5）梳发

用双手四指指端背部，从两侧鬓角处依次向头顶正中做梳法21遍，然后用指面按上述操作再做21遍。

【功效】清心健脑，行气活血，安神定志，通一身之阳气。

【按语】本法久行，可改善头部血液循环，令人神清气爽，精力充沛。亦可使发乌根坚，入睡安和，去头皮瘙痒，对脱发、发枯、失眠、头昏或头痛，亦有治疗作用。

8.2　眼部推拿法

【操作】

（1）按揉眼眶

用两手中指指面分别按揉丝竹空、瞳子髎、四白、承泣诸穴各1分钟。

（2）点揉睛明

用拇、食指指端先点按后揉睛明穴3分钟。

（3）刮目

两手空握拳，虎口张开，以食指中节桡侧缘轻刮两眼眶上下缘和眼睑各21次。

（4）运眼

两眼微闭，两瞳仁先按顺时针方向、后按逆时针方向运转各9次。

（5）熨目

两眼微闭，摩手令其热，以两手劳宫穴对抚两瞳仁熨双目。

【功效】行气血，和脏腑，培元阳之气以养神，加速眼部血液循环。

【按语】本法久行，能促进眼肌和眼球运动，加速眼部血液循环，改善对视神经的营养，令两目炯炯有神，年虽老而眼不花，亦可增进视力，防治目疾与近视。

8.3　耳部推拿法

【操作】

（1）捻搓耳轮

先用两手拇食指同时轻轻捻揉两耳轮1分钟，然后再以两手掌同时由前向后往返搓擦两耳14次。

（2）引耳

用两手拇、食指夹住两耳垂部向下牵拉14次，再夹住两耳轮上部，向上牵引 14 次。

（3）搅耳

两手食指插入耳道内先按顺时针方向，后按逆时针方向搅动，各 14 次；然后再按捺 14 次。

（4）鸣天鼓

两手劳宫对于耳孔，先按压两耳 14 次，然后用食、中指叩击枕部 3 下后停顿片刻，再继续做 7 次。

【功效】固肾纳气，提神清脑。

【按语】本法有刺激听神经和调整中枢神经的作用，久行可令耳不聋，同时对防治耳鸣、耳聋有较好的效果，对头晕头胀也有一定的防治作用。

8.4 鼻部推拿法

【操作】

（1）按揉鼻旁

用两手中指指面自鼻根至鼻翼两侧分别按揉 7 次。

（2）点揉迎香

先用两手中指指端点揉目内眦下部 1 分钟，后点揉迎香穴 3 分钟。

（3）洗井灶

用两手中指指腹，在鼻两侧做擦法 3 分钟。

（4）按揉鼻翼

用两手中指指面按揉两鼻翼 3 分钟。

【功效】开通鼻窍，祛风散寒，宣通肺气。

【按语】本法有改善鼻部血液循环、增强上呼吸道的抵抗力，久之可令嗅觉保持灵敏，鼻塞开通，亦可防治感冒，同时对慢性鼻炎也有较好的作用。

8.5 口齿推拿法

【操作】

（1）叩齿

由轻渐重地叩齿 36 次。

（2）咬齿

每当大小便时牙齿咬紧。

（3）按揉下关、颊车

先用两手中指指面分别按摩两侧下关穴与颊车穴各1分钟，然后用两手大鱼际按揉下关穴3分钟。

（4）擦颞颌部

用两手大鱼际按于两颞颌部，先做张口活动7次，然后做擦法，以局部透热为度。

【功效】固肾纳气，固本坚齿，强壮筋骨，舒筋活血，滑利关节。

【按语】本法有改善颞颌部的血液循环，增强咀嚼肌的韧性。久行可令牙坚齿固，颞颌关节强健有力，同时对防治牙齿松动、牙痛和某些牙病以及颞颌关节紊乱病、颞颌关节脱位、小便淋沥不尽等症有较好的效果。此外，对面瘫、口眼㖞斜亦有一定的治疗效果。

8.6 面部推拿法

【操作】

（1）摩面

用两手大鱼际或手掌，在整个颜面部做轻快柔和的按摩。

（2）浴面

将两手搓热，先擦前额部，次擦前额两侧，再擦面颊部，每个部位各擦3分钟，最后擦整个颜面部，以整个颜面透热，面呈微红为度。

【功效】行气活血，濡养肌肤。

【按语】本法可促进面部的血液循环，改善面部皮肤的呼吸，消除衰老的上皮细胞、促进面部皮肤的新陈代谢，保持面部肌肤的张力与弹性。久行之，可令面色光泽，斑皱不生，是面部抗衰老的理想方法。同时对防止感冒，保护视力亦有较好的作用。

8.7 颈部推拿法

【操作】

（1）按揉颈项

用两手拇指或中指指面按揉风池穴 1 分钟后，再沿颈椎两侧向下按揉 3 遍。

（2）抹颈项

先用两手食、中、环三指指面，从枕后部向锁骨上窝部按抹 21 次。最后摩手令热，自双枕后颈椎两侧向颈肩部用两手小鱼际抹颈部 14 次。

（3）运动颈部

两手小鱼际按于颈部，缓慢地做颈部左右旋转，前屈后仰各 14 次；然后做顺时针和逆时针方向揉颈部 7 次。

（4）按肩井

两手中指按压肩井穴 1 分钟。

【功效】行气活血，滑利关节，强壮筋骨，缓解痉挛。

【按语】本法能改善颈部血液循环，增加颈部肌肉的力量，久行之可令头颈部活动灵活，防治颈椎病、落枕及颈肩背痛，有很好的效果。

8.8 咽部推拿法

【操作】

（1）抹咽喉部

食、中、环三指并拢用指面从喉结上方，向下轻轻按抹 21 次。

（2）拿揉咽喉部两侧

用拇、食两指对称拿揉咽喉部，由喉结两旁开始，从上到下，依次向两边扩大 5 分钟。

（3）点穴

用拇、食两指指端点揉人迎、廉泉穴各 1 分钟，再用中指梢点按天突穴 1 分钟。

【功效】清咽利喉，疏风，止咳化痰。

【按语】本法能改善咽部血液循环，促进咽部水肿吸收和缓解咽部的炎症反应。久行之可令声音洪亮，对防治咽炎、音哑、咽部炎症等有很好的效果，同时对咳嗽、痰多亦有较好的治疗效果。

8.9　胸肋部推拿法

【操作】

（1）开胸

用两手中指指面分别按揉云门、中府、乳根、章门、期门诸穴各1分钟，然后用单手中指按揉膻中穴3分钟。

（2）搓摩胁肋

先用两手上下摩两胁部3分钟，再自上至下搓两胁3分钟。

（3）擦胁肋

两掌自上而下擦两胁肋部直至髂前上棘。

（4）拍胸

用虚掌自锁骨下，沿乳中线至第7肋骨上缘，拍击胸部14次或21次。

（5）擦胸

单掌自胸骨柄向下至剑突部，平擦全胸部，以胸部透热为度。

（6）抹胁部

自上向下用两掌同时抹两胁部21次。

【功效】宽胸理气，疏肝解郁，补益肺气，和胃消积。

【按语】本法久行可令人百脉疏通，五脏安和，胸襟坦荡，心情舒畅。故对情志郁结、胸胁满闷、气急胸痛、咳嗽气喘、消化不良、饮食积滞等症的防治有较好的效果。同时对慢性肝炎、胆囊炎、久泄等亦有一定的防治作用。

8.10　腹部推拿法

【操作】

（1）点穴

用中指指面点揉中脘、下脘、天枢、气海、关元诸穴各 1 分钟。

（2）助运

用掌心或大鱼际分别按揉中脘、神阙、气海、关元诸穴各 1 分钟。

（3）摩全腹

用手掌自左下腹部开始按顺时针方向与逆时针方向以脐为中心摩全腹，各 36 次。

（4）摩小腹

双掌重叠，自左侧开始，以关元为中心，按顺时针方向与逆时针方向摩小腹部（即下腹部）各 36 次。

（5）推抹任脉

用大鱼际或全掌，自胸骨柄下任脉经轻地推抹到中极穴 14 次。

（6）擦腹

用单掌小鱼际自剑突下沿任脉依次擦到中极穴，以腹部透热为度。

（7）双擦少腹

用两手小鱼际由两髂前上棘向耻骨联合方向，同时做擦法，以局部透热为度。

（8）震颤培元

双掌重叠，两掌内外劳宫穴相对，以内劳宫穴对于神阙穴或者关元穴，轻按其上，调匀呼吸后做震颤法，做 5 分钟或更长。

【功效】温补元阳，补脾健胃，消食导滞，和胃安神，补益气血，理气止痛，通调二便。

【按语】本法可培补元气，调整和增强内脏功能，尤其对脾胃功能改善最为明显，且能增强胃肠蠕动。久行之可令胃肠功能增强，促进消化吸收而饮食大增，并可令二便通调，同时对失眠、胃痛、胃及十二指肠溃疡、胃肠功能紊乱、食欲不振、腹胀、便秘、久泄、小腹冷痛、慢性盆腔炎、痛经、闭经、月经不调、性冷淡、脱肛等症，亦有较好的防治作用。

8.11　腰骶部推拿法

【操作】

（1）按揉腰眼

两手拇指屈曲，以指间关节突起部按住肾俞穴1分钟，命门穴1分钟，腰阳关穴1分钟。

（2）运腰

两掌劳宫按于肾俞穴，拇指在前，以腰为轴，上身不动，先按顺时针方向、后按逆时针方向旋转臀部各36次。

（3）擦腰骶

两手搓热，以两手小鱼际擦两侧腰骶部（膀胱经一侧线），以局部透热为度。

（4）擦尾骶部

以一手小鱼际擦尾骶部，以局部透热为度。

（5）击腰骶部

手握空拳，以拳背交替叩击腰骶部36次。

【功效】壮腰益肾，强筋健骨，滑利关节，解痉止痛，温经祛寒。

【按语】本法能促进腰部血液循环，消除腰肌疲劳及痉挛。久行之可令腰脊强壮，腰部活动灵活，对腰肌劳损、慢性腰痛、腰椎退变、风湿腰痛等症有较好的防治作用，同时对痛经、慢性盆腔炎、前列腺炎、便秘、久泄等症亦有一定的防治作用。

8.12　上肢部推拿法

【操作】

（1）按穴位

先以左手指或中指分别按揉右上肢肩井、肩髃、曲池、手三里、内关、合谷诸穴各 1 分钟，然后用右手如前按揉左上肢诸穴各 1 分钟。

（2）运肩

两手叉腰，先以左右肩一耸一沉的活动 21 次，再做左右肩前后旋转活动 21 次。

（3）擦上肢

左手擦右上肢，右手擦左上肢，先擦后臂，后擦前臂，按外侧、前侧、内侧、后侧顺序操作，以局部透热为度。

（4）拍上肢

左手空拳，拍击右上肢，由上到下，先外侧后内侧至后侧，最后前侧。拍 3 遍，然后以右手按前法拍击左上肢，3 遍。

（5）理五指

用左手拇、食、中三指先捻，后拔伸右手五指，3 遍。然后再用右手按前法做左手，3 遍。

【功效】行气活血，舒理筋骨，滑利关节，祛风散寒，解痉止痛。

【按语】本法可促进上肢及末梢的血液循环，改善上肢肌肉、韧带及关节囊的血液供给，增强上肢肌肉的活力。久行之可令上肢健壮有力，肩肘、腕关节活动灵活，手指灵巧，对防治冻结肩、腕肘炎、风湿性关节炎、颈椎病神经根型、落枕等有较好的效果。此外，在内关、合谷两穴做较长时间的按揉，对防治心绞痛、心肌缺血性心脏病、胸胁痛、牙痛等症有较好的效果。

8.13　下肢部推拿法

【操作】

（1）按穴位

用两手拇指指面，分别按揉髀关、风市、伏兔、血海、阳陵泉、阴陵泉、足三里、三阴交、解溪诸穴各 1 分钟。

（2）磨髌

用两手掌分别按压两髌骨上，先顺时针方向，后逆时针方向按揉，各81次。

（3）搓下肢

两手抱住一侧大腿根部向小腿踝部做搓法，3遍。然后再做另一侧，3遍。

（4）擦下肢

两手搓热，同时擦下肢的外侧、前侧、内侧、后侧与足背部，以肢体透热为度。

（5）击下肢

两手掌根轻轻叩击两下肢外侧、前侧、内侧及后侧，3遍。

（6）擦揉涌泉

先一手握住足踝部，一手拇指按揉涌泉穴3分钟，然后用小鱼际擦涌泉穴，以足底透热为度；最后理五趾。

【功效】舒筋活血，温经通络，滑利关节，强壮筋骨，补益肝肾，滋阴壮水，清热除烦，养心安神，理气止痛，健脾和胃。

【按语】本法能促进下肢的血液循环，增强下肢肌肉的力量，使髋、膝、踝三关节强健有力。久行之可令人步履灵活、矫健，对风湿性关节炎、下肢肌肉萎缩，半身不遂，截瘫，膝关节无力等症有较好的防治作用。

此外，长时间按揉足三里一穴，对胃痛、消化不良、腹胀，有较好的防治作用。若配合按揉阑尾穴对慢性阑尾炎有较好的防治作用；若配合按揉胆囊穴，对防治胆囊炎、胆石症引起的胆绞痛亦有较好的作用。

长时间按揉涌泉穴，对防治失眠、头晕、头昏、心悸、五心烦热有较好的防治作用，对降低血压亦有一定的作用。

8.14　干浴推拿法

【操作】

（1）梳头

见"头部推拿法·5"。

（2）浴面

见"面部推拿法·2"。

（3）擦上肢

见"上肢推拿法·3"。

（4）擦胸腹

用两手交替自胸骨下至耻骨联合上，擦胸腹部，以透热为度。

（5）擦腰骶

见"腰骶部推拿法·3"。

（6）擦下肢

见"下肢推拿法·4"。

（7）擦足

见"下肢推拿法·6"。

【功效】行气血，通经络，和脏腑，健脾胃。

【按语】本法可促进全身血液循环，改善皮肤呼吸和营养，清除衰亡的上皮细胞，促进新陈代谢，有利于汗腺和皮脂腺的分泌，增强皮肤的光泽与弹性。故久行可令百脉通调，身体强健，使人皮肤保持红润光泽，体态丰满。同时对皮肤干燥、瘙痒及感冒等有较好的防治作用。不过，本法在整个操作中，要意想自身的丹田之火焚烧遍身。

中　篇
——临床治疗篇

9. 损伤病证

9.1　肩部病证

　　肩部显露体表，肩关节在全身各关节中是活动范围最大且又最灵活的关节。它易于受到外力损伤，产生一系列的软组织损伤性病证。如：肱二头肌长腱滑脱、肱二头肌长腱腱鞘炎、肱二头肌短头肌腱损伤、冈上肌肌腱炎、冈上肌肌腱钙化、肩峰下滑囊炎等。肩关节广泛疼痛、活动广泛受限的冻肩症，即中医学称之为"漏肩风"，亦属本节讨论的肩部软组织损伤的常见病证范围。

9.1.1　肱二头肌长腱滑脱

　　肱二头肌长腱，起自肩胛骨盂上结节，向下跨过肱骨头穿过肩横韧带和肱二头肌腱鞘的伸展部，藏于结节间沟的骨纤维管内。沟的内侧为肩胛下肌，外侧的上部为冈上肌和喙肱韧带，下部为胸大肌覆盖。关节囊伸入结节间沟，肌腱受滑膜包围，腱鞘长约 5 厘米。正常的肱二头肌长腱在肩关节活动时，只有纵向滑动而无左右摇摆，尤其外展外旋时滑动范围最大。当骨纤维性管变浅，横韧带松弛或破裂，就有滑脱的可能性。

9.1.1.1　病因病理

　　肱二头肌长腱滑脱是由于胸大肌和肩胛下肌抵止部的慢性撕脱，致使二头肌长腱滑动于结节间沟内缘之上。当上臂过度外展和外旋时，可将保护二头肌长腱的软组织撕脱，而产生肌腱滑脱。临床上分为习惯性和外伤性两种。

　　（1）习惯性滑脱

　　多见于先天性小结节发育不良，结节间沟内侧壁坡度变小。中年以后因关节发生退行性变，胸大肌和肩胛下肌抵止部撕裂或松弛，肱二头肌长腱弛缓或延长，结节间沟底部骨质增生，沟床变浅，均可引起肌腱经常滑脱。

（2）外伤性滑脱

为肩关节损伤的并发症，见于肩关节脱位，肱骨大结节或肱骨外科颈骨折后。亦有因结节间沟上肩横韧带撕裂，肱二头肌长腱自沟内脱出。（图9－1）

9.1.1.2 临床表现

习惯性肱二头肌长腱滑脱，虽属慢性，但皆因轻度外伤所致。滑脱后，肱二头肌长腱局部剧痛、肿胀、上臂无力，活动功能受累，特别是当肩外展外旋和前屈外展活动时，可摸到或听到弹响，此乃肱二头肌长腱在小结节上滑动的结果。如果不治，必然产生肌腱炎，局部粘连，经常疼痛。

外伤性滑脱，一般多由其他严重性损伤如肩关节脱位或肱骨颈骨折所掩盖。一旦关节脱位整复，骨折复位，滑脱的肌腱常随之而复位。但亦有因急性外伤将结节间沟前侧横韧带撕裂使长腱滑脱，或肱二头肌长腱与肌联合附近的较粗部位嵌于腱管内，当即显示肩前部疼痛，肱骨呈内旋位，关节丧失外展、内收、外旋、内旋等方向的活动，仅胸肩关节活动存在。走路时伤肢不能前后摇动，以健手托住患肢前臂，保持肘关节于屈曲位，以减少活动或上肢重量所造成的疼痛。

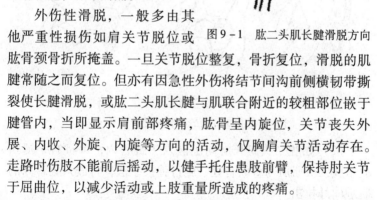

图9－1　肱二头肌长腱滑脱方向

检查时，局部有明显压痛、肿胀、肩关节活动功能受限，并可触到或听到弹响音。严重外伤者，应拍摄X线片，以除外骨折及关节脱位。

9.1.1.3 治疗方法

理筋复位法治疗本病甚见功效，以右侧为例。

（1）患者正坐，医者立于患肩对面，右手四指放于肩上部，掌心向下，拇指放于三角肌前缘中 1/3 处，拇指用力抵住肱骨颈部，即肱二头长腱处。此时左手握患肢腕部，患者掌心向前，肩外展至 60°，并前屈 40°，两手对抗牵引，在牵引下将患者前臂逐渐旋后，并把肩放回至 40°外展位，使放下的前臂尽量旋后（图 9 - 2①）。此时，右手拇指掌面用力向外向上推滚滑脱的肱二头肌长腱，同时左手将患肢做急剧旋前活动（图 9 - 2②），如此滑脱的肱二头肌长腱即被拇指推回原位（图 9 - 2③）。随后用拇指在原处轻轻地按揉，最后用两手掌分别按于肩部前、后侧，施旋转按揉法，放松肩周软组织收功。

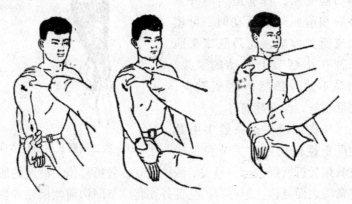

①在牵引中逐渐旋后前臂　②急剧旋前前臂　③拇指推长腱复位
图 9 - 2①②③　　肱二头肌长腱滑脱复位法

（2）如肱二头肌长腱向上嵌入于腱管内，可将右手拇指放于肱二头肌肌与腱联合处，施行弹拨手法，将嵌入腱管内的肌腱向外拉出。

当滑脱的长腱复位后，首先应制动，将伤臂用领袖带置于胸前 1～2 周。活动时应注意避免肩部做剧烈的外展外旋活动。

9.1.1.4　各家治法

（1）《中医推拿学》（俞大方等人）

①放松肩及上臂肌肉：用一指禅推法或按揉法治疗肩前及

肩外侧，配合患者小幅度外展活动。再拿肩井三角肌部及上臂，同时配合按揉曲池、尺泽、合谷、缺盆等穴。随后搓肩部及上肢，使肩及上肢的肌肉尽可能放松。

②理筋整复：从略（与上文大致类同）。

（2）《按摩》（天津市天津医院执笔）

①准备手法：按压合谷、阳溪、阳谷、曲池、小海、天鼎、缺盆、中府、肩井、附分、魄户、膏肓、神堂。

②治疗手法从略（同上文）。

③其他疗法：对外伤性脱位，按摩后局部用洗药热敷，或用理疗，嘱患者练习肩关节活动免致局部粘连。对习惯性脱位，如经常发作影响活动，可手术将肱二头肌腱长头转移至喙突缝合。术后待转移腱愈合后，再加强肩关节练习活动。

9.1.2 肱二头肌长腱腱鞘炎

9.1.2.1 病因病理

（1）急性损伤

因一次突然的牵扯而致伤。如持物平举突然过度背伸向后，使肩关节外展外旋，可使该肌腱突然受到牵扯而致损伤。

（2）慢性积累性损伤

长期的体力劳动，造成肱二头肌长腱的磨损。当患者因退行性改变，使结节间沟粗糙或结节间沟底部骨质增生，沟床变浅，均加剧在肩部外展外旋活动时对该肌腱的磨擦，引起慢性损伤或无菌性炎症反应。习惯性肱二头肌长腱滑脱亦可造成本病。

（3）风寒湿邪刺激

该肌腱和腱鞘在以上损伤基础上，再感受风寒湿邪刺激，使局部气血瘀滞，而加剧临床症状。

总之，该病的病理都是肌腱与腱鞘的创伤性退行性炎症。表现为腱鞘水肿、变红与肥厚、肌腱变黄、失泽粗糙与纤维变。在腱鞘与肌腱之间，有时有纤维粘连。

9.1.2.2　临床表现

一次损伤或慢性劳损再伤时，在受伤当时即有不适，随即疼痛加剧，并向三角肌下放射。相当于肱二头肌长腱处局部有锐利压痛，关节活动也明显受限制，当肱二头肌长腱舒缩活动时，常有轻微的摩擦感。在提物或使肱二头肌收缩并克服阻力时，疼痛更为明显。

受伤史不清的慢性劳损性患者，只诉三角肌前部疼痛，压痛点较局限于结节间沟处，肩关节的活动除上臂外举再向后做反弓（背伸）时疼痛外，其他方向的活动多不疼痛。

有以上症状，检查如发现肩关节内旋试验阳性、抗阻力试验阳性，即可明确诊断。

9.1.2.3　治疗方法

以舒筋活血法治疗，可获痊愈。

先用揉法、推法、按法、擦法，将肩部肌肉放松，着重于肩关节前部肱二头肌长腱处。继之用拇指轻弹拨肱二头肌长腱。对急性发作期疼痛甚者，可以制动于休息位，配合热敷或局部封闭。

9.1.2.4　各家治法

（1）《中国骨伤科学·卷八·筋骨缝损伤》（孙树椿主编）

①手法治疗：治疗目的在于通经活络，松解粘连。具体操作是术者先用手触摸到压痛点，并细心触摸到结节间沟部位，有时触及条索状物，沿其肌腱顺向左右轻轻分拨理顺，从上而下反复3~5次。注意在施手法时，力量不宜太猛。

②药物治疗（从略）。

③固定与练功：早期由于局部炎症较甚，疼痛较剧，可用三角巾悬吊5~10天，以后逐渐加强肩功能锻炼，多做前屈高举活动，以防肌腱粘连。局部封闭。

（2）《推拿治疗学》（陈忠良主编）

①手法取按法、揉法、擦法。取穴：肩髃、肩贞、肩井、肩髎、巨骨。

②患者坐位。在肩部用深沉缓和的滚法、按揉法沿三角肌纤维方向治疗，重点在肩前，约5分钟左右。同时配合肩部的外展和肩关节的内旋、外旋被动运动，幅度由小到大，手法的压力由轻到重。再在肩部用柔和的拿法沿三角肌从下至上臂及时治疗，重点在三角肌前部和二头肌及肘部桡骨粗隆。

③患者坐位。患肩被动外展50°，医生一手扶肩，拇指按住结节间沟，做轻巧而柔和的弹拨法；另一手托住患肢肘部做摇法，幅度由小到大。随后滚肩部，搓肩臂，抖上肢。

④为加强治疗效果，最后沿结节间沟方向用鱼际擦法，以透热为度，可配合患处热敷。

⑤自我推拿：患者可以用中指指腹按住患肩结节间沟，做肩部外展和摇肩关节，以胀为度。幅度由小到大，速度由慢到快，中指要按紧，并随着二头肌长腱滑动做轻度的弹拨，1日2次。

9.1.3　肱二头肌短头肌腱损伤

肱二头肌短头起于肩胛骨的喙突，与喙肱肌并列，但肱二头肌短头靠外，向下与外侧肱二头肌长头相合成一个肌腹，向下延续成肌腱，经肘关节前面，大部分止于桡骨近端之桡骨结节，内侧部分移行于前臂深筋膜，称二头肌腱膜。它们的主要作用是屈肘和屈肩关节，其短头又有使上肢内收的作用。肱二头肌还有使前臂旋后作用，当肩关节外展和后伸时，肱二头肌短头被拉紧，并易与大小结节滚滑磨擦，而发生损伤、劳损退变，若再遭受外力亦易造成损伤。

9.1.3.1　病因病理

人体劳动或锻炼时，肘关节常处于屈曲状态，肱二头肌处于紧张状态，有外力将屈曲的上肢过度外展或后伸时，肱二头肌短头附着于喙突部位就可能有撕裂伤。伤后渗出液又可将肱二头肌短头与喙肱肌粘连。使肱二头肌短头和喙肱肌产生无菌性炎症，发生疼痛。40岁以后的中年人，在肌腱退行性变的基础上，更易受伤，发生无菌性炎症。短头肌腱损伤后，组织肿胀、变硬、挛缩等，使肩关节外展、后伸受限。若复加风寒侵袭，疼痛加重，并影响上肢的上举外展动作。如不及时治疗，日久可诱发冻肩。

9.1.3.2　临床表现

患肢上举、外展、外旋、后伸时，喙突部疼痛明显，喙突部压痛，并可摸到肿胀或粘连的肱二头肌短头。在肘关节屈曲、外展、做肱二头肌短头的抗阻力试验，略收上肢外展、后伸，喙突部出现疼痛加剧。

9.1.3.3　治疗方法

以舒筋活血法治之多效。将肩部肌肉放松，如有粘连时，将肘关节屈曲，肩关节外展后伸略外旋，将肱二头肌短头肌腱拉紧的情况下，用另一手拇指在喙突部使弹拨理筋法。接着在局部施以按揉5分钟，再用肩部摇法被动活动关节。（图9-3）

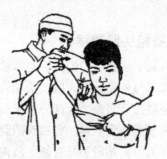

图9-3　弹拨理筋

治疗后，鼓励患者做肩关节功能锻炼，还可配合封闭和热敷。

9.1.3.4　各家治法

（1）《中国骨伤科学·卷八·筋骨缝损伤》（孙树椿主编）

①手法治疗：术者一手握患侧前臂使肘屈90°，上臂略后伸外展；另一手拇指按于喙突处，顺外下方向分拨拿顺，使交叉和旋转的腱纤维复平，在按压同时使上臂回旋数下。

②急性期用三角巾悬吊3~5天，以后逐渐加强肩功能锻

炼，多做外展外旋高举活动。

（2）《推拿治疗学》（陈忠良主编）

①急性病人仰卧位或坐位，肩前部疼痛明显者先用轻柔的一指禅推法或按揉法，在肩前部到上臂前侧治疗。以肩前喙突部为重点。疼痛缓解后可采用滚法，自喙突沿上臂前侧二头肌肌腹治疗，在手法的同时配合被动运动，从内收逐渐做外展活动。再用搓法、抖法治疗上肢，最后在肩前部，沿肌腱方向用擦法治疗，以透热为度。肩前部可加热敷。

②慢性病人取坐位，用深沉缓和的滚法或按揉法，在肩前部到上臂前侧治疗，重点在肩前部，同时配合肩外展和后伸被动活动，再以拿法沿二头肌肌腹治疗，随后在肩前痛点做较重缓和的按揉并配合弹拨，再搓肩及上肢，最后在肩前部沿肌腱方向用擦法治疗，以透热为度。并可以在肩前加用热敷。

③自我推拿：患者自行用中指指腹按住压痛点，做肩外展和后伸活动时按揉，手法由轻到重，肩关节活动的幅度由小到大，每日2次。

9.1.4　冈上肌肌腱炎、冈上肌肌腱钙化

9.1.4.1　病因病理

冈上肌是组成肩袖的一部分，起于肩胛骨冈上窝，肌腱在喙突肩峰韧带及肩峰下滑囊下面、肩关节囊上面的狭小间隙通过，止于肱骨大结节上部。肌腱与关节囊紧密相联，增加了关节囊的稳定性，但也影响了冈上肌的活动。其作用为固定肱骨头于肩胛盂中，并与三角肌协同动作使上肢外展。在上肢外展活动时，冈上肌腱易遭受到喙肩韧带和肩峰的挤压、磨擦。当肩部反复遭受轻微外伤或过度活动，可导致肌腱慢性劳损、退变等产生无菌性炎症。因退变而致细胞活力降低，二氧化碳结合力降低，PH值升高，促使钙盐沉着，产生钙化，在临床上亦偶有所见。

9.1.4.2　临床表现

冈上肌肌腱炎和冈上肌肌腱钙化的临床表现相似，但后者

在 X 线摄片上可见到钙化。

（1）肩外侧疼痛并扩散到三角肌附着点附近，有时疼痛可向上放射到颈部，向下放射到肘部、前臂及手指。在冈上肌腱抵止点大结节处有明显压痛。

（2）肩关节活动一般不受限制，但在肩关节外展 60°～120°范围时，疼痛剧烈，甚者影响活动，称为疼痛弧（图 9－4）。这是本病的主要特点。这一疼痛特点，可以和肱二头肌长腱腱鞘炎及冻肩症相鉴别。

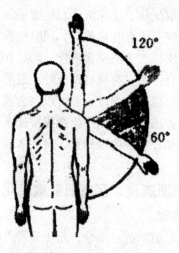

图 9－4　肩关节疼痛弧

（3）因冈上肌有增加肩关节外展力的作用，所以当冈上肌发炎后，肩关节抗阻力外展时，力量较弱，且疼痛。日久可导致肩部肌肉萎缩现象出现。

以上症状在临床上有急性发作、亚急性发作和慢性发作 3 种情况。其中以亚急性发作最多见。

急性发作——在扭伤、过度劳累后突然引起肩部剧痛，活动尤甚。也有无外伤史，于睡眠时骤然发生肩痛，这样的患者多原有慢性冈上肌肌腱炎。疼痛剧烈者影响睡眠和食欲。局部红肿压痛、肌痉挛、温度增高。肩关节活动严重受限制，能持续数周。

亚急性发作——发病较缓慢，肩外旋内旋时痛，外展60°~120°疼痛加剧十分典型。大结节处明显压痛，外展、内旋、外旋抗阻力试验阳性，久之可见三角肌萎缩。

慢性发作——高举外展时偶有轻度刺痛，无肌痉挛现象，此时患者因无功能活动的影响，很少来诊治。

9.1.4.3　治疗方法

以活血化瘀、舒筋通络法治之多可痊愈。多施以滚、摇、按、拿、擦等手法。

患者取正坐位，在肩关节下垂并稍内收的姿势下，在冈上肌处用滚法以舒通血脉、活血化瘀。然后再稍外展肩关节，医者一手托扶肘上部，一手在冈上肌抵止点处用拇指做按揉手法以舒筋通络，剥离粘连。最后用手掌施掌擦法擦肩部，以透热为度。

对急性疼痛期的患者，待急性期过后，再施以上手法治疗。治后应嘱患者主动做肩关节的功能锻炼，并配合热敷。

9.1.4.4　各家治法

（1）《按摩》（天津市天津医院执笔）

①先按压合谷、阳溪、阳谷、曲池、小海、天鼎、缺盆、中府、肩井、附分、魄户、膏肓、神堂等穴。

②治疗手法：患者坐位，术者立于患者病侧与患者并排，面向前。术者以左手前臂自后侧插于患者腋下，右手持患腕，两手做对抗牵引，牵引时将前臂向前旋转，徐徐下落。术者两膝分开屈曲，将患腕夹于两膝之间，同时术者用插于腋下的左前臂将患者肱骨头与颈向外侧牵拉，使肱骨大结节突出。术者用右手拇指掌面压于肱骨大结节前下方，用力向后上部按揉、弹拨冈上肌腱1次，按揉弹拨的同时两膝松开夹住的手腕。术者两手握患腕向上拔伸1次。并向前向后活动其肩关节2~3次。术者用右手放于肩前，左手放于肩后，两手做旋转按揉活动。

（2）《中国骨伤科学·卷八·筋骨缝损伤》（孙树椿主编）

①手法治疗：用拇指与其余四指勾成钳形，形如拿物，由冈上肌上段至上臂，由上而下反复拿捏数次。用小鱼际由冈上肌至肩部为重点，反复操按数次。用拇指于冈上肌至肩部，反复点按数次。一手扶住患肩，另一手托住肘部，将肩部摇转外展高举，反复数次。

②急性期局部疼痛较剧者，用三角巾悬吊 5～10 天，肿胀缓解后进行功能锻炼，如肩部外展、前屈、外旋等，多做外展上举活动。每次锻炼 5～10 分钟为宜。

（3）《推拿治疗学》（陈忠良主编）

①病人取坐位，在患肩肩胛冈上及肩外侧用柔和的滚法治疗，可同时配合肩关节外展活动，随后按揉肩井、肩髃、天宗，再拿肩井及三角肌。

②病人坐位，患肢被动外展 30°，肌肉放松，医生手托住患肢肘部，另一手拇指按住肩峰下肱骨大结节顶部，用弹拨法与按揉法交替治疗。再搓揉、摇肩关节、抖肩及上肢，最后在肩关节周围用擦法治疗，透热为度。可加用热敷。

③自我推拿：用中指指腹按揉肩峰下痛点，同时配合肩关节外展及旋转活动，每日 2 次。

9.1.5　肩峰下滑囊炎

肩峰下滑囊，又名三角肌下滑囊。位于三角肌下面与冈上肌上面，此囊分为肩峰下和三角肌下两部分，二者之间可能有一个薄的中隔，但大多数是相通的。其滑囊覆盖肱骨结节间沟和短小旋转肌，其顶部和肩胛骨肩峰、喙突紧密相连，其底部与短小旋转肌及肱骨大结节连接。冈上肌肌腱与肩关节囊的上部相结合，并形成此囊底的大部分。当上臂外展成直角时，滑囊几乎完全隐藏于肩峰下而不可见。滑囊将肱骨大结节与三角肌、肩峰突隔开，滑囊内部有滑膜覆盖。它的主要功能在于使肱骨大结节不致在肩峰突下面发生摩擦。往往因长期磨擦而引起劳损，产生滑囊水肿、增厚的无菌性炎症，或发生滑囊壁内互相粘连，妨碍上臂外展和旋转肩关节的正常活动。

9.1.5.1 病因病理

当肩部遭受明显的直接撞击伤或肩部外展时受间接暴力挫伤，均可造成急性的肩峰下滑囊炎。肩峰下滑囊炎经常不是一项单独现象，而是继发于肩关节邻近组织退化和慢性炎症，尤以冈上肌肌腱炎为最密切。因为冈上肌肌腱在肩峰下滑囊的底部，当冈上肌肌腱发生慢性劳损或退行性病变时，肩峰下滑囊必然同时受影响，所以肩峰下滑囊有病变时，也隐藏着冈上肌肌腱的疾病。

9.1.5.2 临床表现

肩外侧面疼痛，常引向三角肌上端，上臂外展外旋运动时，疼痛加剧。肩峰下压痛明显。急性期因滑囊膨胀，使三角肌前缘呈圆形肿胀。

初期肩部活动受限较轻，日久与腱袖粘连，而使肩部活动障碍。肌肉萎缩以冈上肌和冈下肌出现较早，晚期可出现三角肌萎缩。

9.1.5.3 治疗方法

（1）急性期宜以消瘀止痛法治之，手法宜轻柔。患者正坐，患肩自然下垂，医者在患侧，面对患者，轻轻揉擦三角肌部位，揉擦时可配合擦剂如冬青油、红花油等。治疗后宜使上臂外展位置制动休息，并配合局部热敷。

（2）慢性期宜以活血化瘀、滑利关节法治之。患者正坐，医者一手托患肢于稍外展位，一手用滚法在肩部三角肌处治疗，做到充分舒筋。然后，在肩部施按揉法、拿推法及擦法等，亦可采用冈上肌肌腱炎治疗方法治之。对有粘连而致关节活动功能受限者，再采用肩关节各方向的被动法，逐渐改善关节的活动范围。治后可配合热敷，并嘱做肩关节主动功能锻炼。

9.1.5.4 各家治法

（1）《中国骨伤科学·卷八·筋骨缝损伤》（孙树椿主编）

手法治疗：患肩置功能位，术者于肩峰下做轻揉按法5～10次，继而将上肢外展高举，再于局部做分拨理筋手法3～5

次，注意手法不宜过重，以免加重局部的水肿。

（2）《推拿治疗学》（陈忠良主编）

①急性期：病人坐位，患肩略外展，柔和而缓慢地按揉肩峰下及三角肌部位，同时在肩部周围三角肌部位配合轻快的捏拿法。再在三角肌及其周围以轻柔的擦法治疗，以透热为度。随后配合摇肩关节，手法宜轻柔，幅度由小到大，速度由慢到快，以病人能够忍受为度。最后搓肩臂，抖上肢结束。

②慢性期：病人坐位，在肩关节周围用轻柔的滚法治疗，重点在肩峰下及三角肌部，同时配合上臂的内收、外展及旋转活动。再在肩部做深沉而缓和的拿、按、揉法。上臂略外展位（约30°），在肩峰下及三角肌部做轻柔而深沉的弹拨法，最后搓、摇、抖肩部及上肢。

9.1.6 漏肩风

漏肩风又名"冻肩""肩凝结"、"冻结肩"、"五十肩"、"老年肩"、"肩关节周围炎"等名称。本病症是以肩关节疼痛和功能活动明显受限为主要表现的常见病，常见于 40 岁以上的患者，50 岁左右最为多见，女性比男性为多，非体力劳动者较体力劳动者多见。如不施以有效的治疗，肩关节经常疼痛，甚至关节粘连，严重的丧失关节活动功能，推拿疗法可收到良好的成效。

9.1.6.1 病因病理

本病病因目前尚未完全清楚，一般认为与下面因素有关。

（1）内因

从解剖结构上看，肩关节囊松弛，可积留关节渗液。关节液的特点——不动的离体关节液，经久易发生纤维化改变；运动时已纤维化的关节液可以逆转。由此可知肩关节易发生粘连的原因。

某些患者与内分泌功能紊乱有密切关系，特别是肾上腺皮质激素。

（2）外因

①继发于一些疾病之后：肩部患肱二头肌长腱腱鞘炎、冈上肌肌腱炎、肩峰下滑囊炎等症，由于退行性变的慢性炎症波及肩关节，及由于疼痛肩关节缺乏运动所致。老年人的肩部或上肢发生骨折、脱位，因失治或固定日久、活动过晚而发生本病。心血管疾患发生向肩部放射性疼痛，亦可诱发本病。

②轻度外伤史和重复性劳损，加之风寒侵袭所致。

③某些患者与感染病灶有密切关系。

本病的病理改变，主要表现为盂肱关节囊内的下部和前下部的广泛性纤维粘连。

9.1.6.2　临床表现

本病以疼痛及肩关节功能活动受限为主要特征。

（1）疼痛

肩关节周围广泛性疼痛，早期呈阵发性疼痛，常因天气变化及劳累而诱发，以后逐渐发展到持续性疼痛，并逐渐加重，昼轻夜重，影响睡眠，不能向患侧侧卧。肩部受到牵拉时，可引起剧烈疼痛。除以上自觉疼痛外，在肩关节周围有广泛性压痛，并可向颈部及肘部放射。

（2）功能活动受限

由于关节囊及肌肉粘连，长期废用而引起肌张力降低，且喙肱韧带固定于缩短的内旋位等因素，可使肩关节各方向的主动和被动活动均受限。特别是当肩关节外展时，出现典型的"扛肩"现象。梳头、穿衣服等动作均难以完成。严重时，肘关节功能亦受限，屈肘时手不能摸肩。日久，三角肌等肌肉可以发生不同程度的失用性肌萎缩，出现肩峰突起、上臂上举不便、后伸欠利等症状。

9.1.6.3　治疗方法

一部分病人有自愈趋势，仅遗留轻度功能障碍。大部分病人需经有效的治疗方能痊愈。推拿法治疗本病较为有效。初期疼痛较甚者，可用较轻柔的手法在局部治疗，以舒筋活血，通络止痛，改善局部血液循环，加速渗出物的吸收，促进病变肌腱及韧带的修复。对晚期患者，可用较重手法如扳、拔伸、摇、并配合肩关节各功能位的被动活动，以松解粘连，滑利关节，促使其关节功能逐渐恢复。

（1）患者坐位，医者点按肩井、天宗、肩髃、肩贞、曲池、合谷等穴。

（2）患者仰卧或坐位，医者站于患侧，用滚法或一指禅推法施术于患侧肩前部及上臂内侧，往返数次，配合患肢被动的外展、外旋活动。重点在肱二头肌长、短腱处施术。

（3）患者健侧卧位或坐位，医者一手握住患肢的肘部，另一手在肩外侧和腋后部用滚法，配合按揉法、拿法，于肩髃、肩贞处施术，并做患肢上举、内收等被动活动。

（4）患者坐位，医者站在患者的患侧稍后方，一手扶住患肩，一手握住腕部或托住肘部，以肩关节为轴心做环转运动，幅度由小到大（图9-5）。然后医者一手托起患侧前臂，屈肘使患臂内收，令患侧之手搭在健侧肩上，再由健肩绕过头顶移到患肩，反复操作5~7次，同时另一手拿捏患肩。

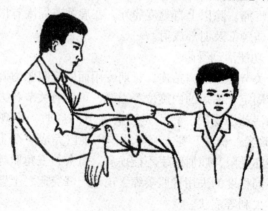

图9-5　环转摇肩法

以上手法目的是充分舒筋，为撕开粘连做准备；以下3法是撕开粘连的主要手法。

（5）患者坐位，医者站在患者患侧稍前方，一手握住患侧腕部，并以肩部顶住病人患侧肩前部。握腕之手将患臂由前

方扳向背后，逐渐用力使之后伸，重复3～5次。（图9-6）

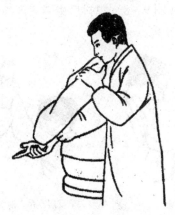

图9-6　上肢被动后扳法

（6）患者坐位，医者站在患者健侧稍后方，用一手扶健侧肩部，防止患者上身前屈，另一手握住患侧腕部，从背后将患肢向健侧牵拉，逐渐用力加大活动范围，以患者能够忍耐为度。重复2～3次。（图9-7）

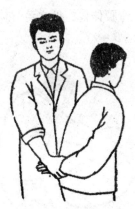

图9-7　背后拉臂法

（7）患者坐位，医者站在患侧肩外侧，双手握住患肢腕部稍上方，将患肢提起，用提抖的方法向斜上方牵拉。牵拉时要求患者先沉肩屈肘，然后突然向斜上方牵拉患肢。活动幅度逐渐增加，手法力量由小到大，需注意用力不宜粗暴过猛，以防止发生意外。（图9-8）提抖后患者肩部痛甚者，可在牵引下施抖法，即可止痛。

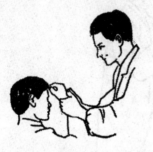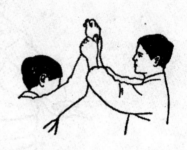

　①垂肩屈肘　　　　　②肩关节反展高举，肘关节伸展

图9-8①②　提抖法

（8）用搓法由肩部到臂反复搓动数次，以此结束操作。

（9）在治疗同时必须配合适当的功能锻炼，如能持之以恒，循序渐进，对恢复肩关节功能活动有很大帮助。锻炼时可根据具体情况，选择下列方法。

①弯腰晃肩法：弯腰伸臂，做肩关节环转运动，动作由小到大，由慢到快。（图9-9）

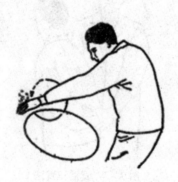

图9-9　弯腰晃肩法

②爬墙活动：面对墙壁，用双手或单手沿墙壁缓缓向上爬动，使上肢尽量高举，然后再缓缓向下回到原处，反复进行。（图9－10）

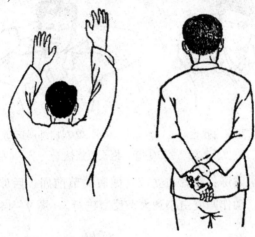

　图9－10　爬墙活动　　　图9－11　体后拉手

③体后拉手：双手向后，由健手拉住患肢腕部，渐渐向上拉动，反复进行。（图9－11）

④外旋锻炼：背靠墙而立，双手握拳屈肘，做肩部外旋动，尽量使拳背碰到墙壁，反复进行。（图9－12）

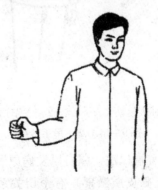

图9－12　外旋锻炼

⑤抱头收展法：双手交叉抱在颈后部，肩关节尽量做内收及外展。反复20次以上。(图9-13①②)

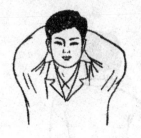 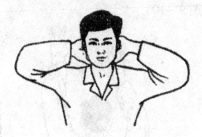

①双肩内收运动　　　　　　　②双肩外展运动

图9-13①②　抱头收展法

⑥甩手锻炼：患者站立位，做肩关节前屈、后伸及内收、外展运动，动作幅度由小到大，反复进行。(图9-14①②)

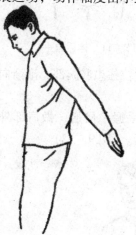 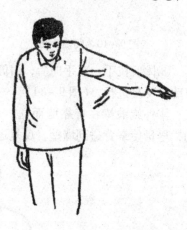

①肩关节前后伸展运动　　　　②肩关节内收、外展运动

图9-14①②　甩手锻炼

（10）无痛治漏肩风法　漏肩风发病原因，西医指出与内分泌（特别是肾上腺皮质激素）有密切关系。我们在临床用松振神阙穴治疗漏肩风的病人，收到良好效果。由于此法不需撕粘连的手法，病人无疼痛之苦，所以命名为"无痛治漏肩

风法"。具体操作如下：患者取仰卧位，医者坐在患者右侧，右手劳宫穴对准神阙穴，中指在任脉，食指、无名指在肾经，拇指、小指在胃经，掌根近关元穴。医者肩、肘、腕及上肢完全放松，使腕痉挛释放，带动全掌产生振动。当患者出现胸闷、气憋、心慌时，令患者自行做肩关节高举、下放的连续活动即可。此法对腱鞘炎、腕管综合征、颈椎病、腰椎间盘突出症均有良好效果。以后有关章节不再赘述。

9.1.6.4　各家治法

（1）《中医推拿学》（俞大方等编）

①病人仰卧位，医生站于患侧，用滚法或一指禅推法施于肩部及上臂内侧到肘部桡骨粗隆，配合患肢的外展、内收和旋转被动活动。重点在肩前部的肩内俞处。

②健侧卧位，医生一手托住患肢肘部做患肢前屈上举活动，另一手在肩外侧和腋后部用滚法治疗，配合按拿肩髃、肩贞、天宗、秉风等穴。

③坐位，医生站于后，在项部及肩胛部用滚法或一指禅推法，配合拿按肩井、秉风、天宗等穴和患肢后弯上抬的被动活动，并摇、搓、抖肩部结束治疗。

（2）《中国骨伤科学·卷八·筋骨缝损伤》（孙树椿主编）

用拇指指腹或大、小鱼际于病变部位按压推拨，或拇指与余四指配合将肌肉拿起反复操作多次。用指尖或指腹与局部肌纤维垂直或一致，进行拨揉、理顺。活筋松解法适用于关节粘连或纤维化，按患肩关节的范围，做相应活动，用力由轻到重，范围由小到大，反复做多次，必要时用摇法、抖法，有利于粘连的松解。施术时以患者能忍受为宜，两天做手法1次，10次为1疗程。

9.2　肘部病症

肘部疼痛是临床常见的一种症状，除肘部疾病外，臂丛神经病变、颈椎病及肩部疾病也可引起肘部疼痛，临床上应注意鉴别。此处主要讨论因肘部损伤所引起的疼痛。

9.2.1　急性肘部伤筋

9.2.1.1　病因病理

急性肘部伤筋多系间接暴力致伤。跌倒时，以手撑地，使肘关节处于外翻、内翻或过伸状态，并超出正常活动范围，造成与之相对应的内侧、外侧、前侧韧带及鹰嘴滑膜损伤。亦有因肌肉突然收缩如投掷运动造成肘部内侧副韧带损伤。伤后肘关节局部出血、充血、肿胀，周围组织亦呈现一些反应性炎症。滑膜受伤则有较多滑液渗出，加重了肘关节的肿胀程度。

9.2.1.2　临床表现

肘部软组织损伤后即出现肿胀、疼痛、活动功能受限。如尺侧副韧带损伤时，使肘关节外展，内侧疼痛明显；桡侧副韧带损伤时，使肘关节内收，外侧疼痛明显。局部均有明显压痛，肘关节伸屈运动虽能完成，但伴有疼痛。损伤严重时，肿胀、疼痛明显，肘部功能活动受限亦明显。检查肘关节三角关系正常，无弹性固定，没有异常活动及骨擦音，借此可与骨折、脱位相鉴别。如怀疑有小骨片撕脱骨折时，可以 X 线摄片加以鉴别。

9.2.1.3　治疗方法

（1）损伤初期肿胀严重者，禁止用粗暴的按揉手法和强力的被动伸屈活动，以免造成肘关节周围的外伤性骨化性肌炎。应内服活血化瘀、消肿利湿之剂，外用活血止痛散，将伤肢悬吊于胸前。

（2）损伤中期，约伤后 1 周后，肿胀基本消退。在局部施以轻柔的一指禅推法或按揉法，鼓励患者主动做肘关节的屈伸活动。

（3）损伤后期，肿胀消退，功能尚欠佳者，多在局部施揉捻法，同时被动屈伸肘关节。

9.2.1.4　各家治法

（1）《中国骨伤科学·卷八·筋骨缝损伤》（孙树椿主编）

根据损伤轻重而选用不同治疗方法，轻者外用或内服中药，达到活血化瘀、消肿止痛的目的。损伤严重者，要给予关节制动，1~2周后开始关节活动，以恢复功能。

（2）《中医伤科学》（岑泽波主编）

在触摸到压痛点后，以两手掌环握肘部，轻轻按压1~2分钟，有减轻疼痛的作用，然后用轻按摩拿捏手法，以患者有舒适感为度。

9.2.2　肱骨外上髁炎

肱骨外上髁炎，又称网球肘。

肱骨外上髁为肱桡肌和前臂伸肌总腱附着部。日常生活中，如果前臂在旋前位，腕关节经常做背伸性活动，可将其附着部位的软组织牵扯而发生损伤，引起疼痛。

9.2.2.1　病因病理

（1）急性扭伤和牵扯而引起损伤。

（2）慢性积累性劳损，从事经常需要屈伸肘关节，尤其需要前臂旋前、旋后动作者，或前臂旋前活动时，腕关节同时做背伸、尺偏的联动动作，则附着肱骨外上髁的伸肌群，尤其是桡侧伸腕长、短肌受到牵拉，如此经常反复，则可引起损伤。

其主要病理变化：

①血管神经束损伤学说：伸指总肌腱穿出的血管神经束，被周围较硬的肌腱组织，在肌肉不断收缩或被动牵拉时，受到挤压。随年龄增长，纤维结缔组织开始退行性变，弹性减退，则受伤机会增多，超过生理允许范围，使神经支发生创伤性炎症，久之，血管神经束与肌腱裂孔发生粘连，症状加重。

②附着于肱骨外上髁的肌腱过度劳损。

③伸肌腱附着点发生撕裂。

④伸肌健附着点骨膜下出血，形成小血肿，血肿逐渐机化，导致骨膜炎。

⑤环状韧带的创伤性滑囊或肱桡关节滑膜壁嵌入关节之间，或桡肱滑囊的炎症变化或出血发生粘连所致。

9.2.2.2　临床表现

患者肘后外侧疼痛或酸痛，尤其在旋转背伸、提、拉、端、推等动作时，疼痛更加剧烈，同时沿伸腕肌向下放射。局部可微呈肿胀；前臂旋转及握物无力。

检查：肘外侧外上髁处，压痛明显，亦有沿伸腕肌走行方向广泛压痛。

伸肌紧张试验和麦尔（Mill）氏试验阳性，对本病诊断很有参考价值。

9.2.2.3　治疗方法

舒筋活血法，为理想的保守疗法。

（1）先沿肱骨外侧髁向前臂用滚法、按法、揉法，广泛舒筋活血，再用弹拨法治疗。

（2）患者正坐，医者坐于患者病侧，右手持腕使患者右前臂旋后位，左手用屈曲的拇指端压于肱骨外上髁前方，其余四指放于肘关节内侧。医者以右手逐渐屈曲患者肘关节至最大限度，左手拇指用力按压患者肱骨外上髁的前方，然后再伸直其肘关节，同时医者左手拇指推至患肢桡骨头之前上面，沿桡骨头前外缘向后弹拨伸腕肌起点。施术后患者有桡侧3指麻木感及疼痛减轻的现象。

（3）弹拨方法很多，亦可将患肢前臂旋后、屈肘，按置桌上，在肘下垫以软物。医者以双手食、中指与拇指相对，拿住肱桡肌与伸腕肌紧向外扳，然后嘱病人患肢前臂旋前，医者用拇指向外方紧推邻近桡侧伸腕短肌。反复数次，弹拨范围可向上下移动。

（4）最后用擦法擦肘外侧及前臂伸肌群结束手法操作。

以上保守疗法无效时，可做手术治疗。

9.2.2.4　各家治法

（1）《中国骨伤科学·卷八·筋骨缝损伤》（孙树椿主编）

手法治疗：在肱骨外上髁及前臂桡侧用弹拨法和指揉法，刺激桡侧腕伸肌和肱桡肌，如有明显痛点，可用拇指刮筋。沿伸肌群走行方向，从远端向近端以拇指或鱼际间推顺，也可以用搓法，反复数次，以透热为度。前臂旋前同时屈肘，然后用力伸肘，前臂旋后位过伸肘关节扳法。

（2）《推拿治疗学》（陈忠良主编）

①舒筋通络：病人坐位或仰卧位，医者用轻柔的滚法从肘部沿前臂背侧治疗，往返3~5次，随后重点在肘部治疗，再用拇指按揉曲池、手三里、尺泽，用中指指端按揉少海、小海，手法宜缓和，同时配合拿法沿桡侧伸腕肌往返提拿。再用擦法沿桡侧伸腕肌治疗，以透热为度。最后搓上肢结束。

②理筋整复：病人坐位或仰卧位，医者一手握住其肱骨下端，另一手握住其腕部，做对抗用力，拔伸肘关节。握腕部的一手同时做轻度的前臂旋转、左右扳动的活动；握肱骨下端的一手拇指同时按揉桡骨小头。在拔伸过程中再做肘关节的屈伸活动。最后从肱骨外上髁，经肱桡关节，沿前臂桡侧伸腕肌做轻柔的弹拨和按揉。

③活血化瘀：病人坐位或仰卧位，用较深沉的滚法从肘部沿前臂侧治疗，往返3~5次，随后重点在肘部治疗。再用拇指按揉压痛点及前臂桡侧伸腕肌群，同时配合深沉的弹拨治疗。并配合肘关节伸屈和前臂旋转被动活动，最后可以在前臂背侧到肘部用擦法治疗，以透热为度，并可加用热敷。

9.2.3 肱骨内上髁炎（又名学生肘）

9.2.3.1 病因病理

肱骨内上髁是前臂屈肌总腱附着部。由于某种工作需要反复做屈腕、伸腕、前臂旋前的动作，使前臂屈腕肌群牵拉，引起肱骨内上髁肌腱附丽处的积累性损伤，产生无菌性炎症。或在跌仆受伤、腕关节背伸、前臂外展、旋前位姿势时，往往引起肱骨内上髁肌肉起点撕裂伤，产生出血、血肿，继之纤维疤痕化。

肱骨内上髁穿出前臂屈肌总腱的血管神经束的挤夹，以及尺神经皮神经受挤压，亦是发生本病不可忽视的原因。

9.2.3.2 临床表现

病人感到屈伸腕关节时肱骨内上髁处疼痛，局部酸痛无力，疼痛可放射到前臂掌侧。

检查：在肱骨内上髁及尺侧屈腕及指浅屈肌部有明显压痛点。前臂抗阻力旋前和抗阻力屈腕时，疼痛症状加重。

9.2.3.3 治疗方法

宜以舒筋活血法治之，操作方法同肱骨外上髁炎，惟部位在肱骨内上髁压痛点处。

9.2.3.4 各家治法

（1）《推拿治疗学》（陈忠良主编）

①舒筋通络：病人坐位，医者先用轻柔的滚法在肱骨内上髁沿尺侧屈腕肌到腕部治疗，往返3～5次，随后重点在肱骨内上髁。再用按揉法从肱骨内上髁沿尺侧屈腕肌到腕部往返3～5次，手法宜轻柔缓和，同时配合腕部伸屈被动活动，使紧张痉挛的屈腕肌群松弛。随后在肱骨内上髁压痛点及周围弹拨。再沿屈腕肌用轻快的拿法治疗，往返数次。再搓揉肘部及前臂1～2次。

②活血化瘀：在上述治疗基础上，沿前臂屈腕肌到肘部用擦法治疗，以透热为度。最后可以用热敷。

（2）《中国骨伤科学·卷八·筋骨缝损伤》（孙树椿主编）

①指揉、刮筋、铲筋法：以右侧为例，医者与患者相对而坐，左手握患肢，右手在肘关节内侧痛点先用指揉法放松周围软组织，然后用重手法刮、铲痛点，以松解周围粘连。

②推捋法：在肱骨内上髁及前臂尺侧软组织用推捋法，从远端到近端，透热为度。

③整理法：医者站位，面对患者，以医者腋窝夹住患者前臂下端，两手握拢肘关节，拇指顶在内上髁下方痛点，进行摇肘，顺摇20次。

④扳法：患肢旋后，掌心朝天，医者右手拿腕，左手托肘尖，使患者旋前屈肘，然后旋后伸肘，同时左手向上用力托肘尖，可听到"咔"的声响。

⑤拨"麻筋"和拔节：分别在腋窝、尺神经沟、桡神经沟弹拨臂丛神经，然后拔1~5指间关节。

9.2.4　尺骨鹰咀滑囊炎（又名矿工肘）

9.2.4.1　病因病理

在尺骨鹰咀部位，肱三头肌腱附着于鹰咀突处有两个滑囊，一个处于鹰咀突和肌腱之间，称为肱三头肌下滑囊；一个处于皮肤与鹰咀突和肌腱之间，在肘后皮下，故称鹰咀皮下滑囊。常因撞伤或反复摩擦等机械刺激过度而引起创伤性炎症，多表现于皮下滑囊无菌性炎症，出现局部肿胀、疼痛等症状。

本病多发生于矿工及用肘部支撑用力的工种，所以有"矿工肘"之称。

9.2.4.2　临床表现

尺骨鹰咀部位呈现圆形或椭圆形肿胀，大小不等，约1~2.5厘米直径大小，肿块可以活动，位于皮下，质软，有轻度波动感，伴有压痛，皮色大都不红。肘部活动无明显影响。如伴有继发感染，则有红肿、疼痛，患肢无力，屈肘轻度受限，亦有对活动并无妨碍者。

9. 2. 4. 3　治疗方法

宜以活血祛瘀法治之，常选用按、揉、擦等手法于局部施术。

急性期局部肿胀、疼痛剧烈的情况下，亦可外敷消瘀止痛类的药膏，每2~3天换药1次。若伴有感染者，应服用清热解毒的药物。若有积液时，除推拿治疗外，还可配合针灸，用三棱针点刺3~4处，然后加以挤压，外用消毒敷料加压包扎。亦可采用封闭疗法。一般保守疗法可愈，不需手术治疗。

9. 2. 4. 4　各家治法

（1）《中国骨伤科学·卷八·筋骨缝损伤》（孙树椿主编）

手法治疗：急性外伤发病者，手法要在伤后1周施行，选用指揉法、散法、刮筋法等；慢性滑囊炎可用较重手法刺激，首先用揉、散法，然后用刮、铲筋法舒筋通络，最后弹拨臂丛神经，拔指间关节。

（2）《推拿治疗学》（陈忠良主编）

病人坐位，在尺骨鹰咀部的肘、肘尖、曲池等穴用按揉法做轻柔的治疗。同时在肱三头肌配合轻快的拿法，重点应在肱三头肌近尺骨鹰咀部的肌腱。再从鹰咀部沿肱三头肌用擦法治疗，以透热为度。并可加用热敷。

9.3　腕与手部病症

腕部为前臂与手的连接结构，包括8块腕骨以及与其形成关节的桡、尺骨下端和5个掌骨的近端。其中包括桡腕关节、腕骨间关节、腕掌关节。下尺桡关节虽不属腕关节，但本文也进行讨论。腕部的软组织众多，腕掌侧除有从前臂来的长腱外，还有起自腕骨和掌骨的短小手肌。腕背侧有伸腕、指的伸肌腱。腕部的结构较复杂，由于活动频繁，遭致损伤的机会也多。临床常见的有急性腕部扭伤、桡侧伸腕肌腱周围炎、三角软骨损伤、腕管综合征、桡骨茎突狭窄性腱鞘炎、指部腱鞘炎、腱鞘囊肿、指间关节扭伤等。

9.3.1　腕部扭伤

9.3.1.1　病因病理

腕关节扭伤，多有明显外伤史，由直接、间接暴力或积累性劳损而致伤。如在生产劳动、体育运动或日常生活中，因不慎跌仆时手掌猛力撑地；或因持物而突然旋转及伸屈腕关节；亦有因暴力直接打击而致伤；亦有因腕关节超负荷量的过分劳累或腕关节长期反复操劳积累而引起的。

以上损伤均可造成腕关节周韧带及肌腱的撕裂伤，当暴力过大时甚或合并撕脱性骨折和脱位。

9.3.1.2　临床表现

腕关节损伤，可有典型的外伤史，或无外伤史。

急性损伤的症状多见腕部肿胀、疼痛、功能活动受限、活动时疼痛加剧，局部有明显压痛。

慢性劳损的症状多见腕关节疼痛不甚，无明显肿胀，做较大幅度活动时，伤处可有疼痛感，腕部常用"乏力"和"不灵活"感。

检查时，如果将腕关节用力掌屈，在背侧发生疼痛，则为腕背侧韧带与伸指肌腱损伤；反之，则为腕掌侧韧带或屈指肌腱损伤。如果将腕关节向尺侧倾斜，在桡侧茎突部发生疼痛，则为桡侧副韧带损伤；反之，则为尺侧副韧带损伤。如果向各种方向均发生疼痛，且活动明显受限，则多为韧带和肌腱等的复合损伤。

腕部结构复杂，损伤病症繁多，临证时必须注意与骨折、脱位、骨的无菌性坏死相鉴别，往往拍摄 X 线片可以确诊。

9.3.1.3　治疗方法

宜以舒筋活血法治之。

急性损伤疼痛、肿胀明显时，手法宜轻。先在伤处附近选用相应经络上的穴位，如尺侧掌面，可选少海、通里、神门等穴；桡侧掌面，可选尺泽、列缺、太渊等穴；桡侧背面，可选合谷、阳溪、曲池等穴；其他部位同上选穴法，不多赘述。选好穴位后，用点按法使之得气，即有较强的酸胀反应，约1分钟。以疏通经气，畅通气血，达到消除疾患目的。再在伤处的周围向上、下、左、右用揉法，约3~5分钟，以消散凝滞，改善血液循环。揉后可用拿法弹筋，以缓解痉挛。然后用摇法被动地使患腕做绕环、背屈、掌伸、侧偏等动作，以恢复正常的活动机能。最后再用擦法以取热为度。若肿胀明显者，术后外敷中药。

急性损伤后期和慢性劳损：以上手法操作时，要相应加重，活动幅度逐渐加大，以解除痉挛、松解粘连、改善关节活动功能。

腕部推拿手法，对骨折愈合后的功能恢复也是十分有益的。

9.3.1.4　各家治法

（1）《刘寿山正骨经验》（北京中医药大学附属医院编）

八面缝手法

①拔戳法：患者正坐，伤腕伸出，虎口向上。医者站在伤腕外侧，用一手由掌侧握住桡、尺骨下端，并用拇指扣住第1掌骨根（阳溪穴），另一手拿住第1掌骨及拇指，由外向里环转摇晃6~7次，然后进行拔伸，再使拇指背屈（向桡侧屈），同时拿腕之手的拇指向下戳按。（图9-15①②）

②屈戳法：患者正坐，伤腕伸出，掌心向上。医者站在患者前方，一手自小指侧握住伤腕，并用中指扣住伤处（太渊穴），另一手拿住拇指及第1掌骨，自外向里环转摇晃6~7次，然后拔伸，将腕部屈曲的同时，握腕之手的中指向下用力戳按。（图9-16①②）

③合筋法：患者正坐，伤腕伸出，手心向下。医者站在患者前方，用一手自拇指侧握住伤腕，并用中指扣在伤处（腕骨穴），另一手自小指侧拿住食、中、无名、小4指，由内向外或由外向内环转摇晃6~7次，然后拔伸，在保持拔伸力量的同时，先使腕部向桡侧屈，而后再快速向尺侧屈，同时握腕

之手的中指用力向桡侧戳按。（图9－17①②）。

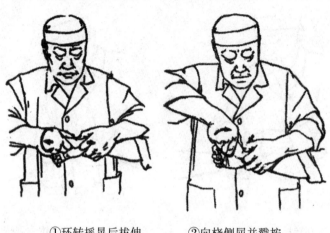

①环转摇晃后拔伸　　②向桡侧屈并戳按

图9－15①②　拔戳法

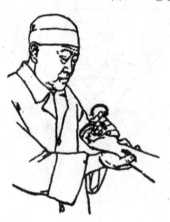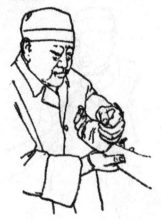

①环转摇晃后拔伸　　　　②腕关节掌屈，中指用力戳按

图9－16①②　屈戳法

④屈转法：患者正坐，伤腕伸出，掌心向上。医者站在患者前方，一手自拇指侧握住伤腕，并用中指扣住伤处（神门穴），另一手自小指侧拿住食、中、无名、小4指，由外向里环转摇晃6～7次，然后向桡侧斜上方拔伸，再向尺侧屈，同

时拿腕之手的中指用力戳按。（图9－18①②）

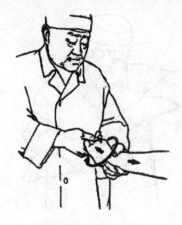 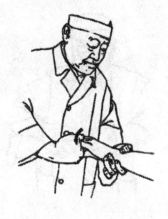

①环转摇晃后拔伸　　　　　②向尺侧屈，中指用力戳按

图9－17①②　合筋法

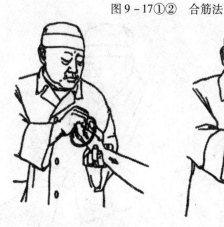 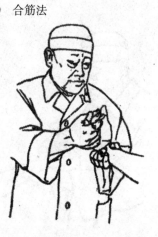

①环转摇晃后向桡侧拔伸　　　②向尺侧屈，中指用力戳按

图9－18①②　屈转法

⑤顺筋法：患者正坐，伤腕伸出，虎口向下。医者站在伤腕外侧，一手自背侧握住伤腕，并用拇指扣在伤处（神门穴），另一手自背侧拿住掌骨，环转摇晃6～7次，向指侧拔伸，然后使伤臂向上高举，拿腕之手的拇指向下挗顺所伤之筋。（图9－19①②③）

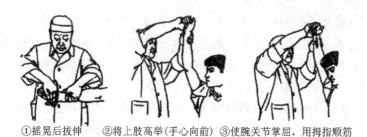

①摇晃后拔伸　②将上肢高举(手心向前)　③使腕关节掌屈，用拇指顺筋

图9-19①②③　顺筋法

⑥顿筋法：患者正坐，伤腕伸出，掌心向下。医者站在患者前方，一手自小指侧握住伤腕，并用拇指扣住伤处（中泉、阳池穴），另一手自拇指侧拿住食、中、无名、小4指，由内向外环转摇晃6~7次，然后先将腕关节掌屈拔伸，再迅速背屈，同时拇指向下戳按。（图9-20①②③）

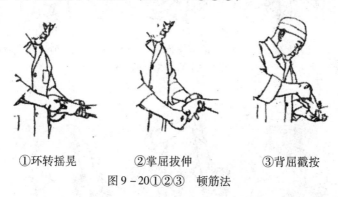

①环转摇晃　　　②掌屈拔伸　　　　③背屈戳按

图9-20①②③　顿筋法

⑦插指法：患者正坐，伤腕伸出，5指张开掌心向前。医者站在患者前方，一手自拇指侧握住伤腕，拇指扣在伤处（中泉、阳池穴），另一手5指与患者伤手5指相对交叉扣紧，由外向里环转摇晃6~7次，然后使腕关节掌屈并拔伸，再迅速背屈，同时拇指向下戳按。（图9-21①②③）

⑧借力顺筋法：医者站在患者前方。患者正坐，伤腕伸出，以手掌用力平推医者胸部。医者用一手自小指侧握住伤手手掌骨，另一手自拇指侧拿住伤腕，拇指用力扣按住伤处（大陵穴），医者拿掌骨之手迅速将伤臂高举，并将伤腕掌屈，

拿腕之手的拇指向下做捋顺法（图9－22①②③）。拔戳法治疗腕桡侧副韧带和拇长展肌及拇短伸肌损伤；屈戳法治疗腕桡侧副韧带和桡侧腕屈肌腱损伤；合筋法治疗腕尺侧副韧带和尺侧腕伸肌腱损伤；屈转法治疗手掌韧带和尺侧腕屈肌腱损伤；顺筋法治疗腕尺侧副韧带和尺侧腕屈肌腱损伤；顿筋法治疗腕指总伸肌腱损伤；插指法治疗腕指总伸肌腱损伤；借力顺筋法治疗浅、深层腕屈肌腱损伤。

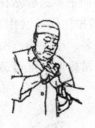 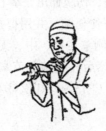 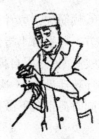

①环转摇晃　　　②掌屈拔伸　　③迅速背屈，拇指向下戳按

图9－21①②③　插指法

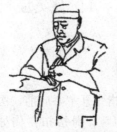 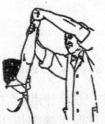 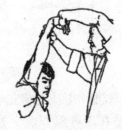

①伤手以手掌用力推医者胸部　②迅速将臂高举　③将伤腕拳屈，拇指向下顺筋

图9－22　①②③借力顺筋法

（2）《推拿治疗学》（陈忠良主编）

①病人坐位。先按揉损伤韧带的起止部，同时配合腕部各方向的摇动。再沿损伤组织做垂直方向的轻柔弹拨。

②拔伸腕关节。如果损伤在腕背侧，则拔伸时向腕背侧屈

曲动作；损伤在掌侧，则拔伸时向腕掌侧屈曲动作；损伤在桡侧，拔伸时向桡侧屈曲动作；损伤在尺侧，拔伸时应向尺侧屈曲动作。

③在腕关节扭伤处用擦法及搓法治疗，以透热为度，再加热敷。

9.3.2　桡侧伸腕肌腱周围炎

肌腱周围炎是肌腱周围滑动组织的损伤性炎症病变。其好发部位最多的是前臂桡侧伸腕肌腱，其次是足背的伸拇长肌肌腱、大腿的股四头肌和小腿的跟腱等，在身体其他部位也可散在发生。旧称"闪轧性腱鞘炎"。

9.3.2.1　病因病理

大多由于急性外伤而引起，如猛烈拉伤、扭伤，或局部砸、碰、挫伤等，故又有"创伤性腱鞘炎"之称。少数病人可因反复多次的摩擦劳损而造成。其病理改变是肌腱周围滑动组织的损伤性炎症病变。肌腱相互摩擦，使腱旁组织产生急性大量炎性液体和纤维蛋白蓄积的反应。

9.3.2.2　临床表现

常有明显的外伤史或损伤史。患者腕部疼痛或酸痛，活动时有微细的摩擦音，局部沿肌腱走行部肿胀，皮肤可轻度发红，压痛明显。检查时，医者用手紧握前臂下端近腕关节处，另一手活动腕关节，此时可听到或触及摩擦音。

9.3.2.3　治疗方法

宜以活血化瘀法治之。采用按、揉、推、擦手法，在局部轻柔的按摩，以改善血液循环，促进渗出性炎症的吸收。每日1次，1周左右即可恢复。肿胀者宜用中药外敷，包扎固定。

9.3.2.4　各家治法

（1）《中国骨伤科学·卷八·筋骨缝损伤》（孙树椿主编）

理筋手法，一助手拿患肢前臂上端，医者一手握拇指，与助手相对拔伸牵引，用另一手拇指沿桡骨腕伸肌腱自下而上反复用推法，直至腕关节活动时捻发音消失或减轻为止（图9–

23）。外用活血消肿药膏包扎固定。急性疼痛肿胀好转后，仅留局限性的疼痛，可采用局部封闭。

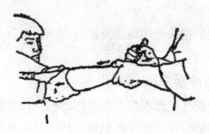

图 9 - 23　拇指推法

（2）《推拿治疗学》（陈忠良主编）

①病人坐位，患肢前臂下垫枕，背侧向上。医生沿桡侧腕伸长、短肌的方向按揉，手法宜轻快柔和，同时对前臂的伸肌用轻快的拿法上下往返治疗。

②从腕部桡侧沿外展拇长肌及拇短伸肌的方向到前臂近端用擦法治疗，以透热为度。再用热敷，但不宜过烫。

（3）推拿治疗后用绷带包扎固定。

9.3.3　三角软骨损伤

桡尺远端关节即下桡尺关节，由桡骨远端半月切迹与尺骨小头的桡侧半环形关节面所构成（图 9 - 24）。前臂在旋前旋后运动中，桡骨围绕尺骨转动。从桡骨的尺侧缘至尺骨茎突基部有尖端向尺侧的三角形软骨，称三角纤维软骨盘。其前后缘有两条坚强而柔韧的韧带相连结，为增强关节的活动性，防止在前臂旋前、旋后时将三角软骨撕裂。软骨的上下方均有滑膜囊，又称囊性隐窝，借以缓冲对三角软骨盘的冲击力。三角软骨中心部分菲薄，其与桡骨连接处较与尺骨连结处薄弱。三角软骨的作用是连接下桡尺关节的重要组成部分，并可限制前臂过度的旋前旋后动作。

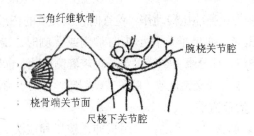

图 9 - 24 腕关节软骨盘

9.3.3.1 病因病理

多数患者有明显外伤史，如前臂旋转力量及范围过大，引起三角软骨盘前后两条韧带紧张。如旋转暴力继续增加，可引起韧带的撕裂伤，以至断裂。若暴力终止，则三角软骨盘不受损伤，但下桡尺关节也可松动分离。如旋转暴力未终止并继续增加，则三角软骨盘没有韧带的保护，在连结的薄弱部分（即桡骨相连处）撕裂，同时造成下桡尺关节松动分离。如腕部受到冲击暴力，囊性隐窝抵消不了时，暴力会损伤三角软骨盘最薄弱的部分即三角软骨盘的中央破裂，造成下桡尺关节分离。三角软骨盘损伤可以单纯发生，也可并发于桡骨远端骨折及下桡尺关节脱位。腕部损伤时，若发生桡骨远端的撕脱骨折或尺骨茎突基底部撕脱骨折，反而可避免三角软骨盘的损伤。

日常生活中，长期运用前臂旋转劳动而使腕部韧带产生慢性劳损者，更易遭致损伤发生本病。

也有少数人的三角软骨盘先天发育不全，从小就双前臂的下桡尺关节分离，活动度超过正常范围。

9.3.3.2 临床表现

急性期时，下桡尺关节背侧轻度肿胀，自觉腕部疼痛与无力感，并有握力减退。疼痛以尺侧最为突出，局部压痛明显，前臂旋前旋后活动受限，动则疼痛加剧。部分患者下桡尺关节松弛，尺骨小头较正常隆起，容易前后推动且有松动感。拍摄X线片显示下桡尺关节较健侧宽。

急性期过后，腕部尺背侧继续疼痛乏力，握力减退，不能平举重物或用力做腕部扭转动作。检查时，腕关节的桡尺骨背侧间隙有明显压痛，如果推尺骨小头向掌侧或背侧时，出现疼痛及"咯吱"响声，部分患者下桡尺关节仍较健侧松弛，前臂旋转时，出现清脆的响音或交锁现象。腕关节碘剂造影有助于确诊。

9.3.3.3　治疗方法

宜以理筋整复法治之，采用拔伸、按压和摇法。

急性期先用手将分离的桡尺骨远端复位。患者正坐，伸臂掌心向下。医者与患者并行站立，一手拿住尺骨远端，一手拿住桡骨远端，上臂与胸壁夹紧患肢上臂，与拿桡尺骨远端的双手相对牵引，同时双手前后略错动下桡尺关节，并按挤两臂使其复位；在按挤力量保护下，医者转身使患臂屈肘，伤前臂旋后，伤手摸肩，继之医者仍在按挤保护桡尺关节的情况下，令患者肘伸直，前臂再旋前恢复原来体位。如此操作两次，用绷带加压包扎 5 ~ 9 层，起保护作用。2 ~ 3 周后可戴护腕，逐渐练习腕部功能活动。

对后期患者，可戴护腕保护下桡尺关节，避免做前臂过度旋转动作。亦可用上法治之。

9.3.3.4　各家治法

（1）《中医伤科学》（岑泽波主编）

理筋手法：先行相对拔伸，并将腕部环转摇晃 6 ~ 7 次，然后再在桡骨远端和尺骨小头的侧方互相挤压以复位，最后痛点按压。用两块夹板将腕关节固定于功能位 4 ~ 6 周，然后在无痛的情况下，逐步进行功能活动。慢性期症状加重时，也可短期的固定制动。

（2）《中国骨伤科学·卷八·筋骨缝损伤》（孙树椿主编）

①归挤合筋法：患者坐于凳上，伤臂伸出，掌心向下。助手站在伤臂外侧，用双手拿前臂下端，双拇指在背侧，余四指在掌侧。医者站在患者前方，双手握住前臂下端，双拇指与助手双拇指相对，双手大鱼际分别压住桡骨茎突和尺骨小头，余四指握住腕部。医者与助手相对拔伸牵引，在牵引下将腕部摇

晃6~7次。医者双手食指向上挺托，双手大鱼际分别向下按压桡骨茎突与尺骨小头，使两骨分离，然后再用大鱼际分别置于桡尺侧向内大力归挤桡骨茎突与尺骨小头，使两骨合拢。（图9－25）

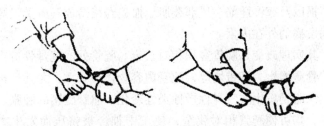

图9－25　归挤合筋法

②扬腕合筋法（同正文介绍）。（图9－26①②③）

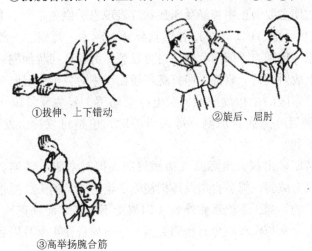

①拔伸、上下错动　　　　　②旋后、屈肘

③高举扬腕合筋

图9－26①②③　扬腕合筋法

9.3.4　腕管综合征

腕管综合征又称腕管症候群，是指正中神经在腕管内受到压迫所引起的手指麻木等神经症状，临床上并不少见。

腕管是由腕关节掌侧横行韧带与腕骨连接构成的骨纤维管

道。腕管内除正中神经外，还有 9 根指屈肌腱通过，其间隙狭窄，易产生腕管综合征。

9.3.4.1　病因病理

腕管的解剖特点是本病发病的内在因素；急性损伤、积累性劳损以及寒湿淫筋、风邪袭肌、血瘀经络造成气血受阻等是本病发病的外在因素。

其病理改变是腕管容积相对狭窄。腕管处的腕骨骨折、脱位，骨质增生，韧带增厚，腕管内容物体积膨大，尤其是指屈浅、深肌腱发生非特异性慢性炎性变化，肌腱腱鞘的肿胀、膨大等，均可使腕管相对狭窄，使正中神经被挤压而发生本病症状。

9.3.4.2　临床表现

初期主要为正中神经受压症状，表现患手桡侧 3 个半手指（拇、食、中、1/2 环指）有感觉异样、麻木、刺痛。一般夜间加剧，特别当手部温度增高时更显著。劳动后症状加剧，偶可向上放射到臂、肩部。叩打腕部屈面正中时，可引起向正中神经分布区的手指放射性、触电样刺痛感。腕关节掌屈 90°，40 秒钟后可见症状加剧。每遇天冷时，患指可发冷、发绀、活动不利。

后期多出现大鱼际肌（拇短展肌、拇对掌肌）萎缩、麻痹及肌力减弱，拇、食指及环指桡侧一半的感觉消失；拇指处于手掌的一侧，不能掌侧外展（即拇指不能与掌面垂直）。肌萎缩程度常与病程长短有密切关系，一般病程在 4 个月以后可逐步出现。

以止血带阻断手臂血循环（其压力应在收缩压与舒张压之间），可使症状重新出现并加剧。拍摄 X 线片，能排除局部的骨性改变。

9.3.4.3　治疗方法

宜以舒筋通络、活血化瘀法治之。

（1）患者正坐，将手伸出，掌心朝上置放桌上。医者用拇指点按曲泽、内关、大陵、鱼际等穴。再用一指禅推法在前臂至手沿手厥阴心包经反复治疗，重点在大鱼际和腕管处，手法应先轻，然后逐渐加重。再用摇法摇揉腕关节及指关节。继之用擦法擦腕掌部，以达到舒筋通络、活血化瘀的目的。

（2）摇腕法：患者正坐，前臂放于旋前位，手背朝上。医者双手握患者掌部，右手在桡侧，左手在尺侧，两拇指平放于腕关节的背侧，以拇指指端按入腕关节背侧间隙内。先在拔伸情况下摇晃腕关节，然后，将手腕在拇指按压下背伸至最大限度，随即屈曲，并左右各旋转其手腕 2~3 次。

（3）术后外敷温经通络药膏，腕部固定于休息位。症情缓和后，用中药外洗或外搽舒筋药水。

（4）局部封闭亦是有效之法。一般用醋酸氢化可的松 12.5 毫克，加 2% 普鲁卡因 1 毫升，注于腕管内，5~7 天注射 1 次，约 3~4 次。待保守治法无效时，症情严重者应考虑手术治疗。

9.3.4.4 各家治法

（1）《中国骨伤科学·卷八·筋骨缝损伤》（孙树椿主编）

理筋手法：在患肢压痛点以及内关、外关、阳溪、鱼际、合谷、劳宫等穴施用点穴法，再施以腕部顿筋法（见急性腕关节扭伤），继而在腕关节压痛点部位用揉法。

（2）《推拿治疗学》（陈忠良主编）

①病人坐位，前臂及腕部垫枕，掌心朝上。用轻柔的滚法在前臂沿屈指肌腱方向治疗，同时在治疗部位配合轻快的拿法往返操作，使前臂肌肉放松。

②在腕管部用按揉手法，手法宜缓慢柔和，同时配合腕部各方位的摇动。再沿通过腕管的肌腱做垂直方向的轻柔弹拨法。然后从掌侧腕部到前臂用擦法治疗，以透热为度。最后搓腕关节，亦可加用热敷。

9.3.5　桡骨茎突狭窄性腱鞘炎

9.3.5.1　病因病理

　　腕指经常活动或短期内活动过度，即腱鞘受到急、慢性劳损或慢性寒冷的刺激，是导致本病的主要原因。拇长展肌起自尺骨和桡骨中部的背面，止于第 1 掌骨底的外侧，司拇指外展。拇短伸肌在拇长展肌的下方，起自桡骨背面，止于拇指第 1 指骨底的背侧，可伸拇指的第 1 指骨及外展拇指。此二肌的肌腱在桡骨茎突部共同进入一个腱鞘，长约 7～8 厘米（图 9－27）。腱鞘表面覆有腕背侧韧带，其下方为桡骨茎突部之纵沟，形成一个纤维性管道。管道的沟浅而窄，表面粗糙不平，伸或外展拇指时，肌腱在鞘内滑动摩擦。人们在日常生产劳动中，任何需要持续外展拇指，或用力捏持的操作，使肌腱在狭窄的腱鞘内不断地运动摩擦，日久可引起肌腱、腱鞘的损伤性炎症。其主要病理变化是肌腱与腱鞘发生炎症、水肿、腱鞘内层逐渐增厚，而使腔道更狭窄，以致肌腱与腱鞘之间轻度粘连等，当肌腱肿胀，鞘内的张力增加而产生疼痛及功能障碍。其病理切片检查显示慢性炎症改变；腕背韧带失泽，有充血及细胞浸润反应；腱鞘呈浆液性滑囊炎，有钙质沉着；肌腱水肿，甚至可有部分纤维断裂。

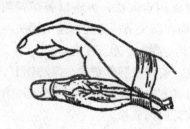

图 9－27　桡骨茎突部腱鞘

9.3.5.2　临床表现

　　一般无明显的外伤史，但有引起慢性损伤的病史。主诉腕部桡侧及拇指周围疼痛，腕部无力，腕部的活动也有不同程度的限制，在桡骨茎突处有明显压痛点，或有轻度肿胀，有时甚至有较硬的颗粒样突出，疼痛或可放射至手、前臂。拇指主动内收与外展或腕部外展，均可引起疼痛。握拳试验阳性，X线检查一般无异常。

9.3.5.3　治疗方法

宜以舒筋活血法治之，手法多在桡骨茎突部及其上下方进行。

先于前臂伸肌群桡侧施滚法，再点按手三里、偏历、阳溪、列缺和合谷等穴。随后医者用拇指重点按揉桡骨茎突部及其上下方，达到舒筋活血的目的（此法称为静态局部治法）。

医者一手握住患腕，另一手握其手指进行相对牵引，并使患腕向掌屈、背屈，同时缓缓旋转（此为运动按揉法）。

最后用擦法施于桡骨突部，以透热为度。可配合热敷及外敷膏药。

另外，针灸和局部封闭疗法对本病亦有效。

9.3.5.4　各家治法

（1）《按摩》（天津市天津医院）

按压合谷、阳溪、曲池、小海、天鼎、缺盆、中府、极泉等穴。术者以右手食中二指夹持患者拇指近侧节，同时用拇指及食指持握其他4指，向下牵引。以左手拇指置于桡骨茎突处。右手牵引手腕关节并向尺侧极度偏曲。拇指压住桡骨茎突处之伸拇短肌及外展拇长肌肌腱的腱鞘，拇指用力向掌侧推按挤压，手腕同时向掌侧屈曲，继而做背伸，反复2～3次。

（2）《推拿治疗学》（陈忠良主编）

①病人取坐位，患侧腕下垫枕，腕背朝上，沿前臂背侧到第1掌骨背侧用轻柔的按揉手法（或用一指禅推法、滚法），重点在桡骨茎突部。同时配合腕部的尺侧屈曲被动活动，活动幅度要由小渐大，不可骤然猛力活动。

②沿前臂外展拇长肌和伸拇短肌到第1掌骨背侧，用轻快柔和弹拨法，上下往返治疗4～5次，重点在桡骨茎突部。

③医生一手夹持病人拇指近侧节，另一手握住患部，相对

用力做拇指拔伸。握腕的一手拇指在拔伸的同时按揉阳谷穴。夹持拇指的一手在拔伸时，做拇指外展、内收被动活动。

④擦腕。从第1掌骨背侧到前臂用擦法治疗，以透热为度。再搓揉上臂和腕部。可在局部配合热敷。

9.3.6　指部腱鞘炎

指部腱鞘炎又称"弹响指"、"扳机指"。多见于妇女，任何手指均可发病，但以拇指和中指最为多见。

9.3.6.1　病因病理

（1）外因

长期手握硬物，手掌用力过度，或手指频繁活动，加之寒冷刺激，造成肌腱与腱鞘间长期摩擦。

（2）内因

屈指肌腱近于体表，在每一掌骨颈掌侧均有一浅沟，与鞘状韧带共同构成一狭窄坚硬的纤维骨管。在第1掌骨有拇长屈肌腱通过进入拇指，其余掌骨则有指浅、深屈肌腱通过进入手指。此结构易使纤维骨管受到硬物和掌骨头的挤压、摩擦而发病。

（3）其病理变化同桡骨茎突腱鞘炎

本病因腱鞘增厚而挤压肌腱，使该部肌腱变细，被挤压肌腱变细部位的两端出现膨胀，使该处肌腱呈葫芦形，阻碍肌腱的滑动，使手指不能屈伸，发生闭锁。（图9-28）

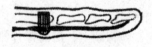　　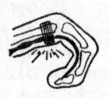

①肌腱呈葫芦形　　　　　　　　②屈指时发生弹响

图9-28　①②桡骨茎突部腱鞘

9.3.6.2　临床表现

患者局部酸痛无力，晨起时疼痛较甚，稍经活动后仅有好转。患指伸屈活动受限，有弹响及"扳机状"现象。严重时手指常交锁在指屈曲或伸直位。

检查时可触及局部皮下有硬结节，手指屈伸时结节可随之稍活动，并可有弹动感。局部压痛明显。

9.3.6.3　治疗方法

宜以舒筋活血法治之，多采用局部治疗。

先用捻法、轻按揉法在患指的掌指关节周围施术，以舒筋活血。重点在结节之远近端。随之，医者一手用拇食指拿住患指的远端指骨，另一手拇食指压捏住患指的掌指关节的近端，进行相对拔伸，并做被动的屈伸手指活动，亦可配合摇法。

局部封闭治法对本病有效。

9.3.6.4　各家治法

（1）《按摩》（天津市天津医院）

点穴后，术者以左手握腕，右手以拇及食指呈前后位捏住患者右手拇指做对抗牵引。

①术者以左手拇及食指用力持握患手第1掌骨，以拇指放于患手拇指掌骨远端的尺侧，食指放于拇指掌骨远端的桡侧。术者以右手拇指掌面和屈曲的食指中节持握患手拇指近节远端，两手做对抗牵引，牵引时屈曲其患指的掌指关节，并同时用中指指端抵住患手拇指掌骨远端掌侧，用力向尺侧推按其腱鞘的狭窄部，往往有撕裂感。

②如术者中指无力时，可改用左手紧握其拇指，先做屈伸活动，再以右手拇指尖端与患者拇指腱鞘狭窄部呈垂直位，用力向桡侧推按挤压其狭窄部。

（2）《推拿治疗学》（陈忠良主编）

①病人坐位。在患指的掌指关节周围用轻柔的捻法往返治疗。同时配合掌指关节的伸屈活动和环旋摇动。

②沿患指的肌腱做垂直方向弹拨，重点在患部，往返数次。然后医生一手的拇指和食指捏住患指的远端指骨，另一手捏住患指的掌指关节近端，拇指按住患部进行拔伸。拔伸时，

按住患部的拇指稍用劲，并沿肌腱方向做来回转动，同时做小幅度缓慢的掌指关节摇动。最后搓腕使掌指放松，结束治疗。

9.3.7　腱鞘囊肿

腱鞘囊肿是指发生于关节囊或腱鞘附近的囊肿，有单房性和多房性之分。囊肿壁的外层由纤维组织构成，内层为白色光滑的内皮膜覆盖，囊内充满胶状黏液。囊腔可与关节腔或腱鞘相通，但也有呈封闭状者。

本病常见于腕背部，腕关节的掌侧面、手指背面和掌面，足背部、膝的侧面和腘窝等处亦常发生。多见于青壮年，以女性多见。

9.3.7.1　病因病理

本病的原因不明，但从临床观察，与外伤有一定的关系。有人认为是由于关节囊或腱鞘膜向外突出，形成疝状物。亦有人认为系黏液样变性所致，或由于结缔组织内局部胶样变性所致。

9.3.7.2　临床表现

囊肿多逐渐发生，成长缓慢，外形一般光滑，触诊时呈饱胀感，有时可有波动，且周缘大小可能发生变动。

患者局部酸痛或疼痛，有时会向囊肿周围放散。若囊肿和腱鞘相连，患部远端会出现软弱无力的感觉。

9.3.7.3　治疗方法

宜以理筋散结法治之，按压、击法常被采用。

（1）按压法

将患者腕部固定并略呈掌屈，然后以双手拇指用力按压囊肿，直至挤破。本法适宜于一般性囊肿。

（2）敲击法

将患腕平置于软枕上，腕背向上并略呈掌屈。术者一手握患手维持其位置稳定，另一手持换药用弯盘，用力迅速而准确地向囊肿敲击，往往一下即可击破，如囊肿坚硬 1 次未击破时，可加击 1～2 下。本法适用囊肿大而坚硬者。

（3）针刺法

先皮肤消毒，在皮下及囊肿中注入 2% 普鲁卡因 1 ~ 2 毫升，然后以消毒的三棱针刺入囊肿 3 ~ 5 处。继之用拇指按压之，使其内容物四散。术后可做加压包扎 2 ~ 3 天。本法适应于质坚、较小而扁平的囊肿。

9.3.8　指间关节扭伤

由于手指是从事工作或其他活动必不可少的器官，所以受伤的机会极为常见，尤以指间关节及掌指关节之侧副韧带及关节囊等软组织纤维的损伤最为常见。严重时可有一侧或两侧副韧带断裂。

在正常情况下，掌指关节与指间关节两侧都有副韧带，加强稳定、限制指关节的侧向活动。当掌指关节屈曲时，侧副韧带紧张，指间关节的侧副韧带在手指伸直时紧张，屈曲时松弛。拇指的掌指关节和其他四指的近侧指间关节囊比较松弛，甚易遭受损伤。

9.3.8.1　病因病理

本病多因暴力冲击指端，迫使手指远端向侧方过度弯曲，而引起一侧副韧带的撕裂伤，甚至断裂伤。这种损伤往往伴有该关节的暂时性半脱位。有的在韧带附着处有撕脱骨折的小骨片，骨片常包含一部分关节软骨。双侧副韧带断裂者比较少见。由于侧副韧带和指间关节囊紧密地连在一起，当侧副韧带断裂必然有关节囊的撕裂伤，影响到关节的稳定性。

9.3.8.2　临床表现

由于手指皮下缺乏结缔组织，关节较为表浅，故关节扭挫伤后，关节周围肿胀明显，且经久不易消失。关节挫伤时，两侧侧副韧带压痛明显，扭伤时多一侧症状明显。指间关节功能活动受限。当侧副韧带断裂时，除上述症状更明显外，有少数患者伴有畸形，手指偏向一侧，并向该侧活动程度增加。当有关节囊撕裂，侧方运动更为明显，有时可伴有撕脱骨折，可有移位；当同时有关节囊撕裂，由于关节内负压作用，撕脱骨折片或韧带可被吸引至关节腔内，使复位不易。拍摄 X 线片可确立有无骨折、脱位的存在。

9.3.8.3　治疗方法

有撕脱骨折及脱位者，及时复位固定。单纯性指关节扭挫伤，宜以舒筋活血法治之。

患者正坐，伤手伸出，掌心向下，医者站在伤手外侧，一手拿住腕部，另一手拿住伤手指远端指骨，相对拔伸，缓缓完成伤关节的屈伸功能活动即可。术后令患者锻炼手指的屈伸活动，肿胀严重者可外敷活血化瘀药膏。笔者认为过分使用捻法揉捻患指关节，易遗留该关节增粗的现象。

9.3.8.4　各家治法

（1）《中国骨伤科学·卷八·筋骨缝损伤》（孙树椿主编）

第 1 掌指关节侧副韧带损伤等，患者正坐，伤手伸出，医者站在伤臂外侧，一手拿捏固定第 1 掌骨，另一手拿拇指末节，向远端拔伸下轻轻摇晃，牵拉下屈伸掌指关节。然后用拇食二指捏掌指侧副韧带，轻轻做捻揉手法，以舒适轻松为度。第 2 至 5 掌指关节损伤，用拔伸摇晃、屈伸掌指关节手法。在揉捻时，因不能捏两侧掌指侧副韧带，用拇指指腹或食指指腹，让掌指关节屈曲，在受伤侧的侧副韧带处做揉捻手法。

（2）《推拿治疗学》（陈忠良主编）

①先在损伤的关节局部用轻柔缓和的捻法进行治疗。

②拔伸受损的指间关节，随后再用捻法，配合轻巧的关节摇法和抹法。

③受损的关节周围用擦法，以透热为度。亦可用热敷局部。

9.4　髋部病症

髋关节是全身最深的关节，也是完善的球凹关节（杵臼关节）。它的主要功能是负重及维持相当大范围的运动，具有稳定、有力而灵活的特点。当髋部损伤时，上述功能就会丧失或减退。临床的治疗目的，在于恢复其负重和活动功能，两者相比，应着重负重的稳定性，其次才是运动。

9.4.1 髋关节滑囊炎

髋关节的结构相当稳定，故伤筋的机会相对减少，可关节滑囊炎相应增多。

髋部肌肉众多，股骨粗隆部是众多肌腱的抵止点，为防止磨损，其抵止点处常有滑囊保护。髋部滑囊很多，有髂耻囊、髂腱下囊、梨状肌囊、闭孔内肌囊、臀大肌转子囊、臀中肌浅、深转子囊、臀小肌转子囊、股直肌囊、耻骨肌囊等等。本症是指臀大肌腱膜与大转子外侧之间的臀大肌转子囊和髋腰肌与髂耻隆起及髋关节囊之间的髂耻囊，该二囊的无菌性炎症。

9.4.1.1 病因病理

髋关节过度使用滑囊被压迫或过多摩擦刺激及轻度外伤，均可引起无菌性炎症，使该囊病发滑囊炎，尤其多见于小儿。本病亦可能与外感疾病有关。

髂耻囊常与髋关节囊相交通，急性滑囊炎时，局部疼痛和压痛，并可出现股三角区肿胀疼痛，可因股神经受压或刺激而沿大腿前侧放射至膝部与小腿内侧。

9.4.1.2 临床表现

患者跛行，除诉髋关节疼痛外，并诉膝部痛。平卧时患者大腿常处于屈曲外展和外旋位，不愿伸直其腿，借以减小臀大肌的张力，减轻疼痛；两腿比较，患肢有轻微的"长"于健肢的感觉。局部压痛明显，活动大转子时疼痛加重。

髂耻滑囊炎时，股三角区肿胀，大腿经常处于屈曲位，检查时，将大腿伸直，外展或内旋大腿时即可引起疼痛加剧，局部压痛明显。

临床上应与儿童的其他髋关节疾病相鉴别，如幼年股骨头骨骺炎、髋关节结核等。本病的许多症状，很像上述两种病的早期症状。但本病的特征是病程很短，一般卧床休息 1～2 周即可痊愈。X 线摄片检查，股骨头骨骺炎及髋关节结核都可见到相应的 X 线改变，而本病早期除有关节囊肿胀阴影外，骨质没有破坏性改变。

9.4.1.3　治疗方法

宜以舒筋活血、消瘀止痛法治之。

患者俯卧或侧卧（伤侧在上），医者在其患侧髋关节周围，用轻柔的滚法、按揉法施术 5～10 分钟。

对患侧腿"长"的患者，可用仰卧屈髋法治之。患者仰卧位，双腿伸直，医者站在患侧，一手按扶髋部前方，另一手拿住小腿远端，轻轻摇晃髋关节。晃后，再将患侧下肢轻轻地内旋向上屈膝屈髋，使之尽量屈曲，然后将患肢向下牵拉放平，再与健肢相比，要求两侧长短相等。

最后用擦法，擦其髋关节前、外侧。亦可配合舒筋药水涂擦，外敷中药或洗药热敷。

注意治疗后需卧床休息 1～2 周。

9.4.2　髋关节扭伤

髋关节扭伤常见于 4～10 岁的小儿，髋关节的前、后、内、外各部的软组织均可有扭伤。由于它们临床症状有相似之处，且对其病理变化的认识又尚未清楚，因此各位医家有不同的病名记叙。有"髋掉环""骨盆歪斜症""髋骨里缝伤筋""髋骨外缝伤筋""髋骨前缝伤筋""髋骨后缝伤筋"等。西医有："外伤性髋关节滑囊炎""幼年性髋关节半脱位"等论述。

9.4.2.1　病因病理

髋关节扭伤常见于小儿，因相互打闹、跌扑或急跑摔倒猛力扭转髋关节，或自高处跳下，单足落地扭伤髋部而致伤。如伤肢过度后伸易伤及前侧；因足踢球踢空，或弯腰搬重物斜扭易伤及后侧；过度内收，或局部撞击易伤及外侧；下肢过度外展、外旋易伤及内侧。有的学者根据患儿临床症状的表现，初步认为5岁以下幼儿股骨头骨骺发育不良，关节囊亦比较松弛，由于髋关节遭受牵拉外展性损伤，将股骨头自髋臼内拉出，致使关节内侧的关节囊嵌入于关节间隙，则髋关节呈外展、外旋的半屈曲位，造成髋关节半脱位。

9.4.2.2　临床表现

患侧髋部疼痛、肿胀，下肢不能着地，走路时明显跛行，仰卧时患肢髋关节屈曲、伸直受限。局部可触及紧张的软组织，且有压痛。有的髋部疼痛，并沿大腿内侧向膝部放射，患儿髋关节于外展外旋的屈曲位，走路时跛行，常以足尖触地，休息时不显任何症状，如走路或强屈其髋关节时则疼痛明显，体温与红细胞沉降率均正常，妥马征阳性，髋关节前内侧有明显压痛。X线摄片骨质不显任何变化，关节间隙正常，关节囊滑膜无肿胀增厚的阴影。凡通过仔细检查无其他病理变化者，可试用手法治疗。

9.4.2.3　治疗方法

宜以舒筋活血法治之。采用按、揉、弹拨、拔伸等法及配合髋关节被动活动，常取得满意的疗效。

（1）患者仰卧，医者站在患侧，面对患者，于患处先用按揉法舒筋。病情减轻后，再用弹拨手法拨理紧张之筋，以解除痉挛。

（2）患儿仰卧，助手用两手分别插入患儿两腋下，术者用双手呈前后位持患侧下肢，左手在大腿前侧，右手在小腿后侧与助手做对抗牵引。继而强屈患侧髋关节至最大限度。最后将髋放于90°屈曲位，向上提拉牵引，在牵引下外旋外展并伸直其髋关节。

9.4.2.4　各家治法

《刘寿山正骨经验》（北京中医药大学附属医院编）

（1）前缝伤筋：患者两下肢伸直仰卧在床边，医者站在患者伤侧，用一手虎口顶在腹股沟处，拇指按住伤处，另一手自小腿内侧握住胫、腓骨下端，将伤肢拔直，由外向内环转摇晃6~7次。再将患者小腿夹在腋下进行拔伸。将髋、膝关节屈曲，使膝靠近胸部，足跟接近臀部，并用顶腹股沟部之虎口向下戳按，再将伤肢拔直。（图9-29①②③）

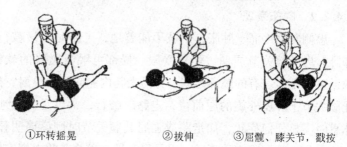

①环转摇晃　　　　②拔伸　　　③屈髋、膝关节，戳按

图9-29①②③　前缝伤筋的治疗手法

（2）后缝伤筋：患者坐在床边，助手跪在患者背后床上，用双手推住患者的两肩，医者站在患者前方，用一手虎口顶住伤侧腹股沟部，另一手自小腿内侧握住胫、腓骨下端，将伤肢拔直，由外向里环转摇晃伤肢6~7次（图9-30①））。将患者小腿夹在腋下，并向斜下方拔伸（图9-30②）。将髋、膝关节屈曲，同时将顶住腹股沟部之手移至膝前，使膝靠近胸部，足跟接近臀部，并嘱助手向前推患者两肩，使腰向前屈（图9-30③）。

（3）外缝伤筋：患者仰卧床边。医者站在伤肢外侧，用一手按住伤侧腹股沟部，另一手拿住胫、腓骨下端，将伤肢拔直，由外向里环转摇晃伤肢6~7次（图9-31①）；将膝关节屈曲，伤肢足跟放在健侧腹股沟处，大腿外展、外旋贴近床面（图9-31②）；拿胫、腓骨下端之手迅速将伤肢拔直（图9-31③）。

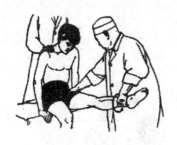 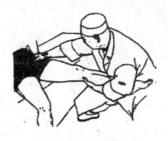

①环转摇晃　　　　②拔伸

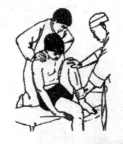

③屈髋、膝关节，并使膝向前

图9-30①②③　后缝伤筋的治疗

（4）里缝伤筋：患者仰卧床边。医者站在伤侧，用一手虎口按住伤侧腹股沟部，另一手握住胫、腓骨下端，将伤肢拔直，环转摇晃伤肢6～7次（图9-32①）。将伤肢髋、膝关节屈曲，使膝靠近胸部，足跟接近臀部，按伤侧腹股沟部之手改按膝部，用力向下按压（图9-32②）。嘱患者向健侧翻身的同时，按膝部之手改按臀部，以拇指顶住里缝；握胫、腓骨下端之手，将伤肢拔直。（图9-32③）

9.4.3　弹响髋（又称髂胫束劳损）

9.4.3.1　病因病理

常因股骨大转子与髂胫束后缘或臀大肌前缘长期摩擦损伤，使之增厚或纤维带形成而致病。少数病人因有大粗隆异常，大粗隆滑液囊异常增大，无滑液囊而有多量疏松结缔组织等病变。

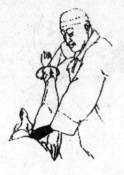
①环转摇晃

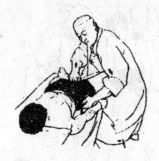
②屈膝关节，大腿外展、外旋

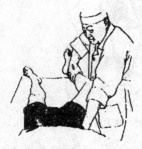
③拔直

图 9 – 31①②③　外缝伤筋的治疗手法

9.4.3.2　临床表现

当患者做髋关节屈曲、内收、内旋时，或每当髋关节主动弯曲或伸展时，在股骨大粗隆外侧，可见到和摸到粗而紧的纤维带的滑动，有时甚至发出可以听到的响声，病人自觉髋部不适。如滑液囊发炎时，则可有局部疼痛。

9.4.3.3　治疗方法

宜以舒筋活血法治之。多采用滚、按、揉、弹拨等法。对能随意活动、无疼痛、仅有单纯弹响的患者，推拿治疗，效果满意。但对大粗隆异常等有器质性改变者，应进一步查明原因，采用相应的治疗。病人俯卧位，在患侧臀部用深沉而缓和的滚法，沿臀大肌方向治疗，同时配合髋关节后伸、外展的被动活动，使臀大肌放松，再按揉和弹拨骶部及髂嵴外缘。然后

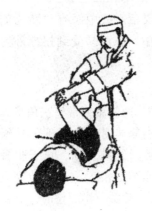

①摇晃后屈膝按压

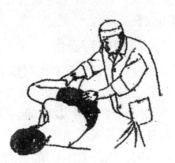

②侧卧拇指顶住里缝

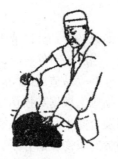

③拔直

图 9 – 32①②③　里缝伤筋的治疗手法

病人侧卧，患肢在上，从阔筋膜张肌沿髂胫束到膝部用滚法治疗，在阔筋膜张肌部手法宜深沉而缓和，到大腿外侧髂胫束处，宜轻快而柔和。再弹拨髂前上棘上方的髂嵴部和大转子处的条索状物。随后沿髂胫束按、揉，手法宜缓和而有力。再沿大腿外侧髂胫束及臀大肌、阔筋膜张肌，顺肌纤维方向用擦法治疗，以透热为度。局部可配合热敷。

9.5　膝部病症

膝关节由股骨与胫骨构成，是人体较大而复杂的屈关节。膝关节为承受重力的大关节，其周围的众多肌肉、韧带，维系着膝关节的结构，使之稳定而又灵活。故中医有"膝为筋之府"的说法。在日常生活和劳动中，膝部易受到扭挫外力的作用而致伤。

9.5.1　侧副韧带损伤

膝部内、外两侧均有侧副韧带。内侧副韧带呈三角形，位于股骨髁与胫骨之间，其内面与内侧半月板中后部的外缘相连。外侧副韧带呈圆索状，起于股骨外踝外面，止于腓骨小头，与外侧半月板不相连（因有腘绳肌相隔）。膝关节完全伸直与屈曲时，内外侧副韧带均紧张，膝关节半屈位时，其稳定性较差，容易发生损伤。

9.5.1.1　病因病理

膝关节微屈时，如突然受到外翻或内翻应力，即可引起内侧或外侧副韧带损伤。当膝关节伸直时，遭受强大暴力作用于膝外侧，造成膝过度外翻，易造成内侧副韧带损伤，反之造成膝外侧副韧带损伤。临床上根据其损伤程度，一般将本病分为部分断裂和完全断裂及合并半月板损伤或膝十字韧带损伤 3 种类型。推拿适用于韧带的扭伤及部分断裂的治疗，完全断裂者需要手术缝合或修补，以维持膝关节的稳定性。膝外侧副韧带完全断裂者，无需手术，因尚有股二头肌腱、半腱肌肌腱和半膜肌肌腱的维护。临床上以内侧副韧带损伤最为多见，以下着重讨论之。

9.5.1.2　临床表现

内侧副韧带拉伤或部分撕裂的患者，一般有明确的外伤史。临床可见膝关节内侧疼痛、压痛，小腿被动外展时疼痛加剧，膝内侧有局限性肿胀，2～3 天后出现瘀斑。膝关节伸屈功能活动受限，但尚能勉强完成。如合并有半月板损伤者，可见到关节腔内积液或积血严重。

内侧副韧带完全断裂，疼痛剧烈，肿胀明显，功能活动严重受限。触诊除压痛明显、关节积液严重外，有时可摸到断裂韧带的间隙。在局麻下行膝侧向试验阳性，并有膝关节的超关节外翻活动。拍摄正位 X 线片，可见膝关节内侧间隙明显加宽（应与健侧对比）；若为韧带止点撕脱者，可见有小骨片撕脱；若合并十字韧带撕脱者，可见胫骨髁部有撕脱骨折，抽屉试验阳性。

9.5.1.3　治疗方法

对于内侧副韧带完全断裂合并半月板损伤或十字韧带损伤及陈旧性损伤膝关节不稳者，应尽早施行手术缝合或修补重建术，以保持膝关节的稳定性。对于拉伤及部分撕裂伤者，可用推拿手法治疗。宜以活血祛瘀、消肿止痛法治之。

患者仰卧位，伤肢伸直并外旋放置。医者先点按血海、阴陵泉、三阴交等穴。然后在其伤部及其上方、下方，施揉法、摩法、擦法等。新鲜损伤肿痛明显者，手法宜轻；日久肿消功能活动仍受限者，手法可逐渐加重。

术后外敷消瘀止痛膏，肿消后可外用洗药热敷，鼓励患者做股四头肌锻炼。

外侧副韧带损伤较为少见，其症状和处理与内侧副韧带损伤类同。

9.5.1.4　各家治法

（1）《中国骨伤科学·卷八·筋骨缝损伤》（孙树椿主编）

治疗手法应在伤后 2～3 天进行，先在膝关节侧方痛点部位用指揉法、按法，手法要轻柔和缓，5～10 分钟后施理筋、顺筋手法，沿侧副韧带走行方向理顺，最后在膝关节周围用搓法、散法，以活血化瘀，舒筋通络。急性损伤者，外用正骨水等擦剂，严重损伤者关节夹板固定，3 周后去固定。

（2）《推拿治疗学》（陈忠良主编）

①病人仰卧位，患肢伸直并外旋，用一薄枕垫于膝的后方。先在内侧副韧带的起止点，用按揉法治疗，手法宜轻巧缓和，随后按揉血海、阴陵泉，以舒筋通络。同时配合轻巧快速的弹拨法，沿韧带纤维垂直方向治疗。随后可以在损伤的局部用轻柔的摩法治疗，再沿韧带的方向用擦法，以透热为度。

②术后可外敷消瘀止痛药，肿消后可用熏洗或热敷治疗。

9.5.2 创伤性滑膜炎

膝关节滑膜为构成关节内的主要结构，膝关节的关节腔除股骨下端、胫骨平台和髌骨的软骨面外，其余的大部分为关节滑膜所遮盖。滑膜富有血管，血运丰富，滑膜细胞分泌滑液，保持关节软骨面滑润，增加关节活动范围，并能吸收营养，扩散关节活动时所产生的热力。膝关节是全身关节中滑膜最丰富的关节，并在前上侧形成一个很大的滑膜囊——髌上滑囊。髌上滑囊位于股四头肌和股骨之间，又叫股四头肌滑囊，与膝关节相通。其上界超髌骨上缘6厘米，其功能如上所述。

膝关节囊外的前、内、外、后方约有16~19个小的黏液囊，位于肌腱的附着点，以防止肌腱磨损，有利于活动。本节仅讨论膝关节滑膜炎，不涉及膝关节囊外的小黏液囊。

9.5.2.1 病因病理

外伤暴力打击、跌扑创伤、扭伤、过度劳损，关节内游离体、关节附近骨折或外科手术等。受伤后滑膜充血，产生大量积液，其中含有血浆、白细胞、吞噬细胞等。由于渗出物增多，关节内压力增高，阻碍淋巴系统的循环。滑液的堆积日久易促使纤维素沉淀。同时，由于损伤后滑膜部分破裂出血，则关节内有血性渗出的存积，如不及时治疗，清除积液或积血，则关节滑膜在长期慢性刺激和炎性的反应下而逐渐地增厚，且有纤维性机化，引起关节粘连，影响正常活动。

严重创伤使关节滑膜受损、血管撕裂、十字韧带抵止部撕脱性骨折、髌骨骨折、半月板边缘撕裂、股骨与胫骨髁骨折等，均造成关节内积血。其发生与发展一般较上者迅速。关节内积血应立即抽出，以防日久机化产生粘连，引起关节软骨萎缩，关节滑膜发生肥厚与粘连而影响关节活动功能。

总之，一旦滑膜受损，如不予有效的处理，则滑膜必发生功能障碍，影响关节活动成为慢性滑膜炎，逐渐变成增生性关节炎。

9.5.2.2 临床表现

膝关节疼痛、肿胀、压痛，滑膜有摩擦发涩的声响和局部温度增高。疼痛的轻重与关节内积液的多少有关。其疼痛症状的临床特点是：膝关节主动极度伸直时，特别抗阻力时髌骨下部疼痛，在试图被动极度屈曲时也显著。若为关节内积血，以上疼痛、活动受限、肿胀等症状均较关节积液更为明显。检查时浮髌试验阳性。关节穿刺一般为多量淡黄色澄清或微混的滑液。有时，反为髌上滑囊出血，肿胀局限在髌上滑囊，关节穿刺则为血性液体。

慢性损伤性滑膜炎，临床上见有膝关节酸痛无力，肿胀在活动增加后较明显。关节活动不受限。检查膝关节活动时可扪得细碎的摩擦感，可触及增厚的囊，且有轻度压痛。多数病例股四头肌萎缩，浮髌试验阳性或阴性。关节穿刺有较多的滑液。

9.5.2.3 治疗方法

宜以活血祛瘀、消肿止痛法治之。手法治疗必须配合膝关节股四头肌锻炼，疗效满意。但应注意正确处理活动与固定的关系。活动关节可预防肌肉萎缩和关节粘连，但活动较多又促使关节积液或继续出血；反之，固定关节有利于减少积液或防止继续出血，但固定过久，必引起肌肉萎缩，以致丧失关节的稳定，发生粘连、关节僵硬等弊端。所以在治疗过程中，既要保存肌肉不发生萎缩，又要防止关节内积液或积血继续增长，必须恰当处理好两者的关系。

患者仰卧。医者点按髀关、伏兔、双膝眼、足三里、阴陵泉、三阴交、解溪等穴，然后于患肢大腿前侧及膝关节周围适当运用滚、揉等法，以舒筋活血。对单纯髌上囊出血的患者，医者一手握患肢踝部，另一手按住髌骨上缘血肿处，先迅速使膝关节过伸，然后迅速灵巧地强迫膝关节充分屈曲，以后再伸直膝关节。手法后，往往髌上囊的肿胀消失，疼痛大为减轻，活动改善。本手法应施术灵巧，切忌超强度被动性手法的反复使用，否则会促使关节内继续出血、积液。术后内服活血利湿的中药，外敷消瘀止痛膏药，适当制动，并鼓励患者练习股四头肌收缩活动，应贯彻整个治疗过程。解除固定后可配合洗药热敷。

对严重积液和血肿者，亦可用关节穿刺法，将积液或积血完全抽净，并注入 1% 盐酸普鲁卡因 3～5 毫升及强的松 12.5～25 毫克，再用加压包扎处理。此法可重复 2～3 次。内服消积液汤亦有良好的效果。《附》消积液汤（经验方）：当归 15 克，益母草 12 克，泽兰 10 克，泽泻 12 克，牛膝 10 克，萆薢 12 克，车前子（包）10 克，陈皮 6 克，水煎服。

9.5.2.4　各家治法

（1）《推拿治疗学》（陈忠良主编）

①病人仰卧位，患肢伸直，可在腘窝部垫一薄枕。在关节周围轻柔地滚、按揉法治疗，同时配合股四头肌的按揉、捏，以舒筋活血，增加股四头肌的力量，防止肌肉萎缩。然后沿股四头肌到膝眼用按揉治疗，重点在髌骨上方及膝眼。再在膝关节两侧用擦法治疗，以透热为度。对慢性损伤可以配合膝部热敷。

②病人俯卧位，患肢前垫一薄枕。在腘窝及其两侧用轻柔而缓和的滚法治疗。再按揉委中、承山、阴陵泉等穴。然后在腘窝部用擦法，以透热为度。

③对严重积液者，亦可用关节穿刺法，将积液抽出并做封闭处理。

（2）《中国骨伤科学·卷八·筋骨缝损伤》（孙树椿主编）

①擦法：两手握实拳，分别在大腿、小腿肌肉组织上做对向碾压手法。用力方向：向下和对向用力（注意不要刺激关节囊），自上到下，碾压 2～3 遍，然后俯卧位做后面手法。

②捶击、拍法：捶为实拳，击为空拳，拍是用掌拍法分别在大腿、小腿的肌肉上刺激。

③啄法：五指微并拢成爪形或梅花形，如鸡啄米样打击大

小腿部肌肉，自上到下3～5遍。

④对症手法：根据上海宣蛰人医生的经验，滑膜炎可引起髌下脂肪垫炎，反之脂肪垫炎也可继发滑膜炎，因此对关节积液者，常规检查脂肪垫，如有压痛，则给予手法松解。临床证明这是较有效的手法之一，因此推刮脂肪垫作为治疗滑膜炎常规手法。操作见"髌下脂肪垫肥厚"。对于积液较多者主张抽积液，注入强的松，加压包扎。对慢性滑膜炎可配合理疗。强调股四头肌锻炼。

9.5.3　脂肪垫劳损

9.5.3.1　病因病理

髌下脂肪垫位于髌骨下面，髌韧带后面与关节囊之间。膝关节的滑膜在髌骨下方两侧向后突，形成皱襞，其内夹有脂肪组织，故称为脂肪垫。它呈钝性三角形，充填于膝关节前部的间隙（图9-33），有加强关节稳定和减少摩擦的作用。本病的发病原因，可能为一次或多次外伤出现水肿，甚则出血，形成髌韧带与脂肪垫的纤维粘连；或者为长期过度活动的摩擦引起脂肪垫充血、肥厚，并产生无菌性炎症及退行性病变，与髌韧带发生粘连，使伸膝活动受到限制。

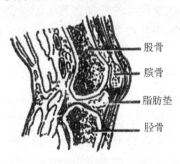

股骨

膑骨

脂肪垫

胫骨

图9-33　髌下脂肪垫

9.5.3.2　临床表现

多发生于30岁以后，经常爬山、蹲下或步行者。患者自觉膝部痛，膝关节完全伸直时疼痛加重。关节前髌韧带两侧有肿胀压痛，步行难以持久，但关节活动障碍不明显，活动劳累后在夜晚和翌晨感觉疼痛，关节发僵、乏力。膝痛可向后放射至腘窝，沿小腿后部肌肉直至跟骨部。晚期病例，可有少量关节渗出液。检查时，可令病人患肢伸直，肌肉放松，检查者一手将髌骨推向下前方，使其下缘向前翘起，另一手手指按压髌骨下缘后方的脂肪垫附丽区，有病变者可发生剧痛，使膝关节被动伸直时疼痛加剧。X 线拍片可排除骨与关节病变。

9.5.3.3　治疗方法

以舒筋活血法治之。

（1）患者仰卧位，将膝关节屈曲90°，医者先点按梁丘、血海、膝眼、阳陵泉、阴陵泉、足三里等穴。点后将患肢伸直，医者以一指禅推法，或揉法于膝关节髌骨下方施术 5 ~ 10 分钟，以舒筋活血。

（2）患者仰卧，屈膝屈髋（90°），一助手拿住股骨下端，医者双手握持踝部，二者相对牵引，医者内、外旋转小腿，在维持牵引情况下，使膝关节尽量屈曲，再缓慢伸直。此法对脂肪垫嵌入关节间隙者，效果尤著。

术后可外用药物，加强股四头肌锻炼。对疼痛轻、病程短的病人，可用醋酸氢化可的松加普鲁卡因局部封闭；而对疼痛严重、病程超过 6 个月以上、非手术疗法无效者，可考虑手术疗法。

9.5.3.4　各家治法

（1）《中国骨伤科学·卷八·筋骨缝损伤》（孙树椿主编）

①髌下脂肪垫推、刮法：患肢伸直，医者一手拇、食二指推髌骨向下，使髌下极悬空，用另外一只手拇指或中指腹侧刮推髌下缘，也可以在髌下缘横行滑动中进行刮推手法，一般 5 ~ 10 分钟即可。

②松髌Ⅱ法：以右侧为例。医者右手拿住患肢小腿下端，令病人屈膝屈髋。左拇指半屈位顶在髌上缘，令患者伸直下肢，拇指用力向下顶压髌骨。拇指顶压的位置为髌骨外上缘或

内上缘，向下用力，方向为直下方和斜下方，可以松解髌骨上下位的粘连。

③摇法：医者两手握拢患膝，腋窝夹住患侧踝部，进行膝关节摇法，顺摇 10 次，逆摇 10 次。

④弹拨法：弹拨腓总神经。

（2）《推拿治疗学》（陈忠良主编）

①脂肪垫嵌顿：病人仰卧位，屈膝屈髋（90°）。一助手固定股骨下端，医生双手握持踝部，两者相对牵引，牵引的同时将小腿内、外旋转，并使膝关节尽量屈曲，再缓缓伸直，重复 2~3 次。然后患肢伸直，再用擦法在髌骨下部治疗，以透热为度。随后可以用热敷治疗。

②无菌性炎症：病人仰卧位，患膝部垫一薄枕。在膝关节周围用轻柔的滚法（或一指禅推法）治疗，重点在髌骨下部两侧膝眼穴。再用轻柔缓和的按揉法在髌骨下治疗。然后在膝关节周围用擦法，重点在髌骨下方，以透热为度，可加用热敷治疗。

③脂肪垫与髌韧带粘连：病人仰卧位，患膝部垫一薄枕，先在膝关节周围用滚法治疗。然后在髌骨下方，髌韧带两侧膝眼穴，用弹拨法做与髌韧带垂直方向的弹拨治疗，手法可稍重，同时配合膝关节屈伸活动，再在膝前部用擦法透热，最后加用热敷。

9.5.4　半月软骨损伤

9.5.4.1　病因病理

在胫骨上端与股骨下端的关节面之间，有两个半月形纤维软骨，叫作半月板或半月软骨。胫骨平台的关节面约 2/3 为内外二板所遮盖，借以隔离股骨踝与胫骨平台的关节面，防止摩擦，减少震荡，散布滑液，润泽关节，吸收热量。由于半月板的存在加深了胫骨髁的凹度，使膝关节更加稳定。膝伸直活动时半月板向前活动，屈曲时向后移动，膝旋转时，二板一个向前，一个向后。膝屈伸时股骨内、外踝滑动于半月板的上面，膝旋转时半月板固定于股骨内、外踝的下面，其转动发生于半月板与胫骨平台之间。所以半月板破裂多发生于板的下面。膝关节旋转活动，是造成半月板破裂的主要原因。

在足部固定的情况下，膝关节在半屈曲位时突然内收、外展，同时做旋转活动，半月板被卡在股骨髁和胫骨平台之间，忽然伸直和旋转造成半月板破裂。

一般来说内半月板破裂，多发生于膝半屈曲和外展位，内半月板向中央和后侧移位，股骨下端由于外力骤然内旋，将半月板插入股骨踝和胫骨平台之间，在股骨髁强度内旋性牵拉下，内半月板边缘发生破裂，则膝感觉疼痛，反射性地将膝关节伸直，使移位的半月板整复复位。但由于体重的压迫，移位的半月板不但不能复位，反而造成半月板本身破裂。同理，如膝关节半屈曲位和内收时，股骨下端骤然外旋伸直，外半月板也可发生破裂。

半月板破裂有边缘性破裂和中心型纵形破裂，有如"桶柄式"破裂，其破裂可套住股骨髁发生"交锁"。此外，尚有前角及后角撕脱或瓣状破裂，其根部以蒂相连，游离于关节间隙。横形破裂多见于半月板中央部，但不易发生交锁。（图9－34①～⑥）

盘状半月板系胎生软骨盘发育障碍的遗迹，膝关节的内、外侧软骨板完全相连，构成盘状。我国外侧盘状半月板甚为多见。这种异常的软骨容易受挤而破裂，因此受伤病史往往不能明确记忆。

9.5.4.2　临床表现

半月板破裂的病例多有典型外伤病史，受伤时，患膝内有撕裂感，随即关节疼痛，活动受限，走路跛行，其主要症状：

（1）关节肿胀

半月板边缘破裂，血管损伤而产生关节积血和积液，应抽净出血和积液或待其消散后（7～10天），再行检查。

（2）关节交锁

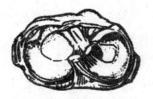 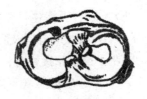

①内侧半月板边缘破裂　　②内侧半月板前角破裂

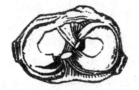 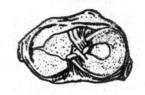

③内侧半月板后角破裂　　④内侧半月板横形破裂

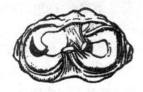 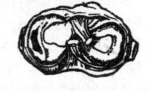

⑤内侧半月板瓣状破坏　　⑥内侧半月板桶柄式破坏

图9-34①②③④⑤⑥　膝关节半月板破裂病理类型

破裂移位的半月板，游离于关节间隙中，妨碍了关节活动谓之交锁，多见于"桶柄式"或纵形破裂。

（3）肌肉萎缩

以股四头肌最明显，如不清除病因，只练习股四头肌，萎缩的肌肉亦难恢复。

（4）关节滑落感

走路时感觉关节不平，有滑落感，尤其走高低不平的道路、上下台阶或楼梯时最明显。

（5）压痛点

不但能协助诊断，还能作为决定内外侧辨别的依据，结合弹响更有意义。压痛点显于半月板的边缘和其前角。检查时，左手拇指放于髌韧带内或外侧，平膝关节间隙的前缘（俗称

"膝眼"处），以右手握住足跟徐徐伸直膝关节，并做旋转活动，此时，半月板被股骨髁及胫骨平台挤压向前移动，与压迫"膝眼"的左手拇指相接触时，则发生疼痛。

（6）半月板弹响试验（麦氏征）和研磨试验阳性

X线摄片无特殊表现，膝关节造影可见撕裂的阴影。

9.5.4.3　治疗方法

以活血化瘀法治之。采用滚、揉及膝关节屈伸法。

（1）损伤初期，在膝关节周围和大腿前部施以滚、揉等法促进血液循环，有利血肿的消散。术后内服活血利湿之剂（消积液汤），外敷消肿化瘀膏或用关节穿刺抽吸积血或积液、加压包扎制动等法。

（2）对膝关节交锁的患者可用膝关节屈伸手法解除交锁。即患者仰卧，屈膝屈髋90°，一助手持握股骨下端，医者持握踝部，二人相对牵引，医者内外旋转小腿几次，使小腿尽量屈曲，再伸直下肢，交锁即可解除。亦有用与麦氏征检查法略同方法治疗，如内侧半月板交锁时可采用膝关节屈曲外展，把小腿内外旋转几次，使小腿尽量内旋，然后伸直。

保守疗法无效者，应尽早行半月板切除术。手术后的功能恢复，推拿疗法能起到积极的作用。

9.5.4.4　各家治法

（1）《中国骨伤科学·卷八·筋骨缝损伤》（孙树椿主编）

①手法治疗：首先检查疼痛的部位和引起疼痛的组织，辨证施用手法。常见继发软组织无菌性炎症的部位有：髌下脂肪垫、内侧副韧带与内侧半月板相连接部位、侧方关节囊。有针对性地治疗这些炎性组织，膝关节痛均可得到缓解。脂肪垫炎类的手法为：医者一手推髌骨向下，另手食、中指推到髌下缘，5～10分钟即可。侧方关节囊的疼痛及内侧副韧带的疼痛表现在关节间隙，以指揉法、刮法、双拇分推法按摩关节间隙，然后用摇法活动关节（类似麦氏征，但力量要轻，不要用力扭转）。最后用搓、掌推法等对膝关节周围肌肉进行按

摩，透热为度。

②局部注射药物或封闭疗法：适用于半月板损伤继发周围组织无菌性炎症的病人，在关节间隙疼痛明显的部位注射中药制剂，如当归注射液、红花注射液、丹参注射液等，也可以用强的松龙加2%奴夫卡因2～4毫升，痛点封闭，此法可消除半月板周围组织的炎症，减轻疼痛。

③理疗：热熨等也是一种有效的治疗方法。

④传统的观点认为半月板损伤，一经确诊，应尽早手术切除，以免继发创伤性关节炎的发生，但是近年来，手术的指征严格了，对于诊断不清者禁止探查术，边缘撕裂者可以保守治疗，无需手术切除。有人对半月板损伤的病人做过统计，手术组和保守组经10～20年随访，发现关节增生、退行性病变及自觉疼痛症状相差无几，就是说，经过手术治疗半月板损伤的病人，若干年后发生骨性关节炎者同保守组是相同的。因此对于半月板损伤，通过一般对症治疗仍然可以取得较好疗效。对于破裂较严重、关节不稳定者，即应手术切除。

(2)《推拿治疗学》(陈忠良主编)

①舒筋：病人仰卧位，下肢伸直。先沿髌骨周缘及损伤的内侧或外侧关节隙寻找压痛点和酸胀点，抓住重点持续用滚法或按揉法治疗，约10分钟。再轻度旋转膝关节，随后拿委中、委阳等穴，再用擦法沿膝周治疗，以透热为度。

②活血：病人先仰卧位，下肢伸直。先在股四头肌及膝眼处用滚法、按揉法治疗，然后病人俯卧位，下肢伸直，用滚法在患膝的腘窝部及其两侧进行治疗，手法宜深沉而缓和，同时配合膝关节轻度的伸屈活动。最后用擦法沿腘窝处及双膝眼、两侧关节间隙做治疗，以透热为度，可以在患膝局部加用热敷。

③解锁：病人仰卧位，医者的一手前臂托腘窝，另一手握小腿，托腘窝的前臂用力上提后拉，握小腿的一手略做轻度旋转屈曲，动作要双手协调缓和，幅度由小到大。然后使小腿尽

量内外旋,伸直运动即可。最后可用舒筋的方法进行治疗。

9.5.5　髌骨软化症

9.5.5.1　病因病理

膝关节处于半蹲位,反复多次屈伸旋转,使髌骨与股骨关节面发生相互错动、撞击、摩擦等损伤软骨关节面,使之失去光泽,渐渐变得粗糙和不光滑。有时除软骨病变外,还可累及脂肪垫发生充血和肥厚。由于退行性病变导致膝关节骨质增生改变。

引起本病的原因,尚有内分泌学说、软骨营养障碍学说和软骨溶解学说。但主要病因还是机械性刺激造成本病的发生与发展。

9.5.5.2　临床表现

膝关节疼痛,上下楼梯尤甚,有"假性交锁"现象(自行微活动膝关节,髌下有响声,即可解交锁),患者行走间常有打软腿现象。检查时膝关节外观失去常态,有凹凸不平感,髌骨下关节面有压痛,其周围可有股四头肌腱扩张,部分可触及细小的条索,髌骨研磨试验阳性;髌下脂肪垫压痛阳性;半蹲试验阳性,X线侧位平片可见:髌骨关节面不平、硬化,其上、下端有骨质增生现象。

9.5.5.3　治疗方法

宜以舒筋活血法治之。患者仰卧,伤腿自然伸直。医者用轻柔缓和的滚法、一指禅推法、按揉法,在股四头肌下部及髌骨周围施术10分钟,以膝内有热感为度。若髌骨周围有条索发现时,可用拇指弹拨法,垂直条索弹拨之;若伴有广泛膝关节增生者,再令患者俯卧位,医者在膝关节后侧广泛施用滚法、按揉法,以舒筋活血。继之,令患者仰卧位,屈膝屈髋各90°。用一助手拉住股骨下端,医者双手握住小腿下端,与助手相对拔伸牵引,在拔伸牵引的情况下,旋转小腿2～3次后,随即令患膝屈曲,再伸直患肢,反复2遍。再在膝关节前、侧方,施搓法放松其筋束手法。嘱患者加强股四头肌锻炼。

9.5.5.4　各家治法

《中国骨伤科学·卷八·筋骨缝损伤》（孙树椿主编）

（1）手法治疗机制是松解髌、股间关节囊的粘连，增大髌、股关节间隙，改善关节内血运。

（2）松髌Ⅰ法：病人仰卧，患肢伸直，医生拇指与其他四指分开，捏握住髌骨，进行上下位（沿肢体纵轴）滑动。此手法目的是松解关节囊及髌支持带，减少髌、股关节面的压力，手法3~5分钟即可。松髌Ⅱ法：以右侧为例。医生右手拿住患肢小腿下端，令病人屈膝屈髋，左拇指半屈位顶在髌上缘，令患者伸直下肢时，拇指用力向下顶压髌骨。拇指顶压的位置为髌骨外上缘和内上缘，向下用力方向为直下方和斜下方，可以松解髌骨上下位的粘连。

（3）髌周痛点刮筋：将髌骨边缘等分12点（如同钟表盘一样），分别在每点上触诊检查有无压痛，如有压痛则用刮筋法治疗，垂直髌骨边缘，屈曲横刮5~7次。伸膝位进行髌上缘的痛点刮筋，屈膝位刮髌下缘痛点。

（4）膝过伸、过屈位镇定法和搬法：对膝关节伸屈障碍者，被动将膝摆在充分伸、屈位置上固定不动，维持20秒钟后用力一搬。病人仰卧位行伸直位搬法，俯卧位时行屈曲位搬法（跟臀位）。

（5）弹拨法：弹拨腓总神经，以通络。

9.6　踝部病症

踝关节由胫、腓骨下端和距骨组成的屈戌关节。胫骨下端内侧向下的骨突称为内踝；胫骨下端后缘稍向下突出称后踝；腓骨下端的突出部分为外踝。三踝构成踝窝，容纳距骨。踝关节周围有肌腱韧带包围，缺乏肌肉和其他软组织遮盖。站立时，全身重量都落在踝关节的上面，负重最大。在日常生活中，主要是依靠踝关节的背伸、跖屈活动。因此，处理踝部损伤时，都需考虑到踝关节的两种功能，既要稳固地负重，又能灵便地活动，忽视一方，都会影响关节的功能恢复。

9.6.1　踝关节扭伤

9.6.1.1　病因病理

　　踝关节伤筋以关节扭伤最为常见，以青年及成年人较多，多因在不平的路面行走、跑步、跳跃或下楼梯时，踝跖屈位足突然向内或向外翻转，踝外侧或内侧韧带受到强大的张力作用所致（图9-35①②）。损伤轻者韧带被牵伸或部分撕裂，重者韧带完全断裂或内外踝尖部骨质被横行撕脱。在日常生活中，以内翻位损伤为最常见。其原因有：①负重力大，踝是下肢垂直负重最下的关节，在行走跳跃时，身体全部重量完全落于踝关节；②外踝细长靠后而低于内踝，内踝宽扁而靠前，外侧韧带较内侧韧带薄弱，较易引起撕裂；③足跖屈时，距骨体较宽，部分脱出，其较窄部分进入关节，因而踝关节变得不稳定；④由胫腓骨下端所构成的踝穴，并非完全坚固，两者之间的胫腓横韧带纤维斜向下外，同时外踝内面的关节面比较倾斜，因此腓骨下端能向上或外做适当活动；⑤在背伸的各肌肉中，使足外翻背伸的第3腓骨肌远不如使足内翻背伸的胫前肌坚强，因此使足部向外的力量不如向内的力量大。由于以上原因，踝关节多发生内翻扭伤。在内翻位受伤时，外侧韧带中腓距以腓距前韧带最易损伤，严重者，腓跟韧带亦断裂，但腓距后韧带往往幸免。

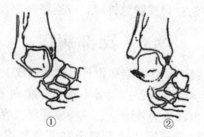

　　　　　①　　　　　　　　　②

图9-35①②　踝关节外侧韧带损伤

9.6.1.2　临床表现

　　有急性扭伤病史，踝部出现明显肿胀疼痛，不能着地，明显跛行，内、外踝前下方均有压痛，皮肤呈紫色。外踝扭伤时，当足部内翻则外踝发生剧痛，并在外踝有压痛。外侧关节囊及腓前韧带损伤时，肿胀主要在关节外侧、外踝前下方。内踝扭伤时，当踝关节外翻则内踝疼痛加重。

踝关节扭伤应与踝部骨折或脱位相鉴别。骨折患者其压痛主要在踝骨断端，沿小腿纵轴方向叩击足底则断端疼痛剧烈，有时有骨擦音闻及。脱位后踝部有明显畸形，有时虽无畸形，但仍需慎防有潜在的自行复位的踝关节脱位。X线检查对本病诊断虽无直接意义，但有助于排除骨折脱位等。如腓侧韧带损伤较重，可做足部强烈内翻摄片检查。正常人足内翻位拍片时，距骨上关节面与胫骨下关节面有5°～10°的倾斜，如超过此限度，即可确定有韧带断裂。还可以看出距骨有无向内旋转情况，借以诊断腓侧副韧带是否折断而造成关节的部分脱位。这种脱位，在伤后往往自行复位，若不经强力内翻，则很难看出移位。

9.6.1.3　治疗方法

宜以活血祛瘀、消肿止痛法治之。单纯的纤维牵伸或部分纤维断裂，关节稳定性正常者，推拿疗法效果满意。

患者仰卧，医者用点按法选点风市、足三里、太溪、昆仑、丘墟、绝骨、解溪、太冲等穴，以通经络之气。再以揉、摩等法由上而下在小腿及局部周围施术，以达活血祛瘀而消肿的功效。但在损伤的急性期（24～48小时以内），手法应轻柔灵巧，以免加重损伤性出血。恢复期手法宜稍重，特别是在血肿机化产生粘连后，踝关节功能受限，则应以较重手法剥离粘连，恢复功能。牵引摇摆、摇晃屈伸等是常用的被动活动踝关节的手法。

患者仰卧，医者以右手紧握患者足趾，向上牵引，先外翻扩大踝关节内侧间隙，以左手食指压入间隙内。然后仍在牵引下内翻足部，扩大踝关节外侧间隙，以拇指压入关节间隙内。使拇、食指夹持踝关节，右手在牵引下将患足左右轻轻摇摆、内翻、外翻1～2次，而后背伸跖屈被动活动，同时夹持踝关节的食、拇指下推上提两踝，背伸时下推，跖屈时上提。（图9-36①②③）

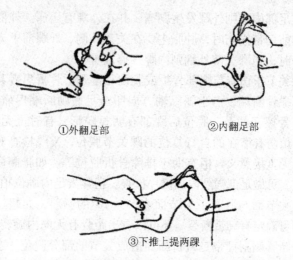

①外翻足部　　　　　　　②内翻足部

③下推上提两踝

图9－36①②③　踝关节扭伤治疗手法

　　对损伤有肌痉挛、关节粘连者，手法在上述操作的基础上，医者一手握跟腱，一手握前足，并嘱患者放松踝部，不要紧张。先予拔伸，先跖屈然后做突然的背伸动作（手法需适宜，不要用力太猛），最后外翻或内翻足背，以解除肌肉痉挛。往往术后疼痛即减轻，再在局部行轻度摩法及擦法而结束手法。

　　对韧带完全断裂有撕脱骨折或暂时性脱位的患者，均需按踝部骨折处理。必要时可手术治疗。

9.6.1.4　各家治法

　　（1）《中国骨伤科学·卷八·筋骨缝损伤》（孙树椿主编）

　　①外踝筋缝损伤（外踝前中束韧带损伤）：患者侧卧，伤肢在上，助手双手握住伤肢小腿下端，固定伤肢，医者双手相对拿住踝部做踝关节摇法，再用力将足跖屈、内翻，在牵引下将足背屈、外翻，同时一手拇指置韧带损伤处捋顺其筋。患者正坐，医者一手由外侧握足跟，用拇指压于韧带所伤之处，另一手握住跖部，用摇法，在拔伸力量下将足跖屈，在背屈同时按压韧带损伤部位的拇指向内、向下用力戳按以使骨缝离而

复合。

②内踝骨缝离位伤筋（内踝三角韧带损伤）：治疗手法同外踝，但内、外翻方向相反。

（2）《推拿治疗学》（陈忠良主编）

①病人仰卧位。医者用按法、揉法自小腿外侧至踝外侧上下数遍按揉，配合轻巧灵活地按揉解溪、昆仑、丘墟，以通经络之气。

②在损伤的局部用轻柔缓和的按揉法治疗，疼痛稍缓解后即可配合轻度的踝关节摇法活动，达到消肿止痛、滑利关节。

③患部用擦法，以透热为度。

④拔伸。医者一手托患侧的足跟，另一手握住大拇趾做拔伸，并在拔伸下做踝关节摇法，如外侧副韧带扭伤，拔伸时把患肢足部逐渐向内翻牵拉，然后再外翻足部。

⑤在局部内出血停止后可加湿热敷。

9.6.2　踝管综合征

踝管亦称跗管，位于踝关节内侧，是小腿后区和足底深部蜂窝组织间隙的骨纤维组织形成的一条通道。它的浅面为跨于胫骨内踝和跟骨结节间的分裂韧带，深部为跟骨、距骨和关节囊。管内有肌腱（由前外向后内，其排列顺序为：胫后肌腱、趾长屈肌腱和拇长屈肌腱）、血管（胫后动、静脉）和神经（胫后神经）通过。血管和神经在趾长屈肌腱、拇长屈肌腱之间。胫后神经在出跗管时分出支配足底和足内侧的终末支——跗内、外侧神经，前者为感觉支，后者为运动支。（图9-37）

9.6.2.1　病因病理

由于足部活动之突然增加或踝关节反复扭伤，使跗管内肌腱因摩擦而产生腱鞘炎，腱鞘肿胀，跗管内容物体积因此增加。但跗管为骨纤维管，缺乏伸缩性，不能随之膨胀，因而形成跗管的相对狭窄，于是管内压力增高，由此产生胫后神经受压症状。

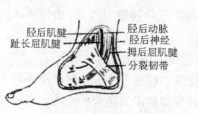
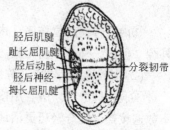

胫后肌腱
趾长屈肌腱
胫后动脉
胫后神经
拇后屈肌腱
分裂韧带

胫后肌腱
趾长屈肌腱
胫后动脉
胫后神经
拇长屈肌腱
分裂韧带

①踝部内侧面分裂韧带　　　　　②跖管横切面

图 9 - 37①② 　踝部内侧面和跖管横切面

另外分裂韧带退变增厚，跖管内跟骨骨刺形成或因骨折等原因，均使跖管变狭窄，形成对神经、血管的压迫，亦可发生本病。

9. 6. 2. 2 临床表现

早期常在行走、站立过久或劳累后，出现内踝后部不适感，休息后即可改善。如上述症状反复出现，持续时间长久，病人的跟骨内侧和足底有麻木感，或蚁行感。重者可出现足趾皮肤干燥、发亮、汗毛脱落及足部内在肌肉萎缩。

检查时，轻叩内踝后方，足部针刺感加剧。足极度背伸时，症状亦可加剧。X 线摄片，少数病例可见距、跟骨内侧有骨刺形成。

9. 6. 2. 3 治疗方法

宜以舒筋活血法治之。

患者仰卧，下肢置外旋位，医者点按阴陵泉、三阴交、太溪、照海、金门等穴。继以一指禅推法或揉法自小腿内后侧，由上而下推至踝部，重点在跖管局部，采用与跖管垂直方向的推、揉法5～10分钟，以利经气运行，气血宣通，促进炎症的吸收，以降低跖管内压力。同时在局部可配合弹拨法梳理经筋。最后顺肌腱方向用擦法，并配合内服和血通络、舒筋活络的方药，或用洗药熏洗。

跖管内药物封闭疗法，疗效亦佳。而对跖管内有骨疣者，保守疗法长期不愈时，可采取手术治疗。

9.6.2.4　各家治法

（1）《中国骨伤科学·卷八·筋骨缝损伤》（孙树椿主编）

①理筋法：病员俯卧，屈膝，医者于内踝后侧用拇指或掌由近及远，再由远心端至近心端，一侧固定，一侧理筋反复数次。

②摇踝法：病员俯卧，屈膝90°，医者一手扶足跟底，一手握足掌反、正方向摇踝，配合理筋法，向心推理，对促进回流消肿有效。

③弹拨分筋法：病员俯卧，医者一手握足掌部，另一手拇指在内踝痛点做弹拨分筋法手法。

（2）《推拿治疗学》（陈忠良主编）

①病人仰卧位，患肢外旋，足外翻，用按揉法沿着胫骨后侧经内踝到足弓部，治疗重点在商丘、中封、复溜、太溪、照海、涌泉，手法宜轻柔，以达到舒通经络之目的。

②用轻巧快速的弹拨法从内踝后方沿肌腱走行路线到足弓部治疗。弹拨要与肌腱成垂直方向进行，同时配合踝关节内翻、外翻及伸屈的被动运动。

③从足弓沿肌腱方向用擦法治疗，以透热为度。可以配合患部热敷或熏洗。踝管内有骨疣，保守疗法长期不愈者，可采取手术疗法。

9.6.3　跟腱扭伤

小腿腓肠肌起自股骨的内、外上髁，两头于小腿后面的中上部结合在一起，并向下移形成肌腱，再与其深层的比目鱼肌肌腱相合，即成跟腱，止于跟骨结节。跟腱与其表层的深筋膜之间有一种腱围组织，其结构近似滑膜组织，共7~8层。各层之间虽有结缔组织联系，但互不黏合，层层之间润滑滑动。跟腱腱围组织在踝关节屈伸过程中起润滑作用，以避免跟腱磨损。

9.6.3.1　病因病理

本症多于一次急性拉伤后引起，如准备活动不充分即做猛烈踏跳或急速起跑动作时容易发生，由于肌肉急骤收缩拉伤腱围组织所致。也有反复做超过本人活动能力的跑跳运动后，逐渐劳损所致。

由于急性损伤，腱围撕破出血引起损伤性炎症反应，以后腱围各层之间及腱围与跟腱之间发生粘连。如劳损起病，可由于劳损引起局部组织代谢失常，血液循环受阻，腱围组织供血不足，引起变性或部分组织坏死，而导致腱围各层之间及腱围与跟腱之间的粘连。

9.6.3.2　临床表现

跟腱疼痛。早期疼痛主要发生于活动开始时，一经活动开了，疼痛反见减轻，但做猛力跑跳动作时仍痛，休息后又感觉疼痛。病情加重后，每做牵扯跟腱的任何动作都引起疼痛，甚至在日常生活中，如上下楼、走路等都可引起疼痛。本症压痛部位表浅，特别在捻动表面跟腱时感到疼痛。晚期可出现跟腱变形，可摸到拘结一起的疙瘩，即所谓"筋聚"，捻动时有"吱"音。跟腱失去韧性，挤捏时缺乏弹性，而且局部变粗，使跟腱变成梭形。患者足尖抵地后蹬时，引起抗阻力疼痛。根据病史及典型的临床表现，不难作出诊断。

9.6.3.3　治疗方法

宜以活血祛瘀、理筋通络法治之。

患者俯卧位，小腿及足踝部垫以软枕。医者用滚法、捏法推拿小腿后部肌肉跟腱，手法由轻渐重，由浅及深，以有明显酸胀感为宜，自上而下，反复4~5次。用搓揉法使肌腹在抖动中得以放松。然后用拇指推、揉跟腱局部，手法浅在，使其主要作用于腱围。而有"筋聚"者，应于局部以拇、食两指相对拿住揉捻之，以散其结。

最后令患者屈膝90°，踝关节跖屈，此时跟腱充分放松。医者一手握足背，一手在小腿后侧施拍打法。随后，握足背之手将踝关节摇动，并慢慢加大幅度使踝关节背伸，拍打之手固定小腿。术后可用洗药热敷熏洗。

也可用局部封闭疗法。但应注意，长期不合理地使用可的松类药物封闭，可导致跟腱断裂。

9.6.3.4　各家治法

（1）《推拿治疗学》（陈忠良主编）

①以滚法为主，配合踝关节屈伸被动运动。患者俯卧，小腿及足踝部垫枕，医者以滚法自小腿后部承山穴向下滚至跟腱，手法由轻渐重，由浅及深以明显酸胀感为宜，反复 3～5 次。在滚跟腱部位的同时，另一手配合踝关节的屈伸运动，屈伸幅度在生理范围内尽量加大。

②以提拿法为主的治疗方法。患者俯卧，先以轻柔手法按揉小腿腓肠肌及跟腱，然后逐渐加重，再以捏拿法提拿跟腱 3～5 次，最后用擦法使跟腱温热。此法尤适于"筋聚"者，以散其结。

③以推揉法为主的治疗方法。患者俯卧，医者以搓揉法使小腿肌放松，然后用拇指推揉跟腱局部。手法宜轻柔，主要作用于腱围。上述 3 种治疗方法均可配合踝关节的摇动。方法是：嘱患者俯卧屈膝 90°，踝关节跖屈，以充分放松跟腱，医者一手握足背，一手在小腿后侧先施轻快柔和的拿法，随后，握足背之手将踝关节摇动，并慢慢加大幅度使踝关节背屈。术后可用热敷或熏洗以提高疗效。

④自我推拿：坐位屈膝提足跟，以足趾着地，尽量放松小腿后侧肌肉。先用指腹自腘窝向下按揉直至跟腱 3～5 遍，然后以拇指与食指、中指跟腱部做拿捏十余次，再用掌擦热跟腱。每日酌情做 1～2 次。

（2）《按摩治疗学》（丛林盛主编）

①患者俯卧位，患足踝部用枕垫起，医者一手揉捏跟腱周围，由轻到重，由浅入深，从上向下，反复多次，以有酸胀感为宜。

②体位同上，从小腿后侧的承山穴起沿小腿向下至足跟，用滚法反复施术 3 ~ 5 分钟。同时配合踝关节被动屈伸活动，幅度由小到大逐步增加，重点在承山穴及跟腱两侧。

③在跟腱及其两侧用轻快的弹拨法及拿、捏、捻其跟腱，然后再沿跟腱方向做擦法，以透热为度，时间约 2 ~ 3 分钟。

9.6.4　跖筋膜劳损

跖筋膜即跖腱膜，是足底之深筋膜，位于足底部，附着在跟骨结节上，其中央部分最坚强，内、外侧部分薄弱。有保护足底之肌肉及肌腱，便利活动；保护足底之关节；支持足之纵弓的功用，同时又是足底某些内在肌之起点。

9.6.4.1　病因病理

一般认为肾阳不足是致病的重要内在因素；遭受外伤、劳损或寒冷潮湿是外在因素。如日常挑担、负重行走、长途跋涉、局部硌伤等因素的影响，均可引起跖筋膜劳损，产生无菌性炎症及退行性变，在跟骨结节的附着处，发生退变钙化，形成骨刺，亦可发生纤维脂肪垫炎，跟下滑囊炎形成典型的足跟痛。

9.6.4.2　临床表现

患者足跟下或足心疼痛，足底有紧张感，不能久行，每遇劳累更甚，且有得热则舒、遇寒痛增且僵的表现。检查见跟骨结节前缘压痛明显，牵扯跖筋膜时，可使疼痛加重。

9.6.4.3　治疗方法

宜以舒筋活血法治之。

患者仰卧，医者点按阴谷、阴陵泉、筑宾、三阴交、太溪、照海、然谷等穴后，继以拇指按揉局部及其周围，弹拨其附着点前部，最后以擦法，擦其足底取热，以舒筋活血。术后可配合洗药熏洗，或鞋内放一厚垫以减少跖筋膜张力，临床效果满意。亦可采用局部封闭疗法。

9.6.4.4　各家治法

（1）《推拿治疗学》（陈忠良主编）

①足跟疗法：病人俯卧位。患侧屈膝90°，足底向上，医者以滚法施于足跟底部，重点在足跟的压痛点和周围，约10分钟，然后辅以掌擦法使足跟温热即可。

②按揉法：患者仰卧位，医者以大指从足跟部沿跖筋膜按揉数遍，再配合弹拨跖筋膜，重点在其跟骨附着点周围及然谷穴，最后顺跖筋膜方向用掌擦法，以透热为度。

③按摩法：患者俯卧位。医者从患肢小腿腓肠肌起，至跟骨基底部，自上而下以抚摩、揉捏、推按、点压、叩击的手法顺序施治。使局部产生热胀与轻松感。重点取三阴交、金门、中封、太冲、照海、昆仑、申脉等穴。

④叩击法：患者俯卧屈膝位，足心向上。医者摸准骨刺部位压痛点，一手握住踝部固定，一手以掌跟击痛点，由轻至重逐渐加力，连续十数次，再以手掌在足跟擦热。

⑤自我推拿：以大指在足跟底部痛点做按揉3～5分钟，继以大指本节（或食指本节）在跟骨结节上（或压痛点上）弹拨、点压数次，最后用掌在足跟及周围擦热。1日2次。

（2）《实用按摩推拿大全》（李茂林编著）

患者俯卧位，医者施用足跟捻压法，点按太溪、委中、承山，施用提拿足三阳法，点按三阴交、足三里。骨髓离位，足跟痛者（无增生者），可应用捶击法。

9.7　颈部病症

颈椎共7个，椎间盘6个，椎管和椎间孔由椎体和椎弓组成。第1颈椎与第2颈椎之间没有椎间盘，亦没有椎间孔。颈部有8对颈神经，颈神经仅占椎间孔的2/3。颈椎关节突关节近似水平位，其稳定性较差，关节囊又松弛。钩椎关节是由下椎体上缘向上突起部与上椎体下缘的两侧缺陷部构成。两条椎动脉由颈总动脉分出，上升进入第6颈椎横突孔，由环椎横突孔上方穿出，进入枕骨大孔汇合成基底动脉。颈部肌群众多，有前屈肌群、后仰肌群、左右侧弯肌群等4组，深层有前、后纵韧带、黄韧带等。

颈部处于缺少活动的胸椎和重量较大的头颅之间，其活动范围及幅度较大，易于受伤。常见病症有颈椎病、落枕等。

9.7.1 颈椎病

颈椎病又称颈椎综合征，这是一种中年以上人的常见病、多发病，为颈椎及其周围软组织的病理改变而造成的颈神经根、颈髓受压或受刺激所引起的综合症候群。该病有时能累及椎动脉及颈交感神经。轻者头、颈、肩臂麻木疼痛，重者可致身体酸软无力，甚至大小便失禁、瘫痪。累及椎动脉和交感神经，则出现头晕、心慌、心跳等相应的临床表现。给患者造成很大痛苦，它严重危害人民群众的健康。目前对本病多采用非手术疗法治疗，而在各种非手术疗法中，又以推拿疗法最为满意，也容易为患者所接受。

9.7.1.1 病因病理

颈椎病的发生与颈部外伤劳损有密切关系。在中医学中对本病并无专题论述，也无此病名记载。但究其病因病理及临床表现，系属痹证的范畴，又与经络的循行有关。《素问·痹证论篇》曰："风寒湿三气杂至，合而为痹也。"又曰："痛者，寒气多也，有寒故痛也。其不痛不仁者，病久入深，荣卫之行涩，经络时疏，故不通，皮肤不营，故为不仁。"又曰："痹在于骨则重，在于脉则血凝而不流，在于筋则屈不伸，在于肉则不仁，在于皮则寒。"《灵枢·经脉篇》所载，手太阳小肠经脉"是动则病，……不可以顾，肩似拔，似折。"清·张隐庵注："颈项肘臂痛，皆经脉所循之部分而为病也。"从以上中医文献所载，可以看出本病的病因病理与风寒湿邪侵袭有关，因风寒湿邪侵袭，阻塞经络，影响荣卫气血的循行而发生的一系列临床表现。

颈椎病的病因病机尚未完全阐明，但比较公认的是由于颈椎间盘的退行性改变后，产生一系列病变而出现骨赘、骨刺，压迫或刺激脊髓、神经根、椎动脉及颈交感神经，而引起一系列临床表现。以下从外因、内因两方面来讨论。

（1）外因

①急性外伤：急性外伤致使颈椎小关节、椎间盘、黄韧带、韧带及软组织损伤，引起局部出血、水肿等炎性反应，进而使脊柱稳定性下降，促使颈椎发生代偿性增生，关节囊松弛，直接或间接压迫神经、血管而产生症状。

②慢性损伤：因急性损伤治疗、休养失宜或因颈部长期过伸性（或屈曲性）的慢性积累性暴力劳损，引起椎间盘退行性变，椎体边缘骨质增生，椎间孔变窄，引起脊髓或神经根的压迫症状出现。

③由于纤维性炎症，使椎间孔内神经根的周围发生粘连，引起症状。

（2）内因

颈椎间盘组织随着年龄的增长，逐渐出现退行性改变（即脱水和逐渐失去弹性而萎缩），软骨板逐渐骨化。椎间盘厚度减小，椎间隙变窄，脊柱稳定性下降，使后关节囊松弛，关节腔减少，关节面易发生磨损而发生增生，或出现半脱位，椎间孔上下径变窄，致使增生压迫神经、血管而产生症状。另外，颈椎处于缺少活动的胸椎和重量较大的头颅之间，其活动幅度较大，易于受伤。

9.7.1.2 临床表现

（1）颈椎病的好发部位多在颈4至颈7之间，根据病变所在部位的高低不同及所累及到的神经根、脊髓、血管的不同而有差别，临床表现各异，一般可分神经根型、脊髓型、椎动脉型、交感神经型、混合型等5种类型，其中以神经根型最为常见。其临床表现分述于下：

①神经根型：临床表现以神经根受压为主症。由于发病的节不同，临床表现亦不同。病变在颈4以上者，则多见后头枕部感觉改变，颈项部发僵，或见后头部、颈肩部疼痛和麻木感。病变在颈5以下者，则多见颈部、肩部、臂部疼痛和麻木

感，甚至有放射性疼痛和麻木。还可出现相应的肌力减退，症状表现为上肢沉重、握力减弱和持物坠落等症状。

②椎动脉型：此种类型的颈椎病，常见于老年人，尤以女性为多见。它是由于颈椎间盘或赘生物向后侧方刺激压迫椎动脉而产生椎动脉供血不足的症状。临床表现颈项疼痛和活动受限外，还表现有颈性头晕、头痛、恶心、位置性眩晕、猝倒、记忆力减退、持物坠落、耳鸣、耳聋等症状。

③交感神经型：此型颈椎病主要是颈交感神经节后纤维受刺激、压迫或受到椎周软组织无菌性炎症的刺激、压迫，导致植物神经功能紊乱，而使其支配的脏器出现功能障碍。因此临床上亦称内脏型颈椎病。常见症状除颈肩痛或枕部痛外，尚有心慌、胸闷、偏头痛、出汗、耳鸣、肢凉、肤温低或手足发烧、四肢酸胀，但无放射痛或麻木。个别病人可出现听、视力异常等症状。

④脊髓型：本型临床上比较少见。它是由于颈椎间盘向后中线突出、椎体后方骨赘、黄韧带肥厚、钙化等原因，致使脊髓神经受压而引起的临床表现。其表现可出现一侧或两侧上肢周围性神经损伤或下肢为上位神经元损害的体征和症状。

病人常感到一侧或双侧下肢肌肉发紧，步态笨拙，不能快步行走，经常摔跤，甚至不能走路。严重者出现双下肢硬瘫、大小便失禁。同时可能有上肢麻木、无力和肌肉萎缩等周围性神经损害症状的出现。

⑤混合型：临床上患颈椎病的表现较为复杂，并非单一发病，常见以上各型中两种或两种以上同时存在，这种颈椎病称为混合型颈椎病。

以上5种分型，一般能阐明颈椎病的临床表现。但目前CT的广泛运用，对诊断提供了客观依据，从而也显示出颈椎间盘突出症引起颈椎病者也为数不少，所以笔者认为颈椎间盘突出型颈椎病是不容忽视的。

检查：多数患者出现颈椎生理前凸减少或消失、颈椎变直、后伸受限，颈后伸或向病侧弯曲时上肢和手部显示放射性麻木和疼痛。再寻找压痛点，相当颈椎4-5、5-6和6-7平面，在颈椎棘突病侧旁边，用拇指压迫，可出现疼痛向上肢放射。颈椎病的特殊检查有臂丛神经牵扯试验阳性、椎间孔压缩试验阳性、血管试验（又称艾迪森氏试验）阳性。神经系统检查时，对比两侧上肢肱二头肌、肱三头肌与桡骨膜反射是否减弱、亢进或消失，膝腱及跟腱反射是否有改变，是否引出病理反射。肌力的检查时，在神经根受到压迫后，轻者其所支配区的肌肉力量减弱，重者有时能出现肌萎缩；脊髓受压后，可出现肌张力增高、腱反射亢进，亦可出现髌、踝阵挛和病理反射等锥体束征。检查中应注意两侧对比。亦可用握力计检查握力的改变情况。

X线平片检查时，可以发现大多数患者在正位片上有椎间隙变窄、钩椎关节增生等；侧位片上有颈椎变直，生理前凸变直或轻度角弓反张，椎体排列异常，椎体和关节突滑脱，受累椎间隙变窄、相邻两椎体前、后缘骨刺形成，项韧带钙化等。斜位片上可有唇形骨刺伸入椎间孔，椎间孔前后径变窄等。"CT"和"核磁"检查均有利于确诊。

（2）根据以上的临床表现和检查，对颈椎病不难确定诊断，但有时需和下列疾病作鉴别：

①脊髓肿瘤：患者可有颈、肩、枕、臂、手指疼痛或麻木感，同侧上肢为下运动神经元的损害，下肢为上运动神经元损害。症状逐渐发展到对侧下肢，最后到达对侧上肢。压迫平面以下感觉减退及运动障碍的情况开始为布朗—色垮综合征表现（病灶侧肢体运动障碍，深感觉障碍，病灶对侧的冷热与疼痛觉障碍）逐渐加重，最后呈现脊髓横贯性损伤现象，出现屈曲性瘫痪。X线平片可见椎间孔增大，椎体或椎弓破坏，奎克试验或脊髓造影可见部分或完全梗阻。病情发展与颈椎病明显不同。

②脊髓空洞症：这是一种脊髓疾患，好发于颈胸段，主要

累及冷热、疼痛觉的感觉传导束。有时感到上臂麻木疼痛，上肢肌肉萎缩。但脊髓空洞病好发于青年人，多为 15～30 岁，有感觉分离现象，如痛、温度觉消失，感觉、运动觉正常，尤以温度觉的减退或消失更为明显。

③颈椎结核：颈椎因血运好，负重少，抵抗力强，故很少发生结核。如一旦发生，临床上很易误诊，将给患者造成难以挽回的损失。颈椎结核好发于青年人，表现为颈部运动功能受限及向肩、臂部放射性疼痛。并伴有低热、盗汗等。患者有结核感染病史，实验室检查红细胞沉降率增快。X 线摄片可见椎间隙变窄，骨质破坏，椎体压缩（可摸到后凸畸形）及咽后壁脓肿。

④颈部风湿病：本病有颈部活动受限，颈肩痛及手部麻木现象。但风湿病有其典型的风湿病史，无放射痛，反射无改变。急性发作可有低热，实验室检查红细胞沉降率快，抗"O"增高。应用抗风湿药物治疗症状可以明显好转。X 线摄片亦可帮助鉴别。

⑤颈肋综合征：本病为患者先天性畸形，第 7 颈椎出现颈肋，或颈椎横突肥大或过长等变异，产生对臂丛神经和锁骨下动脉组成的神经血管束的压迫而发病，称为颈肋综合征。临床表现为一侧颈肩疼痛，其疼痛可沿臂丛神经向患侧上肢放射，并伴有麻木触电感。并有患肢皮肤苍白、肢体发凉等供血不足的现象，甚者可见肌肉萎缩。X 线平片有助确诊。

⑥前斜角肌综合征：本病系指前、中斜角肌因痉挛、肥厚或附丽点异常，而嵌夹了通过其间的神经、血管所引起的症候群。临床表现颈部侧后部疼痛及向臂部放射，疼痛可因肩臂位置改变而增剧或消失。肩胛带抬高可减轻症状；用力牵拉患肢则疼痛加剧。在锁骨上窝部，可摸到紧张肥大而坚韧的前斜角肌的肌腹，局部有明显的压痛，并向患肢放射。沿尺神经分布区麻木或窜痛，感觉减退，大小鱼际肌因长期的神经受压发生萎缩，故使肌力降低，握力减弱，甚至丧失持物能力。因血管受刺激而痉挛，产生动脉供血不足症状，如患肢发冷、恶寒

等。严重者可发生缺血性溃疡坏死。艾迪森氏试验阳性。X线摄片以除外颈椎病及颈肋损伤，有助诊断。

⑦超外展综合征：本病又称喙突胸小肌综合征。神经血管束经过喙突与胸小肌止点之间，向上臂走行。有时因喙突与胸小肌变异，有肩关节外展时，出现神经血管束的卡压症状，临床上称为超外展综合征。另外在投掷活动时，上肢外展位，肩胛骨向后上方过度牵拉，需胸小肌猛力向前下方收缩，此时易造成胸小肌被牵拉损伤，致使其痉挛。亦可因慢性劳损造成局部发生无菌性炎症，甚至发生粘连，均可引起神经血管束的卡压症状。其症状与前斜角肌综合征相似，但臂丛牵拉试验为阴性，血管压迫试验亦为阴性；上肢超外展时出现阳性反应。其压痛点在喙突下，因此易与其他疾患相鉴别。

⑧肋锁综合征：神经血管束通过锁骨与第2肋骨之间，因第1肋骨高位变异，使锁骨与第1肋骨之间的间隙变窄，卡压了神经血管束而出现症状，称之为肋锁综合征。另外中年以后，该处软组织退变，弹性减弱，再遭致外伤、劳损而诱发本病。其症状与斜角肌综合征相似，但当患者正坐，双肩自然下垂，双手扶膝，突然做挺胸动作，可引起症状发生或加重，以此与其他疾患相鉴别。

⑨美尼尔综合征：本病为一种发病于中耳而原因不明的植物神经系统紊乱，以交感神经过度兴奋为主要特征的疾病。如有头痛、眩晕、恶心、呕吐、耳鸣、血压改变等。但多是阵发性的，其发作与疲劳和情绪波动有密切关系，不是由于颈部活动而引起。X线摄片可以协助与交感神经型颈椎病相鉴别。

9.7.1.3　治疗方法

在明确诊断的基础上，用推拿疗法治疗颈椎病多可收到良好的疗效。但手法需温柔和缓，耐心细致。如需用较大力量的推拿手法时，亦需在沿纵轴牵引的情况下进行，决不可粗暴猛烈而急骤地过度旋转头部。因头部屈曲，过度旋转的手法治疗颈椎病造成医源性病残的病例是有的，而且很难恢复，这一点必须引起临床医师的高度重视。

用手法治疗本病的作用在于扩大椎间隙及椎间孔，使椎体滑脱复位，颈椎恢复正常的生理曲度，以缓解对神经根的压迫，消除肿胀，分解粘连，改善血液循环，以便解除肌肉和血管痉挛，增强局部的血液供应，促使颈部恢复其正常的功能。临床治疗时，应以"牵引为主，按揉为辅"为治疗本病的指导思想。

宜以舒筋活血、理筋整复法治之。

患者正坐，医者先分别选择点按风池、天鼎、缺盆、肩井、肩中俞、肩外俞、肩髃、曲池、手三里、合谷、小海、内关、外关、神门等穴。点按后，医者站于患者背后，用滚法放松颈肩部、上背部及上肢的肌肉，约5～10分钟。再用拿法拿颈部两侧僵硬之筋。在颈肩部肌肉充分放松的基础上，采用提端法。

（1）医者站在患者背后，两前臂尺侧放于患者两侧肩部向下用力，双手大拇指顶在风池穴上方（切勿用力顶风池穴，以免引起头晕）。其余四指及手掌托起下颌部，手指及手掌向上用力，因前臂与双手向相反方向用力，使颈椎牵开。在牵引情况下，使头颈部做环转摇晃6～7次，再使头部做前屈、后仰及向左右侧屈的活动。（图9－38①②）

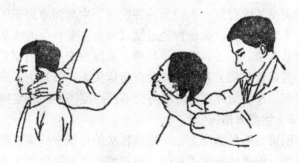

①颈部提端前屈法　　②颈部提端后伸法
图9－38①② 　颈部提端法

（2）患者正坐，医者站于患者侧外方，右手臂屈曲肘关节，托住患者下颌，手扶于健侧颞枕部，另一手手掌托扶患者头枕部。两手合力缓缓向上提端头颈，并做头的左右旋转活动，亦可单用右肘提端头颈部，并做头颈的左右旋转活动，左手拇指在相应患侧椎间隙旁，随颈部的活动在局部痛点施按揉法。最后双手施拿法，提拿双肩井部，再搓患肩直至前臂，反复数次。

术后配合内服中药，嘱患者睡眠前注意调整枕头的高度，不易过高。并嘱患者每日进行颈部的功能锻炼，如颈部前屈、后仰、左前伸、右前伸及环转等活动。

其他疗法中，颈椎牵引法对本病的治疗有益。对严重的脊髓型颈椎病不宜保守疗法，多采用手术疗法，其疗效较为满意。

9.7.1.4　各家治法

（1）《推拿治疗学》（陈忠良主编）

颈椎病的治疗以非手术疗法为主。推拿对颈型颈椎病、神经根型颈椎病、椎动脉型颈椎病、交感型颈椎病的疗效较好。对脊髓型颈椎病的早期也可采用非手术治疗，无效时再考虑手术治疗。推拿治疗原则上手法要轻柔和缓，切不可粗暴猛烈，不可急骤过度旋颈和各种超越生理范围的强制被动运动。临床上由于手法运用不当而引起医源性损伤常有报道，因此必须引起医务工作者高度重视。

①病人取坐位，医生站立在病人的背后，用㨰法或一指禅推法，在项背部放松约10分钟。

②同上体位，指揉风池、肩井、天宗诸穴，拿风池。

③同上体位，搓肩关节，按肩髃、臂臑、曲池、手三里、外关、合谷、后溪诸穴。

④同①法，在项背部手法治疗，并配合颈项的被动屈伸、侧弯旋转（注意：旋转的幅度一定要由小到大，以病人能忍受为原则）约3~5分钟。拿风池、拿肩井、搓上背结束治疗。

颈型颈椎病采用以上方法治疗就可以了。神经根型颈椎病可加用棘旁压痛点的指揉法，颈部端提的屈、伸、旋转法。另外要加强上肢疼痛处的手法治疗，同时可配合做低重量长时间（重量 3 ~ 5 千克，每次时间 40 ~ 60 分钟）的颈椎牵引。脊髓型颈椎病：重点是项背部手法推拿和颈部端提的屈、伸、旋转法。同时可配合仰卧位的颈部牵引治疗（重量、时间见神经根型颈椎病），注意休息，口服安定 10 毫克，每日 3 次，维生素 B_1 25 ~ 50 毫克，每日 3 次。经 3 个月至半年医治无效，或脊髓受压症状仍明显者，应考虑手术治疗。椎动脉型颈椎病：除常规推拿治疗外，应加强项部和头部的手法治疗。以改善椎—基底动脉的血供。交感型颈椎病：除常规推拿［无上肢症状者可略去操作③治疗］外，应加强颈侧部指揉法，每侧 3 ~ 5 分钟；指揉或按压双内关、心俞等穴。其他型颈椎病：推拿治疗无效，应手术治疗。

（2）《中国骨伤科学·卷八·筋骨缝损伤》（孙树椿主编）

①预备手法：包括揉捻法、滚法……。

②治疗手法包括旋转复位法和提端摇晃法。旋转复位法（旋复法）：患者正坐，术者站在患者身后，稍微侧身。以右旋为例，用右肘窝放在患者颌下，左手托住枕部，轻提并且做颈部旋转运动 2 ~ 3 次，目的在于使患者颈部肌肉放松，然后上提，牵引颈部，并使其屈曲约 10°，牵引的同时将患者头颈右旋有固定感时，右肘部再稍加用力右旋颈部，此时即可听到弹响声，做完右侧后，用同样手法向左侧（对侧）旋复 1 次。此手法的要点在于手法的全过程都是在轻度牵引下进行的。本手法应用时要稳准柔和，不可粗暴，旋转适度，不宜过大。提端摇晃法：用于不适合做旋复法的患者。［操作同正文提端法①，不再赘述］

③完善手法：为整个治疗的最后手法。包括劈法、散法、拿法及归合法等。其目的为放松颈肩部肌群，进一步解除肌肉痉挛，改善血液运行，增加局部血液循环，消除软组织的炎性

反应。具有疏风通络，消炎止痛，调和气血之效。劈法：患者正坐，术者站在患者背后，以双掌尺侧，五指分开放松，劈打双肩部及背部1分钟。散法：用双手掌指桡侧在两侧颈部肌肉处交错散之，用手按压之后，散的效果更好。从上至下，到肩部时，改用掌侧散之，做2~3遍。拿法：用拇指和手掌与其余四指的指腹相对用力，在肩部拿捏，拇指做环行运动，做3~5遍。归合法：双手交叉，以两掌大小鱼际在患者颈部及肩部相对归挤，自上而下，做2~3遍。根据患者的不同情况，可在上述基础上，加用叩法、抖肩法及捋顺法，从而完善整个手法。

（3）《按摩治疗学》（丛林盛等主编）

①患者端坐，医者立于其后侧，患者轻度前屈，医者一手扶其头部，另一手拇指自上而下拨揉项韧带3~5次，下颈部痛点处可做点按法，然后点大椎穴及风池穴。

②拨揉颈部两侧肌肉，重点拨揉椎旁酸痛点以及条索状硬结，点按双侧颈根穴。然后拿揉颈项部两侧斜方肌，按揉肩井穴。

③多指拨揉1-5胸椎两侧骶棘肌和菱形肌，点按酸痛点，点肩外俞、肩中俞、天宗穴和冈下痛点。

④拿揉患肢，以肱三头肌和肱二头肌为主，然后医者用多指横拨腋下臂丛神经分支，使患者手指有窜麻感为宜，然后按压、拨揉小海穴和曲池穴。

⑤医者一手握住患者的腕部，另一手的食指、中指及无名指夹于患侧手指的末端依次进行牵拉手指法。同时可听到关节的响声，然后揉捻指尖。

⑥医者将患肢高举，双手握患侧腕部，令患者上肢放松做牵拉患肢手法2~3次。最后拍打肩背部和上肢，使患者有轻快感为宜。

⑦各型特定手法：神经根型颈椎病：除施以上手法外，可采用颈椎侧扳法。根据颈椎棘突偏歪的情况，还可采用定位扳

动法。这两种扳法，根据患者的体型，颈椎的形态及病变的位置，可分别采用患者坐位转头侧扳法或坐位压头侧扳法两种。另外，还可用颈椎牵引法即仰卧位牵引与坐位牵引。牵引法对颈椎病椎间隙狭窄者临床意义较大。椎动脉型颈椎病：除选用上述 6 种手法外，还需施如下手法：用小鱼际滚揉患者颈项两侧，然后用掌根搓摩患者枕后部，以有温热感为宜；揉点双侧肝俞穴，以有酸痛感为宜；患者仰卧位，医者用拇指或多指按揉百会穴、印堂穴、睛明穴，然后点按内关、公孙穴。混合型颈椎病：根据患者临床表现，从以上各型手法中选用一些对症手法和穴位，灵活合理地运用。另外，颈椎病引起的常见症状如头痛、肩背痛、胸痛胸闷、眩晕恶心等症，可根据病因与病理的不同而使用不同的手法进行对症治疗。脊髓型颈椎病：有些患者按摩疗效不理想，可采用多种方法治疗，按摩时要慎重。

9.7.2　颈部扭伤及落枕

9.7.2.1　病因病理

颈部突然扭转或肩扛重物，致使部分肌肉扭伤或痉挛。劳累过度后，卧枕姿势不良或枕头高低不适，以及在一个姿势下睡眠过久，致使一侧肌肉在伸展状态下过久而疲劳，气血凝滞，再受风寒侵袭而发病。

9.7.2.2　临床表现

患侧胸锁乳突肌或其他肌肉痉挛、僵硬而疼痛，有时呈微肿，重者可波及菱形肌与斜方肌。头向患侧倾斜，下颌转向健侧，患者起卧困难，颈部活动明显受限，而患侧受限尤为明显，出现颈肩连动现象，动则疼痛加剧，甚至牵扯上背部及上臂疼痛。成年人反复出现上述症状，系颈椎病前驱症状。

检查时，患部有肌紧及明显压痛。如有扭挫伤应拍摄 X 线片，以除外骨质损伤及脱位。反复落枕者拍摄 X 线片，以除外颈椎病。

9.7.2.3　治疗方法

宜以舒筋活血法治之。常采用点按、滚、拿、提端旋转、搓等法治疗。具体操作可参阅颈椎病治疗，灵活运用。

9.7.2.4　各家治法

（1）《中国骨伤科学·卷八·筋骨缝损伤》（孙树椿主编）

手法开始用点穴开筋法在痛点及其邻近穴位如肩中俞、肩井、肺俞、风池等穴点压1分钟。用揉法、滚法在患处肌肉进行深透揉捻，滚动的时间可长一些，一般进行5~10分钟。再用提端摇晃旋捻法，最后用劈散法。对于有颈椎骨错缝者可采用颈部旋转复位法。颈部肌肉痉挛严重，疼痛明显的患者，手法要轻，肌肉痉挛不明显的患者手法略重。一般手法治疗后，症状可以即时缓解，颈部活动度比治疗前有明显的改善。

（2）《推拿治疗学》（陈忠良主编）

①病员取坐位，用轻柔的滚法在患侧的远端先做治疗，指揉风池、风府、风门、肩井、天宗诸穴和痉挛的肌肉，两法交替进行3~5分钟。

②对痉挛的肌肉选用轻柔的拿法，并以压痛点进行弹拨法2~3次。

③重复①法，并配合颈椎的被动运动。

④重复②法，按患侧列缺、后溪穴。

⑤最后可在局部肌肉痉挛处加用热敷，结束治疗。

9.7.3　寰枢椎半脱位

第1颈椎为寰椎，第2颈椎为枢椎，两者之间没有椎间盘及椎间孔。寰枢椎半脱位以前认为发病率不高，故常被医生忽略而漏诊，通过我们的临床观察，本病的发病率并不低，故特作介绍。

9.7.3.1　病因病理

（1）内因

颈椎上下关节突近似水平位，枢椎的齿突与寰椎齿突凹相关联的寰枢关节，其周围韧带比较薄弱和松弛。另外颈部活动范围比较大而且灵活，这就构成寰枢椎半脱位的内在因素。遭受外界暴力或活动不协调等原因，均易造成本病的发生。小儿韧带松弛及第1、2颈椎先天性发育不全，亦是易发本病的内在因素。

（2）外因

头颈部受到外界暴力的冲击。颈部突然屈伸、扭转，或头部经常处于一侧过度旋转位，或颈部做超过正常范围的活动。另外上呼吸道感染及咽后壁脓肿等均可造成寰枢椎半脱位。

9.7.3.2　临床表现

上颈部颈项肌紧张、痉挛，且有压痛，活动轻度受限，活动时引起疼痛加剧，寰枕部有压痛。个别患者可伴有头晕、猝倒、视力模糊、记忆力减退、听声音遥远等现象。

检查时应注意有无上呼吸道感染及咽喉壁脓肿，一般颈部X线摄片可以明确诊断。在寰枢椎开口位X线平片上，凡显示有齿状突与两侧侧块间隙改变者，均可作为寰枢椎半脱位的依据。有条件者做脑电图检查和椎乳搏动性血流量图检查，可发现其血流量减少，这可进一步证实了X线片显示有确诊意义，因为当寰枢椎复位后，其椎乳搏动性血流量图亦恢复正常。

9.7.3.3　治疗方法

宜以整复理筋法治疗，常用点按、拿、滚、揉、仰卧牵引旋转复位法。有炎症者，应先服药消炎。

患者取坐位，医者站其后，点按风府、风池等穴位，揉拨上颈项部紧张痉挛的肌肉韧带，继用滚法放松颈肩部肌肉，为仰卧牵引旋转复位法的操作，做好准备工作。

仰卧牵引旋转复位法：患者仰卧床上，头部探出床边，双肩与床缘平齐。术者坐于患者头上方的凳子上，一手托持患者后枕部，另一手托持患者的下颌部。用助手一人，站在患者一侧，用双手带住病人双肩，与术者保持相对持续有力的牵引，约半分钟。术者在维持牵引的情况下，慢慢地使病人头做左右各30°的旋转，以听到响声为佳，但不可为追求此响声，而任意加大旋转的角度。否则将会给病人造成不必要的损伤。

　　最后于前额部施用一指禅推法、抹法，在头顶部施以梳理法，约各操作 3 分钟而收功。

9.7.3.4　各家治法

　　《中医推拿学》（俞大方等主编）

　　①在颈椎棘突两侧用轻柔的滚法、按法、揉法或一指禅推法治疗，以舒筋活血，放松紧张的肌肉。

　　②在颈项部肌肉放松的情况下做牵引复位。病人低坐位，头前屈 $10°\sim15°$。医生站于后方，用一侧上肢肘部托住病人颏部，另一手扶住枕部，轻轻提起，做手法牵引 1 分钟左右，再做左右 $30°\sim40°$ 旋转活动各 $1\sim2$ 次。

　　③在患部做轻柔的按、揉、弹拨，然后在颈部直擦，以透热为度。

　　④由炎症引起的自发性半脱位，首先要治疗炎症（内服清热解毒药，外敷三色敷药或金黄膏），同时配合颈部轻度的牵引。在急性炎症消退后，做上述手法治疗，可起到缩短病程，提高疗效的作用。

9.8　胸背部病症

　　胸廓是由胸骨、胸椎和肋骨所构成。胸椎 12 个，肋骨 12 个，胸椎和肋骨以关节相连称肋椎关节。肋椎关节包括肋骨小头关节和肋骨横突关节两部分。胸骨与肋骨以软骨相连。胸部的特点是活动范围小。因直接、间接暴力及劳损可遭致不同的损伤。如胸胁屏伤、肋软骨炎、背肌筋膜炎等病症。

9.8.1　胸胁屏伤

　　胸胁屏伤俗称岔气。是由于在一种不正确的姿势下，扭转胸部躯干，伤及胸廓的关节、软组织，而引起胸部疼痛，胸式呼吸运动受限的一种以伤气为主的损伤。推拿疗法治疗本症有显著效果。而因直接暴力挫伤造成的肋骨骨折及并发内脏损伤者，不在本节讨论之列。

9.8.1.1　病因病理

本病多有急性外伤史，如提举重物、搬运过猛、姿势不良、用力不当、旋转扭挫、扛挑过重物件等过度劳损或外伤性牵拉，导致胸壁固有肌（肋间内肌、肋间外肌、肋内筋膜、胸横肌）的肌肉撕裂伤或痉挛，以及肋椎关节的半脱位、滑膜嵌顿等。

肋椎关节由肋骨小头关节和肋骨横突关节所组成。该二关节均为平面关节，关节囊均较松弛，由坚韧的韧带联系，二关节活动不在一个平面上，在生理的呼吸运动中，肋椎关节活动范围甚小。在身体扭转的过程中，造成某一个方位的关节间隙张开，而使松弛的关节滑膜嵌入其间。关节滑膜有感觉神经末梢，对痛觉灵敏，故嵌入后即刻引起疼痛，并发生急性损伤性病理反应。

肋骨小头关节和肋骨横突关节虽是两个独立的关节，但在运动中，两个关节发生联合动作。在正常生理运动过程中，此二关节协调一致，而当身体受猛的扭转（挫）性外伤后，则可造成关节某一处的半脱位而压迫肋间神经引起疼痛。当弯腰提拉或举重物时，均可使胸壁固有肌受到牵拉或挤压，而产生撕裂伤或痉挛，进而影响肋间神经引起疼痛。

9.8.1.2　临床表现

一般都有典型的外伤史，伤后立即出现一侧胸肋部疼痛，进行正常的呼吸运动，胸肋部疼痛加重，并牵扯背部，患者主动减小呼吸运动幅度，而成浅促的呼吸。咳嗽、打喷嚏等均引起疼痛加重。亦可出现胸闷不适、叹息和范围较广的隐隐窜痛。

检查时，患者常不能明确地指出痛的部位。若肋椎关节半脱位时，仔细按压受累关节处有压痛，压痛范围亦非固定一点，而呈一小片。若系胸壁固有肌的撕裂或痉挛，在相应的肋间隙可见肿胀、压痛、肋间隙微窄等现象。胸壁附着的肌肉拉伤、劳损，亦引起胸壁疼痛，但损伤部位显现肿胀，局部压痛明显。无需其他辅助检查即可诊断。本病需与胸膜炎引起的胸痛相鉴别，对老年患者尤需注意排除脊椎肿瘤等其他骨关节病症，必要时可拍摄 X 线片，可资鉴别。

9.8.1.3　治疗方法

宜以行气活血整复法治之。

患者取坐位或卧位，医者用拇指点按章门、期门、大包、膻中、日月及相应的背部膀胱经腧穴，以通其经气。再以掌揉、摩或擦法，揉摩或擦胸部及肩背部患处，以解除肌肉痉挛。

摇晃提端法：患者正坐，医者站在患者背后，双上肢自患者腋下穿过抱住患者。医者将患者身体环转摇晃 6~7 次，用提端法提起，向健侧歪斜，同时令患者深吸气。患者吸足气后，令患者用力咳嗽，医者同时将患者身体向患侧前方稍屈，并用一手在患处顺推之。术后患者即觉气机宣通，疼痛消除。此法可再重复 1 次。

术后可内服行气活血的中药。

9.8.1.4　各家治法

（1）《按摩》（天津市天津医院执笔）

肋椎关节或胸肋关节囊脱位，其手法如下：

①患者坐位，患侧在右，术者以右前臂自前侧插于患者右腋下，以右前臂向上提拉肩部，提拉时可将移位的关节和痉挛的肌肉拉顺。（图 9 - 39①）

②嘱患者用力吸大气，术者用左手掌根部叩击右胸背侧 1 次，使患者深吸气，则疼痛消失。（图 9 - 39②③）

③用右手放于胸前侧疼痛部，左手放于背侧，两手掌做旋转揉按活动。

（2）《推拿疗法与医疗练功》（安徽医学院附院运动医学科编著）

①顺筋：患者取坐位，术者居其后侧。操作时沿背部患侧足太阳膀胱经自上而下用拇指推法推拿，手法轻缓，徐徐加重。然后改为掌根推和掌侧擦，以解除肌肉痉挛，顺理筋肉，

使患者疼痛减轻，神情平稳。

②复位：复位手法不一，介绍以下2式：拔伸法——患者坐于低凳上或盘地而坐，术者站在患者的患侧前方。术者双手分捏患侧手指，使其手掌向内。然后术者紧握患侧的手，由下向内而上地连续做圆形环转，幅度毋需过大。连续循环数转，待患肢肌肉已放松，运转自如时，趁其不备，术者突然用劲把患肢向上提拔，拔伸后患者疼痛感减轻，呼吸舒畅即成。如尚无好转，可再予拔伸1次。掌击法——患者取坐位，术者站其患侧偏前方，以近患者胸前的前臂，一前臂从前向后插于患侧腋下。发力将患侧肩部提起，嘱患者用力吸气。术者趁其不备，用另一手掌根部自下而上地叩击一下患处。此法也可重复1~2次。

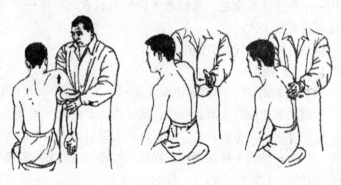

①提拉　　　　②深吸气准备拍打　③深吸气末期掌根叩击

图9-39①②③　胸胁屏伤治疗手法

③摇肩：患者取坐位，术者站于患侧偏前。患者的患侧上肢伸直，术者握住患侧手腕部，将患肢从下方经前方绕转到后方，连续做环形转动。并嘱患者随患肢向前上举过程中吸气，绕后落下时呼气。如此，摇转10次左右即可。

9.8.2　肋软骨炎

本病多发生于第2~5肋软骨，以第2、第3为好发部位。

临床上多见于青年人，尤以女性为最多。本病对身体健康一般无大危害。

9.8.2.1　病因病理

肋软骨炎主要是肋软骨的增生，可能与肋软骨的扭挫伤有关，外伤引起肋软骨骨膜产生慢性炎症及肋软骨增生。

9.8.2.2　临床表现

肋软骨处肿大，局部有疼痛及明显压痛。第 2～5 肋软骨与胸骨交接处为好发部位，青年女性多好发本病。

9.8.2.3　治疗方法

保守疗法均可取得良好效果。

患者取仰卧位，医者用指擦法轻轻推擦局部，以促进血液循环。亦可用一指禅推法在局部及周围施术，以行气活血、消肿止痛。以上手法对本症颇有帮助。

另外，常用 2% 普鲁卡因 2 毫升加醋酸氢化可的松 0.25 毫升，局部封闭。

9.8.3　背肌筋膜炎

因外伤后治疗不当，长期劳损或外感风寒等原因，而造成背部慢性疼痛，称之为背肌筋膜炎。

9.8.3.1　病因病理

背部肌肉有筋膜覆盖，由于肌肉急性扭伤、挫伤，缺乏及时适当的治疗，或由于单一姿势的经常负荷劳作，使背肌肌肉及筋膜长期受外力的牵拉，多次轻微的外伤，慢慢积累而形成本病。如再复感风寒潮湿侵袭，使疼痛加重，进一步刺激肌肉反射性收缩，又加重了这种慢性损伤。

9.8.3.2　临床表现

背部广泛酸痛，肌肉僵硬发板且有沉重感，工作时间稍久或单一姿势过久则加剧，时有刀割样撕裂痛。这种疼痛与天气变化有密切关系，如阴雨、潮湿、风寒等因素可使症状加重。早晨酸痛较甚，但稍加活动后，酸痛和肌肉发板等均有所缓解，若疲劳后症状反而加重。一般无功能活动受限现象。

检查时在背部可摸到条索状、肥厚的肌肉或筋膜，压痛有的明显，有的不明显。X 线摄片骨骼未见到破坏，个别病人可显示椎体有轻度增生。

9.8.3.3　治疗方法

宜以舒筋活络法治之。

患者取坐位或俯卧位，医者在患者背部用滚法广泛舒筋。再在局部施用按揉法、弹筋法、分筋法，以理筋镇痛。摸到有条索状时多用弹拨；对肌肉肥厚者多采用按揉、分筋等法。

9.8.3.4　各家治法

《中国骨伤科学·卷八·筋骨缝损伤》（孙树椿主编）

在背部及沿骶棘肌方向用滚法、分筋法、顺法、按法、散法等理筋手法。在呈条索状、肥厚的肌肉筋膜部位重点使用。隔日 1 次，每次 10～20 分钟。

9.9　腰部病症

脊柱是人体躯干的中轴，起着支持头颅和构成支持胸腔、腹腔、盆腔脏器的骨干，同时也是上下肢的支持者，并有负重、运动、吸收震荡和平衡身体的作用。完整的脊柱是由 33 个脊椎骨、23 个椎间盘，很多方向不一、活动范围各异的小关节和许多坚韧的韧带所组成，使得脊柱既有坚韧的弹性，又有较灵活的运动能力。脊椎骨除第 1、2 颈椎及骶尾椎外，其余椎骨的解剖结构基本相似，由 1 个椎体、两个椎弓根、两个椎板、两个横突、4 个关节突和 1 个棘突组成。椎间盘位于椎体之间，棘突间、横突间和椎板间，均有坚韧的韧带联接。此外，椎体前侧、后侧和棘突之上，分别有 3 条长韧带，上自枕骨下达骶骨，把 29 枚脊椎牢固地联接在一起。脊柱在成年人有 4 个弯曲，即颈部凸向前，胸部凸向后，腰椎凸向前，骶部凸向后。椎间关节主要功能为稳定脊柱，阻止脊椎的滑脱，是椎体间骨性连接部分。颈椎小关节面接近水平位，胸椎小关节面接近前后位，腰椎小关节面接近矢状位，从而决定了脊柱各段活动的方向及范围。椎弓根与椎板合抱融合形成的弧形结构，叫神经弓，其主要机能是保护脊髓神经。神经弓和椎体相互合抱串在一起，形成一椎形管腔，叫作椎管。椎管始于枕骨大孔，止于尾骨。椎管大小不一致，一般颈椎较宽、胸椎较窄、腰椎最宽。两椎体之间左右各形成一孔，即椎间孔，脊神经由此穿出。此孔的后界为关节突及小关节。因此关节突骨折、小关节增生，亦可以压迫神经根而出现神经根受压症状。

腰部的脊柱是一根独立的支柱，有 5 个腰椎，其周围只有韧带、肌肉、筋膜，并无骨性结构保护。而腰在身体的正中段，为身体的重要支架，承担着 60% 左右的重力，具有一定的灵活性、稳定性和平衡性，又是重力传导的枢纽，从事伸屈和旋转等复杂运动时，承受的曲折和剪力最大，无论在活动或静止时，均有动力学和静力学的双重负荷。因此进行负重和运动过程中，这些结构中的任何部分发生障碍，均容易引起腰痛或腰腿痛。因此外伤性腰痛是广大劳动人民最常见的疾病之一，给生活和工作带来一定的影响。

本节重点讨论急性扭腰、功能性腰痛、椎骨错缝、腰Ⅲ横突综合征、腰椎间盘突出症等病症。

9.9.1　急性扭腰

急性扭腰又称"闪腰"。其发病部位以腰骶关节周围的肌肉和韧带为多。

9.9.1.1　病因病理

（1）内因

人体直立时，腰骶关节在脊柱结构中占枢纽地位，为躯干重量集中之处。由于活动的腰椎和不活动的骶椎交界处活动多，且范围大，因此常易受伤。

另外，在解剖方面，腰骶关节之间的骨与关节结构变异较多，如小关节不对称或先天性脊椎裂等，都可以影响脊柱的协调运动，容易造成扭伤。

（2）外因

①一时遭遇了不能承担的重力或旋转力，引起腰部组织的损害。如弯腰提取重物，或肩挑、举重时，由于身体两侧用力不平衡，而使腰部肌肉及韧带遭受扭伤；二人抬重物，动作不协调，一人有准备，一人无准备，无准备的人则易引起腰部扭伤；一人将过重的物体突然提起，或重力距躯干中轴过远，超过肌肉所能承担的力量，亦能造成本病。

②在思想准备不足的情况下用力或运动：如果在没有准备的情况下，突然发生意外，则可因为肌肉突然超幅度的收缩，引起拉伤；或对客观估计不足，准备不够；或事先没有充分准备。如搬动物品时，重物误认为是轻物，或轻物误认为是重物，均可造成腰部肌肉、韧带、筋膜的拉伤。

③劳动或运动前，准备工作不够，在预备活动不足的情况下，突然劳动或运动，均易造成扭伤。

④站立姿式不正，突然旋转，易扭伤腰部。

⑤腰部直接受外力损伤，使腰部肌肉、韧带及筋膜等，发生挫伤、血肿、撕裂等。

9.9.1.2　临床表现

本病一般均有腰部剧烈疼痛，活动受限，腰不能挺直，俯仰转侧均感困难。可在扭伤后即出现疼痛，由轻到重，有时损伤当时还能活动，到第2天疼痛加重，动转困难。有少数病例腰痛可向臀部放射，有明显的固定压痛点。患者常以手按住腰部，借以防止因活动而发生更剧烈的疼痛。严重者根本不能站立及行走，多固定于一个体位，动则疼痛难忍。腰部肌肉痉挛，可表现为单侧或双侧，患者站立及腰前屈时更为明显，且疼痛加重。单侧腰肌痉挛者，因两侧腰肌力量不对称，可造成脊柱向一侧弯，站立时明显看出脊柱向一侧倾斜。如因挫伤者，则局部肿胀较剧，压痛较明显。

检查时，扭伤初期，绝大多数有明显的局限性压痛点，此时压痛点多代表组织受伤之所在处。可明显摸出一侧或两侧腰肌痉挛，以及腰椎生理曲度的变化。若有挫伤史，且肿痛剧烈者，应拍摄 X 线片以排除骨折。

结合病史、临床表现，对急性扭腰的患者，不难做出正确的诊断。

9.9.1.3　治疗方法

《医宗金鉴·正骨心法要旨》所说："若跌打损伤，瘀聚凝结，身必俯卧，若欲仰卧、侧卧，皆不能也，疼痛难忍，腰筋僵硬，宜手法"，又说："当先揉筋，令其和软"。《金匮翼》说："瘀血腰痛者，闪挫及强力举重得之……，血脉凝涩，经络壅滞，令人卒痛不能转侧。"以上说明推拿疗法是治疗本病的有效方法，治疗时，宜以舒筋活血、通络止痛法治之。

（1）患者俯卧位，医者用双手拇指分别点按两侧肾俞、环跳、委中、承山等穴。点按穴位后，用滚法从上背至下腰部广泛施术，以放松腰背部肌肉，缓解肌肉痉挛。手法力量应由轻到重。

（2）滚法施术约 10 分钟后，医者采用俯卧扳腰法：患者俯卧，医者一手按在腰部，一手扳肩（图 9－40①②），换手扳腿。然后术者改站在患者另一侧，再扳患者另一侧肩、腿，使腰部过伸。

（3）侧卧屈髋法：患者侧卧，伤侧在上，医者一手扶髋部，一手拿踝关节，拿踝关节之手先做环转摇晃（图 9－41①），而后令患者屈膝屈髋，同时扶髋之手改按腰部，拿踝关节之手换扶膝前部，双手相对挤按。（图 9－41②）

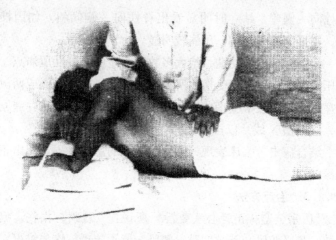

①扳肩法

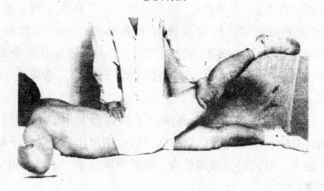

②扳腿法

图 9 - 40①②　俯卧后伸扳法

（4）骨盆旋后法，患者仰卧，令患者髋、膝关节屈曲，医者站在一侧，一手扶膝，一手扶持双踝上方，先行摇晃 6 ~ 7 次，再令膝、髋关节尽量屈曲，使膝近胸腹，此时骨盆旋后。（图 9 - 42）

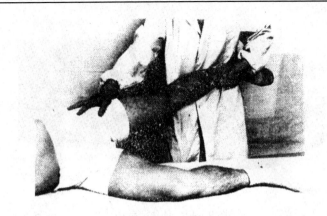

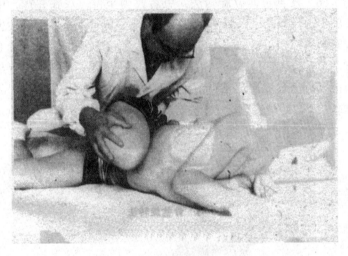

②挤按法

图9－41①②　侧卧屈髋法

（5）骨盆旋转法，患者仰卧，髋、膝关节尽量屈曲，医者站在一侧，一手扶双膝，一手扶医者对侧患者之肩部，双手向相反方向用力，使骨盆旋转。（图9－43）

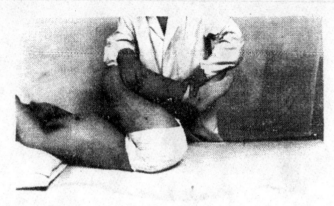

图 9 - 42　骨盆旋后法

（6）腰部过伸位旋转法，患者改为坐位，双膝并拢，用一助手扶住双膝，医者站在患者背后靠一侧，一手从背后扶患者对侧肩部，用臂部扶托患者上背部，一手从胸前拿住患者上臂部，令患者后伸腰部，边过伸，医者边下蹲，当患者腰背与地面平行（甚或肩部稍低）时，术者双手一齐用力使上背部旋转（图 9 - 44）。此法对老年人扭腰较为适宜。

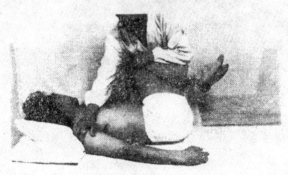

图 9 - 43　骨盆旋转法

（7）前屈擦腰法，患者坐位，腰部前屈，医者一手扶患者肩部，一手用掌擦法，由上向下擦之（图 9 - 45）。以上手法可选择运用。术后可配合内服活血止痛散、舒筋丸等。必须做腰背肌锻炼。

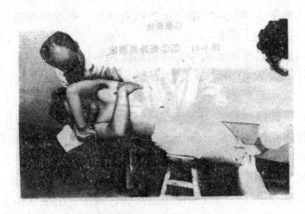

图 9-44　腰部过伸位旋转法

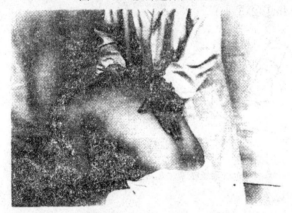

图 9-45　前屈擦腰法

9.9.1.4　各家治法

（1）《推拿治疗学》（陈忠良主编）

①病人取卧位，先远端取穴治疗，按揉双侧委中穴10~20次。可根据患者的耐受度适当量刺激。

②继续取俯卧位，在病变侧竖脊肌的远端用轻手法揉，逐渐向主痛部位接近；亦可从健侧竖脊肌处先用轻手法按揉，逐渐向患侧主痛部位接近。如此往返5~10次。手法的刺激量可视患者的耐痛度递增。

③继续取俯卧位，在压痛点上弹拨、指揉和掌根按揉，以

弹拨法为主。弹拨时指端与患部肌肉纤维、肌腱成垂直方向来回拨动，因同手指在琴弦上弹拨一般而得名。弹拨后可按揉，亦可用拇指以压痛点为中心向四周做放射状理筋手法。

④继续取俯卧位，沿竖脊肌纤维方向，用擦法，以热为度。

⑤可辅以侧卧位（患侧在上）的斜扳法和仰卧位的双下肢屈髋屈膝被动运动。这一组手法均有牵伸竖脊肌的作用，利于痉挛肌肉的松解。有时①②③法交替重复应用1~2遍。

（2）《中国骨伤科学·卷八·筋骨缝损伤》（孙树椿主编）

①基本手法：一般先使用点穴法、按法、滚法、拍法。

②三扳法：如患者一侧或双侧腰肌压痛明显时可用此法。（图9-46①②③④）

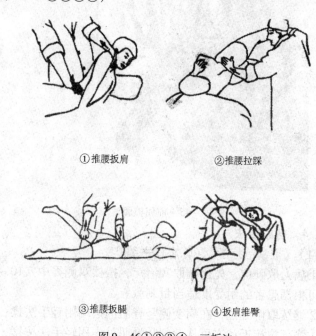

①推腰扳肩　　　　　②推腰拉踩

③推腰扳腿　　　　　④扳肩推臀

图9-46①②③④　三扳法

③摇晃提端法：如患者一侧腰骶髂三角区疼痛明显时可用此法（图9-47①②③④）。患者坐凳上，助手用双手按住腹股沟部，医者用两臂抱住躯干，在拔伸下环转摇晃腰部，再向

后上方提端，并向斜后方倾斜，使腰部向健侧做扭转动作。嘱患者将两下肢伸直，医者一手按住背部，使患者尽量迅速弯腰，用另一手手掌由上而下沿脊柱两旁推散，再用一臂抱住躯干，使腰部伸直，并用力向上提端，另一手手掌按在腰部痛处，用力推按。

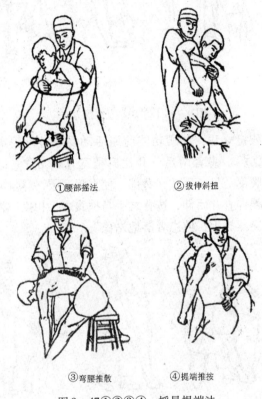

①腰部摇法　　　　②拔伸斜扭

③弯腰推散　　　　④提端推按

图9－47①②③④　摇晃提端法

④直立摇晃法：腰部后伸活动受限时可用此法（图9－48①②③）。患者两足分开与肩等宽直腿站立，腰微前屈双手伸直扶在床边。医者用一手扶在腹部，另一手按在腰部痛处，将腰部环转摇晃，扶腹之手向后推使腰前屈，按腰之手随即向前用力推按使腰伸直，再揉痛处。

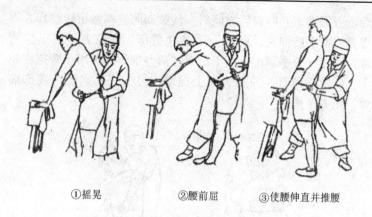

①摇晃　　　　②腰前屈　　　　③使腰伸直并推腰

图9-48①②③　直立摇晃法

⑤弯腰挺立法：如腰功能前屈活动受限时可用本法（图9-49①②③）。患者两足分开比肩稍宽直腿站立。医者用一上肢绕进腹部，另一手按在背部，使直腿弯腰，尽量向下，再嘱患者将腰伸直并后伸，按背之手与抱腹之手扣拢，将患者抱起；然后突然放手，使患者落地站稳。

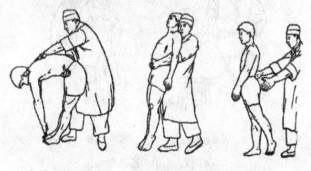

①弯腰　　　　②后伸抱起　　③突然放手使患者站立

图9-49①②③　弯腰挺立法

⑥拍推弯腰法：如腰功能前屈活动受限时可用此法（图9-50①②）。患者直立双手高举站于床前，面向外，医者站在患者前方，扶患者两肩，左右旋转数次后，用两掌轻轻拍患者胸部，在患者不注意时，双手掌猛然推患者双侧髂骨前部，使

患者坐于床上。

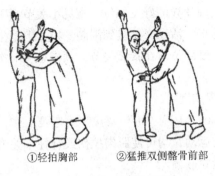

①轻拍胸部　　　②猛推双侧髂骨前部

图 9 - 50①②　拍推弯腰法

9.9.2　椎骨错缝

椎骨错缝是脊椎小关节机能失常所引起的临床表现，它属于脊柱小关节机能紊乱的范畴。本节系指脊椎小关节滑膜嵌顿和因部分的韧带、关节囊紧张，引起反射性肌肉痉挛，致使关节面交锁在不正常或扭转的位置上而引起的一系列病变。

脊柱由脊椎、椎间盘及椎旁韧带所组成，是人体重力及运动的轴心。支持和维护脊柱关节功能的稳定性，有赖于椎旁软组织的健全。如前后纵韧带对椎间盘和椎体起保护作用，对轴心运动范围起约束作用；棘上韧带对棘突活动时的摆动幅度起限制作用，保证各小关节在正常的活动范围而不致损伤和扭挫伤。而脊柱的正常运动又有赖于肌肉的正常功能。

脊椎小关节即关节突间关节，由上椎体的下关节突与相应下椎体的上关节突及关节囊组合而成。它们有稳定脊柱、引导脊柱的运动方向，又不同于负重的结构。颈椎小关节排列接近水平位，易造成半脱位。胸椎小关节排列呈冠状位、即直立的前后面，故只使胸部脊柱有侧屈运动而缺乏前后的屈伸运动。腰椎的每个小关节面呈矢状位，运动范围显著增加，有侧屈和前后屈伸运动。至腰骶关节，则小关节面成为介于冠状和矢状之间的斜位，由直立面渐为接近水平面，关节囊亦较松，可从事屈伸和旋转各种运动，运动范围更为增大。由于腰骶小关节面是先天性生理变异的好发部位，常见小关节面不对称等，使腰骶小关节的正常活动必然受到限制。以上解剖生理特点，决定了本病的好发部位常在腰骶关节，颈椎小关节次之，胸椎小关节偶有发生。

9.9.2.1　病因病理

脊柱突然的"闪""扭"及伏案或弯腰工作，突然做脊柱的后伸、旋转运动，均可使肌肉拉伤或脊柱小关节扭错伤、或脊椎小关节滑膜嵌顿。

肌肉的损伤、变性或炎症反应，可导致脊柱运动的不协调或变形，使椎间韧带、椎间盘、关节囊及小关节受到损害。小关节扭挫伤后，使脊神经后支受到刺激压迫，亦可引起肌肉的痉挛或弛缓。当脊柱前屈或旋转运动时，使关节间隙张开，滑膜被吸入关节间隙，这时脊柱突然伸直，则滑膜被嵌顿于关节间隙中。由于脊柱小关节上的滑膜和韧带都有丰富的感觉神经纤维，因滑膜嵌顿压迫刺激了感觉神经纤维，即刻产生疼痛，也引起反射性的肌肉痉挛。

直接外伤或反射性所引起的肌肉痉挛，都可使小关节的关节面交锁在不正常的扭转位置上，持久的交锁又可使小关节发生粘连而影响其功能。

9.9.2.2　临床表现

大部分患者损伤后腰背或颈项即出现疼痛，脊柱的自主或被动运动都受到限制。疼痛程度随脊柱运动的强度而加重。其疼痛区域常呈片状，且有时可在多种内脏的相应区域出现反射性疼痛。如胸椎中段小关节机能紊乱引起的疼痛，若在右侧可出现在胆囊、阑尾区域；若在左侧，可在胃的相应区域出现疼痛，故常易误诊。一般均在脊柱相应小关节区域有显著的压痛，腰背部约在棘突旁0.5厘米处。该区域的肌肉发生痉挛，致使脊柱的运动受到限制。腰椎滑膜嵌顿，又见腰椎保持后凸位或平腰侧倾位，站立时，髋、膝屈曲；卧位时，屈身侧卧，全部腰肌陷于紧张的痉挛状态，轻微移动即引起剧痛，因腰部僵板，故压痛点不易查出。触诊棘突有异样改变，韧带增厚等。颈椎小关节滑膜嵌顿，还可见头部处于前屈位，不能伸直、侧屈和旋转。颈4～6可有压痛、肌痉挛、颈项疼痛，甚者可放射至肩背和胸部。X线片对脊柱小关节的细微改变往往不易显出。

9.9.2.3　治疗方法

滑膜嵌顿数日后可自行缓解，一般情况下约11～14天后，症状基本消退。但牵引和推拿治疗，可迅速收效，临床上多以理筋正复法治之。

（1）颈椎小关节机能紊乱的治疗手法参阅颈椎病提端旋转法。

（2）胸椎小关节机能紊乱的治疗手法，可采取俯卧扳压法、侧卧定位斜扳法、后仰顶按法。

①俯卧扳压法：患者俯卧，医者站在患侧，一手向上扳动左肩，一手掌抵压患处棘突，两手同时相对用力扳压之，可闻及弹响声。

②侧卧定位旋转扳法：适用于胸5以下的各胸椎小关节。患者侧卧，患侧在上，医者面对患者前方站立，用左肘部固定骨盆，以其拇、食指相对拿住患处以下的棘突，右手着力将患者肩部轻轻向后推，推至受阻时，再加一有控制的突发力，此时可听到或触及患处弹响声。

③后仰顶按法：患者正坐，两臂稍前伸。医者在患者外侧，右臂自前侧抱住胸部向上拔伸，继而强迫患者背伸，同时医者另一手掌在背部患处，向前用力顶按其棘突，亦可闻及弹响声。另一法是患者正坐，医者站在患者后侧，抬起一腿，用膝部顶住患处棘突，医者双手拉住患者腋前，向上、后方与膝相反方向用力，患处亦有弹响声。

（3）腰椎小关节机能紊乱的治疗手法，可采用侧卧定位斜扳法、俯卧扳压法、坐位旋转扳法治之。

①侧卧定位旋转扳法：与胸椎此法类同，惟着力点下移至腰椎棘突处。

②俯卧扳压法：与胸椎法类同。

③坐位旋转扳法：此法有两种操作形式。患者正坐，两足分开与肩等宽。医者正坐患者背后，右手自患者右腋下伸向前，掌部压于颈后，拇指向下，余四指扶持左颈部，（患者稍低头）左手拇指按压患处棘突，用一助手在前方按住患者双腿，以防移动。然后医者右手使身体前屈（60°~90°），拉患者颈部，使腰部向右侧弯（尽量大于45°），在最大侧弯位时，使患者躯干向右后侧旋转，同时左手拇指向左上顶推棘突，立即可觉察指下有"喀啪"弹响声。另一操作：患者正坐，双腿靠拢，双手抱于胸前。医者面对患者站立，用双腿夹持患者之双腿，一手扶于肩前，另一手扶于对侧肩后，相对用力轻轻旋转患者躯干至45°时，突然加一个有控制的外力（但不可粗暴）亦可听到弹响声。本手法操作过程中，嘱患者放松，并配合转动。

9.9.2.4　各家治法

（1）《中国骨伤科学·卷八·筋骨缝损伤》（孙树椿主编）

①旋转复位法：（同正文坐位旋转扳法）。

②三扳法：（同急性腰扭伤）。

（2）《推拿治疗学》（陈忠良主编）

①病人取俯卧位，医生位于患者的左侧，先在腰骶部两侧及臀部、股后部用按揉法，重点是腰骶部，使痉挛的腰肌放松。

②继上法，另请一位助手握住患者的双踝做牵引准备，医生以掌根按压腰骶部，助手牵引双踝，两人配合，同时完成牵引压腰法。

③亦可在①法的基础上加侧卧斜扳法或仰卧双下肢屈髋屈膝被动手法，均能使嵌顿的滑膜复位。

9.9.3　功能性腰痛

功能性腰痛又称腰肌劳损、腰肌筋膜炎、腰肌纤维组织炎、姿式不良性腰痛等。在临床上较为常见，大多没有明显的外伤，临床上除腰痛外，一般没有更多的阳性体征。

9.9.3.1　病因病理

功能性腰痛，并非单一疾患，而是一组症状，症因亦比较复杂，目前对发病原因尚无一致的看法，学说很多，归纳起来大约有如下4类：

（1）平衡学说

平衡学说一般分两类：

①认为一个椎间关节的椎间盘及其后方的两个小关节呈三点负重，在正常情况下，在任何位置时，这个椎间关节的负重功能适应的很协调，称为"内在平衡"。腰部肌肉分4组，后方为骶棘肌等，侧方为腰方肌和腰大肌，前方为腹直肌和腹内、外斜肌。当腰椎在各种不同位置时，这4组肌群都控制得很稳定，这种状态称为"外在平衡"。内在平衡属于自动调节部分，不受人的主观意识的控制；外在平衡属于主动调节部分，受人的主观意识的影响。内在与外在平衡的失调，是产生腰痛的根本原因。在有先天性结构异常、椎间盘退化、小关节面磨损、韧带损伤或发生退行性变时，内在平衡发生失调，因而出现腰痛；同样肌肉因外伤、劳损或体力减退时，可以引起肌力不足或不能持久地维持腰椎的稳定时，外在平衡失调，也出现腰痛。同时内在、外在平衡又是相互关联和互相影响的。

②认为脊柱的结构和应力之间的不平衡是产生腰痛的根本原因。脊柱在正常的动、静状态下，不应产生腰痛，疼痛的发生就意味着脊柱本身或其周围组织受到了刺激，产生了障碍，这种障碍可以在相互静止中产生，亦可在动态下产生，不论在静止下或在运动状态下，凡不适合于脊柱的生理要求的应力，都可使某些组织受到不正常的刺激或劳损而发病。正常时脊柱无论在静或动的状态下，都要维持力的平衡。任何脊柱本身或其周围的组织受到损害，如正常脊柱遭受过大的外力，或不正常的脊柱遭受一般外力，以致超过其所能承受的范围时，平衡

就会受到破坏，平衡受到破坏后又可加重某些组织的损害，二者是互为因果的。

（2）损伤学说

认为因腰部急性外伤，未经及时治疗或治疗不当，休养失宜，使损伤的局部渗出、瘀血转变为疤痕或粘连，或因损伤的韧带、筋膜组织血运不良，失于恢复，转变为慢性腰痛。

（3）劳损学说或称积累性损伤学说

由于多次反复的小损伤积累而成。如长期在一个姿势下劳动，肌肉、韧带长期处在收缩的紧张状态下，使血管收缩，肌肉、韧带营养不良，日久就会变性，弹性降低，容易遭受外伤，造成慢性腰痛。如翻砂工或在矮坑道内工作的矿工，经常弯腰劳动，慢性腰痛的发病率就高。

（4）风、寒、湿痹学说

中医学认为，风寒湿三气杂至合而为痹。腰部受到风寒湿的刺激，特别是寒湿的刺激，受寒则收缩，使血管收缩，肌肉痉挛，筋脉不和，气血失调；湿盛则重浊，滞留不散，血瘀不行，日久则产生腰痛，此即临床上所说的风湿肌炎性腰痛。

一般来说，以上几种因素并不是孤立的，而是互相关联、互相影响的，或以一种为主，或同时并存。因此在临床上应结合患者的职业、年龄、体质、工作学习劳动的姿势、有无外伤及有无先天性异常等，综合分析，做出最后的判断。

9.9.3.2　临床表现

腰部一侧或两侧酸痛、沉重，工作时间过久或单一姿势过久则疼痛加剧。疼痛大多与天气变化有关，如阴雨或感受风寒潮湿等则症状加重。其疼痛一般有如下规律：卧床休息后或晨起时疼痛加剧，起床稍事活动后则疼痛减轻，活动稍久后疼痛又复加重。腰部功能活动一般正常或接近正常。这一点很有鉴别意义，它是区别于进行性器质性腰痛（如结核、肿瘤、类风湿性关节炎等）的一个重要体征。但检查时要细致，不要把骨盆、髋关节的代偿性活动误认为腰部活动功能正常。

检查时患者局限性压痛不明显，有的患者可出现轻度的肌紧张。X 线摄片检查本病意义不大，虽然有时可发现腰骶部的先天性异常，亦属于功能性腰痛范围。与结核、肿瘤等骨病有鉴别作用。个别病例尚有骨质增生现象。

根据病史及上述临床表现，对功能性腰痛不难做出判断。

9.9.3.3 治疗方法

宜以温经散寒、舒筋通络法治之。

患者俯卧位，医者双手拇指点按脾俞、胃俞、肾俞、环跳、委中、承山、昆仑、绝骨等穴。继用滚法从上背至骶部反复操作，手法宜稍重，约 10～20 分钟。再用按揉法梳理脊柱两侧肌群。随后，医者站在患者一侧，双手重叠，沿骶棘肌走行，上下反复按压。按压后可用擦法在腰部进行治疗，以透热为度。

术后嘱患者积极锻炼腰背肌。

9.9.3.4 各家治法

（1）《中医推拿学》（俞大方等主编）

①取穴：肾俞、大肠俞、八髎、秩边。

②手法：滚法、按法、揉法、拍法、擦法。

③操作：病人俯卧，医生站于一侧，在病人腰部两侧膀胱经用较重手法的滚法上下往返治疗 5～6 遍。然后，用较重手法按揉大肠俞、八髎、秩边等穴。再直擦腰背部两侧膀胱经，横擦腰骶部，均以透热为度。最后拍击腰背部两侧骶棘肌，以皮肤微红为度。酸痛较甚者可加热敷。

（2）《按摩治疗学》（丛林盛等主编）

①患者俯卧，医者站其侧，用双手掌分推腰部数遍。

②用双手根，自上而下旋转按揉腰骶部 4～5 遍。接着在腰部做滚法，反复施术 5～6 遍。

③用拇指或肘尖按压腰椎两侧膀胱经肾俞、大肠俞、关元俞、次髎及阿是穴，以酸痛为度。

④喜热怕冷者可用手掌摩擦腰骶部以透热为度。腰部畸形

可加腰骶部按压法，由轻到重，再由重到轻，反复按压3~4遍，点按环跳、殷门、委中、承山、阳陵泉等穴。腰椎两侧有肿块或硬结者可加用拇指做重揉法或分拨法以消散之。

9.9.4　腰Ⅲ横突综合征

腰椎生理前凸的顶点于第3腰椎，腰椎在传导重力时，常是以第3腰椎为其活动中心。当腰部活动时，第3腰椎横突所受的牵拉力最大，所以第3腰椎横突最长。脊神经分出后在其行走经过处有5个固定点，第3腰椎横突处即为其一，故可因炎症、损伤而波及此固定点而发病。

9.9.4.1　病因病理

（1）内因

解剖结构上，腰Ⅲ为前凸的顶点，是传导重力活动的中心，其承受的拉力、杠杆作用力较大，易于损伤。另外，脊神经分出后下行的一个固定点在第3腰椎横突，可因炎症波及，使神经造成卡压，或第3腰椎横突肌肉韧带的损伤，而发生本病。

（2）外因

主要原因是损伤。可因一次暴力扭伤附丽在横突的软组织，使之形成血肿、纤维化、粘连、痉挛、增生。使第3腰椎横突末端附近的神经、血管受到刺激或压迫。亦可因长期姿势不正确，腰部肌肉长时间被牵拉，积累成慢性损伤而致病。风寒潮湿为本病诱因之一。

9.9.4.2　临床表现

腰一侧慢性疼痛，晨起时疼痛明显，或长期固定于某个位置后，直腰困难，稍加活动后疼痛减轻。腰部功能活动部分受限，在剧烈活动后，腰部疼痛加重。

检查时，腰Ⅲ横突处明显压痛，可摸及纤维化的软组织大小不等的硬块。甚者有牵掣大腿的放射感。X线摄片显示腰Ⅲ横突过长，或横突末端略有密度增高，余无阳性发现。

9.9.4.3　治疗方法

宜以舒筋通络、活血散瘀、消肿止痛法治之。

患者俯卧位，医者用滚法或按揉法在患侧腰部反复施术约10分钟。重点在局部施术，以提高疗效。若有条索者，医者用拇指垂直弹拨条索十余次。最后用擦法沿骶棘肌走行擦之，以透热为度。

9.9.4.4　各家治法

（1）《中国骨伤科学·卷八·筋骨缝损伤》（孙树椿主编）

①滚法：患者俯卧在床上，医者站在患侧，在损伤的腰部肌肉由上而下、由轻到重，反复用掌背重叠，由上而下按压脊柱棘突和腰部肌肉，动作应稳重缓和，操作3～5分钟。

②揉法：医者用拇指腹在患侧之第3腰椎横突处做深部揉捻动作，力量应由轻至重，感觉由皮肤渐达深层，每次持续5分钟左右。

③散法：医者用单手或双手大小鱼际掌根部，在腰背筋肉部位由上而下，由肩背至下腰做均匀和缓的散法动作，力量由轻到重，做3～5次。

（2）《推拿治疗学》（陈忠良主编）

病人取俯卧位，医生站在患者的一侧，在患侧软组织的远端先用掌根按揉法，自上而下往返3～5遍。而后在阿是穴做弹拨法10～20次，力量由轻到重，再以阿是穴为中心向四周做理筋手法。再重复腰部按揉，沿膀胱经而下，经臀、股后，上下往返3～5遍。按压肾俞、环跳，拿委中诸穴。再在阿是穴施弹拨法、理筋法，如此重复2～3次即可。最后以腰部擦法结束治疗。

9.9.5　腰椎间盘突出症

腰椎间盘突出症，多见于青壮年，发病率较高，多数患者反复发作，延续多年，给患者造成的痛苦较大。本病的治疗方法很多，但到目前为止，尚没有一个完善的治疗方法，推拿疗法对部分患者有较好的疗效。

在治疗此病前，首先介绍一下椎间盘的解剖生理特点。

椎间盘是一种富有弹性的软骨性质组织，位于两个椎体之间，从第 2 颈椎起到第 1 骶椎上，每两个椎体之间均有 1 个椎间盘，总数 23 个，其长度总和约等于脊柱全长的 1/4。腰部最大，前宽后窄呈楔形，它和脊柱后关节是脊柱运动的基础，每 1 个椎间盘由 3 部分组成：软骨板、纤维环、髓核。

软骨板：在每个椎间盘上下各 1 片，分别与上、下两个椎体紧密相连。在幼年生长期间，软骨板较厚，到骺环完全骨化与椎体融合时，则变为较薄而透明的玻璃样软骨，陷于骺环之中。软骨板在中央部位比较显著，到了周围边缘就同纤维环相互编织在一起。软骨板能防止髓核向上下突出。

纤维环：为坚强有韧性的纤维软骨组织，呈向心性排列的板层，各层纤维斜行于上下两椎体之间，各个邻层的纤维斜行的方向亦恰恰相反，因此深浅各层纤维相互交错形成方格样排列。其接近中央的纤维板层，由软骨板起始后，先向外斜行，然后绕过髓核；止于相对的软骨板。在此种纤维组织的排列下，使髓核变为椭圆形。最外层的纤维，不仅与上下椎体的骨环紧密相连，且与前后纵韧带相互融合。纤维环各层方格样的排列，不但加固上下椎体之间的联系，加大椎体相互分离的活动范围，同时还能限制椎体过度旋转的功能。纤维环最牢固的附着点是在前面，而它的后面比较薄弱，实际上在后面是分界不明的组织。

髓核：髓核在椎间盘的中心偏后，包围于软骨板与纤维之间，为富有弹性而柔软的浆状灰白色半固体，中间有稀松纤维网状组织与小量细胞。其本身张力很大，没有一定的形状，随脊柱的部位和脊柱的姿势不同而改变其形态。青年期，含水量为 85%，其后随年龄的增长而逐渐减少，髓核组织逐渐被纤维软骨所代替，所以成年人的髓核与纤维环之间的界线不清。

椎间盘本身没有血液循环，但有变性的特点，人成年以后其弹性逐渐减弱，脆性增加，故纤维环可因变性而发生裂隙。

这是椎间盘髓核突出的内在因素，腰骶部活动量及负荷量均较大。因此腰椎间盘突出症以腰椎 4 - 5 及腰 5 - 骶 1 间最为多见。

因为纤维环前宽后窄，后侧中央有后纵韧带加强，所以髓核多向后外侧突出，只有少部分病例，向后方突出。髓核突出后，水分被吸收，而破裂的纤维环可以压迫椎间孔内的神经根，引起一系列的临床表现。亦有的髓核通过软骨板向上或向下突出，在突出部位的椎体形成一个凹陷，即所谓斯摩尔（Schmor）氏结节，这种类型的髓核突出症，有的没有什么临床表现，有的仅产生轻度腰背痛，而无神经根压迫症状。

髓核突出对周围组织的压迫：在腰段，每一个椎间盘同时与本节和下一节两个神经根在硬膜外腔内相接触，其后外侧部稍偏内方是下一节神经根的近端，稍偏外方则为即将进入椎间孔的同节神经根远端。由于下腰段的后纵韧带较窄，髓核大多稍偏内侧向后突出，因此当下腰部发生后侧型突出时，突出物多在硬膜外腔的脊膜稍近端，即相当于神经根刚离开马尾从硬膜囊穿出处压迫下一节的神经根，例如腰 4 - 5 椎间盘突出压迫腰 5 神经根，腰 5 - 骶 1 椎间盘突出则压迫骶 1 神经根。中央型椎间盘突出，往往使马尾受累，突出物主要压迫两侧的下骶部神经根。

9.9.5.1　病因病理

（1）内因

大约在 20 岁以后，椎间盘即开始发生退行性改变，其纤维环的韧性及弹性均逐渐减弱。这就构成了本病发生重要的内在因素。

此外，在日常活动中，脊柱活动度最大者为颈椎，其次为腰椎，但颈椎只承受一个头的重量，而腰椎负担半身的重量，两者所承受压力相差悬殊。椎间盘突出症的好发部位，是根据承受压力多少和活动度大小来决定。而腰 4 - 5、腰 5 - 骶 1 之间负重最多，活动度最大，所以是腰椎间盘突出症最常发病的部位。

（2）外因

腰椎间盘突出症，主要由于创伤引起的。绝大多数发生在青壮年，在椎间盘本身退化变性、纤维环变脆的基础上，遭受一次突然的外伤或反复多次轻度的下腰部损伤，致使纤维环完全破裂（成熟型），髓核自破口逸出压迫神经根；但大多数的纤维环均为不完全破裂（幼稚型），髓核常常在椎间盘的后方、一侧、两侧，或中线自裂隙膨胀突出，压迫神经根或脊神经而发病。有一部分患者有受寒凉的历史，寒凉刺激为诱发本病的原因。

9.9.5.2　临床表现

临床上绝大部分病人有扭腰史，无外伤史的患者，一般起病较慢，只是开始未被引起重视而已。临床表现主要是腰痛和典型的坐骨神经痛。腰痛可以是突发的，也可以是逐渐发生的。坐骨神经痛可以伴随腰痛一起出现，也可以逐渐向坐骨神经方向放射。

腰痛是因髓核突出挤压后纵韧带而引起，大多数为逐渐加重的隐痛，一部分患者表现为突然发生的腰部剧烈疼痛，腰部活动困难，行走不便，翻身困难，动则疼痛加剧，经过适当休息疼痛可以减轻。疼痛剧烈可以是因局部的水肿、充血而加重了压迫，当水肿充血逐渐吸收则疼痛减轻。

坐骨神经痛，多从腰臀部开始向下放射，疼痛沿大腿外侧到小腿后外侧，根据突出部位的不同，有的发展到足背及大趾，有的发展到足跟。咳嗽、打喷嚏、大便等一切使脑脊液压力增高的动作，均能加重神经根的压迫，从而使疼痛加剧，或同时有触电样放射痛。亦有少数患者显示两侧下肢放射性疼痛，或疼痛在双下肢交替发生。

病程较长的患者，可出现主观麻木感。麻木区多在小腿以下，和神经痛的分布区相一致。检查时有的患者沿坐骨神经分布区有感觉减弱的征象。主观麻木的感觉比疼痛消失的慢且晚。

大多数患者有不同程度的腰脊柱侧弯。多为功能性侧弯，走路时身体斜向一侧，此为减少神经根压迫的保护性姿势。

腰部功能活动明显受限，后伸活动受限最为明显，前屈受限较少，向患侧侧弯比向健侧侧弯困难。病程较长的患者，可以发现臀部、大腿和小腿肌肉萎缩现象，此为神经根受压及废用的结果。

临床上常用的检查方法：

（1）脊柱生理曲度的改变

正常的生理前凸线减少或消失，甚至腰向后凸。侧突（弯）出现，侧突多向病侧，亦有少数病例突向健侧，亦有时左时右。这些畸形是为了缓解突出物对神经根的压迫而产生的自动保护性脊柱侧弯，若突出物在神经根的下方，腰脊柱则突向健侧。相反，突出物在神经根的上方，腰脊柱则突向患侧。

（2）压痛

腰椎间盘髓核突出症有固定的压痛点，主要局限于棘突旁1厘米左右，少数病例压痛点出现在棘突间隙。在压痛出现的同时，常伴有向患侧窜散的放射性疼痛，使原有的坐骨神经痛加剧。有时，沿坐骨神经走行部位亦可以出现明显的压痛点。检查时要使腰肌放松。压痛点对确定诊断和协助定位，有极其重要的意义。

（3）腰肌痉挛

由于神经根的刺激引起该神经所支配的肌肉产生痉挛，往往以患侧为主。触诊时，可感到骶棘肌僵硬，健侧的腰部肌肉有保护性的肌肉痉挛。这种肌肉痉挛，可使腰部活动减少，尤其是前屈。腰肌痉挛在较长时间内不能松解，本身也可以引起疼痛，肌痉挛同时还可以增加椎间盘的压力，加重髓核突出的倾向，引起恶性循环。

（4）屈颈试验

又称林纳尔（Lind′ner）试验阳性。

（5）颈静脉加压试验

颈静脉加压试验阳性。

（6）直腿抬高试验

又称拉赛格（Laslgue′s）征，阳性。

（7）足背屈试验

又称布瑞格（Bragard）征，阳性。

（8）伸拇肌力试验

患者仰卧，检查者用双手置于患者双足拇趾背侧，令患者用力背伸足趾，患侧拇趾背伸肌力降低即为阳性。可见于腰椎4~5 椎间盘髓核突出症压迫第 5 腰椎神经根时。

（9）跟腱反射

多数患者有膝或跟腱反射异常，而跟腱反射减弱或消失的情况较膝腱反射为多，检查时需两侧对比。

（10）X 线平片检查

正位像可见脊柱侧凸畸形，两侧椎间隙不等宽。侧位像可见腰椎生理前凸减少或消失或平腰。纤维环破裂处的椎间隙有时变窄，有时前窄后宽，两相邻椎体前缘大多出现唇样变。

必须指出，X 线平片只有在与临床检查紧密结合的情况下，才有一定的参考价值。不能单纯依靠 X 线平片的表现来诊断腰椎间盘髓核突出症。必要时可以做造影、CT、核磁检查，以便进一步明确诊断及定位。

以上检查又称之为椎间盘突出症的 10 大体征。

在了解椎间盘突出症的特征后，还需与以下病症相鉴别。

（1）肿瘤：常见的肿瘤有脊椎肿瘤、椎管内硬膜外肿瘤、脊髓神经瘤、神经根或马尾神经瘤等。患者无外伤史，临床表现因肿瘤所在部位不同而异。但其共性是症状呈进行性的逐渐加重，后期可出现瘫痪、尿潴留或尿失禁。X 线摄片脊椎肿瘤可有骨质改变。椎管内肿瘤造影时可发现占位性病变或椎管阻塞，脑脊液检查发现压力改变及蛋白增高，但细胞数不增加等。

（2）类风湿性关节炎：其与腰椎间髓核突出症的共性为：多见于男性青壮年，可有腰痛及放射痛。但类风湿性关节炎无外伤史，腰痛范围广泛，无固定压痛点，整个脊柱活动受限，实验室检查，抗"O"呈阳性反应，X线摄片有时可见小关节及脊椎韧带的钙化阴影，病程长久者，可发现竹节样的脊柱强直。

（3）脊椎裂、椎弓裂、腰椎骶化、腰椎滑脱、脊柱骨折脱位、肥大性脊柱炎、脊椎结核，这些疾病，虽有时与腰椎间盘髓核突出症有共同的地方，但X线摄片可以明显地区别开来。

9.9.5.3　治疗方法

本病治疗方法很多，笔者体会推拿疗法对86%的病人有较好疗效。除中央型腰椎间盘突出症慎用推拿手法外，对其他类型的腰椎间盘髓核突出症，均可运用推拿疗法。

宜以舒筋活络、理筋整复法治之。

（1）俯卧舒筋法

患者俯卧位，医者站在患侧用滚法、按揉法反复梳理其腰背肌及患侧下肢的后、外侧约10～15分钟，继用点按法，点按肾俞、环跳、承扶、委中、承山等穴。

（2）点散法

术者用一手大指立指用指峰按住痛点，用一定的压力，快速在局部上下往返点散，持续半分钟左右。（图9-51）

（3）俯卧后伸扳（见急性腰扭伤）

（4）侧卧斜扳法

患者侧卧，下侧腿伸直，上侧腿屈曲。医者站在患者背后，用一侧前臂按压其肩部，一侧前臂按在臀部，准备好向相反方向突然用力错动，按肩部之前臂向后方（背侧）用力，按臀部之前臂向前方（腹侧）用力，在相互错动的瞬间往往能听到滑膜弹出的响声。

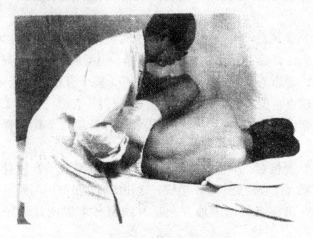

图 9 – 51　拇指快速点散法

（5）滚床法

如有脊椎侧弯，可用仰卧滚床法。患者正坐床中靠一边，双下肢屈膝自然下垂，用一助手扶住双膝上部，医者站在床对侧患者背后，用双手从腋下穿过抱住患者上胸部（如为女患者双手应抱在乳房上方），先坐位环转摇晃，而后再与助手相对牵引下用力拔伸，医者下蹲使患者腰及身体上部与床面平行，在维持牵引的情况下，将患者身体向脊柱侧弯的对侧旋转。（图 9 – 52）

（6）拔伸掌颤法

患者俯卧，在上胸部及双髂前上棘下方分别垫一薄枕头。用助手二人，一助手站在患者头上方，双手分别插在患者背后腋部向上牵引，另一助手站在患者双足下用双手分别拿住两踝关节，向下用力，二助手做对抗牵引。医者站在患侧，双手掌重叠在腰部压痛点附近，用力向下一矢一纵的上下震颤（图 9 – 53）。

（7）侧卧按摇法

患者向健侧侧卧，患侧在上，双膝、髋屈曲。医者站在患

者背后，一手用大指按住压痛点，一手从小腿后下方穿过，用
前臂托扶伤肢，用手扶膝前部，托扶伤腿之手臂边环转摇晃，
按在伤处之大指边用力点按痛点。

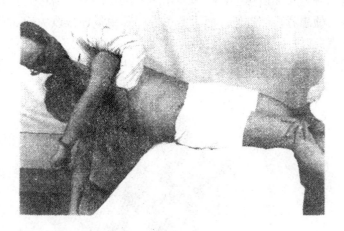

图9－52　滚床法

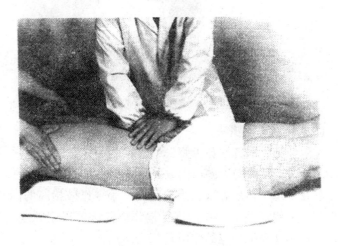

图9－53　拔伸掌颤法

（8）膝顶过伸前屈法

患者正坐位，一助手双手用力按住双大腿根部，医者站在患者背后，双手从腋下穿过抱在患者胸前，向上牵拉，同时医者用一腿膝部顶在患者腰部患处，医者稍下蹲，膝部用力向前顶，使患者腰部过伸。而后令患者腰部由过伸位改为前屈位，医者此时一手按肩部，使患者被动适度前屈，另一手用擦法由上向下擦之。随后按肩部之手改为板肩使患者恢复正坐位，擦背之手改为在患处推按。（图9－54）

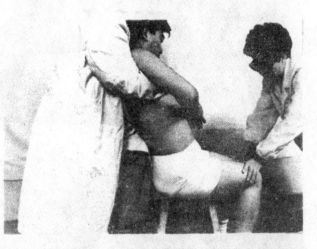

图9－54　膝顶过伸前屈法

（9）足背屈扳腿法

患者仰卧，医者站在患侧，令患者直腿抬高。医者一手从腘窝部绕过，扶在患者膝前内方，防止膝关节屈曲，一手扶足跟，腕及手掌压在足底部，当扶膝腿之手令患肢抬高的同时，扶足跟之手使踝关节背屈，反复操作。此法可以牵拉坐骨神经，有松解神经根粘连的作用。

9.9.5.4　各家治法

（1）《中国骨伤科学·卷八·筋骨缝损伤》（孙树椿主编）

①理筋法：病人俯卧，在腰部及患侧下肢用揉捻、滚按法

治疗。目的在于促进局部气血循环，使紧张痉挛的肌肉放松，为下一步的治疗创造条件。

②三板法或腰部旋转复位法：（详见腰椎骨错缝治疗章节）目的是扩大椎间隙，解除小关节的粘连以利于突出物的回纳。减轻神经根的压迫症状。

③抖腰法：患者俯卧，一助手固定患者的双手，另一助手牵拉患者的双踝部，做抖法，医者双手交叉按压患者腰部，使腰部过伸，目的在于促进突出物的回纳和改变突出物与神经根的位置。

④足蹬法（以左侧为例）：患者仰卧，医者左手放在膝关节下，右手扶在膝关节上以保护髌骨，患者踝部放在医者左手的肘部。而后做伸膝足蹬被动活动，角度由小到大，以患者能忍受为度。目的在于解除伤侧神经根的粘连。

⑤滚床法：（见正文手法）

⑥牵引：牵引可以拉宽椎间隙，降低椎间盘内的压力，同时扩大椎间孔和神经根管，可促使突出物的回纳和减轻对神经根的压迫。因此，常用的是骨盆牵引。即在腰部系上腰带，每侧牵引重量 10～20 千克，足跟一侧床架抬高 15°左右，便于对抗牵引，每次牵拉 15～30 分钟，隔日 1 次。

（2）《中医推拿学》（俞大方等主编）。

①解除臀部肌肉痉挛：病人俯卧，在患侧腰臀及下肢用轻柔的滚、按等手法治疗。促使患部气血循行加快，以加速突出髓核中水分的吸收，减轻其对神经根的压迫，同时使紧张痉挛的肌肉放松，为下一步治疗创造条件。

②拉宽椎间隙，降低盘内压力：病人仰卧，用手法或机械进行骨盆牵引，使椎间隙增宽，从而降低椎间盘内压力，甚至出现负压，使突出物回纳，同时可扩大椎间孔和神经根管，减轻突出物对神经根的压迫。

③增加椎间盘外压力：病人俯卧，用双手有节奏地按压腰部，使腰部振动。然后在固定患部的情况下，用双下肢后伸扳法，使腰部过伸。本法可促使突出物回纳或改变突出物与神经

根的位置。

④调整后关节，松解粘连：用腰部斜扳或旋转复位手法，以调整后关节紊乱，从而相对扩大神经根管和椎间孔。斜扳或旋转复位时，由手腰椎及其椎间盘产生旋转扭力，从而改变了突出物与神经根的位置。反复多次进行，可逐渐松解突出物与神经根的粘连。再在仰卧位，用强制直腿抬高以牵拉坐骨神经，这对松解粘连可起一定作用。

⑤促使损伤的神经根恢复功能：沿受损神经根及其分布区域用滚、按、点、揉、拿等法，促使气血循环加强，从而使萎缩的肌肉及麻痹的神经逐渐恢复正常功能。

9.10　骨盆部病症

骨盆是由骶、尾骨和两侧髋骨（髂骨、耻骨和坐骨）连接而成的坚硬骨环。两侧髋骨与骶骨构成骶髂关节，两侧耻骨借纤维软骨构成耻骨联合，髋臼与股骨构成髋关节。骨盆是脊柱与下肢间的桥梁，躯干的重力通过骨盆传达到下肢，下肢的震荡也通过骨盆上达脊柱。躯干和下肢众多肌群抵止或起于骨盆，自身尚有众多的韧带。因此在日常生活和劳动中，常因直接暴力或间接暴力，致使该部组织产生损伤，引起各种病症的发生。

9.10.1　梨状肌损伤综合征

梨状肌行于坐骨大孔中，起始于第 2~4 骶椎的前面两侧、骶前孔的外侧，肌束向外集中，经坐骨大孔出小骨盆至臀部的深部移行成腱，绕过髋关节囊后面，抵止于股骨大转子尖。损伤后常累及坐骨神经，为引起坐骨神经痛的病因之一，故称为梨状肌损伤综合征。本病与先天性梨状肌结构异常而引起坐骨神经痛的梨状肌综合征之病因不同，但两者在临床表现上基本相似。推拿疗法对本病有较好疗效。

9.10.1.1　病因病理

本病一般都可有损伤史，大部分病人有一次损伤后即发病的；也有由于反复小损伤后逐渐发病的。为完成某一动作，使梨状肌急剧的不协调地收缩，受到被动或主动牵拉，致使梨状肌撕裂伤。如在大腿内旋屈髋蹲位下，突然外旋起立时，常引起该肌肉拉伤，造成梨状肌的肌膜破裂或部分肌纤维的断裂，使梨状肌痉挛、渗出、出血以及损伤后愈合过程中的结缔组织增生、粘连，均可累及其邻近的梨状肌上、下孔，而引起各种继发性病理改变。

还有因小骨盆内脏的炎症，如妇女的慢性附件炎等症，波及梨状肌，引起梨状肌的肿胀、痉挛等炎症反应，压迫坐骨神经而发病。

梨状肌长期痉挛、炎症反应，可引起臀部肌肉的萎缩（尤以臀大肌、臀中肌多见），亦可产生与周围组织的粘连，产生慢性坐骨神经痛。

有解剖变异、腓总神经穿过梨状肌的患者，如若梨状肌发炎后，除臀部感到酸痛外，可出现单纯的小腿外侧疼痛，甚至出现腓总神经麻痹的症状。

9. 10. 1. 2　临床表现

本病以疼痛、压痛及肌张力改变为其临床主要表现。

（1）疼痛

一般在损伤后即出现臀部疼痛，疼痛的部位深在，患者很难一下指出明确的痛点。其疼痛的性质呈锐痛，似"刀割样"或"跳脓样"剧痛，并向下肢放射，走路跛行，走路时疼痛加重。亦有疼痛向小腹部及大腿外侧放散，会阴部不适，阴囊、睾丸抽痛、举阳不能，均可使患者处强迫体位，呈直腰、侧屈、屈髋、屈膝、足尖触地的体位。大小便或大声咳嗽时，可引起沿患侧下肢放射痛。

（2）压痛及肌张力改变

伤后初期，腰臀部肌肉均紧张，但腰部无压痛，臀部压痛仅限于梨状肌的投影区。当患者臀部肌肉放松后，可透过臀大肌触到深在钝厚的索样肌性隆起，此即紧张挛缩的梨状肌肌腹，此处压痛明显。病程长的患者，由于臀上、臀下的神经血管受累，故常显臀部肌肉松软或出现萎缩。如坐骨神经受累则其支配的小腿肌肉张力减退或肌肉萎缩。极少数患者可出现腓总神经麻痹的症状。

（3）梨状肌抗阻和牵张试验

做梨状肌抗阻试验，使患肢大腿处中立位，医者用力使其固定，嘱患者用力将大腿外旋、外展，如此时产生臀部疼痛感则为阳性。做梨状肌牵张试验时，术者将患肢屈髋、屈膝，并尽量使大腿内旋、内收，使梨状肌受到牵拉，如此时产生臀部疼痛感则为阳性。

直腿抬高试验在60°以下疼痛明显，抬举受限；抬腿超过60°以后，疼痛反而减轻。这说明是非根性体征。

若用奴夫卡因局部封闭的方法解除梨状肌痉挛，坐骨神经痛等症状可立即消失或减轻，此点可作为诊断依据。

9.10.1.3　治疗方法

宜以舒筋通络、活血化瘀法治之。

患者俯卧于床上，两下肢及足内侧紧贴床面，医者站于患侧，于臀部施以滚法2～5分钟，令臀部肌肉放松，再以一拇指或双拇指重叠，着力深透，按压在梨状肌肌腹部位（梨状肌在体表的投影：由髂后上棘至尾骨尖作一连线，在距髂后上棘2厘米处的连线上作一标点，由该点与股骨大转子尖作一连线，此线即梨状肌中轴部在体表的投影。肌腹在该线内1/3与中1/3的交界处）做与梨状肌肌纤维垂直方向来回弹拨3～5遍，然后再顺梨状肌纤维走行方向，透过臀大肌，由内向外推挤梨状肌肌腹，亦可配合点按法。以上手法有理筋拨络的作用，能解除该肌痉挛，分离粘连，促进血液循环，使梨状肌恢复正常功能。最后摇髋、内收、内旋以整理其筋，用擦法于臀部擦之，结束手法操作。亦可配合热敷。

9.10.1.4　各家治法

（1）《中医推拿学》（俞大方等编）

①放松患侧臀大肌，病人俯卧，用轻柔的滚、按、揉等手法在臀部沿臀大肌肌纤维的方向治疗，配合小幅度的下肢后伸被动活动，使臀大肌的痉挛逐渐松弛。

②舒筋通络。在臀大肌痉挛缓解的情况下，用深沉而缓和的按、揉等手法在臀部梨状肌体表投影区，沿梨状肌的方向治疗，配合下肢较大幅度的后伸、外展活动，使深层的梨状肌逐渐松弛，然后在压痛点用深沉而缓慢的弹拨法，与梨状肌成垂直方向治疗。

③活血化瘀。在臀部梨状肌体表投影区沿梨状肌方向用擦法治疗，以透热为度。最后可加热敷，但温度不宜过高。

（2）《按摩治疗学》（丛林盛等主编）

①患者俯卧位，医者立于其旁，用双手掌推腰骶部与下肢，自上而下推10次，用双手根揉腰部、骶部及臀部，在腰部和骶部的骶棘肌和下肢大腿的后侧做揉法（用拇指、肘尖或拨筋板均可），用拇指或肘尖按腰椎和骶椎旁，点环跳穴、承扶穴，时间约8分钟。

②患者侧卧位，医者立于其后，用手指推髋部和下肢10次。用双手揉髋部，用双手拿下肢大腿，反复操作。用拇指或肘尖拨髋部和下肢大腿的足少阳胆经路线，反复施术。医者立于患者的前方，一手扶拿膝关节，另一手扶拿踝关节，双手同时做髋、膝关节屈伸运动约10次。此病施术时间共需15分钟左右。

9.10.2 骶髂关节扭伤（或半脱位）

骶髂关节为第1～3骶骨外侧部的耳状面与髂骨的耳状面相互结合所构成的滑膜关节。骶骨的耳状关节面指向后外侧，髂骨的关节面指向前内侧，关节面上都被覆关节软骨，凹凸不平，两侧参差不齐，相互交错嵌插，关节腔狭小，呈裂隙状，藉以稳定关节，减少活动。此关节具有弹性，是脊柱与下肢间联系的枢纽，为力量的缓冲地带，构成骨盆带后弓的主要部分。骶髂关节的前及后侧，具有长短不等坚韧的韧带，其中骶结节韧带、骶棘韧带和骶髂前韧带，对稳定骶椎、限制它向骨盆内移动有极其重要的作用。因此，骶髂关节只有少量有限的活动，可做轻微的上下及前后活动，前后活动时，该关节可发生轻微的旋转。女性活动范围较男性为大，故女性发病较多见。

9.10.2.1　病因病理

直接暴力造成骶髂关节扭伤比较多见，扭转剪力为导致骶髂关节扭伤的主要原因。多半发生在体位姿势不正时，肌力协调失常，躯干扭转的外力加于骶髂关节之间发生扭错，使凹凸不平的关节面排列紊乱，失去正常凹凸彼此间相嵌的关系，导致关节间隙相应地加宽，甚至关节滑膜在关节腔负压的作用下吸入关节间隙，发生嵌顿，引起剧烈疼痛。

另外，孕妇受内分泌改变的影响，骶骨关节附近韧带松弛，因此稳定失常，亦易发病。或见于经久卧床，或使用全麻和腰麻的患者，因关节附近韧带松弛，也能引起骶髂关节移位。

临床上因扭转剪力作用方式不同，而有骶髂关节发生前脱位与后脱位两种形式。其前脱位是在髋关节伸直、膝关节屈曲的位置下，附着于髂骨前侧的股四头肌和髂股韧带紧张，向前牵拉髂骨。同时，躯干与脊柱包括骶骨向同侧后方旋转，则促使骶骨与髂骨在方向相反的旋转下使髂骨向前移位。其后脱位是在髋关节屈曲、膝关节伸直的位置下，附着于坐骨结节的大腿后侧的腘绳肌紧张，向后牵拉髂骨，同时躯干连同脊柱包括骶骨，向同侧前方旋转，则骶骨与髂骨方向相反的旋转，使髂骨向后移位。

9.10.2.2　临床表现

伤后患者立即感觉下腰部一侧疼痛，特别是站立或行走时疼痛加剧，转动困难。站立或行走时，躯干多向前及病侧倾斜，健肢负重，患肢不敢用力着地，多以足尖触地，患者常以手扶按患侧髂部，或需人扶持行走。一般不能平卧，患侧髋、膝二关节多保持于屈曲位，勉强伸直，必觉疼痛。患者多取健侧在下的卧位姿势，病侧在下卧位时疼痛加重，患者不能在床上自由翻转身体。坐位时，多健侧坐骨负重，患侧抬起，腰部肌肉紧张，腰部脊柱也常显侧弯。有的患者同时合并患侧下肢的放射性疼痛，多在臀部、大腿后部（股后侧皮神经）、坐骨神经分布区和大腿根部的前内侧。

（1）压痛

患侧骶髂关节和髂后上棘处有明显压痛，有的可触到条索状阳性反应物。

（2）下肢量诊

患者仰卧，量双侧内踝下的长度变化，若伤侧腿"长"者，多为前脱位；伤侧腿"短"者多为后脱位。前脱位者多合并因股神经牵拉而引起的大腿根、股内侧及膝关节疼痛。

（3）骨盆分离试验

骨盆离试验阳性。

（4）床边试验

床边试验阳性。

（5）"4"字试验

"4"字试验阳性。

（6）直腿抬高试验

直腿抬高试验阳性。

（7）骶髂旋转试验

患者坐于检查台旁，两小腿下垂，两臂环抱于胸前，医者面向患者两腿夹住患者两膝，两手扶于患者两侧肩头，呈相反方向旋转两肩，先向健侧，然后再向患侧，至最大范围。正常人两肩可旋至前后位，如骶髂关节扭伤，旋转范围不但减少，且显疼痛为阳性。

（8）两侧髂后上棘高低对比

髂骨向前旋转，或向后旋转移位，则有降低和升高的改变。

（9）X线摄片

正位片两侧髂后上棘高低不在一条水平线上，髂骨向前旋转移位者则较高；向后旋转移位者则较低。斜位片，病侧骶髂关节间隙加宽。关节面凹凸之间的排列紊乱，成为凸面对凸面，凹面对凹面。

根据病史、临床表现即可确定诊断。

9. 10. 2. 3　治疗方法

宜以理筋整复法治之。

（1）患者俯卧位，医者在腰部、臀部用滚法 2～5 分钟。点按委中、大肠俞、关元俞、环跳等穴位。

（2）俯卧过伸扳腿法，患者俯卧，医者站在健侧，一手按压在患侧髂后上棘处，另一手扳患侧大腿后伸到最大限度。此时，医者两手突然相对用力，即可听到复位的响声。

（3）侧卧过伸扳腿法，患者侧卧，伤侧在上，健侧在下。医者马步站在患者背后，一手放在患侧髂骨翼背侧，另一手握在踝上，使患膝屈曲90°，令髋关节后伸到最大限度。医者两手相对推拉，可听到骶髂关节复位的响声。

（4）仰卧屈髋法，患者仰卧，医者站于伤侧，一手拿患者踝上，令患者屈膝、屈髋，双手重掌扶膝下前方，强力令患者极度屈曲髋关节，可听到骶髂关节复位的响声。

另外，亦可在保持髋关节屈90°的情况下，突然急骤将小腿伸直。此法能拉紧大腿后侧的腘绳肌，使髂骨向后旋转，促使其复位。

（5）侧卧屈髋法，（见急性扭腰）。

以上手法中，（2）（3）手法为治疗骶髂关节后方半脱位的有效方法；（4）（5）手法为治疗骶髂关节前方半脱位的有效方法。

9. 10. 2. 4　各家治法

（1）《推拿治疗学》（陈忠良主编）

①病人取俯卧体位，医生位于患侧，分别由竖棘肌自上而下，从股后经臀到骶髂关节处用按揉法，最后在病变骶髂关节处重点施行按揉法约10分钟。而后再按压关元俞、中膂俞、秩边等穴，拿委中，擦骶髂关节即可。若属骶髂关节软组织损伤，经这样推拿治疗即可见效。若经数次医治无效，应考虑是否伴有骶髂关节错位的可能。

②骶髂关节错位的复位方法有以下两种。单人复位法：病人取俯卧位（以左侧为例），医生面对病员位于足部，以右足

跟蹬在健侧的坐骨结节上，双手握住患者踝关节，然后在足跟用力向前蹬的同时，双手用力向后牵拉患肢，即可得以复位。一旦复位成功，病人立即感到疼痛消失，行动如常。若 1 次未能成功者，可再行第 2 次复位，或改用双人复位法。双人复位法：病人取俯卧位，双手向前拉住病床，医生立于有病变的骶髂关节一侧，双手掌重叠置于骶髂关节，做好向下按压的准备。另一助手立于病人的足部，面对病人，以双手紧握患侧的踝关节，做好单腿纵向牵伸的准备。医生助手，共同配合（即医生双手按压骶髂关节，助手做单腿的纵向牵伸），在一瞬间完成这一复位手法，使错位的骶髂关节得到整复。

③若属骶髂关节陈旧性损伤所致的慢性腰痛，可选用祛瘀止痛摩膏为介质在损伤局部以按揉法治疗为主，并可配合擦法和湿热敷。……治疗后最好能卧硬床休息 1 周，有利于损伤组织的修复。

（2）《中国骨伤科学·卷八·筋骨缝损伤》（孙树椿主编）

患者侧卧于床上，患侧向上，一助手蹲在患者背后，一手扶腋下，一手按在伤处。医者一手拿患肢踝部，另一手扶髋部。在拔伸下，摇晃患肢，然后再将踝部夹在腋下，斜向后方拔伸牵引，让患者一手扶床沿，做对抗牵引，然后将患肢膝关节、髋关节尽量屈曲，医者一手按膝部，另一手按在髂后上棘处，两手相互归合，再将伤肢伸直。

（3）《按摩治疗学》（丛林盛等主编）

①患者俯卧位，医者站其旁，用手掌在患侧腰部、骶髂部及下肢外侧做揉法数次，然后再在骶髂部及臀部做拨筋法数次。

②体位同上，用拇指或肘尖按压大肠俞、小肠俞、骶髂关节处的痛点、环跳、殷门、委中，然后一手按压骶髂关节痛点，另一手扳住患侧下肢的膝关节向后上方做过伸法 3～5 次。

③患者侧卧位，患侧在上，患侧下肢屈曲，医者站其后，用肘部按压巨髎、阳陵泉。若骶髂关节向后错位，可做腰部侧扳法。

④患者仰卧位，医者站其旁，用手掌在下肢前外侧做揉拿法数次。若骶髂关节向前错位，可做患肢屈髋屈膝挤压法。其具体方法是令患者屈髋屈膝至最大限度，肌肉放松，医者用双手掌或肘部压住膝关节，稍加活动，猛力向下方按压2～3次，有时可听到骶髂关节复位的响声。

9.10.3 尾骶骨挫伤

9.10.3.1 病因病理

不慎跌倒，臀部着地，重者造成腰椎压缩性骨折或尾、骶骨骨折，轻者造成尾骶部挫伤。臀部着地，尾骨过度前屈，可造成尾骶关节的脱位或半脱位，以及尾骶韧带的撕裂伤或挫伤。

9.10.3.2 临床表现

尾骶骨挫伤，病人有臀部着地的外伤史。尾骶部疼痛、肿胀、压痛，病人行走困难，坐位时不能让尾骶部碰床面。X线摄片以除外骨折、脱位。

9.10.3.3 治疗方法

宜以舒筋活血法治之。

（1）患者俯卧，骨盆前部用枕垫高。医者双手拇指放在骶尾部两侧，用揉捻法、捋顺法，反复进行3～5次。

（2）患者仍俯卧位，医者一前臂置于患者大腿前侧，向上抬举，另一手掌在尾骶部斜向上方推按之。推按时医者双手相对用力。（图9－55）

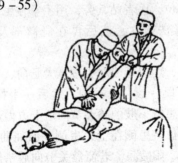

图9－55 尾骶部推法

（3）再令患者仰卧，双腿屈膝屈髋位。医者一手大鱼际放在尾骶处，让助手一人握住小腿远端，令患者伸直双下肢时，助手协助向下拉直下肢，医者放在尾骶处的手向上做托按法。（图9－56）

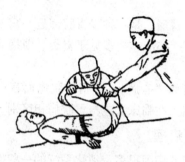

图9－56　尾骶部托按法

以上操作既可治疗本病，亦可治疗尾骶骨骨折后遗症。

9.10.3.4　各家治法

《按摩治疗学》（丛林盛等主编）

（1）患者俯卧，医者站其旁，用手掌在腰骶部做摩法、揉法数次，然后在大腿后侧做揉法数次。用拇指在尾骨损伤的两侧和坐骨结节处做拨筋法数次，痛点部位多施手法，点按腰俞、秩边、环跳、委中、承山、昆仑。

（2）患者仰卧，医者站其旁，用手掌在下肢前外侧做揉法数次，再点阳陵泉、绝骨。然后分别做髋关节的摇法及下肢屈伸运动法。

9.10.4　耻骨联合分离症

本病参阅第十章内脏病症"产后耻骨联合分离症"，此不赘述。

10. 内脏病症及杂症

10.1　胃脘痛

胃脘痛又称胃痛，是一种以胃脘部近心窝处经常发生疼痛为主症的消化道疾病。本症多见于胃炎、溃疡病、胃痉挛及其他消化道疾病。

古代文献所称"心痛"，多指胃脘痛而言，至于心脏疾患所引起的真心痛，在临床上应与胃脘痛相区别。

10.1.1　病因病理

引起胃脘痛的病因很多。消化系统的一些疾病，其他系统或全身性疾病都可以引起胃脘痛。而胃脘痛的主要机理是气血不通所致。常见原因有寒邪客胃、饮食伤胃、肝气犯胃、脾胃虚弱等。

（1）寒邪客胃

外感寒邪，邪犯于胃；或过食生冷，寒积于中，皆使胃寒而痛。尤其是平素脾胃虚寒者，更易感受寒邪而致痛发。

（2）饮食伤胃

饮食不节，过食过饱，致胃失和降；过食肥甘，内生湿热，可以发生热痛或伤食痛。湿热生虫者，可致虫痛。

（3）肝气犯胃

肝为刚脏，性喜条达，又主疏泄，若恼怒、忧思，则气郁而伤肝，肝木失于疏泄，横逆犯胃，致气机阻滞，因而发生疼痛。

肝气郁结，郁久化火，火邪伤阴，可使疼痛加重或使病程缠绵，伤损络脉，则可见吐血、便黑等症。

（4）脾胃虚寒

素有脾胃虚弱，功能减退或禀赋不足，阳气衰微，寒自内生；再遭寒邪乘虚而入，使脾胃受纳、运化、和降的功能失调，而致胃脘痛。

10.1.2　临床表现

胃脘痛以上腹部疼痛为主症，一般可分寒痛、食痛、气痛、虚痛。不同疼痛，必伴有其他症状。

（1）寒痛

胃脘痛多为暴痛，喜暖怕寒，得热痛减，遇寒痛增，伴有口渴，喜热饮，苔薄白，脉弦紧。

（2）食痛

胃脘痛多为胀满拒按，嗳腐吞酸，恶心呕吐，吐后痛减，或肠鸣腹泻，苔厚腻，脉弦滑。

（3）气痛

胃脘痛呈胀满或刺痛，攻痛连胁，按之较舒，伴有心烦易怒，嗳气吞酸，口干口苦，舌红，苔薄白或微黄，脉沉弦。

（4）虚痛

胃脘痛多为隐痛，泛吐清水，喜暖怕凉，进食或按之痛减，伴有手足欠温，体乏无力，大便溏薄，舌淡苔薄白，脉虚软、沉细。

10.1.3　治疗方法

理气止痛是临床上通用之法，还需要进一步辨证施治。

（1）手法

常采用二指禅推法、点法、按法、摩法、揉法、擦法等。

（2）取穴

①主穴：中脘、气海、天枢、内关、足三里。

②配穴：食痛者加点揉天枢、脾俞、胃俞，摩腹以消食导滞；气痛者加点按阳陵泉、太冲，擦摩两胁，以疏肝理气；点公孙、日月、期门以制酸；若见血证，可减少或不用腹部穴位治疗，多采用背部和四肢穴位，可加膈俞、血海等；寒痛甚者，在背部敏感点处按揉，是止痛的重要阿是穴；虚痛者加按揉气海、关元、摩腹，擦背脊以脾俞为重点，起到温中散寒的

作用。

（3）具体操作

①患者仰卧位，医者坐于患者右侧位。以一指禅推法（或点按法），在腹部轻推中脘、天枢、气海等穴，每穴 3～5 分钟。用掌摩法先在上腹部摩运 3 分钟，再移至中下腹部摩运 2 分钟。继用擦法擦两胁数 10 次。点按四肢穴位，内关、足三里、阳陵泉、太冲、期门、日月等穴。

②患者俯卧位，医者在患者一侧，先点按腰俞、脾俞、胃俞等穴。在胸椎棘突上或两旁有明显敏感压痛点，施以点按法，有较好止痛效果。沿脊柱两侧脾俞至肾俞穴用掌擦法。

以上操作，应根据临床上辨证施治的需要选择应用。治疗期间，患者注意情绪调节，养成良好的饮食习惯，忌生冷、辛辣酸等食物刺激。

10.1.4　各家治法

（1）《脏腑经络按摩》（董好魁著）

腹部按摩常规：一阑门，二建里，三气海，四带脉，五章门，六梁门，七天枢，八抓提任脉。虚痛者应以左右幽门、建里、中脘穴区为主，反复揉按 2～3 分钟；吞酸者以阑门、建里、巨阙穴区为主，反复揉按 2～3 分钟；十二指肠溃疡者以右幽门、右梁门、右天枢等穴区为主，反复揉按 2～4 分钟；胃溃疡者以左幽门、左梁门、建里、左天枢等穴区为主，反复揉按或推按 2～4 分钟。再配以背部肝、脾、胃等俞穴，四肢血海、三阴交、阳陵泉、梁丘等穴位。

（2）《推拿治疗学》（陈忠良编）

①取脾俞、胃俞及背部最明显压痛点，用按法。以大指在上述穴位上用力指按，并做轻微拨动，时间约 2～3 分钟，然后再擦热即感胃痛缓解。《素问·举痛论篇》：“按之则血气散，故按之痛止。”

②取内关穴，用掐法。取内关穴时，用大指指端掐在该穴上，同时配合微微拨动，约 2 分钟左右，一般胃痛可得缓解。

③取足三里穴，用大指按法持续按压约 2~3 分钟即可解痛。

④取委中、承山穴，用拿法治疗。拿时需有明显的手法感应，约 1~2 分钟胃痛可缓解。

10.2　胃下垂

胃下垂是内脏下垂的一种，为一种慢性疾病，多见于身体瘦弱者。中医学虽无此病名，但在《灵枢·本藏》中已有"脾应肉，肉䐃坚大者，胃厚；肉䐃么（薄）者，胃薄，肉䐃小而么（薄）者，胃不坚；肉䐃不称身者，胃下，胃下者，下管约不利"的记载。推拿治疗胃下垂可改善症状，促进胃的收缩与增加胃肠蠕动功能的恢复，对胃下垂是一种有效疗法。

10.2.1　病因病理

有关本病的病因尚未十分清楚，但与以下因素有关：

1. 不良的生活习惯，如饮食无度，暴饮暴食，饮后剧烈运动等引起胃机能和张力减退，导致胃下垂。

2. 素体虚弱，形体消瘦，或久病、产后，气血亏损，元气未复，或脾胃受伤，形成脾弱胃虚，中气不足，升举无力等，均可导致胃下垂。

10.2.2　临床表现

胃下垂的患者，多形体消瘦，上腹部凹陷，下腹部膨隆，腹部胀闷、疼痛，饭后胀闷感更为明显，自觉有下坠感和肠鸣作声，或腰带束紧感。常伴有恶心、嗳气，或便秘腹泻交替出现。全身常伴有眩晕、乏力、心悸、失眠等症状。触诊在上腹部可摸到腹主动脉搏动，舌淡，脉细。

胃肠钡餐造影有助于确诊。正常胃小弯不低于髂棘连线，胃下界不低于髂棘连线下 5~6 厘米。凡超出此界限者，均可诊为胃下垂。

10.2.3　治疗方法

本病的治疗应以补中益气、温阳健脾为主法。

（1）手法

一指禅推法、揉法、按法、摩法、擦法、托法、振法、捏法、插法等。

（2）取穴

鸠尾、中脘、气海、天枢、膻中、百会、内关、肝俞、脾俞、胃俞、夹脊等。

（3）具体操作

①患者俯卧位，医者以按揉法或一指禅推法，推按背部俞穴，肝俞、脾俞、胃俞；或用擦法擦脊柱两侧肝俞至胃俞，以透热为度，患者体虚甚者，用"三捏三提法"捏脊。

②患者仰卧位，医者位于患者右侧，用一指禅推法或按揉法，推揉胸腹部穴位。继用推法自上脘任脉向下至小腹，轻推数次。用掌振法在上腹部振动中脘穴区。并用托法由下而上，以四指并拢螺纹面着力，向上托之，亦可配合振法。最后按揉四肢穴位及头部百会穴。

③患者坐位，医者站在患者侧后方，令患者双手自然抱于胸前，使肩胛骨放松。医者一手在前方迎之，一手变掌以四指伸直并拢，着力自肩胛骨脊柱缘下部插入患者肩胛骨与胸壁之间约2~3寸，持续1~2分钟，患者有胃上提感时，随之缓缓将手收回，反复插2~3次。双侧肩胛骨均行以上手法操作，称之为插肩胛内侧法。

④以上手法应辨证选择运用。若胃脘胀满者加擦两胁，按揉期门、太冲穴；若胃脘痛者重按内关、足三里，擦脾俞、胃俞，以透热为度；若伴腹泻者多揉天枢，加大肠俞、八髎等穴位；若有失眠者，参照治疗失眠的推拿法治之。

10.2.4　各家治法

（1）《按摩治疗学》（丛林盛著）

取穴中脘、关元、气海、胃俞、脾俞，以揉拿法、推颤法、摩法、按揉法、擦法等为主要手法。腹部以双手揉拿法（以中脘、关元、气海为重点）数次，用手掌于腹部自下而上做推颤法数次。背部以膀胱经胸背部经线为重点，气血不足者，直擦背部督脉，横擦左侧背部，均以透热为度，然后按揉足三里。

（2）《推拿治疗学》（陈忠良著）

①腹部操作手法以一指禅推法、摩法、揉法、托法、振法为主，取穴中脘、气海、鸠尾、天枢、关元、膻中。病人屈膝仰卧位，医生坐于患者右侧，先用轻柔的一指禅推法、揉法于胸腹部，以膻中、鸠尾、中脘为重点。然后循序往下至腹部及少腹部，以脐周、气海、关元、天枢为重点，约10分钟。再用托法，根据下垂的不同程度，自下而上托之，同时可以用点振法在中脘穴和掌振法在上腹部振动。再用摩法在腹部以逆时针方向操作治疗，约15分钟。

②背部操作手法常用一指禅推法、按法、揉法、插法。取穴脾俞、胃俞、气海俞、关元俞、肝俞。先以一指禅推法施于背部两侧膀胱经，往返治疗约5分钟，然后按揉穴位2~3分钟。接着病人改坐位势，再以插法（右手四指并拢，掌心向后上，指尖由左肩胛骨内下缘，向斜上方插入肩胛骨与肋骨间约2~3寸，同时左手掌顶住患者左肩部．两手呈合拢之势），持续1~2分钟，患者时有胃上提之感，随后缓缓将右手收回，插2~3次，然后再予同法左手插右肩胛内下缘。

③《实用按摩推拿大全》（李茂林著）

患者坐位，医者施一指托天法（点百会）；点按脾俞、三焦俞；患者仰卧位，施用点三脘、开四门法（食、中、环三指点戳上、中、下三脘穴；食、中、环、小四指点幽门、章门、期门、梁门四穴）；施用运运颤颤法（医者双手指并拢，双手掌重叠交叉，平放于腹部，施力于双手，用内动劲，运而动之，振而颤之，运运颤之，运运颤颤，相互结合，边运边移，边颤边动。），点按天枢、关元、气海；施用提拿足三阳法（医者以双手拇指与余四指的对合力，着力于股外侧循足三阳之经筋顺序提拿至外踝、足背），点按足三里。

［附］胃扭转

胃扭转是一种少见病症。胃在正常情况下，随着体位的改变可以有一定程度的旋转，如果超过这个程度，引起胃本身甚至邻近器官的移位和胃内容物排出的障碍，而出现一系列生理变化和临床表现（症状），即称为胃扭转。推拿疗法对本症的治疗可以收到满意的效果。

（1）病因病理

胃扭转是在有可能过度旋转的解剖基础上，由于多种内在和外在原因使胃的位置改变而发生的，而使胃位置改变的原因又可因不同病人而异，所产生的扭转类型和程度也有所不同。

暴饮暴食，伤及脾胃，产生胃扩张、胃张力减退、胃下垂，日久气虚，使胃的支持韧带异常松弛；胃本身病变如溃疡等使胃体中部狭窄，变形为葫芦形，易于扭转。再加之突然跌仆、外伤、急性结肠胀气、剧烈呕吐和逆蠕动及使腹压增高等因素，促使胃体位置突然改变而产生沿器官轴（可称胃纵轴）扭转或沿系膜轴（可称胃横轴）扭转。一旦扭转则阻塞中焦，气机不通，胃失和降，致功能失调，出现恶心、呕吐、腹痛等症状。

（2）临床表现

①急性胃扭转

立刻出现水食难进，进水食后剧烈呕吐，严重者胃内容物吐尽仍呈干呕状态。伴有上腹部阵发性剧痛，痛引胁肋，口渴欲饮不得，多为胃纵轴型扭转。

②慢性胃扭转

长期胃脘不适，恶心呕吐，嗳气吞酸，不能进食，食后即吐，呕吐物为不消化的食物或清水，口渴喜极热饮，时作腹痛隐隐，且伴有腹胀满，大便日行五六次，带有黏液或便秘。

（3）治疗方法

①手法

按揉法、推法、摩法、振法、托法、插肩胛内侧法。

②取穴

中脘、天枢、梁门、大横、脾俞、胃俞、三焦俞、足三里。

③具体操作

参阅"胃下垂"操作法进行即可。此处仅介绍两种振托法。

a 坐位振托法：患者坐位，身体微向右前方倾斜。医者以小鱼际紧贴胃的下部，微用力向上振托之。振后在背部顺膀胱经，自上而下推脾俞、胃俞、三焦俞。

b 侧卧振托法：患者左侧卧位，医者站在患者背后，以双手重叠四指并拢，在左侧胃底穴（大横穴旁开 2 寸），渐渐向患者背后着力压下，再向其右上方用力，托及胃体后，持续不动片刻，随之施以振法，反复 2～3 次，可使沿横轴扭转的胃翻转复位。

振法有和胃降逆、疏通中焦，使气机通畅的作用。从力学观点来看，以上两种振托法，均有利于用胃体自身重力，在振动下，促使其翻转归位的作用。而沿胃纵轴扭转的患者，采用左侧卧位即可使之翻转归位，若右侧卧位，又可使扭转复发。因此平时让患者多采取左侧卧位休息，对本病是有益的。

10.3 泄 泻

泄泻又称腹泻，是指排便次数增多，粪便稀薄，甚至泻出如水样而言。大便溏薄而势缓者称泄；大便清稀如水而直下者为泻。泄与泻微有不同，而其病则一，故总称泄泻。一年四季均可发生，尤以夏秋两季为多见。推拿疗法对腹泻及慢性非特异性溃疡性结肠炎均有良好的效果。

10.3.1　病因病理

泄泻的主要病变在于脾胃与大小肠。引起泄泻的原因比较复杂，但都表现为脾胃功能失调或障碍，致使清浊不分，混杂而下，并走大肠，而形成泄泻。

导致脾胃功能障碍而发生泄泻的因素，可分外因和内因两类。

（1）外因

①外邪损伤脾胃：六淫之邪，均能引起泄泻，其中寒、湿、暑热等因素引起者为多。脾喜燥而恶湿，湿邪引起的泄泻最多。其他寒邪和暑热之邪侵袭也能直接影响于脾胃，使其功能障碍而引起泄泻，但多与湿邪有关，即所谓"无湿不成泻"。

②饮食伤及脾胃：饮食过量，致宿食停滞，或恣食肥甘，影响脾胃运化功能；或误食生冷不洁的食物，伤及脾胃，致使水谷精微不能输布。因此造成水湿内停，传导失职，升降失调，而致泄泻。

（2）内因

①情志失调：暴怒伤肝，肝气横逆，肝木乘脾犯胃，脾胃受制，运化失常，而生泄泻。

②内脏虚损：平素形体不健，脾胃之阳素虚，脾阳虚，脾之运化功能不足，引起脾气下陷，而成泄泻；更兼命门之火不足，阴寒内生，影响脾阳，不能腐熟水谷，则见泄泻不止，连绵日久，形成慢性腹泻。

10.3.2　临床表现

泄泻按发病的缓急和病程的长短可分急性泄泻和慢性泄泻两类。

（1）急性泄泻

①寒湿泻：发病急骤，泄泻清稀，腹痛肠鸣或兼寒热头痛，肢体酸痛，苔白，脉浮。

②湿热泻：腹痛即泻，泻下灼肛，粪色黄褐，气秽，心烦口渴，欲饮水但饮而不多，小便短赤，舌苔黄腻，脉濡滑而数。

③伤食泻：腹痛肠鸣，泻下粪便臭如败卵，泻后痛减，脘腹痞满，嗳气不欲食，舌苔垢浊，脉滑数或沉弦。

（2）慢性泄泻

①脾肾阳虚泻：脾虚泻：大便溏泄，水谷不化，不思饮食，食后脘闷不舒，面色萎黄，神疲倦怠，稍进油腻则大便次数增多，舌淡苔白，脉象缓弱。兼肾阳虚者，必见"五更泻"，脐下作痛，肠鸣即泻，泻后则安，腹部畏寒，下肢发凉，舌淡苔白，脉沉细。

②肝气乘脾：遇怒即发生腹痛泄泻，常伴有胸胁痞闷，嗳气食少，舌质淡红，少苔，脉弦。

10.3.3 治疗方法

（1）手法

常采用一指禅推法、摩法、按揉法、擦法、振法、捏法等。

（2）取穴

①主穴：腹结、中脘、天枢、气海、关元、内关、足三里、脾俞、胃俞、肾俞、大肠俞、八髎、长强、夹脊等。

②配穴：寒湿泻加风池、风府、大椎、曲池、合谷；湿热泻加曲池、合谷、风池、阴陵泉、丰隆、内庭、肘窝、膝窝，大椎穴用刮法；伤食泻着重推按中脘、天枢、内关、足三里，摩腹、振腹；肝气乘脾泻加擦两胁，按揉肝俞、期门、章门、太冲；脾肾阳虚泻加摩腹、擦脾俞至肾俞、擦八髎，均以透热为度，气血不足者加捏脊。

（3）具体操作

①患者仰卧位；医者坐在患者右侧，用一指禅推法或按揉法，推揉腹部穴位，再用掌摩法摩腹5分钟，点按四肢穴位。再以脐为中心，用掌振法振5~10分钟。

②患者俯卧位；医者站在患者一侧，用一指禅推法或按揉法，推揉背部俞穴，点揉长强穴等。再根据辨证选穴的不同在躯干和四肢背部施不同手法治之。

10.3.4　各家治法

(1)《实用按摩推拿大全》(李茂林著)

①寒湿泻：点按大椎、风门、风池，揉拿手三阳法，点列缺、合谷，再揉神阙、点按天枢、中脘。

②湿热泻：揉拿手三阴手三阳，点合谷、曲池、点三脘开四门法，(参阅胃下垂)点按天枢、提拿足三阴足三阳法，点按阴陵泉、丰隆、足三里、内庭。

③食滞泻：点按大肠俞、搓点长强法(手指指腹或掌面着力八髎穴，搓而揉之，再以指端揉长强穴)、右揉神阙，点按膏肓俞、关元，点鸠尾掐足三里，点按璇玑、中脘，揉拿手三阴，点按内关。

④肝气乘脾泻：点肝俞、脾俞、大肠俞，擦胸胁，点章门。

⑤脾胃虚弱泻：点按脾俞、胃俞、大肠俞，点三脘开四门法，运运颤颤法(参阅胃下垂)，点按关元、气海。

⑥肾阳虚衰泻：点按脾俞、命门、百会、肾俞，右揉神阙，点关元、气海。

(2)《推拿治疗学》(陈忠良著)

手法以一指禅推法、摩法、按法、揉法、擦法、捏法为主。选穴中脘、天枢、神阙、气海、关元、脾俞、胃俞、肾俞、八髎、长强、足三里、上巨虚。感受外邪按风府、曲池，拿肩井、风池、合谷，擦大椎、脾俞、胃俞；湿热者加揉风池、合谷、外关、足三里、上巨虚、神阙；饮食所伤摩腹为主，按揉脾俞、胃俞、足三里；肝气乘脾者加擦两胁，按揉章门、期门、肝俞、胆俞、下肢取太冲、行间；脾肾阳虚者，延长摩气海、关元，擦肾俞、命门、揉足三里、上巨虚，配合捏脊。

（3）《简易推拿疗法》（赵正山著）

通治推尾骶，拿胛肩（肩胛骨下角内侧，相当于第6胸椎旁开2寸之间，用拇、食、中三指着力向深部肌肉拿起，一次即可）拧脐围（以脐为中心，上下左右各旁开1～1.5寸，脐窝上、下用横拧，左右用竖拧，以皮肤红晕为度）。寒性泻、气虚泻加推软腰（腰椎两侧，靠近两臂下垂时肘关节及其上下的部分，自季肋向下推，经腰背下至臀上，7～10遍）；热泻和热结泻再加摩腹，伴有腹痛者，拧脐围，拿腋窝（拿腋窝与上臂后侧的肌群，患者两手叉腰，医者拇指在腋窝与上臂后侧结联处的前内沿的肌群，其余四指分开作扇形在腋背部，拿2～5次）。

10.4　便　秘

便秘是指粪便在肠腔内滞留过久，内含水分过量吸收，以致粪便干燥坚硬，正常的排便频率消失。表现为大便秘结不通，排便时间延长或欲便而艰涩不畅等。多属于大肠传导功能失常，但与脾胃和肾有一定关系。

10.4.1　病因病理

便秘的发生，主要是由于胃肠的运化、升降和传导机能失常。从病因上看，热性病时，燥热内结；精神影响，气机郁滞；劳倦内伤，气血不足；以及阴寒凝结等原因均可导致不同性质的便秘。另外，饮食过于精细，缺少足量的纤维素或生活习惯不良，缺少运动也是其中原因之一。一般习惯性便秘是对排便感觉经常忽视，逐渐造成排便刺激缺少所致。粪便在肠腔内停留过久，水分被过量吸收，而使粪质干燥坚硬，不易排出体外，产生便秘。如因有肠梗阻、肠粘连、肿瘤等疾病影响肠内容物通过时，也能出现便秘症状，应严格鉴别区分，以防误诊。

（1）燥热内结

凡阳盛之体或饮酒过多：过食辛热厚味，以致胃肠积热，或热病之后，余热留恋，津液耗伤，导致肠道失调，大便燥结，难以排出，这属于热秘。

（2）气机郁滞

情志不舒，或久坐少动，致气机郁滞，不能宣达，使通降失常，传导失职，糟粕内停，不得下行，而成大便秘结。这属气秘。

（3）气血不足

劳倦内伤或病后、产后，以及年老体虚之人，气血两亏，气虚则大肠传送无力，血虚则津枯不能滋润大肠，肠道失润，两者均能使大便排出困难。这属于虚秘。

（4）阴寒凝结

体弱阳虚，阴寒内生，留于肠胃，致阳气不通、津液不行，故肠道艰于传送，而成便秘。这属于冷秘。

10.4.2　临床表现

便秘为大便秘结，排出困难，经常在三五日，或更多的时间，才行一次；或次数虽不减，但粪质干燥、坚硬，排出困难。常有头痛、头晕、腹中胀满、甚则疼痛、脘闷嗳气、食欲减退、失眠、心烦、易怒等症状。便秘日久，可引起痔疮。老年人一般常见习惯性便秘。

（1）燥热内结

大便干结，小便短赤，面红身热或兼微热，口干，心烦，舌红，苔黄或黄燥，脉滑数。

（2）气机郁滞

大便秘结，欲便不得，嗳气频作，胁腹痞满，甚则腹中胀痛，食纳减少，舌苔薄腻，脉弦。

（3）气血亏损

①气虚：大便不畅，临便努挣，便后汗出，气短，便下并不干结，舌淡，苔薄，脉虚软。

②血虚：大便秘结，面色少华，头晕目眩，心悸，唇舌淡，脉细。

（4）阴寒凝结

大便艰涩，难以排出，小便清长，四肢欠温，喜热恶冷或腹中冷痛，腰脊酸冷，舌淡，苔白，脉沉迟。

10.4.3　治疗方法

因肿瘤等疾病影响造成的便秘，不属于推拿治疗范围。

（1）手法

一指禅推法、按法、摩法、揉法、捏法、擦法等。

（2）取穴

①主穴：中脘、天枢、关元、足三里、腹哀。

②配穴：燥热内结者横擦八髎，按揉支沟、足三里、内庭、大肠俞；气机郁滞，加擦两胁，按揉肺俞、肝俞、期门；气血不足，加捏脊，按揉脾俞、胃俞、支沟、足三里、膻中、膈俞、擦八髎；阴寒凝结者横擦肾俞、命门、大肠俞及八髎穴。

（3）具体操作

①患者仰卧位：医者在患者右侧，用一指禅推法或按揉法，推揉腹部中脘、天枢、关元等穴位，用摩法摩腹以增强肠胃的蠕动。再点按支沟、足三里、内庭等穴位。

②患者俯卧位：医者在一侧，采用"三捏三提法"捏脊，按揉背部脾俞、胃俞、大肠俞等穴位约3分钟，或用擦法横擦背部所选之穴位，以取热为度。

10.4.4　各家治法

（1）《实用按摩推拿大全》（李茂林著）

①热秘：点按三焦俞、大肠俞、膀胱俞，揉拿手三阳法，点合谷、乳根穴，从膈下按揉推运胃脘，随呼吸点按下脘穴，天枢，提拿足三阴法，点按照海、内庭穴。

②气秘：点按肝俞、大肠俞、三焦俞、搓八髎、长强，点三脘开四门法（参阅胃下垂），点章门、气海、大横穴。

③冷秘：点按三焦俞、肾俞、大肠俞、膀胱俞，推而滚运

腹两侧胃经，点天枢、关元，按揉神阙，提拿三阴经、点按三阴交。

（2）《脏腑经络按摩》（董好魁著）

旋转推按阑门、建里、气海、带脉、章门、梁门、天枢，抓提任脉 5～10 分钟，然后重点按揉左天枢穴区，反复揉按 1～2 分钟。横搓上肢肺经、大肠经 2～4 分钟，直推和分推腰背部 2～3 分钟，再重点推按肺俞、脾俞、肾俞、大肠俞穴区 1～2 分钟，局部揉脐 1～2 分钟，搓胁肋，按足三里。

（3）《简易推拿疗法》（赵正山著）

通治法：推软腰（参阅泄泻），摩腹部，推尾骶。虚秘加全身转运的肩背腹下式（术者两手同时从患者的颈项部揉拿至肩中，沿肩胛内线，顺脊柱两侧背阔肌直推至腰部，循臀外自髂嵴下行，沿腹股沟外侧的上端至大腿外侧，用手着力拿动大腿上的肌群，直到膝盖。再以拇、食二指轻捏膝盖头，然后循腓、胫骨间，用力拿、压，推至外踝前方，再由膝盖下推至胫骨头内侧，沿胫下推至内踝前方。一手以拇、食二指，扶住患者一足的足跟，另一手捏住患者的足趾，摆动足跖）。

10.5　呃　逆

呃逆是由于气逆于下，直冲于上，出口作声，声短而频，呃呃连声，故称呃逆。俗称"打嗝儿"，西医称"膈肌痉挛"。本病不治亦能自愈，如持续不断尚需推拿治疗。

10.5.1　病因病理

胃气上逆产生呃逆。胃主受纳，和降为顺，体虚、外邪侵入均可影响胃气不降，导致呃逆。其主要原因如下：

（1）饮食不节

过食生冷或寒凉药物，则寒气袭胃，循手太阴之脉上膈、袭肺，胃气失于和降，气逆而上，又因膈间不利，故呃逆连声，不能自制。过食辛热之品，使燥热内盛，阳明腑实，气不顺行，也可动膈而发呃逆。

（2）情志不和

恼怒抑郁，气机不利，则津液失布，滋生痰浊。肝气横逆，而乘肺胃，导致胃气夹痰上逆，动膈而发生呃逆。

（3）正气亏虚

劳累太过，耗伤中气，或年高体弱、久病，以致脾胃阳衰，清气不升，浊气不降；或热病伤津，或汗吐下太过，耗损胃液，虚火上逆，均可发生呃逆。

10.5.2　临床表现

（1）胃中寒冷

寒气袭胃，呃声沉缓有力，得热则减，遇寒则甚，胃脘不适，饮食减少，口不渴，苔白润，脉迟缓。

（2）胃中燥热

呃声洪亮，连续有力，冲逆而出，口臭烦渴，小便短赤，大便难，苔黄，脉滑数。

（3）气郁痰阻

呃逆连声，胸胁胀闷，遇恼怒而发作，情舒则缓，伴有头目昏眩，苔薄腻，脉弦滑。

（4）正气亏虚

呃声低沉无力，气不得续，手足不温，食少倦怠，面色苍白，舌淡、苔白，脉细弱无力。

10.5.3　治疗方法

治疗总则为和胃、降气、平呃为主。胃寒者加温中祛寒；胃热者加泄热通腑；气郁痰阻辅以降气化痰；正气亏虚，则治以温补脾胃。

（1）手法

按法、揉法、摩法、捏法、擦法等。

（2）取穴

①主穴：缺盆、膻中、中脘、足三里、胃俞。

②配穴：胃寒者加摩腹，擦背部两侧膀胱经；胃热者加天

枢、大肠俞、八髎、内庭；气郁痰阻者加点云门，擦两胁，点肺俞、肝俞、丰隆穴；正气亏虚者，加摩腹，擦背部膀胱经、督脉经，捏脊，点肾俞、脾、胃、三焦俞。

（3）具体操作

①患者俯卧位，医者站其旁，用按揉法，按揉肺俞、肝俞、胃俞、大肠俞、肾俞、三焦俞。用捏法捏脊，或用擦法，自上而下擦背部膀胱经、督脉经3~4遍，另擦八髎穴，使之温热。

②患者仰卧位，医者站其旁，用按揉法，按揉缺盆、云门、膻中、中脘、天枢；点按四肢内关、足三里、丰隆、内庭等穴；用擦法擦两胁十数遍使之温热。以上手法严格根据辨证选择运用。

10.5.4　各家治法

（1）《推拿治疗学》（陈忠良著）

简易止呃逆方法：或在患者胸锁乳突肌上端压迫膈神经；或即饮200毫升凉开水；或在颈部置冰袋；或鼻吸入硝酸甘油或氯仿；或嘱患者暂屏气等法来处理。

（2）《实用按摩推拿大全》（李茂林著）

①胃中虚寒：患者俯卧位，点按膈俞，随呼吸按压背部，患者仰卧位，点按乳根、下脘，揉推膈下胃脘部，并施以运运颤颤法（参阅胃下垂）。

②胃火上逆：患者俯卧位，医者提拿脊柱两旁皮肤，着重提胃俞、膈俞，揪抓腹壁，点按中脘、内庭，左揉神阙，点按巨阙。

③气机郁滞：点按肝俞、膈俞，搓胸胁，点章门，揉拿手三阴经，点按合谷、内关，提拿足三阴经，掐点侠溪、至阴。

④脾胃阳虚：点按脾俞、胃俞、膈俞、推脾运胃法（患者仰卧，以左手掌根、大鱼际侧及余四指指腹，自鸠尾、巨阙至幽门、期门，推而运之为推脾，交至右手余四指指腹及小鱼际循胃脘呈勾形运而抹之为运胃。）点天突、关元、气海、天

枢，按揉神阙。

⑤胃阴不足：推运胃脘，点鸠尾，掐足三里，推而运腹两侧胃经，提拿足三阴经，点按三阴交。

（3）《简易推拿疗法》（赵正山著）

推背脊、肋骨，点膈俞，掐无名指第1指节横纹，乘患者不注意，突然轻拍背部两三下。

10.6 胆绞痛

胆绞痛是消化系统疾病的常见症状，经常发生在胆囊炎和胆石症发作期间。胆囊炎是指胆囊感染引起的病变，有急性与慢性之分。慢性胆囊炎又分慢性结石性胆囊炎及慢性非结石性胆囊炎。中医学文献中对本症的症状有详细描述，并归属在胁痛范畴。

10.6.1 病因病理

本病的基本病理是胆道阻塞，胆汁排泄不畅，而致胆汁瘀积，胆汁水分吸收增加，使胆汁浓缩，其中胆盐成分的化学性刺激，使胆囊黏膜发炎损伤，胆管壁痉挛，而发生剧烈疼痛。在此基础上易继发细菌性感染而使炎症加重，促使胆道阻塞更甚。亦可促使胆囊结石的生成，使胆绞痛加剧。

中医学认为本病归属"胁痛"范畴，与肝气郁结、瘀血停积、肝血不足、肝胆湿热有关。

（1）肝气郁结

抑郁恼怒致肝气郁结，肝失条达，疏泄不利，气阻络痹而致胁痛。

（2）瘀血停积

气为血帅，气行则血行，气郁日久，则血行不畅，瘀血停积，脉络痹阻，则发生胁痛。

（3）肝血不足

久病或劳欲太过，致精血不足，肝阴亏虚，血虚不能养肝，致脉络失养而胁痛。

（4）肝胆湿热

外湿入侵或饮食所伤，致脾失健运，痰湿中阻，郁而化热，反侮于肝，致肝失疏泄条达而致胁痛。

10.6.2　临床表现

（1）肝气郁结

胁肋胀痛，走窜不定，疼痛每因情绪变化而增减。伴有烦躁易怒，嗳气频频，胸闷喜叹息，苔薄白，脉弦。

（2）瘀血停积

胁肋刺痛，痛有定处，入夜或食后尤甚，胁肋下或见瘀块，舌暗，脉涩。

（3）肝血不足

胁肋隐痛，绵绵不休，遇劳则重，伴有口干咽燥，心中烦热，爪甲不荣，舌红，少苔，脉细。

（4）肝胆湿热

胁肋疼痛，嗜食肥甘辛辣，食后痛剧，伴口苦恶心，胸闷纳呆，或身黄，尿黄，苔腻，脉滑。

从现代医学角度看，临床表现可归纳如下：

（1）右上腹阵发性或持续性闷胀疼痛，时轻时重，严重时可出现刀割样剧痛，伴有食欲不振、恶心、乏力等症状，甚至出现黄疸。

（2）右侧肩胛部胆囊疼痛放射区酸胀、僵硬，压痛阳性。

（3）双下肢胆囊穴酸胀、压痛明显。

（4）抑郁恼怒，恣食肥甘辛辣，过度劳累及生活不规律可诱发或加重疼痛。

（5）莫菲征阳性。

（6）胆囊 B 超可见胆囊壁不同程度增厚或有结石等病理变化。

（7）胆囊造影可见胆囊收缩功能障碍或有结石。

10.6.3　治疗方法

推拿治疗以行气导滞、通络止痛为主。

（1）手法

一指禅推法、按揉法、滚法、摩法、弹拨法、擦法等。

（2）取穴

①主穴：胰俞（胸8椎旁开1.5寸），胆囊穴（阳陵泉下1寸），内关，足三里。

②配穴：肝气郁结加肝俞、胆俞、章门、期门、膻中；瘀血停积加肝俞、胆俞、血海、膈俞；肝血不足加中脘、天枢；肝胆湿热加摩腹，擦背俞穴，点三阴交、阴陵泉、太冲。

（3）具体操作

①患者俯卧位，医者在一旁，按揉背部压痛敏感点3～5分钟。用滚法或弹拨法或按揉法在肩背部相应俞穴上施术3～5分钟。

②患者仰卧位，医者在患者右侧，用掌摩法摩腹5分钟，动作宜轻柔和缓，以胀为度。按揉胸腹部穴位，膻中、章门、期门、中脘、天枢等，每穴1～3分钟。

③用按揉法点按四肢穴位，内关、血海、三阴交、太冲、胆囊穴。

以上手法中，按揉胰俞和胆囊穴在急性疼痛时有明显镇痛解痉作用。

10.6.4　各家治法

（1）《推拿治疗学》（陈忠良著）

解痉止痛，重刺激肝俞、胆俞、膈俞、阳陵泉、胆囊穴及胸椎7～9右侧背部的压痛点。疏肝利胆加肝、胆、膈俞、章门、期门、太冲，擦两胁。整复胸7～9关节紊乱后亦使症状缓解。

（2）《按摩治疗学》（丛林盛著）

患者俯卧位，医者立其旁，从第7颈椎至12胸椎两侧膀胱经路线，以手掌根部从上而下反复按揉，再用拇指拨揉数遍，再揉点膈俞、胆俞、肝俞及压痛处各1分钟，最后从上到下推抚2～3遍，用力按压胆囊穴。患者仰卧位，医者用手掌以逆时针方向轻揉上腹部，用两拇指由剑突下沿肋弓向两侧轻轻分推多次，点按期门、梁门。再以手掌从上腹部向下推抚数遍，最后用拇指揉点足三里、足临泣、胆囊穴。

10.7　头　痛

头痛是一种自觉症状，可在许多疾病之中出现，单独以头痛为主症的病证并不多见。在临床上，引起头痛的病证很多，从中医学角度讲，有外感头痛、内伤头痛及虫蛇咬伤的头痛等。从西医学角度看，有外伤、颅内病变、颅内外血管、神经病变等均可引起头痛。

本节仅对推拿治疗效果敏感的一类头痛进行讨论。包括外感头痛和内伤头痛。对于颅内占位性病变和脑膜炎等病证引起的头痛，非推拿治疗的适应证。

10.7.1　病因病理

头为诸阳之会，凡五脏精华之血，六腑清阳之气，皆上会于头。故外感六淫之邪，上犯巅顶，或为寒遏络脉，或热扰清空，或湿蔽清阳，均能导致头痛。此外。内伤诸疾，或气血虚弱，脉络失养；或肾水不足，肝火上炎；或肝气不舒，气郁化火；或痰浊瘀血等，皆可导致气血逆乱，不能上荣清窍，发为头痛。

（1）外感头痛

①风寒头痛：风为百病之长，伤于风者，上先受之。寒为阴邪，其性凝滞，主收引。风寒相搏，客于脉络，寒凝血瘀，经络不通，气血运行涩滞，清窍失于濡养则发为头痛。

②风热头痛：热为火之轻，火为阳邪，其性炎上。风热相夹，上扰头目，致气血逆乱，扰乱清空则生为头痛。

③暑湿头痛：暑多夹湿，湿性重浊。暑湿交结，呆滞中州，使清阳不升，浊阴不降，蒙蔽清空，致清阳不展，发为头痛。

（2）内伤头痛

①肝阳上亢头痛：情志不和，郁怒伤肝，致肝失条达，郁而化火，上扰清空而为头痛。或肝肾阴虚，肝阳上亢而为头痛。

②痰浊中阻头痛：素体虚弱，或病后失养，致脾失健运，运化失司，水湿停滞，痰浊内生，上扰清空，阻遏清阳而为头痛。

③气血虚弱头痛：脾胃素虚，或饮食不节，或久病失于调养，致气血亏虚，不能益精补髓，致清窍失于濡养，而为头痛。

④肾阴不足头痛：先天不足或房劳过度，致肾精亏耗，脑髓空虚，而致头痛。或因肾阴不足，肾阳衰微，清阳不展，而致头痛。

10.7.2 临床表现

（1）外感头痛

①风寒头痛：头痛而紧，重则痛及颈、肩、周身痛，恶风寒无汗，流清涕，苔薄白，脉浮紧。

②风热头痛：头痛而胀，甚则如裂，伴头晕眼花，颜面红赤，口渴欲饮，溲赤，舌红、苔薄黄，脉浮数。

③暑湿头痛：头痛如裹，沉重昏蒙，伴肢体沉重，脘腹满闷，不思饮食，心烦多汗，苔腻，脉滑。

（2）内伤头痛

①肝阳上亢头痛：头痛而眩，左侧为重或右侧偏甚，易怒，夜卧不宁，兼见胁痛，面赤口苦，脉弦。

②痰浊中阻头痛：头痛昏蒙，胸脘满闷，呕恶痰涎，舌苔白腻，脉弦滑。

③气血虚弱头痛：头痛绵绵，过劳尤甚，伴心悸，体倦无力，食欲不振，舌淡、苔薄，或舌红、少苔，脉细无力。

④肾阴不足头痛：头脑空痛，眩晕耳鸣，腰膝无力，遗精带下，舌红，脉沉细无力。

⑤瘀血头痛：头痛经久不愈，痛有定处，痛如锥刺，或有

外伤史，舌质紫，苔薄白，脉细或涩。

10.7.3　治疗方法

（1）手法

推法、拿法、按法、抹法、摩法、运法、擦法等。

（2）取穴：

①主穴：开天门（自印堂上推至前发际），推坎宫（自印堂抹推眉弓），运太阳，运耳后高骨，拿风池，点合谷。

②配穴：外感头痛以疏风散表为主，风寒头痛加风府、肺俞，平擦大椎至腰阳关；湿热头痛加风府、曲池，揪大椎，拿颈项；热甚者可尺泽放血；风热头痛加刮大椎，拿颈项，揉肝俞、天柱、内庭，拿肩井。内伤头痛以平肝潜阳为主。肝阳上亢头痛加推角孙、桥弓，拿颈项，点太冲、外关、足临泣，搓两胁，拿肩井等；痰浊头痛，加摩中脘、脾俞，按足三里、内关、丰隆为主；气血虚弱头痛，加推按百会、大椎、心俞、膈俞、脾俞、关元、气海、足三里、三阴交等，五指梳理头部；虚甚者加捏脊疗法；肾虚头痛加肾俞、关元、气海，擦腰部两侧及督脉，并擦涌泉穴。

（3）具体操作

①患者仰卧位，医者在一侧，根据辨证选穴，进行头面部推拿操作10分钟，在胸腹及躯干部操作10分钟。

②患者俯卧位，医者在一侧，拿颈项3～5分钟，在腰背部及躯干穴位进行推拿手法操作10分钟。

10.7.4　各家治法

（1）《推拿治疗学》（陈忠良著）

①一指禅推拿：患者坐势，医生用一指禅推法自印堂穴开始，上沿前额发际至头维、太阳、鱼腰、攒竹再回至印堂穴，往返3～5遍，然后按揉印堂、攒竹、太阳、百会穴，再用抹法自印堂向上循前发际至太阳穴，往返3～5遍。医生用一指禅推法沿项部自天柱、风池、肩井、大杼穴顺次上下往返3～

5 遍，然后指按风府穴，最后拿天柱、风池、肩井穴。

②内功推拿：患者坐势，医生以五指分别放置于头部的督脉、两侧膀胱经和胆经，由前向后用拿法，3~5 遍，然后以大指推两侧桥弓穴 1~2 分钟，再以大指偏峰及四指指腹在头部侧面的头维、率谷、角孙、天冲穴等用扫散法 2~3 分钟，最后在头面部自印堂、睛明、迎香、人中、承浆穴依次用分抹法，以按太阳、拿合谷结束。

③风寒头痛：先滚肩背部 2~3 分钟，配按揉肺俞、风门穴，再拿两侧风池、肩井、曲池穴，然后以小鱼际直擦背部两侧膀胱经，以温热为宜。

④风热头痛：先按揉大椎、肺俞、风门穴各 1 分钟，再按曲池穴，然后拿合谷、肩井，最后可配合虚掌拍击两侧膀胱经，以皮肤微红为度。

⑤风湿头痛：重按太阳、头维穴，再按揉大椎、曲池，配合拿合谷、肩井。再以虚掌拍击背部两侧膀胱经，以皮肤微红为度。

⑥肝阳头痛：用扫散法在头侧胆经循行部自前上方向后下方操作，两侧交替进行各数十次，配合按角孙、头维、率谷等穴。再推桥弓 1~2 分钟，两侧交替进行。最后按揉两侧肩髃、太冲、行间穴，擦热两侧涌泉穴。

⑦痰浊头痛：先以一指禅推法配合摩法在腹部治疗约 10 分钟，重点在中脘、天枢穴，再按揉两侧脾俞、肾俞、大肠俞、足三里、丰隆、内关穴，然后按揉两侧中府、云门穴，最后中指点天突穴。

⑧血虚头痛：先摩腹约 10 分钟，以中脘、气海、关元为重点，然后按揉两侧心俞、膈俞、血海、足三里、三阴交，以微胀为宜。再以全掌横擦自心俞至三焦俞，逐渐透热为度。

⑨肾虚头痛：肾阳不足，先摩腹约 10 分钟，以气海、关元为重点，再全掌横擦腰骶部，以肾俞、命门、八髎、气海俞、关元俞为主，以温热为宜。肾阴不足者，先按揉血海、足

三里、三阴交，再按揉肾俞、关元俞，然后按揉涌泉穴并擦之温热。

（2）《齐鲁推拿医术》（孙承南著）

①风寒头痛：摩挲法，掐揉风府，弹拿颈项法，捏拿两肩井，挠背法（发力于指，指端屈曲若钩，从上到下直行于背部），理指法，配掐曲池、外关、合谷，揉大椎。

②风热头痛：捏拿颈项法，摩挲益脑法，拿风池，揉太阳，拨振叩颈法，理肢法，再揉大椎、风池，掐列缺、少商、委中、行间。

③风湿头痛：开关通窍法，合掌擦风池，虚捶巅顶法，推拿颈项法，弹拿双肩井，理肢法。配掐阳陵泉、内庭，点上星、百会、头维。

④肝阳上亢头痛：摩挲益脑法，提扯双耳法，捏拿颈项法，扳椎揉颈法，配掐揉曲池，擦涌泉，掐太冲。

⑤肾虚头痛：揉背部，膊运肾俞、志室，壮腰，擦法，膊运下腹部，揉腹叩振法，配掐印堂，揉太阳，掐列缺、足三里、三阴交、太溪。

⑥气虚头痛：虚捶巅顶法，捏眉弓，摇耳轮，弹拿双肩井，掐攒竹，捏拿颈项法，配揉大椎，掐神门、内关、足三里、冲阳。

⑦血虚头痛：开关通窍法，虚捶巅顶法，摩挲益脑法，滚腹叩振法，宽胸按揉法，太极摩腹法，配膊运厥阴俞、心俞、脾俞、肝俞、肾俞，掐血海、三阴交。

⑧痰浊头痛：摩挲益脑法，开胸点振法，宽胸按揉法，合掌擦风池，膊运中腹部，按腹压揉法，膊运下腹部，配揉天突，掐内关，拿丰隆、昆仑。

（3）《简易推拿疗法》（赵正山著）

头痛属手少阳经，按太阳，推项后或拧项后的外侧；属手太阳经，推、拧项后；属于阳明经，推、拧眉心，全身转运头胸式的推前额区止于耳下；属于督脉，上推眉心，推下项后。

10.8 失 眠

失眠又称"不寐"、"不得卧"、"不得眠"等，是指经常不能获得正常的睡眠。有的表现为入睡困难；有的表现为眠而不实。多噩梦，易惊醒，醒后难以复眠。也有些表现为彻夜不眠（这仅是患者主诉症状，实际上患者并不是彻夜不眠，只是醒后疲乏得不到解除，似一夜未眠而已）。

现代医学多将失眠归纳为神经衰弱范围内，是神经衰弱症候群的一个较典型自觉症状，常常伴有头痛，易感疲乏，易激惹及植物神经系统功能紊乱的症状。并且随着身体的疲乏无力和衰弱程度而产生相应的改变。

10.8.1 病因病理

（1）情志所伤，肝失条达，致气郁不舒，郁而化火，火性炎上，扰动心神，神不得安则不寐。

（2）饮食不节，饮食不节，伤及脾胃，宿食停滞，酿成痰热，壅遏于中，痰热上扰，胃气不和，皆致卧不得安。

（3）素体虚弱或久病之人，肾阴耗伤，不能上奉于心，水不济火则心阳独亢。或五志过极，心火内炽，不能下交于肾，致心肾不交（阳不入阴），心火亢盛，热扰神明而不寐。

（4）劳倦思虑太过，伤及心脾，伤于心则心血暗耗；伤于脾则化源不足，营血亏虚，不能上奉于心。或久病体虚，失血，年迈之人，心血不足，心失所养，以致心神不安，则病不寐。

（5）心虚胆怯，遇事易惊，致心神不安而致不寐。

10.8.2 临床表现

（1）肝郁化火

症见失眠，性情急躁易怒，不思饮食，口渴喜饮，面红目赤，便秘溲黄，苔黄、舌红，脉弦而数。

（2）痰热内扰

症见失眠，头沉身重，痰多胸闷，嗳气厌食，吞酸，心烦口苦，苔黄腻，脉滑数。

（3）阴虚火旺

症见失眠，心悸不安，头晕耳鸣，健忘，五心烦热，腰膝酸软，舌红，脉细数。

（4）心脾两虚

症见失眠，多梦易醒，心悸健忘，肢倦神疲，饮食无味，面色少华，舌淡、苔薄，脉细弱。

（5）心胆气虚

症见失眠，多梦，易惊醒，心悸胆怯，遇事易惊，舌淡，脉细。

10.8.3　治疗方法

（1）手法

拿法、摸法、按法、揉法、擦法、摩法、搓法、捏法等。

（2）取穴

①主穴：神门、内关、三阴交。

②配穴：肝郁化火，点太冲，推角孙，揉膻中，分推腹阴阳。痰热内扰加摩腹，推中脘，点天枢、丰隆。阴虚火旺加揉肾俞、命门，擦八髎，点气海、关元等穴。心脾两虚加揉心俞、脾俞，推中脘、天枢、足三里。心胆气虚加揉心俞、胆俞。

（3）具体操作

①患者俯卧位，医者位于患者一侧，用轻手法施"三捏三提法"捏脊，并点背部俞穴。

②患者仰卧位，医者位于患者一侧，用点按法，点揉神门、内关、三阴交。根据辨证推拿胸部及腹部穴位。

③患者仰卧位，医者位于患者头侧，在患者头面部施术，如开天门、推坎宫、运太阳、运耳后高骨。于整个面部施以轻快的大鱼际揉法，以蝶推法施于头之两侧，施术过程中，患者即可入睡。又可以轻弹悬厘、悬颅穴，亦可使之入睡。

④每日晚间睡卧前，洗足后，自行擦左右涌泉穴各300次，为保健之法，极效。

10.8.4　各家治法

（1）《实用按摩推拿大全》（李茂林著）

①肝郁化火：医者双手于背俞施用搓运夹脊法，点按脾俞、胆俞、三焦俞、心俞，揉拿手三阴法，点按神门，施用梳胁开胸顺气法，点章门，提拿足三阳、足三阴法。

②痰热内扰：点按脾俞、心俞、胃俞、肺俞、三焦俞，推脾运胃法（参阅呃逆），团揉腹、揉拿手三阴法，点按神门、内关。

③阴虚火旺：点按心俞，点肾俞，横搓命门，点按太溪、解溪，梳胁开胸顺气法，点按涌泉。

④心脾两虚：点按心俞、脾俞、胃俞，推脾运胃法，点鸠尾，掐足三里，点按三阴交，揉拿手三阴法，点按神门、气海。

⑤心胆气虚：点按心俞、脾俞、太溪，横搓命门，揉拿手三阴法，点按内关，施用推脾运胃法，揉腹，点三阴交。

（2）《齐鲁推拿医术》（孙承南著）

①心脾血亏：摩掌益脑法（五指叉开，自前发际沿头部擦向后发际，由慢渐快，反复摩擦头皮），掐攒竹，指振百会，推背提拿法，膊运腰部，配掐神门、通里、阴郄、内关、三阴交。

②阴虚火旺：摩掌益脑法，捏拿颈项法，提扯双耳法，擦腰法，挠背法，配掐神门、灵道，揉劳宫、三阴交，推涌泉。

③心胆气虚：虚捶、摩掌，膊运胸部，掌振两肩井，挠背法，膊运腰部，配掐神门、印堂、内关、足三里、丘墟。

④脾胃不和：指振胸部，宽胸按揉法（揉任脉、肾、胃，以上3经胸部5条经线），分肋推抹，指摩中脘，腹叩振法，配掐揉曲池、隐白、厉兑、足三里。

（3）《简易推拿疗法》（赵正山著）

推眉心，项后，捏神门，捏脊法，推脚底和全身转运（参阅便秘）。久病虚烦不眠的，加按太阳，轻拍或捶打背部，推尾骶，摩腹部。多梦、惊悸不能入睡的，加轻推运八卦，全身转运之胸腹式拿下肢。

（4）《推拿治疗学》（陈忠良著）

患者正坐势，先用一指禅推法或揉法，从印堂开始向上至神庭，往返5次，再从印堂向两侧沿眉弓至太阳穴往返5次。然后用一指禅推法沿眼眶周围治疗往返3~5次。再从印堂沿鼻两侧向下经迎香沿颧骨，至两耳前，往返3次。在治疗过程中以印堂、神庭、睛明、攒竹、太阳为重点，再沿上述部位用双手抹法治疗，往返5次，抹时配合按太阳、睛明，继拿风池、肩井。患者仰卧位，医者坐于右侧，先用摩法作用于腹部约10分钟，然后配合按揉中脘、气海、关元。心脾两虚：加按揉心俞、肝俞、肾俞、足三里、内关、神门、血海、三阴交，每穴约半分钟。再擦热心俞、脾俞、胃俞。适当延长摩腹时间。阴虚火旺：加用头部扫散法，按角孙、头维、百会，推桥弓穴约10分钟，然后拿合谷，按太冲、阳陵泉，再揉肾俞、照海、涌泉，约2~3分钟，最后擦热肾俞、命门、关元俞及涌泉。痰热内扰：在背部两侧膀胱经用一指禅推法，着重于肺俞、脾俞、心俞，并配合按揉，然后按曲池、合谷、足三里、丰隆，点天突。摩腹时加按揉神阙、天枢、气海穴。最后加平推胸部。胃气不和：延长摩腹时间，加按揉神阙、天枢、足三里、胃俞、膈俞，并可酌情配合捏脊3~5遍。

10.9 高血压病

高血压病又称原发性高血压，是一种常见的慢性疾病。它是一种以动脉血压升高，尤其是舒张压升高为主要特点的慢性全身性血管疾病，临床上以动脉血压升高为主要表现，占高血压的80%~90%。晚期可导致心、肾、脑等器官病变。其发病与年龄、职业、家族史有一定关系。

症状性高血压又称继发性高血压，占高血压的 10% ~ 20%，可见于多种疾病中，如泌尿系统疾病、内分泌疾病、心血管疾病、颅内疾病等。

高血压是指体循环动脉血压高于正常，正常人的血压随年龄而不同，在不同的生理情况下有一定的波动幅度。一般在安静休息时，如血压经常超过 18.7/13.1kPa，即为高血压。高血压的标准以舒张压持续超过 13.1kPa，不论其收缩压如何，均列为高血压。正常人的收缩压随年龄而增高，40 岁以下，收缩压不超过 18.7kPa，以后年龄每增长 10 岁，收缩压可增高 1.3kPa。

高血压病是西医病名，应以西医诊断为依据进行诊断。在中医学中，高血压病归在"头痛""眩晕""不寐"等范畴，并与"心悸""胸痹""中风"等证候有一定关系。高血压病是危害人民健康的常见病，推拿疗法有一定的效果。

10.9.1　病因病理

本病的病因尚未十分明了，但与长期精神紧张、缺少体力活动，以及高血压家族史等有关。

其发病机理亦未完全阐明。一般认为是身体内、外的不良刺激，导致大脑皮质活动过程失调，使皮质下血管舒缩中枢引起血管收缩偏胜的病理兴奋灶，从而全身小动脉痉挛，外周血管阻力增加，而使血压上升。由于小动脉长期痉挛，致使脏器缺血，而使心、脑、肾主要脏器损害。继而受损脏器的病变，又影响了高血压病变的过程。如此互为因果，使病情发展恶化。

本病早期无病理形态改变，以后由于小动脉长期痉挛致使血管壁营养障碍，形成小动脉硬化。表现为管壁玻璃样变、胶原纤维和弹力纤维增生，因而管壁增厚、变硬，管腔变窄。由于长期血压升高，促使主动脉、冠状动脉、脑动脉、肾动脉形成粥样变，而使心、脑、肾主要脏器发生器质性改变。

中医认为本病发生的原因，多是由于七情虚损，饮食失节等因素的作用，使肝肾阴阳平衡失调，并可兼夹痰湿而发病。

（1）肝阳上亢

素体阳盛，肝阳上亢，或因长期忧思恼怒，气郁化火，暗耗肝阴致风阳内动，上扰清窍；或肾阴素亏，肝阴不足，阴不敛阳，肝阳上亢而发头痛、眩晕。

（2）气血虚弱

久病不愈，耗伤气血；或失血之后失于调养；或脾胃虚弱，生化乏源，致气血不足，清阳之气不能上荣清窍，而见头痛、眩晕。

（3）肾阴不足

先天不足，或年老体衰，或房劳过度，致肾精亏损，髓海空虚，清窍失其濡养而致头痛、眩晕。

（4）痰浊中阻

恣食肥甘，伤及脾胃，失其运化，水谷精微失其输布，聚湿成痰，阻遏中焦，致清阳之气不能上升，浊阴不降，致头痛、眩晕。

10.9.2　临床表现

高血压病临床表现主要指血压长期高于 18.9/13.1kPa，或一时性高出正常范围。常伴有头痛、头晕、乏力等症状。

（1）肝阳上亢

头痛眩晕，烦躁易怒，多梦少寐，面赤口苦，舌红，少苔，脉弦。

（2）痰浊中阻

头痛眩晕，头重昏蒙，肢倦胸闷，恶心，呕吐痰涎，纳呆，苔腻，脉濡滑。

（3）气血亏虚

头痛眩晕，遇劳尤甚，面色不华，心悸少寐，食欲不振，苔薄，脉细。

（4）肾阴不足

头痛眩晕、精神萎靡，少寐多梦、腰膝酸软，耳鸣，遗精带下，舌淡，脉沉细。

10.9.3　治疗方法

（1）手法

一指禅推法、按法、揉法、摩法、拿法、推法、摸法、擦法、捏法等。

（2）取穴

风池、天门、坎宫、太阳、角孙、颈项、桥弓、腹、脊、曲池、足三里、涌泉。肝阳上亢者加肩井、太冲；肝肾不足者，加肝俞、肾俞、太溪、三阴交、涌泉；伤食痰湿壅阻者加中脘、丰隆等穴区；气血亏虚者加捏脊。

（3）具体操作

①患者仰卧位：医者坐在患者头侧，面对患者，自印堂至发际用抹法往返 5 ~ 10 次（称开天门）。再自印堂沿眉弓向外分抹 5 ~ 10 次（称推坎宫），至太阳穴。最后按揉太阳穴（称运太阳），继自太阳抹至头维穴，按揉头维穴后，沿头外侧足少阳胆经走行方向抹至耳后高骨，按揉之（称运耳后高骨），再抹至风池穴，并按揉之。如此反复 5 ~ 6 次。

②同上势，医者亦可用一指禅推法，或揉法，推揉颜面部。

③患者仰卧位，医者在患者一侧，用一指禅推法或按揉法在腹部穴位上施术。再以掌摩法摩腹，使腹内发热为度。再按揉以辨证取穴为准则确定的四肢穴位，或擦涌泉穴等。

④患者取俯卧位：医者自上而下进行捏脊，再根据辨证要求按揉背部俞穴。

⑤患者取坐位：医者站于患者背后一侧，施五指拿法拿头部，（自前发际至枕后，往返 3 ~ 5 次）。随后拿风池、脑空等穴。接着用两手拇指螺纹面交替抹颈部两侧胸锁乳突肌，自上而下 7 ~ 10 次（称扫桥弓）。拿揉颈项部，约 2 分钟，最后以拿肩井穴结束手法操作。

（4）降血压的有效手段有以下几点：

①拿后颈项部。

②推角孙穴：自前而后推角孙穴，每侧各 10 次。

③扫桥弓。

④摩腹：以掌摩法摩腹，令腹内发热为度。这样可使肠系膜中小动脉充血。

⑤揉四肢：以各种手法揉捏四肢肌群，以大腿和小腿为主。这样可使四肢肌肉群充血，而降血压。

⑥点肢体穴位：如合谷、阳陵、足三里等穴均可降血压。

⑦倒捏脊：自上而下捏脊，称倒捏脊，长期坚持，有降血压作用。

⑧擦涌泉：每日夜间患者入睡前，自行用手掌擦涌泉穴各 300 次，对高血压病患者有保健作用。

10.9.4　各家治法

(1)《齐鲁推拿医术》(孙承南著)

①肝火亢盛：捏拿手三阴经，掐手三阳经，肘运环跳穴，配揉涌泉，掐曲池、足三里、三阴交。

②阴虚阳亢：摩掌益脑法，提拿风池，拿肩井，摩胁部，摩腹，膊运下腹部，肘运环跳穴，配拿委中、承山，掐太冲，推涌泉。

③阴阳两虚：拨振叩颈法，提拿风池，拿肩井，推背捏拿法，摩腹，膊运下腹部，肘运环跳，配膊运命门，掐委中、三阴交，推涌泉。

④痰湿壅盛：摩掌益脑法，推背捏拿法，开胸点振法，宽胸按揉法，理指法，推腹摩运法，肘运环跳穴，配掐丰隆、三阴交，揉涌泉。

(2)《实用按摩推拿大全》(李茂林著)

①肝郁化火：患者坐位，医者施用揉捏项肌法，点风池。患者仰卧位，施用提拿足三阴法，点按阳辅、太冲、太溪。

②痰湿中阻：患者坐位，医者以拇食及余 3 指揉捏项肌，提拿肩井。患者仰卧位，医者施用提拿足三阳法，点按丰隆、

足三里、太冲。

③阴虚阳亢：患者坐位，医者施用揉捏项肌法，点按曲池，揉拿手三阳法，点按内关、风池。患者仰卧位，施用提拿足三阴法，点按三阴交、太溪。

(3)《推拿治疗学》(陈忠良著)

①头面颈项部操作：病人取坐位，先用一指禅推法，自印堂直线向上至发际，往返 3~5 次；再由印堂沿眉弓至太阳，往返 3~5 次，并配合抹法，然后继从印堂推至攒竹、睛明，绕眼眶治疗，左右两侧交替进行，每侧 3~4 次，继以大鱼际揉法在额部治疗，从一侧太阳穴揉至另一侧太阳穴，往返 3~4 次，再用一指禅推法，从风府沿颈椎向下到大椎穴，往返治疗 3~4 次，接着在颈椎两侧膀胱经用一指禅推法往返 3~4 次，最后按揉百会、头维、太阳、风池、肩井、肩髃、曲池、合谷。

②腹部操作：病人仰卧位，医生坐于右侧，用掌摩法顺时针在腹部关元、气海、神阙、中脘、大横等穴治疗，配合按揉上述穴位，约 10 分钟。

③腰部及足底操作：病人俯卧位，以一指禅推法于两侧膀胱经肾俞、气海俞、关元俞、大肠俞与督脉命门、腰阳关穴推之，再用擦法将上述各穴擦至温热，最后直擦足底涌泉穴，透热为度。

④头面颈项部操作：

病人取坐位，在头部用五指拿法，由前向后 3~5 次，至颈项以大指直推风府至大椎 3~5 次及项部两侧膀胱经 3~5 次，再推两侧桥弓各半分钟，然后在头部两侧用扫散法 1~2 分钟，再用分抹法自印堂、睛明、迎香、人中、承浆穴依次操作。

⑤胸腹腰背部操作：病人坐位，先平推胸腹约 2 分钟，再平推背腰部约 2 分钟，然后平推两胁，配合按揉章门、期门穴约半分钟。胸腹背腰胁均推至温热。

⑥上肢部操作：接上势。先推手臂手三阴手三阳，推至温热，再配合按揉肩髃、曲池、合谷穴。

⑦以震法，依次震百会、大椎、命门。

(4)《脏腑经络按摩》(董好魁著)

①腹部按摩，以补为主施腹部按摩常规手法，顺序按摩15~20分钟，然后重点治疗右梁门穴区，此穴为降血压的要穴，在治疗此穴时，同时配治左梁门。用大指重压揉按右梁门，中指轻压揉按左梁门，反复揉按1~3分钟。肝阳上亢者，应重点治疗左幽门、左章门穴区，用泻法，反复揉按1~3分钟。阴虚、肝阳偏旺者，应重点治疗左幽门、左章门、水道、归来穴区，用平补平泻法，反复揉按1~2分钟。阴阳两虚者，应重点治疗气海、关元穴区，用补法，反复揉按1~3分钟。如大便秘结和小便不利，应重点治疗左天枢穴区、中极区，反复揉按1~2分钟，如腰腿痛，应重点治疗水道、归来穴区，用平补平泻法，反复揉按1~2分钟。

②背部推按：坐式，先用腰背部按摩常规手法操作一遍，而后按摩师站在患者背部，先用右手大拇指按压患者右侧第6颈椎后侧面的血压点（第6颈椎旁开2寸）半分钟，然后再用左手大拇指按压对侧血压点半分钟，患者感觉按时有轻微头胀痛感觉，术后头部感到轻松舒适，然后用双手拇指按压大椎穴，双手中指按压两肩井，时间约0.5~1分钟，以后，双手大指即按压两肺俞穴，同时向上提拔0.5~1分钟。按压肩井穴时用力不宜过猛、过急，以防晕厥。俯卧式，医者站在患者头前、进行背部推拿常规手法，以直推和分推为主，时间约1~3分钟，然后重点治疗风门、肺俞、膏肓、心俞、肝俞、肾俞等穴区，反复揉、按点、推搓等，时间约3~5分钟。

③疏皮疗法：对腹部皮肤反复提、抓、推拉约1~2分钟，对脊椎两侧的皮肤要用双手反复采用抓、提、推、拉的手法，约1~2分钟，对于头部的皮肤，用双手大指和食中指，反复采用抓、提、捻、搓法，约2~3分钟，对头痛、头晕疗效

明显。

④舒筋活络法：横搓腰背四肢部，约 5～10 分钟，如头痛、头晕、心悸、失眠、耳鸣、上肢麻木，应以上背部、上肢为主，背部以肩井至膏肓为重点，上肢以手三阴经为重点，反复横搓 2～5 分钟。如胸闷、乏力、腰痛、下肢麻木等，应以足三阴经为主，反复横搓 3～5 分钟。局部按摩：搓风池，用手掌快搓，用大指点按弹拨 0.5～1 分钟；搓脚心，掐脚趾尖，推、搓、掐 0.5～1 分钟；推阳陵泉、足三里，直推 35 次。

10.10 冠心病

冠心病是冠状动脉粥样硬化性心脏病的简称，是指冠状动脉粥样硬化导致心肌缺血、缺氧而引起的心脏病。

本病常见的心绞痛和心肌梗死型属于中医的"厥心痛"、"真心痛"及"胸痹"等证的范畴。

10.10.1 病因病理

冠心病的病因是冠状动脉粥样硬化，而粥样硬化则是因脂肪物质沉积所致。冠状动脉粥样硬化发展到一定程度，将影响心肌的血供。早期血管腔轻度狭窄时，通过神经和体液的调节，心肌供血基本不受影响，病人无症状，运动负荷试验也显不出心肌缺血的表现。当血管腔重度狭窄时，心肌供血的能力受损，心肌发生缺血的表现，发生冠心病。

冠状动脉供血不足范围的大小，取决于病变动脉支的大小和多少，其程度取决于管腔狭窄程度及病变发展速度。发展缓慢者，细小动脉吻合支由于代偿性的血流量增大而逐渐增粗，增进了侧支循环，改善心肌血供，此时即便动脉病变较严重，心肌损伤有时却不显；发展较快者，管腔迅速堵塞，心肌出现损伤、坏死，称为心肌梗死；心肌长期供血不足，引起心肌萎缩、变性、纤维组织增生，称为心肌硬化或心肌纤维化。此外，在冠状动脉粥样硬化的基础上，甚至在无冠状动脉病变的情况下，发生冠状动脉痉挛也是引起心肌供血不足的重要原因。

除上述原因外，劳累、失眠、情绪激动、饮食过饱、过冷过热，气候变化，亦能诱发本病。

临床上冠心病有 5 种分型：隐性冠心病；心绞痛型冠心病；心肌梗死型冠心病；心肌硬化型冠心病；猝死型冠心病。本节着重讨论隐性冠心病和心绞痛型冠心病。

中医学一般认为，冠状动脉粥样硬化性心脏病所引起的心绞痛及心肌梗死，是由于气滞血瘀或痰浊阻于经络，经脉不通，而引起心痛、胸闷，同时与脏腑机能低下有密切关系，素体阳气不足，为本病发生的主要原因。

（1）寒邪壅盛

素体阳虚，胸阳已属不足。若因工作劳累，终日伏案少动，使胸阳不展，或病延日久，气滞血瘀，络脉瘀阻，或因感受寒邪，致阴寒内盛，痹阻脉络而成胸痹。

（2）痰浊壅塞

饮食不节，过食肥甘生冷，或经常饮酒，均能损伤脾胃，导致痰湿内蕴，上犯胸间，引起气机失畅，闭阻不通而成胸痹。

10.10.2 临床表现

（1）隐性冠心病

病人多属中年以上，无心肌缺血症状，多是在体格检查时偶然发现，其心电图（静息心电图或负荷心电图）有 ST 段压低，T 波倒置等心肌缺血表现。此类患者虽然临床上尚无冠心病的表现，但冠状动脉的粥样硬化已经形成，它可能突然转化为心绞痛或心肌梗死，亦可能逐渐演变为心肌硬化，个别病人亦可能猝死。

（2）心绞痛型冠心病

病人有典型心绞痛发作，即突然发生位于胸骨后（多在中上段）的压榨性、闷胀性或窒息性疼痛，亦可波及大部分心前区，可放射至左肩、左上肢内侧，达无名指与小指。偶可伴有濒死的恐惧感觉，疼痛历时 15 分钟，很少超过 15 分钟，休息或含用硝酸甘油片后，在 1～2 分钟内（很少超过 5 分钟）消失。诱因：多为劳累、情绪激动、受寒、饱食、吸烟及贫血等。不典型的心绞痛，疼痛可位于胸骨下段，左心前区或上腹部，放射至颈、下颌、左肩胛骨或左前胸，疼痛可很轻或仅有左前胸不适发闷感。

中医辨证有以下两种：

（1）寒邪壅盛

胸痛彻背，感寒痛甚，喘息，咳唾短气，面色青白，手足厥冷，舌苔白腻，脉沉迟。

（2）痰浊壅塞

胸中满闷而痛，痛彻背部，气短喘促，心悸胸闷，呕恶吐涎，不得卧，苔滑腻，脉濡缓或弦滑。

10.10.3　治疗方法

对本病的诊治必须具有内科急救诊治的基础，才能采用推拿疗法。而对心肌梗死经急救后，在恢复过程中，推拿疗法亦有良好的疗效，并对伴左心功能不全者尤佳。

（1）手法

一指禅推法、按法、揉法、擦法、拍法、滚法等。

（2）取穴

①主穴：内关、膻中、大杼、肺俞、心俞、屋翳。

②配穴：百会、中府、膈俞、分推腹阴阳、脾俞、足三里、丰隆等。

（3）具体操作

①患者仰卧位，医者在患者右侧，用一指禅推法推中府、膻中、云门等穴，后在上述穴位上施按揉法，再用较快速的擦法擦左胸前部，以屋翳穴为重点，按揉内关穴，亦可配合指振法。

②患者坐位或俯卧位，医者用双手拇指点按患者背部穴位，如大杼、肺俞、心俞、膈俞、脾俞等，直擦背部督脉经，

横擦左肩胛内侧，以掌轻拍患者背部。亦可在背部俞穴施以滚法。若心绞痛甚者，可点按内关、大包、辄筋穴，止痛极效，最后按振百会穴收功。

10.10.4　各家治法

（1）《推拿治疗学》（陈忠良著）

病人坐位，医生先用一指禅推法沿背部膀胱经由上循下治疗 3～5 遍，手法宜轻缓而柔和，然后逐一按揉肺俞、心俞、膈俞及背部明显压痛点，每穴按揉 1～2 分钟，再同时按揉两侧内关穴，约 2～3 分钟，接着擦热背部膀胱经与督脉，再以轻柔的按揉法施于颈椎两旁，约 3～5 分钟，最后以按百会、太阳，拿肩井、合谷结束。一般总共时间约在 20 分钟左右。若心率慢且有漏搏者，加按揉左侧厥阴俞 3～5 分钟；若胸闷甚者，加按揉膻中及中府、云门穴各 1～2 分钟，并擦之以温热为度。

（2）《实用按摩推拿大全》（李茂林著）

①寒痛：患者坐位，医者点按心俞。患者仰卧位，施用晨笼解罩法（擦胸），点按膻中、巨阙，揉拿手三阴法，点内关。

②热痛：患者坐位，医者施用揉拿手三阴法，点按劳宫、少府、通里、间使。患者仰卧位，施用梳胁开胸顺气法（梳理法擦两胁），点按巨阙。

③气痛：患者坐位，医者点按厥阴俞，揉拿手三阴法，点按间使。患者仰卧位，施用梳胁开胸顺气法，点按膻中、鸠尾。

④血瘀痛：患者坐位，医者点按心俞、膈俞。患者仰卧位，施用梳胁开胸顺气法，点按膻中、巨阙。

⑤痰饮痛：患者坐位，施用揉拿手三阴法，点按内关。患者仰卧位，施用晨笼解罩法，点按膻中、中脘，施用提拿足三阴法，点按丰隆、三阴交。

（3）《按摩治疗学》（丛林盛著）

患者仰卧位，医者双手在胸部做横摩法，从上向下用指腹推胸，然后顺肋骨做分推，在胸部和心区用指揉法，再在胸部任脉路线上按之，并按天池穴至云门穴，以上施术10分钟。患者俯卧位，医者用手掌在背部脊柱两侧做推法，约10次，用手掌或掌根在背部的肩胛骨内侧做揉法，以左侧为重点治疗部位；按厥阴俞、膈俞，以左侧为重点治疗部位。以上施术约5分钟。患者侧卧位，医者在上肢部做拿揉法，从肩关节至腕关节，再从腕关节至肩关节反复揉拿10次；点内关、神门、心俞、中府穴，以上约35分钟。

（4）《脏腑经络按摩》（董好魁著）

①腹部以补为主，施按摩常规手法，顺序按摩15～20分钟。如见心绞痛、胸中痛、胁支满、胸部满闷、气短失眠等，应重点治左幽门穴区，用泻法，反复揉按1～2分钟；左章门穴区用平补平泻法，反复揉按1～2分钟；左梁门穴区用补法揉按1～2分钟。如见下肢浮肿，小便不利，应重点施治水分穴区、关元、中极穴区，用补法1～2分钟。如见巅顶或后脑疼，加按点涌泉穴区约0.5～1分钟左右。

②背部按摩：坐式，医师站在患者背部，用双手食指和中指按压两肩井穴区，双手大指按压大椎穴区并向下推按，约半分钟。

俯卧式，医师站在患者头前，采用背部推按常见手法，以直推和分推为主，约35分钟，然后重点治疗心俞、膈俞穴区，揉按、推搓1～2分钟。如咳嗽、喘息，重点推按、揉搓肺俞、风门、膏肓穴区1～2分钟。如腰痛，小便短少应重点推按、揉搓肝俞至肾俞部位1～2分钟。

③疏皮疗法：重点以背部为主，提、推、拉约5～10分钟。

④舒筋活络法：横搓腰背和四肢，上肢重点在手三阴经，内关穴区。下肢足三阴经及阴陵泉、三阴交穴区为重点。背部的肩井、肺俞、膏肓、心俞、肝俞、肾俞穴区，反复横搓、滚

动，约 15 ~ 20 分钟。

⑤局部按摩：心绞痛为主者，应配合搓肋间，揉腋窝，按点内关穴区；胸闷为主者，应配合揉膻中，按点内关。

10.11　糖尿病

糖尿病是一种常见的代谢内分泌病，可分为原发性和继发性两大类。

原发性糖尿病简称糖尿病，占绝大多数，病因尚未明确，有遗传倾向，其基本病理生理为绝对或相对性胰岛素分泌不足，引起糖、蛋白质和脂肪、水及电解质的代谢紊乱，尤其脂肪代谢紊乱可引起酮症酸中毒、失水、昏迷等。多见于中年以后，青少年及儿童亦有，男性略高于女性。

继发性糖尿病又称为症状性糖尿病，大多数继发于拮抗胰岛素的内分泌病，如垂体性、类固醇性糖尿病等，临床较为少见。

本病属于"消渴"、"消瘅"范围。中医文献指出其病因如《素问·奇病论》："甘美肥胖，易患消渴"；《灵枢·五变》："情绪紧张，引起消瘅。"后世对本病的发病、症状、并发症及防治方面，作了较详细的论述。

10.11.1　病因病理

原发性糖尿病的原因至今不明确，但基本病理生理为绝对或相对性胰岛素分泌不足，所引起的代谢紊乱。继发性糖尿病的病因清楚，且随其病因而命名，或统称为症状性糖尿病。概括而言，继发性糖尿病有胰源性、内分泌源性和药物性三大类。其基本病理是直接破坏胰岛 β 细胞或破坏胰岛素的作用或拮抗胰岛素的激素分泌过多，致使胰岛素水平下降，作用减少或丧失，从而发生糖尿病。

继发性糖尿病的诊断与治疗，不在本节讨论的内容之内。

中医认为本病的发生是由于素体阴虚，饮食不节，情志失调等引起。

（1）素体阴虚

由于先天不足，或劳欲过度，或病后失调等致肾阴亏损，阴亏火旺而发消渴。

（2）饮食不节

由于长期恣食肥甘，醇酒厚味，损伤脾胃，使脾胃运化功能失职，日久蕴热化燥，伤阴耗津，呈现咽干口渴，引饮无度，而发为消渴。

（3）情志失调

由于忧思恼怒，情志不舒，而致肝气郁结，日久郁热化火，消烁肺胃之阴，出现肺燥、胃热，发为消渴。

10.11.2　临床表现

（1）上消

肺热津伤，烦渴多饮，口干舌燥，尿频量多，舌边尖红、苔薄黄，脉洪数。

（2）中消

胃热炽盛，多食善饥，形体消瘦，大便干燥，苔黄，脉滑实有力。

（3）下消

肾阴亏虚，尿频量多，混浊如脂膏，或尿甜，口干唇燥，舌红，脉沉细数。肾阳亏虚，小便频数，混浊如脂膏，甚至饮一溲一，面色黧黑，耳轮焦干，腰膝酸软，形寒畏冷，阳痿不举，舌淡、苔白，脉沉细无力。

总之，上消以烦渴引饮，中消以消谷善饥，下消以小溲如膏为主症。全身表现消瘦，即所谓三多一少（吃的多、喝的多、尿的多、身体消瘦）。其他可伴有皮肤瘙痒，女性阴部瘙痒，视物不清，四肢酸痛或麻木等症。

10.11.3　治疗方法

（1）手法

一指禅推法、点法、按法、揉法、擦法、摩法等。

（2）取穴

①主穴：中脘、气海、关元、肺俞、脾俞、肾俞、肝俞、胰俞（胸骨旁开 1.5 寸）、腹部。

②上消：在背部加心俞、膈俞；在腹部加左梁门、左章门区域，用顺时针方向摩腹，再加点按足三里，弹拨阳陵泉。

③中消：在背部加脾俞、胃俞、肝俞、肾俞为主；在腹部以中脘、建里穴区为主，摩腹约 6 分钟。点按三阴交、太溪穴。

④下消：在背部以肺俞、肾俞、肝俞为主；在腹部以水分、关元、中极穴为主。肾阴亏虚者，应辅以点按三阴交；阴阳两虚者，再加直擦督脉和膏肓穴。

（3）具体操作

①患者俯卧位，医者以一指禅推法或按揉法，依次施于肺俞、胰俞、脾俞、肝俞、胃俞、肾俞等穴，重点在胰俞，约 3 分钟，他穴宜各半分钟左右，手法宜轻柔。

②患者仰卧位，医者以上述手法依次施治于中脘、气海、关元穴，每穴半分钟左右，揉后再以掌摩法摩腹，约 3 分钟。

③推拿时，必须根据辨证情况，随症加减化裁。总之，在治疗中尽管有上、中、下三消的不同，均应以按揉胰俞穴为重点，手法宜轻柔，避免强刺激手法。而摩腹，按揉四肢肌群，可使其中、小动脉充血，使糖代谢旺盛，起到消耗体内血糖的作用。因此为降糖的主要途径。患者主动练功，亦是降糖的较好保健方法，值得推荐。

（4）本病治疗研究新发展

我们学习西医对糖尿病论述后，对本病采用标本辨证的方法，配合相应的手法，对胰岛素依赖型和非依赖型糖尿病，均有良好疗效。现介绍如下：血糖升高为本病的标，用手法使患者自身对血糖消耗增加，其手法为摩腹，推拿周身肌肉丰厚处，令患者平日加强体能练习。胰腺功能是糖尿病的本，我们以按揉胰俞穴，胰脏在腹壁投影区（即右梁门经中脘穴至左梁门穴）用轻摩法，一般自左向右操作，续在以上穴位上用叩击法。以图改善胰腺功能。

10.11.4　各家治法

（1）《脏腑经络按摩》（董好魁著）

①腹部按摩以平补平泻为常规手法，顺序按摩15～20分钟。如见烦渴多饮者，应以左梁门穴区、左章门穴区为重点，用泻法，反复揉按3～5分钟；如见多食多饮者，应以中脘、建里穴区为重点，用泻法或调补兼施，揉按2～3分钟；如见多尿为主者，应以水分穴区、关元、中极穴区为重点，用补法，反复揉按3～5分钟。

②腰背部推按：以常规手法，直推和分推为主，约3～5分钟，然后重点推按背部俞穴。上消以肺俞、心俞、膈俞、肝俞、脾俞为主；中消以胃俞、脾俞、肝俞、肾俞为主；下消以肾俞、肺俞、肝俞为主。反复推、按、点、抓、搓，约5～10分钟。

③舒筋活络法：横搓腰背及四肢，约10～20分钟。然后重点横搓背部的肩井至膏肓穴区，腰部肝俞至肾俞穴区，下肢的足三阴经，上肢的手三阴经。

④局部按摩：上消在推按肺俞穴区后，应配合推搓足三里，用泻法，弹拨阳陵泉；中消应配合搓脚心，按点三阴交、太溪；下消应配合搓腰，抓臀部，按点肺俞、膏肓，揉肩井，揉肩。

（2）《推拿治疗学》（陈忠良著）

①病人俯卧位，先用按揉法沿膀胱经膈俞到脾俞上下往返3～5遍，重点在胰俞治疗。然后用滚法或一指禅推法在背部治疗，以左侧为主，手法轻柔而快速。再配合按揉肾俞、三阴交、血海。最后用擦法在背部治疗，重点在左侧背部及督脉经用直擦法，两侧肾俞斜擦，均以透热为度。

②病人坐位，用内功推拿的常规手法，重点用按揉法及擦法在背部俞穴进行治疗，并结合辨证施治，循经取穴，以达到

扶正祛邪之目的。

绝大部分糖尿病患者有背痛、棘突偏歪，伴有轻重不同的压痛，采用对抗复位手法治疗后，再按上述方法进行治疗，临床效果更为良好。

（3）《实用按摩推拿大全》（李茂林著）

①上消：患者坐位，医者点按肺俞、三焦俞，揉拿手三阴法，点按合谷、鱼际、手三里、曲池。患者仰卧位，施用晨笼解罩法（参阅冠心病），点按廉泉，提拿足三阴法，点按照海、三阴交。

②中消：患者坐位，医者点按脾俞、三焦俞。患者仰卧位，施用点三脘开四门法，点按天枢，提拿足三阴法，点按绝谷、太溪、三阴交。

③下消：患者坐位，医者点按三焦俞、肾俞，横搓命门，揉拿手三阳法，点按少商、尺泽。患者仰卧位，提拿足三阴法，点按三阴交、太溪、照海。

10.12　癃　闭

癃闭是指以排尿困难、少腹胀痛、甚则小便闭塞不通为主症的的疾病。其中常以小便不畅、点滴而短少、病势较缓者称为"癃"；小便闭塞、点滴不通、病势较急者称为"闭"。癃和闭虽然有区别，但都是指排尿困难，只有程度上的不同，因此临床上一般多合称为癃闭。

推拿疗法对本病有一定疗效，对因肿瘤或肾病无尿下行膀胱者一般不适宜推拿治疗，必须鉴别清楚。本病应与淋证相鉴别，后者以小便频数、淋沥刺痛、欲尽不能为主要临床特征；本病相当于尿潴留，而后者似泌尿系感染。

10.12.1　病因病理

癃闭病位虽主要在膀胱，但正常人小便的通畅，有赖于三焦气化功能的正常。而三焦的气化，主要又依靠肺、脾、肾三脏来维持，并受肝的影响。所以本病除与肾、膀胱有密切关系外，还常与肺、脾、肝、三焦有关。

因七情所伤或因久病、外邪等，均能影响三焦水液运化及气化，使肺失宣化、脾失运化、肾失蒸化而成癃闭。其病因病理较为复杂。

（1）肺热气壅

肺为水之上源，肺热气壅，则致热燥伤津，津液不足，肺失肃降，津液输布失常，水道通调不利，不能下输膀胱而成癃闭。

（2）湿热蕴结

中焦湿热不解，下注于膀胱，膀胱湿热阻滞，致气化不利，小便不通。

（3）中焦气虚

脾气不升，升运无力，亦影响下焦气化不足而成癃闭。

（4）肾元亏虚

肾阳不足，命门火衰，致膀胱气化无权，溺不能出而成癃闭。

（5）肝郁气滞

肝气郁结，疏泄不利，影响三焦水液运化及气化，致使水道通调受阻而成癃闭。

（6）房劳过度

肾气受损，致瘀血败精停留不去，或尿路结石阻塞于尿道膀胱之间，而成癃闭。

10.12.2　临床表现

小便不畅，排出困难或无尿为主要临床表现，伴有腹胀、腹痛，病情可逐渐加重，亦可突然形成，严重时可见头晕、心慌、恶心呕吐等症。

（1）肺热气壅

小便点滴不出，伴咽干、口渴、呼吸急促、苔黄、脉数。

（2）湿热壅结

小便短赤不利，或无尿，小腹胀满，口苦而黏，或口渴不欲饮，舌红、苔黄腻，脉数。

（3）脾气不升

小便不利或无尿，伴有神疲乏力，不思饮食，脘腹胀满，苔薄，脉细。

（4）肾元亏虚

小便点滴而出或无尿，伴神疲气怯，腰膝酸软无力，头晕，耳鸣，苔薄白，脉沉细。

（5）肝郁气滞

小便不利或通而不畅，烦躁易怒，胸腹胀满，舌红、苔黄，脉弦数。

10.12.3　治疗方法

治疗本证以疏利气机，通调水道为原则。

（1）手法

一指禅推法、按法、揉法、摩法、擦法、滚法、振法等。

（2）取穴：

①主穴：中极、膀胱俞、八髎、三阴交、阴陵泉。

②配穴：肺热气壅者加揉大椎、肺俞、曲池、合谷、太渊、膻中；湿热壅结者加横擦膀胱俞，重按三阴交、阴陵泉；脾气不升者加揉脾俞、中脘、天枢、公孙、内关、百会；肾元亏虚者加重擦八髎、肾俞，揉气海、关元；肝气郁结者加揉章门、期门、分腹阴阳，擦两胁。

（3）具体操作

①患者仰卧位：医者在患者右侧，用一指禅推法或按揉法，推揉腹部及四肢前侧穴位。继以摩法摩腹5~6分钟，先用手掌横推摩上腹部，渐渐下移至曲骨，再斜摩小腹两侧。摩法应先轻而后逐渐加力，以患者能忍耐为度。亦可以脐为中心，用掌振法振腹。

②患者俯卧位：医者在患者一侧，用一指禅推法或按揉法，推揉背部俞穴及四肢后侧穴位。若虚者多加擦法，如擦肾俞、擦八髎等。

因药物性或手术后引起的"尿潴留"，可用以上手法治疗。

10.12.4　各家治法

（1）《推拿治疗学》（陈忠良著）

病人仰卧位，医生坐于右侧。先以顺时针方向摩小腹约5分钟，再按揉中极、气海、关元穴，每穴约1分钟。在大腿内侧，用轻缓的手法揉摩，配合按揉髀关、五里穴，以酸胀为度，时间约5分钟。膀胱湿热者加按揉三阴交、阴陵泉、膀胱俞、委阳、八髎穴；肺热壅盛者加全掌平推前胸与后背，再按揉中府、云门、曲池、合谷、太渊穴，每穴约半分钟；肝气郁滞者加斜擦两胁，手法宜轻柔，再按揉章门、期门穴，每穴约半分钟；肾气不足者加一指禅推法或按揉肾俞、命门穴，每穴约1分钟，再横擦腰骶部，使肾俞、命门透热；瘀血凝聚或尿路结石者加按揉肾俞、志室、三焦俞、水道、三阴交等穴，每穴约半分钟，再擦热腰骶部。

附几种简易推拿排尿法：

①取气海、关元、石门穴，用掌按法（或指按法），根据膀胱上界的不同位置，相应按压上述3穴。按压时，应顺着患者的呼气，由浅入深徐徐向耻骨联合及脊柱方向用力，时间为0.5~1分钟，即可排尿。待尿排尽膀胱空虚后，方可缓缓终止手法。

②取利尿穴（位于神阙至耻骨联合连线的中心），或膀胱穴（在大腿内侧，上至腹股沟处）。取利尿穴时，用大指（或中指）着力，由轻到重，一般持续5~15分钟，即能排尿。取膀胱穴时，先以伸直的右手食、中和无名指，在膀胱穴上由大腿内侧呈直线向上推至腹股沟300次；继用食、中和无名指做顺时针方向轻揉中极穴300次，即可排尿。

③取中极穴，用指按法治疗。中指按于中极穴，向里向下呈45°徐徐用力按压，时间约1~2分钟，即可排尿。待尿排尽后，方可缓缓终止手法。

（2）《齐鲁推拿医术》（孙承南著）

①膀胱湿热：按腹摩运法，滚腹叩振法，拿腹提抖法，配点曲骨、关元，掐揉涌泉、昆仑。

②肺火气壅：鱼际推胸法，宽胸按揉法，分肋推抹法，膊运丹田，按腹压揉法，推腹摩运法，配点关元、中极，掐揉合谷、尺泽、内关、阴陵泉。

③肾阳虚亏：膊运腰背，指振丹田，分肋推抹法，滚腹叩振法，太极摩腹法、挠背法，配点气海、石门、曲骨，揉百会、复溜、三阴交。

（3）《实用按摩推拿大全》（李茂林著）

①膀胱湿热：患者坐位，医者点按膀胱俞。患者仰卧位，医者施用运运颤颤法，点中极，提拿足三阴法，点按阴陵泉、三阴交、复溜。

②肺热壅盛：患者坐位，医者点按肺俞、三焦俞，揉拿手三阴法，点按尺泽、曲池、合谷。患者仰卧位，施用运运颤颤法，点中极、气海。

③肝郁气滞：患者坐位，医者点按肝俞、膀胱俞。患者仰卧位，施用梳胁开胸顺气法，点按中极，提拿足三阴法，点按行间、太冲、曲泉。

④中气不足：患者坐位，医者点按脾俞、肾俞。患者仰卧位，施用推脾运胃法，运运颤颤法，点按关元、中极，提拿足三阴法，点按足三里、三阴交、阴陵泉。

⑤肾阳衰惫：患者坐位，医者点按肾俞、脾俞，横搓命门法。患者仰卧位，施运运颤颤法，点按关元、中极，提拿足三阴法，点按足三里、太溪。

10.13　阳　痿

阳痿即阳事不举，或临房举而不坚之证。可见于性神经衰弱和某些慢性虚弱性疾病。现代医学认为阳痿是指阴茎不能勃起或虽能勃起但不能完成性交，包括早泄和不射精。是男性性功能障碍的一种常见病。

10.13.1 病因病理

（1）命火衰微

房事太过（包括手淫），或年老体衰，致精气虚，命门火衰，而成阳痿。

（2）心脾两虚

思虑忧郁，损伤心脾，以致气血两虚，血不荣筋而成阳痿。

（3）惊恐伤肾

胆小多虑，惊吓恐慌或肾阴不足，精血亏虚，阳无所化，以致举阳不能。

（4）湿热下注

湿热下注，宗筋弛纵而致阳痿。

现代医学认为，阳痿有原发性与继发性之分；器质性与功能性之别。

原发性阳痿，指从未发生过性交的阳痿；继发性阳痿，指原来性生活正常，后来出现阴茎勃起障碍以致勃起不能。器质性阳痿，是由于本身的畸形，或其他器质病变引起，不矫正畸形或未治愈其他器质病变则本病无法治愈。又因本病症情复杂，所以治疗上存在一定的困难。功能性阳痿又称精神性阳痿，是指经过仔细检查，没有发现可以引起阳痿的疾病，完全是精神因素引起的，这类阳痿经过及时、准确治疗，是完全可以治愈的。

10.13.2 临床表现

阳事不举或举而不坚（不能完成性交）为主症，伴有性欲减退、头晕目眩、腰酸神疲、耳鸣等症状。亦有人没有其他临床症状。

（1）命火衰微：阳痿，伴有头晕目眩，腰膝酸软，耳鸣，神疲乏力，舌淡，苔白，脉沉细。

（2）心脾两虚：阳痿，伴有夜寐不安，神疲乏力，食欲不振，面色不华，舌淡、苔薄腻，脉细。

（3）惊恐伤肾：阳痿，精神萎靡，胆小多疑，遇事易惊，心悸失眠，苔薄，脉弦细无力。

（4）湿热下注：阳痿，伴有小便短赤，下肢酸困，苔黄，脉滑数。

10.13.3　治疗方法

首先分清是器质性病变，还是精神性病变。对后者，推拿疗法有较好疗效。

（1）手法

一指禅推法、按法、揉法、摩法、擦法、弹拨法、振法等。

（2）取穴

①主穴：命门、肾俞、八髎、关元、曲骨、三阴交。

②配穴：命火衰微者加擦肾俞，按太溪，擦八髎，直擦督脉；心脾两虚者加揉心俞、脾俞，推中脘、天枢，点按足三里、内关。虚甚者加捏脊；惊恐伤肾者加头部推拿，揉胆俞、心俞；湿热下注者加天枢、阴陵泉、阳陵泉、太冲、小肠俞。

（3）具体操作

①患者俯卧位（或坐位）：医者用右手拇指按拨命门穴，刺激量应稍重些（亦可用定位旋转扳腰法，扳腰2～3分钟，左右各1次）。根据辨证选穴，分别揉推背部俞穴，或用擦法擦肾俞和八髎穴，直擦督脉，或施捏法捏脊等。

②患者仰卧位：医者在患者右侧，用一指禅推法或点按腹部及四肢前侧穴位，点振曲骨穴位。或用掌振法以神阙为中心振腹5～10分钟。需要头部推拿者请参阅失眠治疗进行即可。

10.13.4　各家治法

（1）《齐鲁推拿医术》（孙承南著）

①命门火衰：推背捏拿法，压脊运揉法，壮腰擦法，按腹

压揉法，掌振丹田，掌下肢法，配膊运命门，揉阳陵泉，膊运八髎、揉承山。

②中气不足：分肋推抹法，膊运中腹部，拿腹提抖法，按腹压揉法，掌振丹田，捏脊法，膊运背腰法，配掐揉百会、足三里。

③惊恐伤肾：提扯双耳法，摩挲法，膊运背部，拿背筋，膊运腰部，太极摩腹法，指振丹田，配掐神门、内关、三阴交、复溜。

（2）《中医推拿学》（俞大方著）

①小腹部操作：病人仰卧，先用掌根按揉神阙约 3 分钟，以脐下温热为度。再用鱼际按揉气海、关元、中极，每穴各 2 分钟。掌摩气海、关元穴约 3 分钟。

②腰背部操作：病人俯卧，先按揉肾俞、命门，手法不宜过重，在微感酸胀得气后，每穴持续按揉 2 分钟。用一指禅推法推次髎、中髎，每穴 1 分钟后改点揉法，刺激要稍重，每穴半分钟。然后横擦腰阳关，以小腹部透热为度。心脾亏损者加按揉背部心俞、脾俞、三焦俞，每穴 1 分钟，横擦左侧背部脾胃区；恐惧伤肾者加分抹前额，按揉太阳，在颈椎棘突两侧用一指禅推法或按揉法自上而下反复治疗 4 分钟；无全身症状者加第 2 腰椎做旋转扳法，再按揉长强穴 2 分钟，直擦背部督脉，横擦骶部次髎、中髎穴，以热量透达下肢为度。

（3）《实用按摩推拿大全》（李茂林著）

①命火衰微：患者坐位，医者点按肾俞、腰阳关，横搓命门。患者仰卧位，施用运运颤颤法，点按关元。

②心脾受损：患者坐位，医者点按心俞、脾俞。患者仰卧位，施用推脾运胃法，点按关元、气海、提拿足三阴法，点按血海、地机、足三里。

③恐惧伤肾：患者坐位，医者点按肾俞，点百会，揉拿手三阴法，点按内关、大陵、少府、神门。患者仰卧位，施用运运颤颤法，点按关元。

④湿热下注：患者坐位，医者点按大肠俞、膀胱俞、胆俞。患者仰卧位，施运运颤颤法，点天枢、中极、关元，提拿足三阴法，点按行间、丰隆、曲泉、足三里。

10.14　哮　喘

哮喘是以呼吸急促，喘气痰鸣有声，甚至张口抬肩、难以平卧为特征，常为某些急慢性疾病的主要症状。包括现代医学支气管哮喘、哮喘性支气管炎、肺气肿、心源性哮喘，以及肺炎、肺脓肿、肺结核、矽肺等疾病在临床上发生呼吸急促阶段的一种临床表现。

10.14.1　病因病理

哮喘的成因虽多，但以外感、内伤为主。外感为六淫侵袭于肺；内伤则以饮食、情志、劳欲、久病所致。其病理性质可分为虚、实两大类。实为有邪，邪侵于肺，肺失宣泄，壅阻肺气；虚为无邪，肺不主气，肾失摄纳，均为肺、肾两脏的功能失常所致。故有实喘在肺、虚喘当责肺肾之说。

（1）外邪侵袭

重感风寒，邪袭于肺，内则壅阻肺气，外则郁闭皮毛，肺卫为邪所伤，表气失于疏泄，致肺气壅实，不得宣降，因而成喘。或因风热犯肺、肺气壅实，甚则热蒸液为痰，清肃失司，以致肺气上逆作喘。若表寒未解，郁而化热或肺热素盛，寒邪来侵，热为寒郁，肺失宣降而发哮喘。

（2）饮食不当

饮食不节，过食肥甘、生冷，脾失健运，积湿生痰，上干于肺；或情志不遂，忧思气结，致壅阻肺气，升降不利，发为哮喘。

（3）体虚病后

久病肺弱，或久咳伤肺，或体质不强，大病之后，正气溃败，精气内伤，肺之气阴亏耗，不能下荫于肾，肾之真元伤损，根本不固，则气失摄纳，上出于肺，出多入少，逆气上奔而发哮喘。

本症后期严重阶段，心阳亦易受累，往往可发生心阳欲脱的危候。

10.14.2 临床表现

一般而言，实证起病急，病程较短，呼吸深长息粗，痰鸣有声，以呼出为快，其病在肺；虚证起病较缓，病程较长，呼吸短促难续，声音低微，以深吸为快，或动则气喘，其症时轻时重，其病在肺、肾两脏。

（1）实证

①风寒袭肺：喘咳气急，胸闷胀满，痰多稀薄色白，兼有头痛、恶寒，或伴有发热、口不渴、无汗，苔薄白而滑，脉浮紧。

②风热犯肺：喘促气粗，鼻翼煽动，咳痰黄稠，口渴喜冷饮，胸中满闷，汗出面赤，舌质红、苔黄，脉浮数。

③痰浊阻肺：气喘咳嗽，胸部胀痛、满闷，痰多黏稠色黄，咯出不爽，喉中有痰鸣声，恶心，纳呆，口淡无味，舌苔厚腻色白，脉滑。

（2）虚证

①肺虚：喘促气短，言语无力，气怯声低，自汗畏风，痰少质黏，烦热口干，面色潮红，舌质偏红，苔薄，脉软弱或细数。

②肾虚：喘促日久，动则喘甚，呼多吸少，气不得续，形瘦神疲，肢体浮肿，心悸不安，汗出肢冷，面青唇紫，舌质淡，脉沉细。

10.14.3 治疗方法

宽胸理气、化痰平喘是推拿治疗本病的总则。

（1）手法

一指禅推法、推法、拿法、按法、揉法、擦法等。

（2）取穴：

①主穴：天突、肺俞、定喘、太渊、内关等穴。

②配穴：风寒袭肺者，加直擦背部膀胱经，按揉风池、列缺、肺俞、膈俞，轻拿颈项部及肩井穴；风热犯肺者，加拿揉颈项，按揉大椎、风门、合谷、尺泽，或拿提背部皮肤；痰浊阻肺者，加按揉脾俞、足三里、丰隆、摩腹，按中脘、天枢穴；肺气虚者，加横擦上胸，及直擦背部肺俞至心俞区域，按揉肺俞、脾俞、肾俞、膻中穴；肾气虚者，加直擦督脉，横擦肾俞、命门穴，均以透热为度，按揉肺俞、肾俞、关元等穴。

（3）具体操作

①患者坐位或俯卧位：医者用一指禅推法，沿脊椎两侧膀胱经推 2～3 遍，按揉背部俞穴，每穴 15 分钟，用擦法擦背部督脉或膀胱经，以透热为度。

②患者仰卧位，医者用擦法横擦上胸部，用一指禅推法或按揉法推揉胸腹部及四肢前侧穴位。

以上操作，均以辨证选穴为依据进行。

10.14.4　各家治法

（1）《按摩治疗学》（丛林盛著）

患者俯卧，医者站其旁，用手掌在背部自上而下做推法、揉法数次，重点在 1～7 胸椎两侧。然后按压身柱、肺俞、心俞、膈俞、定喘穴。患者仰卧，医者站其旁，用双手掌在前胸部自上而下做推法、揉法数次，然后按压天突、中府、膻中、尺泽、鱼际。若胸闷气短者按压膻中、内关。若痰多者按压足三里、丰隆，若气喘、呼吸困难者，重按天突和拿肩井。

（2）《推拿治疗学》（陈忠良著）

从头顶经枕部到项部，用拿法重复 3～5 遍，分别推两侧桥弓穴 20～30 次，自额至下颌分抹左右两侧 2～3 遍，扫散侧头部 10 余次。横擦前胸部、肩、背、腰骶部，往返 2～3 遍，斜擦两胁半分钟。直擦上肢内、外侧，以温热为度，拿上肢、运肩关节、理手指关节，最后搓、抖上肢。再重复头面部操作，加震百会、大椎、命门穴结束治疗。风寒袭肺者，加拿风池、肩井、曲池、合谷，加按通天、迎香、肺俞、风门、中府、云门，擦背部膀胱经，以透热为宜；风热犯肺者，拿法及按、揉法治疗颈椎两侧，往返5~6遍，约3分钟，重震百会、大椎，加点天突穴；痰浊阻肺者，平推上腹，加按脾俞、三焦俞、足三里、丰隆穴；肺虚者，重点横擦前胸上部及背部心俞、肺俞，加按揉膻中、肺俞、脾俞、肾俞，每穴约1分钟；肾虚者，重点擦腰部肾俞、命门，以透热为宜，加按揉两侧肾俞、肺俞，手法宜轻柔，切忌刺激太重。

（3）《实用按摩推拿大全》（李茂林著）

①风寒袭肺：患者坐位，医者提拿肩井，点按风池、风府，五指推拿枕后部，搓运夹脊法，点按肺俞、风门、定喘穴、大椎穴，揉拿手三阴法，点按列缺、膻中穴，以晨笼解罩法，梳胁开胸理气法结束。

②表寒里热：患者坐位，医者提拿肩井，并搓揉肩背部，着重点按定喘、风门、肺俞、大椎等穴，施用吉庆有余法（虚掌叩击肩、背部），梳胁开胸顺气法，点按膻中、中府穴，揉拿手三阴法结束，着重点按合谷、尺泽。

③痰热郁肺：患者坐位，医者提拿肩井，提拿夹脊法，点按肺俞、定喘、大椎穴，揉拿手三阴法，着重点按尺泽、天枢。患者仰卧位，施推脾运胃法，点按中脘穴，提拿足三阴法、足三阳法。点按丰隆穴。

④痰浊阻肺：患者坐位，医者施搓运夹脊法，点按肺俞。患者仰卧位，施推脾运胃法，梳胁开胸顺气法，点按膻中、中脘、中府、天突穴，提拿足三阳法、足三阴法，点按丰隆穴。

⑤肺气郁闭：患者坐位，医者于后背施揉按，搓运夹脊法，点按肝俞、肺俞、心俞。双手劈叩肩背部，点按定喘穴，揉拿手三阴法，点按内关穴，再施晨笼解罩法。

⑥肺虚：患者坐位，医者搓运夹脊法，点按肺俞、脾俞、肾俞、定喘穴。患者仰卧位，施梳胁开胸顺气法，点按膻中、中脘。

⑦肾虚：患者坐位，医者施搓运夹脊法点按脾俞、肾俞、肺俞穴。患者俯卧位，施用推按腰背法，点按肾俞。患者仰卧位，施用运运颤颤法，点关元、气海穴。

10.15　肺气肿

肺气肿是肺脏终末支气管远端部分，包括细支气管、肺泡管、肺泡囊和肺泡腔的过度膨胀及充气过度，导致肺组织弹力减退和容积增大的疾患。临床上分慢性阻塞性肺气肿、老年性或萎缩性肺气肿、急性肺泡性肺气肿、代偿性肺气肿等4类。本节只讨论慢性阻塞性肺气肿范畴的问题，它在中医学中属"肺胀"、"喘证"范围。推拿疗法在缓解症状，增强体质，减少并发症，提高心、肺功能上有一定的疗效。

10.15.1　病因病理

任何不良性因素（如物理、化学、病毒、细菌、过敏原等）刺激了细支气管，使之发生慢性炎症，造成黏膜充血、水肿、分泌物增多，久之，则细支气管软骨破坏，细支气管失去支持，致使细支气管在呼气时易陷闭，因此发生呼吸困难。若炎症使细支气管黏膜的纤毛受到破坏，则气管清除分泌物的功能下降，造成痰液潴留于细支气管内，从而使细支气管腔部分阻塞。或形成单向活瓣作用，在吸气时支气管扩张，管腔扩大，空气尚能进入肺泡，但在呼气时支气管缩小，因而发生呼出困难。

由于呼出困难，致使大量空气集聚于肺泡，肺泡内压增高，肺泡产生过度膨胀，从而形成肺气肿。长期气体排出受阻，肺泡内压不断增高到一定程度后，肺泡破裂，使多个肺泡融合而形成肺大泡，肺大泡对肺泡周围毛细血管挤压，部分肺动脉发生内膜炎，造成部分肺动脉硬化、闭塞，因而使肺泡血供减少，组织营养供应不良，从而更促进了肺气肿的发展。

肺气肿主要由慢性支气管炎持续进展引起，其次是支气管哮喘、慢性纤维空洞性肺结核、尘肺或广泛性支气管扩张等引起，进一步发展可导致慢性肺源性心脏病，严重影响人们的健康和劳动力。

10.15.2　临床表现

本病发病缓慢，呈慢性进行性加重。多有老年性慢性支气管炎病史，经常咳嗽、痰多，每因感冒、气候变化使之加剧，多表现为呼气性呼吸困难，严重者则呈现混合性呼吸困难，常有缺氧及二氧化碳潴留症状，如紫绀、头痛、心动过速、嗜睡、精神恍惚等。重度肺气肿患者，出现桶状胸、肋间隙增宽，呼吸运动减弱，语言震颤减低。后期可并发肺源性心脏病，出现右心功能不全或衰竭的表现，如颈静脉怒张，下肢浮肿，心率加快，肝肿大等。

10.15.3　治疗方法

（1）手法

一指禅推法、按法、揉法、擦法等。

（2）取穴

①主穴：天突、膻中、内关、列缺、定喘、膏肓、肺俞、心俞、气海、关元。

②配穴：风寒袭肺者，加擦背部膀胱经上胸段，点揉肺俞、膈俞、孔最穴；若痰浊阻肺者，宜加尺泽、丰隆、足三里，并摩腹；若肺气虚者，加擦胸，背部着重点按心俞、肺俞、脾俞、胃俞、关元俞；若肾气虚者，加揉肺俞、脾俞、肾俞、关元穴，擦背部督脉，擦腰骶部及涌泉。若伴有心功能不全者，再加冠心病治疗方法，如按揉大杼、肺俞、心俞、膻中、内关、擦胸等。

（3）具体操作

①患者俯卧位，医者按揉患者背部穴位，以定喘、膏肓、肺俞、心俞为主，时间宜稍长些，每穴约 2～3 分钟。擦法擦背部督脉、膀胱经两侧，以及腰骶部，均以透热为度。

再按揉背部及四肢背侧穴位，每穴 0.5～1 分钟左右，以酸胀得气为度。

②患者仰卧位，医者坐在患者右侧，用一指禅推法或按揉法及擦法，分别于患者胸腹部及四肢前侧穴位上施术。如擦胸1~2分钟，每穴按揉各1分钟。

10.16 半身不遂

半身不遂古称"偏枯"，俗称"偏瘫"。大多为中风后（脑血管意外）引起的后遗症，也可由其他脑部疾病或外伤而引起。

半身不遂是指患者出现一侧肢体瘫痪、口眼㖞斜、舌强语蹇等症状的一种疾病。患者大多有高血压病史，发病以中老年人多见。由于肢体的功能丧失，病人的健康受到严重威胁。推拿疗法对促进肢体功能的恢复具有不同程度的效果，一般早期治疗应在中风危象稳定两周后为宜，1年之内可谓治疗的最佳时期，两年以上者效果较差。

10.16.1 病因病理

半身不遂是由于中风所引起的后遗症。而中风的主要因素在于患者平素气血亏虚，心、肝、肾三脏阴阳失调，加之忧思恼怒，或饮酒饱食，或房室劳累，或外邪侵袭等诱因，以致气血运行受阻，肌肤筋脉失于濡养；或阴亏于下，肝阳暴张，阳化风动，血随气逆，夹痰夹火，横窜经隧，蒙闭清窍，而形成上实下虚、阴阳互不维系的证候。

中风的病机，归纳起来不外虚（阴虚、气虚）、火（肝火、心火）、风（肝风、外风）、痰（风痰、湿痰）、气（气虚、气逆、气滞）、血（血瘀）6端，其中又以肝肾阴虚为其根本。因外风引发者，称真中风或真中；因内风而发者，称类中风。病情有轻重缓急的差别，轻者仅限于血脉经络，重者常波及有关脏腑。故临床上将中风分为中经络和中脏腑两大类。中风经过救治神志清醒后，多遗留半身不遂、言语不利、口眼㖞斜等后遗症。

西医认为半身不遂大多是脑血管意外的后遗症。脑血管意外主要分出血性和缺血性两大类，前者包括脑出血和蛛网膜下腔出血；后者包括脑血栓形成和脑栓塞。临床上应与脑部其他疾病所引起的半身不遂相鉴别，如脑肿瘤、脑外伤等。

（1）气虚血滞，脉络瘀阻

气虚不能运血，气不能行，血不能荣，气血瘀滞，脉络痹阻，而致肢体废不能用。

（2）肝阳上亢，脉络瘀阻

肝阳上亢，火升风动，气血并逆于上，络破血溢，经脉阻塞，而致半身不遂，患侧僵硬拘挛。

10.16.2 临床表现

临床上以单侧上下肢瘫痪无力、口眼㖞斜、舌强语蹇等为主症。初期患者肢体软弱无力，知觉迟钝，或稍有强硬，活动功能受限，以后逐渐趋于强直、挛急，或伴肢体畸形。

（1）气虚血滞，脉络瘀阻

除半身不遂、肢体软弱无力外，并伴有患侧手足浮肿，语言不利，口眼㖞斜，面色萎黄或暗淡无华，苔薄白，舌淡紫，或舌体不正，脉细涩无力。

（2）肝阳上亢，脉络瘀阻

半身不遂表现为患侧僵硬拘挛，兼见头痛头晕，面赤耳鸣，舌红绛，苔薄黄，脉弦有力。

10.16.3 治疗方法

推拿疗法对半身不遂的治则为舒筋通络，行气活血，滑利关节。在保存关节、促进神经功能恢复、防止肌肉萎缩及肢体畸形等方面，起到了其他疗法所不能达到的作用。本病多采用综合治疗，对其康复是有益的。

（1）手法

一指禅推法、滚法、按法、揉法、擦法、拿法、推法、掐法、摇法、拔伸法等。

（2）取穴

①主穴：风池、肩井、天宗、肩髃、曲池、手三里、合谷、环跳、风市、阳陵泉、委中、承山、伏兔、膝眼、解溪、颜面部。

②配穴：若气虚血滞者，加肺俞、心俞、膈俞、脾俞、百会、膻中、足三里。若肝阳上亢者，加肝俞、肾俞、太冲、三阴交，推头两侧，拿颈项。若痰多者，加丰隆、中脘，摩腹。若语言不利者，加廉泉、风府。若口眼㖞斜者，重点推拿颜面部穴位上关、下关、颊车、地仓、人中、承浆、攒竹、鱼腰、太阳、颧髎、迎香等。

（3）具体操作

①患者仰卧位，医者在患者头侧，用指揉法在头面部施术5~8分钟。医者移至患侧，用滚法，或按揉法或擦法，摩法治疗患者四肢、躯干前侧的部位或穴位。四肢应注意关节周围和肌腹的推拿和运动各关节5~10分钟。

②患者俯卧位，医者在患侧，用滚法、揉法、擦法、拿法等治疗患侧背部躯干与四肢的部位或穴位，配合关节被动屈伸活动，约5~8分钟。

③患者健侧卧位，医者施按法、揉法、推法治疗患肢外侧，约5分钟。

以上操作可根据辨证选择运用，手法应着重在关节周围和肌腹，以及适当的运动关节，注意鼓励患者尽量主动地活动患者肢体。

10.16.4　各家治法

（1）《推拿治疗学》（陈忠良著）

①滚法推拿：仰卧势：先以滚法治疗患侧上肢内外侧，由腕部滚向肩部，往返3~5遍，并配合关节的被动运动，然后按揉肩髃、肩内陵、臂臑、曲池、手三里，再捻手指、掌关节3~5分钟，随后拿极泉、小海、少海、合谷。紧接用滚法施于大腿根部，沿股四头肌向下经膝关节、小腿外侧，到足背，

往返3~5遍，并配合下肢关节的被动运动。然后按髀关、伏兔、血海、风市、梁丘、阳陵泉、足三里、昆仑、解溪、太冲穴。再拿委中、承山、跟腱。俯卧势：用滚法施于患侧肩臂部外侧与背部，约3~5分钟，接着向下治疗腰骶部、臀部、大腿后侧、腘部小腿后侧、直至跟腱，往返3~5遍。按揉天宗、肩贞、秉风、曲垣、肾俞、大肠俞、八髎、环跳、居髎、承扶、殷门、委中、承山及跟腱。坐势：用一指禅推法进行头面部操作，重点取百会、太阳、印堂、风池穴，可配合抹法，最后以拿肩井结束治疗。

②内功推拿：患者坐位势，以内功常规手法治疗，头面部重点以五指拿法，推桥弓、扫散法约5分钟；躯干部以推法为主，重点推热腰背部与骶部，约5分钟；上肢部以提拿法为主，并推热手三阴与手三阳经脉，配合上肢诸关节的被动运动，约5分钟；下肢部以提拿法为主。推热大腿、小腿、足背。配合下肢诸关节的被动运动，约5分钟；重复头面部操作，最后重震百会、大椎、命门穴结束治疗。

若口眼㖞斜重点以一指禅推法治疗，取穴操作法基本同面瘫。若言语不利，以一指禅推法为主，配合按法、揉法、点法。重点取廉泉、哑门、天突、内关、心俞。

（2）《按摩治疗学》（丛林盛著）。

患者俯卧位，用双手掌推背部脊柱两侧及下肢，自上而下5~6次。拨揉脊柱两侧，经臀部，股后侧至小腿后部，以腰椎两侧、臀部、腘窝及跟腱为重点。搬腰后伸活动5~6次，并做髋后伸活动，共约10分钟。患者侧卧位，患肢在上，用拿法自肩至腕，以肘部为重点，配合向上牵引和被动伸屈肘关节活动。继自臀部沿大腿外侧经膝部至小腿外侧施拨揉法和推拿法，以髋膝为重点，约7分钟。患者仰卧位，用拿揉法向上臂内侧至前臂，以腕、肘关节为重点，同时做肩关节外展、肘关节外展和肘关节屈伸活动，揉法治腕、掌、指，配合被动伸屈活动。捻各指至指尖。用拨法、拿法自髋关节沿大腿前面向下至踝背部治疗。被动屈伸、内外旋髋、膝、踝关节。再拿法以大腿内侧中部和膝关节为重点治疗。点太冲、足三里、曲池、合谷，约 10 分钟。颜面部施推法、揉法、点法，以患侧为重点，健侧用轻手法，约 5 分钟。患者坐位，拿揉肩部、颈项部。同时配合做患肢伸屈、上举及肩关节外展、内收的被动活动。最后捏点风池、哑门，拿肩井，约 3 分钟。

（3）《推拿疗法与医疗练功》（安徽医学院附院运动医学科著）

患者半卧位或坐位，先用拇指推整个头部，然后着重推病侧头部。同时多推百会穴，并从百会穴横行推到耳廓上方发际，来回数次。强度要大，达到微有胀痛感为合适。最后用掌根揉病侧头部，多揉风池穴。如有口眼㖞斜，需用拇指推松弛一侧的太阳、听宫、听会、地仓等穴，同时用掌根轻揉痉挛一侧的面颊部。在上肢用拇指推肩井、肩贞、肩髃等穴。然后用五指拿捏肩部，并沿三角肌、肱二头肌、肱三头肌肌腹捏到肘部，掐到肘部。掐法取曲池、尺泽、手三里穴，使之得气。继捏前臂肌肉，并捻转各手指。最后用两手搓动整个上肢。患者侧卧位，患侧在上。先用拇指推腰部肾俞、环跳，再用双手滚大小腿部，上下来回数遍。然后掐委中、承山、太溪、昆仑等穴，使之得气。然后患者改为仰卧位，用双手捏大腿肌肉，最后揉捏小腿至足部和各趾结束。

10.17　面　瘫

面瘫又称面神经麻痹、面神经炎，俗称"歪嘴巴""口眼㖞斜"，为颅神经病变中最常见的一种疾病，有自愈倾向。任何年龄均可发病，但以青壮年较为多见。

本病有中枢性和周围性两类。中枢性面瘫如因脑肿瘤等疾患产生者，不属推拿治疗范围。而周围性面瘫，推拿疗效满意。

10.17.1　病因病理

正气虚弱，面部感受风寒之邪，侵袭经络，以致经气运行失常，气血不和，经筋失养，纵缓不收而发病。

周围性面瘫，是由于急性非化脓性茎乳突孔内的面神经炎所引起。感受外寒为诱因，因寒冷刺激能使局部营养神经的血管发生痉挛，导致该神经缺血、水肿而发病。此外慢性中耳炎、乳突炎等，亦能继发本病。

中枢性面瘫，因脑血管疾病或脑肿瘤等产生。

10.17.2　临床表现

（1）周围性面瘫

突然发作，初起有耳后部疼痛，继则面部表情肌瘫痪，而出现额纹消失，眼不能闭合，鼻唇沟平坦，嘴巴歪向对侧，说话漏风，不能吹气，鼓颊困难，容易流涎。可有同侧舌前2/3味觉减退，以及听觉过敏。

周围性面瘫临床上可分3型：

①自愈型：2~3周可以自行恢复，占本病的绝大多数。

②迟愈型：8~12个月可以治愈，占本病的少数。

③终生型：用保守疗法经数年不能治愈者，占本病的极少数。但终生型经手术疗法可以治愈，故又称难愈型。

（2）中枢性面瘫

发病缓慢，病变位置不同，症状也不一样。有的面部上1/4症状明显；有的面部下1/4症状明显。均可同时伴有一侧上下肢体瘫痪。

10.17.3　治疗方法

患者坐位或仰卧位，医者用一指禅推法或推法、摩法在患侧颜面部施术3~5遍，再用按揉法点按头面部穴位睛明、阳白、迎香、下关、颊车、地仓，每穴约1分钟。继用拿法拿颈项部，重点拿按风池穴约1分钟。再在翳风穴至耳后高骨处，揉3~5分钟。最后用擦法擦患侧颜面部，以透热为度，点按合谷穴结束治疗。

10.18　痛　经

痛经是指妇女在行经前后或行经期，出现下腹部及腰骶部疼痛、憋胀下坠或其他不适。严重者可出现呕吐、剧痛晕厥，并伴随月经周期性发作，故称"痛经"。一般多见于未婚少女，也可见于已婚妇女。推拿疗法对功能性痛经有确切的疗效。

10.18.1　病因病理

痛经的主要机理是因为经脉阻滞、气血运行不畅、月经排出困难所致。

（1）气滞血瘀

情志不舒等精神因素的不良刺激，致肝郁气滞，肝失条达，气机不畅，则血行受阻，冲、任经脉不利，导致经血停滞胞宫，不通则疼痛。

（2）寒湿凝滞

久居潮湿之地，或经期受寒，导致血为寒凝；寒湿伤于下焦，客于胞宫，经血为寒湿所凝，均致经脉运行不畅，气血受阻，不通则痛。

（3）气血虚弱

平素体虚，大病之后，气血不足，或因经行之后血海空虚，均表现气虚运行无力，血行迟滞，胞脉失养，发为腹痛。

（4）肝肾亏虚

先天禀赋不足，肝肾素虚或房事不节，肝肾亏损，导致精亏血少，冲任不足，加之行经之后，血海空虚，不能滋养胞脉，致使血行涩滞而致腹痛。

现代医学认为：痛经可分为原发性痛经和继发性痛经两类。原发性痛经多见于未婚少女，常见于子宫发育不良、子宫颈狭小、子宫位置过于屈曲或子宫畸形等，又称为功能性痛经。继发性痛经，则见于已婚妇女，常因盆腔炎、子宫肌瘤、子宫内膜异位症等引起。

10.18.2　临床表现

痛经主要表现为经期或经期前后一二天下腹部疼痛，可放射至腰骶部、前后二阴，并有下坠感。严重者可有痉挛性疼痛，冷汗淋漓，恶心呕吐，晕厥。妇科检查（已婚者）可见有子宫颈口狭小、盆腔炎、子宫肌瘤、子宫内膜异位等。

（1）气滞血瘀

经期或经前小腹胀痛、拒按，或胸胁乳房作胀，或经量少、有块，或经色紫黯，或呈腐肉片样物、块下则瘀滞稍通，故疼痛暂减，舌质紫暗、舌边或有瘀点，脉象沉弦。

（2）寒湿凝滞

经期或经前小腹冷痛，喜按，得暖痛减，经量少，色黯淡，腰腿酸软，小便清长，舌淡苔薄，脉象沉弦。

（3）气血不足

经期或经后小腹绵绵作痛，得按则减，面色苍白，精神倦怠，经色淡，量少，舌淡、苔白，脉细。

（4）肝血亏虚

经来色淡量少，经后小腹作痛，头晕耳鸣，腰酸、舌淡，脉沉细。

10.18.3　治疗方法

（1）手法

扳法、拨法、点按法、一指禅推法、擦法、摩法等。

（2）取穴

①主穴：命门、肾俞、八髎、关元、三阴交、合谷。

②配穴：气滞血瘀者，加按揉章门、期门、肝俞、血海；若寒湿凝滞者，加横擦肾俞、脾俞，按阴陵泉，摩腹；若气血不足者，加摩腹，揉中脘、足三里、血海，击命门穴；若肝肾亏虚者，加肾俞、肝俞、擦命门、涌泉，振腹。

（3）具体操作

①行经前1周开始治疗为宜，连续治疗3天，如此3个月为1疗程，共治疗9次。

②患者坐位或侧卧位，医者用坐势定位旋转扳或侧卧定位旋转扳，扳命门穴（即腰2与腰3之间），左右各扳1次。扳后，再用拨法拨动腰2~3棘上韧带十余次。患者俯卧位，医者用滚法或揉法在八髎穴及背部所选穴位上施术，每穴约1分钟。或用擦法横擦肾俞及腰骶部，以透热为度。

③患者仰卧位，医者用一指禅推法或按揉法，推揉腹部及四肢前侧穴位，每穴半分钟。用擦法擦推两胁十余次，摩法摩腹3分钟，或用振法振腹约5~10分钟。

以上治疗需根据辨证选穴施治。

10.18.4　各家治法

（1）《推拿治疗学》（陈忠良著）

患者仰卧位，医生坐于右侧，先用摩法顺时针在小腹部治疗10分钟，然后用一指禅推法或揉法在气海、关元治疗，每穴2分钟。患者俯卧位，医生坐于右侧，先用一指禅推法施于腰部两侧膀胱经，约5分钟，再用按法治疗肾俞、八髎。然后擦热腰骶部，以肾俞、八髎为重点。若气滞血瘀者，加按揉章门、期门、肝俞、膈俞，每穴约半分钟，加拿血海、三阴交、阴陵泉；若寒湿凝滞者，加直擦背部膀胱经与督脉，横擦肾俞、命门，以透热为宜，再按揉血海、三阴交、阴陵泉，每穴约半分钟，点后再擦之；若气血虚弱者，加擦督脉与膀胱经的脾俞、胃俞、肺俞、肾俞，揉血海、足三里并擦热之，摩腹时加揉中脘2~3分钟。

（2）《齐鲁推拿医术》（孙承南著）

①气血虚弱者，捏拿肩井，膊运肺俞、心俞、肾俞、志室，掌揉关元、大赫，壮腰擦法，推腹摩运法，配掐揉足三里。

②气滞血瘀者，指揉中极、关元、次髎、地机、血海，开胸点振法，宽胸按揉法，腹叩振法，按腹压揉法，配肘运环

跳，扳拿委中。

③寒湿凝滞者，指揉气海，膊运天枢、维道，掐揉居髎、压脊揉运法，运八髎，拨络叩挠法，推腹摩运法，滚腹叩振法，配点三阴交，拿委中。肝肾亏损者，指揉蠡沟、水泉、照海、太溪、中都、曲泉、四满、中注，掌揉命门，压脊揉运法，壮腰擦法，揉腹叩振法，推腹摩运法，配膊运肾俞、志室，揉掐百会。

（3）《按摩治疗学》（丛林盛著）

患者俯卧位，医者用拇指按压腰骶两侧敏感点或痛点，持续5~7分钟。然后擦摩肾俞、八髎，以透热为度。患者仰卧位，医者用掌根揉小腹部，以气海、关元为中心，5~10分钟，再提拿小腹部肌肉，擦摩大腿内侧，按三阴交，约3~5分钟。若气滞血瘀者，加分推两肋弓，按揉章门、期门、肝俞、膈俞、太冲、枕骨下缘、膻中、叩打八髎。若寒湿凝滞者，加直擦背部督脉，横擦腰部肾俞、命门，以透热为度。然后点太溪。若气血虚弱者，加擦背部督脉，横擦左侧背部透热。然后按揉脾俞、胃俞、中脘、足三里，每穴约1分钟。若肝肾亏损者，加揉肝俞、血海、涌泉穴。

10.19　闭　经

女子18岁后月经尚未来潮者称原发性闭经。曾来潮后又中断3个月以上者称继发性闭经。闭经又称"经闭"或"不月"。至于青春期前、妊娠期、哺乳期，以及绝经期后的停经，均属生理现象。某些妇女因子宫颈、阴道、处女膜、阴唇等处的先天性缺陷或后天性损伤，造成粘连闭锁、月经血不能外流者称隐经或假性闭经；或先天性无子宫、无卵巢、无阴道及子宫切除等因素所致的闭经，均非推拿所能治疗，不属本节讨论范围。

10.19.1　病因病理

闭经之因，不外虚实两类。虚者多因肝肾不足，气血虚弱。实者，多因气滞血瘀，痰湿阻滞。

（1）肝肾不足

先天肾气不足，天癸未充或多产房劳，损及肝肾，致精血亏少，冲任失养，遂成经闭。

（2）气血虚弱

饮食劳倦，损伤脾气，致生化无源；或因大病、久病、产后失血伤津；久患虫疾而伤血，均致冲任血少，血海空虚，发为经闭。

（3）气滞血瘀

多因精神刺激，或生活环境改变导致肝气郁结，气机不利，冲任气血失调，而血滞不行；或经期、产后，调摄失宜，外感寒邪，内伤生冷，血为寒凝，冲任受阻，而致经闭。

（4）痰湿阻滞

形体肥胖，多痰多湿；或脾肾阳虚，失于运化，湿聚成痰，痰湿滞于冲任，阻遏血脉流通，胞脉闭塞，而致经闭。

10.19.2　临床表现

（1）肝肾不足

月经超龄未至，或初潮较迟，量少色红或褐，渐至经闭。一般无白带、腹无胀痛。多伴有腰膝酸软，四肢不温，头晕耳鸣，五心烦热，面色黯淡或有褐斑或两颧潮红，舌质红或稍淡，脉沉细无力。

（2）气血虚弱

月经后期，量少而渐至停闭，小腹无胀痛；或面色苍白或萎黄，头晕心悸，或纳少便溏，面浮肢肿，神疲乏力；唇舌色淡，脉细弱或细缓无力。

（3）气滞血瘀

月经数月不行，小腹胀痛或拒按，精神郁滞，烦躁易怒，胸胁胀满，舌边紫黯或有瘀点，脉沉弦。

（4）痰湿阻滞

月经逐渐减少至经闭，形体日渐肥胖，腰酸浮肿，带下较多，胸胁满闷，呕恶痰多，乏力倦怠，面色苍白，舌胖，苔白腻，脉滑。

10.19.3 治疗方法

推拿治疗闭经以理气活血、通经养精为主，尚需辨证施治。

（1）手法

一指禅推法、摩法、按法、揉法、擦法、振法等。

（2）取穴

①主穴：脾俞、肝俞、肾俞、八髎、关元、气海、足三里、三阴交。

②配穴：若肝肾不足、气血虚弱者，加捏脊，擦脾俞至肾俞两侧膀胱经，直擦督脉经，以腰段为主，透热为度。加振腹约5～10分钟，或点按百会穴。若肝气郁结者，加擦两胁，点按期门、太冲，拿肩井及头颈部推拿。若寒凝血瘀者，加直擦督脉及膀胱经，擦八髎，摩腹，均以温热为度。配击八髎20次。若痰湿阻滞者，加以上腹部为主的摩腹，揉中脘约5分钟，点按脾俞、胃俞、丰隆、阴陵泉，并配以横擦腰骶部。

（3）具体操作

①患者俯卧位，医者在患者一侧，用一指禅推法，或按揉法推按背侧躯干和四肢穴位，每穴半分钟。或用擦法在躯干背侧施术，共约10分钟。

②患者仰卧位，医者在患者右侧，用一指禅推法或按揉法，推揉关元穴5分钟，或摩腹3分钟，再按揉躯干和四肢前侧穴位，每穴1分钟。或用振法振腹5～10分钟。

③患者坐位，医者在患者头面部、颈项部，施头部推拿术3～5遍。

10.19.4 各家治法

（1）《推拿治疗学》（陈忠良著）

患者仰卧，医者坐于右侧，先逆时针摩腹10分钟，按揉关元、气海 1~2 分钟，按揉血海、三阴交、足三里各 1~2 分钟。患者俯卧位，医者以一指禅推法治疗腰部两侧膀胱经，重点在肝俞、脾俞、肾俞，共约 5 分钟，再按揉上穴约 1~2 分钟。若肝肾不足，气血虚弱者，加横擦背部脾俞、胃俞与腰部肾俞、命门、大肠俞及骶部八髎穴，以热为宜，直擦腰背督脉，并斜擦小腹两侧，均以透热为度。若肝气郁结者，加按章门、期门，每穴半分钟，掐按太冲、行间使酸胀。再斜擦两胁取微热。若寒凝血瘀者，加直擦背部督脉、膀胱经，横擦腰骶部，斜擦小腹，均取温热。再按揉八髎穴。若痰湿阻滞者，加摩中脘、建里 3~5 分钟，加平推腰背透热，按揉八髎穴，使酸胀。

（2）《实用按摩推拿大全》（李茂林著）

①气血虚弱：患者俯卧位，医者点按脾俞、膈俞、肾俞，施搓揉长强法。患者仰卧位，施运运颤颤法，点按气海、中脘，提拿足三阴法，点按三阴交。

②气血凝滞：患者坐位，医者点按肝俞、膈俞。患者仰卧位，施运运颤颤法，点按中极、归来，提拿足三阴法，点按血海、三阴交、行间。

③肝肾亏损：患者坐位，医者点按肾俞、肝俞、膈俞，横搓命门。患者仰卧位，施运运颤颤法，点按关元、气海、中极，提拿足三阴法，点按公孙穴。

④寒湿凝滞：患者坐位，医者点按脾俞、肾俞。患者俯卧位，施推按腰背法。患者仰卧位，施运运颤颤法，点按中极。偏湿者，加点按风门、脾俞，提拿足三阳法，点按阳陵泉、关元。

（3）《脏腑经络按摩》（董好魁著）

①腹部按摩常规手法按摩 10~15 分钟。肝肾不足者以左梁门、左天枢、左水道、归来穴区、关元穴区为重点，补法反复揉按 3~5 分钟，按点关元穴区半分钟。气血虚弱者以左右梁门、建里、左章门、三阴交、关元等穴区为重点，补法揉按

5～10分钟，按点关元、三阴交穴区各半分钟。气滞血瘀者以左右幽门、左梁门、三阴交、关元、中极等穴区为重点，泻法揉按5～10分钟，并用重手法按点左右幽门、三阴交、关元、中极等穴区各0.5～1分钟。

②腰背部推按常规手法，以直推和分推为主，约3～5分钟。然后重点治疗肝俞、脾俞、肾俞等穴区，反复按揉1～3分钟。兼头晕、耳鸣、心悸、短气、乏力者，重点推按肝俞、心俞、膏肓等穴区1～3分钟。用舒筋活络法横搓腰背部和下肢约10～15分钟，下肢以足三阴经为主，重点治疗血海、三阴交穴区，反复横搓3～5分钟。

10.20 子宫脱垂

子宫从正常位置沿阴道下降到坐骨棘水平以下，甚至子宫全部脱出于阴道口外，称子宫脱垂。中医文献称为"阴挺"、"阴脱"等。

10.20.1 病因病理

（1）气虚

素体虚弱，中气不足，分娩时用力过度，损伤胞络；或产后过早劳动，或便秘努责等均可导致中气下陷，无力系胞，而致脱垂。

（2）肾虚

生育子女过多，以致肾气亏损，不能维系胞宫；冲任二脉失固，带脉失约，也不能维系胞宫，均致脱垂。

10.20.2 临床表现

（1）气虚

子宫脱出，小腹下坠，四肢无力，精神疲惫，少气懒言，动则心悸气短，面色不华，小便频数或失禁，白带增多，舌淡苔薄，脉虚细。

（2）肾虚

子宫脱出，小腹下坠，腰腿酸软，小便频数，夜间尤其，头晕耳鸣，月经不调，阴道干涩不适，舌淡红，脉沉弱。

一般患者，最初于腹压增加时脱出，卧床休息能自动回缩，多伴有腰酸、小腹坠胀。当病情发展脱出肿物日增，甚至终日脱出阴道之外，非用手还纳不能复位。严重者脱出后无法还纳，长期暴露于阴道口外，变生异端，如溃疡、感染等。病人除酸胀加重外，甚者终日卧床无法行动，痛苦异常。

根据子宫脱垂程度临床上分为3度（以病人屏气用力为标准）：

Ⅰ度：子宫颈外口位于坐骨棘水平以下，宫颈外口距阴道口不及4厘米。

Ⅱ度：子宫颈或部分子宫体，脱出于阴道口外。

Ⅲ度：子宫体全部脱出阴道口外。

10.20.3 治疗方法

（1）手法

一指禅推法、按法、揉法、擦法、摩法等。

（2）取穴

①主穴：百会、关元、气海、维胞、足三里、三阴交。

②配穴：气虚者加捏脊，点脾俞、肾俞、肝俞、八髎，摩揉中脘，拿肩井。肾虚者加横擦肾俞、命门，及腰骶部大肠俞、八髎，均以透热为度。

（3）具体操作

①患者俯卧位，医者用三捏三提法捏脊，拿肩井数次，用按揉和一指禅推法，推按背部俞穴，每穴1分钟，用擦法擦腰背部或腰骶部，均以透热为度。

②患者仰卧位，医者用一指禅推法或按揉法，推揉腹部、头部及四肢穴位，每穴1分钟。再于维胞穴上施轻快柔和的拨揉法2~3分钟，令其酸胀。继用摩法摩腹3~5分钟。

以上操作均需根据辨证选穴进行。

10.20.4　各家治法

（1）《实用按摩推拿大全》（李茂林著）

①气虚者：患者坐位，医者点百会，拿肩井，点按脾俞。患者侧卧位，施搓点长强法。患者仰卧位，施提拿足三阴法，点按关元、三阴交。

②肾虚者，患者坐位，医者点百会，横搓命门。患者俯卧位，点按肾俞。患者仰卧位施运颤法，点按气海，提拿足三阴法。

（2）《齐鲁推拿医术》（孙承南著）

①气虚者揉百会，拿肩井，揉气海，膊运大赫、维道，摩胁部，摩腹，滚腹叩振法，膊运中极、关元、三阴交。配揉太冲、照海。

②肾虚者揉百会、气海，膊运大赫、维道、肾俞、志室，壮腰擦法，分肋推抹法，膊运中下腹部，推腹摩运法，配揉太溪、太冲、照海。

（3）《中医推拿学》（俞大方著）

病人仰卧位，用掌摩法在腹部做顺时针方向治疗，约4分钟。然后用一指禅推法或掌揉法在中极、维道治疗，每穴2分钟。再顺病人呼吸按揉中脘、归来、子宫，每穴约1分钟。患者俯卧位，先在腰骶部用轻快的揉法治疗，同时配合按揉八髎穴，以酸胀为度，往复操作4分钟。然后在气海俞、关元俞用一指禅推法或按揉法治疗，每穴1分钟，再擦八髎穴，以透热为度。若气虚者，加按揉百会、足三里各1分钟，直擦背部督脉，以热透达任脉为度。腹部加揉气海穴2分钟。若肾虚者，加按揉三阴交、曲泉穴各1分钟。横擦腰部肾俞、命门及腰阳关、小肠俞，以小腹透热为度。腹部轻快柔和地弹拨两侧维道穴，以略觉酸胀为度。

10.21　慢性盆腔炎

慢性盆腔炎主要是指盆腔内生殖器官的慢性炎症性病变，

包括子宫、输卵管、卵巢、盆腔结缔组织、盆腔腹膜等。其炎症可在一部分或几部分同时发生，故统称为慢性盆腔炎。中医妇科虽无此病名，但文献中"癥瘕""带下""月经不调"等所述的某些症状，与本病相类似。推拿疗法对慢性盆腔炎具有一定的疗效。

10.21.1　病因病理

行经、产后，胞脉空虚，更兼平素体质虚弱，邪毒湿热乘虚内侵，蓄积下焦，客于胞中，与气血相搏，气血瘀滞，壅遏不行，久瘀内结，而成癥瘕。余邪未尽，瘀积胞中，以致脏腑功能失调，冲任受损，而致月经不调、带下、不孕等。

现代医学认为本病多由急性盆腔炎治疗不当迁延而来，亦有急性期不明显，开始发病即为慢性者。病情常较顽固，当机体抵抗力低下时，易急性发作。

10.21.2　临床表现

（1）湿热瘀结

时有低热，腰部酸痛，下腹部疼痛或坠痛，压痛明显，伴有带下增多，色黄如脓性或血性，黏稠秽臭，月经不调，胸闷不适，食欲减退，口干不欲饮，常经行先期或经量增多，尿黄而少，大便秘结，舌质红，苔薄黄腻，脉象弦数。

妇科检查，可扪及附件增厚或肿块。

（2）寒凝气滞

小腹隐隐作痛，坠胀且冷，喜揉喜按，得温则减，腰骶酸痛，白带增多，月经期或劳累后，可使症状加重。经期乳房胀痛，经期延长或量少，色紫有血块，舌质淡或有瘀点，苔白腻，脉沉迟。

妇科检查，可扪及子宫两侧呈片状增厚，并有不同程度压痛。如在附件，可扪及子宫一侧或双侧条索状增粗。

10.21.3　治疗方法

（1）手法

一指禅推法、按法、揉法、推法、摩法、擦法等。

（2）取穴

①主穴：气海、关元、三阴交、合谷、八髎。

②配穴：湿热者以按揉法为主，加按脾俞、肾俞、小肠俞、阴陵泉、中极穴；寒凝气滞者，以摩法擦法为主，如擦八髎穴，横擦肾俞、命门穴等，并用揉法揉脐以下的任脉和冲脉两条经线；体虚者，加用"三捏三提法"捏脊法。

（3）具体操作：

①患者仰卧位，医者用一指禅推法或按揉法推按腹部和四肢前侧穴位，再用掌摩法摩小腹或倒"八"字推摩小腹两侧，手法宜透热。倒"八"字推法，先由近子宫处向腹中线推，逐渐向外上方扩大推摩的范围。（如推摩后，患者带下增多且秽臭，为正常反应。）可施擦法，擦两胁。

②患者俯卧位，医者用一指禅推法或按揉法，推揉腰背部两侧膀胱经3～5遍，再点按躯干和四肢背侧穴位。再施擦法，擦躯干部各穴区，以透热为度。

10.21.4 各家治法

（1）《中医推拿学》（俞大方著）

病人仰卧位，先做顺时针方向摩腹3分钟。再用一指禅推法从气海沿任脉向下到中极，往返操作，重点在关元、中极约3分钟。然后用掌揉法揉气海及两侧水道、归来、子宫，约5分钟。最后用指揉中极穴及两侧带脉、下肢两侧的三阴交、蠡沟。病人俯卧位，用轻快的揉法在腰骶及骶部治疗3分钟。再用指按17椎、关元俞、小肠俞及点八髎穴。若下腹坠胀疼痛较甚者，加横擦腰骶部，使热量透达小腹为度。再直擦腰部督脉，以热透任脉为度。斜擦小腹两侧，以微热为度。若白带较多者加按揉两侧血海穴，直擦两小腿内侧，以透热为度。

（2）《脏腑经络按摩》（董好魁著）

腹部按摩常规手法，10～15分钟，如寒湿型应重点治疗气海、关元、中极穴区2～3分钟，再按点0.5～1分钟。如腰酸疼痛，白带过多，色白清稀，应重点治疗右天枢、右水道、归来穴区 2～3 分钟，再按点 0.5～1 分钟。如下腹胀痛者，应重点治疗带脉和三阴交，用左大指按压阑门区，中指按压左带脉，右手食、中指按压左三阴交 0.5～1 分钟。按右带脉和按左带脉同。如湿热型应重点治疗建里、中脘、水分、天枢等穴区，约 2～3 分钟，再按点穴位半分钟，继用腰背部推按常规手法，以直推和分推为主，约 5～10 分钟。如腰部酸痛，应重点治疗肝俞至肾俞之间的部位，反复推、按、揉搓 2～4 分钟。如月经不调或白带过多，应重点治疗大肠俞、小肠俞等部位，反复 1～3 分钟。用舒筋活络法横搓下肢 3～5 分钟，然后重点治疗足三阴经，反复横搓血海、三阴交穴区，约 3～5 分钟。

（3）《家庭自我保健实用按摩术》（臧福科著）

患者仰卧位，掌揉气海穴 3 分钟，倒"八"字斜揉摩少腹两侧 5 分钟。擦小腿内侧半分钟，按三阴交 1 分钟。患者俯卧位，在两侧肾俞和八髎穴施以揉法 5 分钟。

10.22　产后耻骨联合分离症

耻骨联合是两侧耻骨的结合部，由两块纤维软骨样耻骨间盘组成。两个耻骨间盘之间，有一耻骨联合腔。耻骨联合部的两侧上下，左右有韧带互相连接。正常人两耻骨间的距离为 4～6 毫米，平均为 5 毫米。由于外伤或产后造成耻骨间距离超过 6 毫米以上者，均称为耻骨联合分离症。产后耻骨联合分离症，在妊娠及分娩的妇女中的比例为 2000:1。

10.22.1　病因病理

（1）外因

①外伤形式多以横劈叉、纵劈叉受伤者为多，极个别病例为车祸撞击受伤所致。

②部分病例因产伤引起。如胎儿过大或胎位不正难产，使耻骨联合部遭受较大的压力，被迫分开。

（2）内因

妇女在怀孕后期，尤其是在分娩前，在胎儿入盆挤压骨盆的基础上，加之分娩妇女体内含有松弛素的影响和刺激，使耻骨联合部韧带过度松弛致成分离。分娩时在松弛的影响下耻骨联合及两侧骶髂关节均出现轻度分离，使骨盆发生短暂性扩大，有利于分娩过程。分娩后内分泌恢复正常，松弛的韧带随之恢复正常，耻骨联合的分离大多数恢复正常位置，少数病人不能恢复者，造成产后耻骨联合分离症，或伴有骶髂关节半脱位。

10.22.2　临床表现

因外伤或产后引起本病者，均表现局部疼痛，压痛明显，髋关节做外展、外旋活动受限，并伴有疼痛加剧。站立位下肢抬举困难，行动无力，上下台阶疼痛尤甚，严重者需扶双拐行走，甚者卧床不起。耻骨联合分离症日久者，可以并发耻骨联合软骨炎，或并发下腰痛，极易诊为腰痛而漏诊。　·

X线摄片检查：可见耻骨联合间距离明显增宽，间距大者可达15毫米以上，亦有双侧耻骨升支不在一个水平上，而出现高低错位。如并发耻骨联合软骨炎者，可见耻骨联合边缘毛糙或呈锯齿状改变，严重者可见到耻骨联合边缘骨质破坏。

（1）分离型

具有耻骨联合分离症的临床症状，在X线摄片上，仅有耻骨联合间距离超过6毫米以上，双侧耻骨升支在同一个水平上。检查患者双下肢等长。称其为耻骨联合分离症的分离型。

（2）上离型

具备耻骨联合分离症的临床症状，在X线摄片上，耻骨联合间距离尚在正常范围内，但患侧耻骨升支较健侧高。检查发现患者患侧下肢"短"。具有以上情况者，可视为伴有患侧骶髂关节后方半脱位（以髂骨移动方向为准），称其为耻骨联合分离症的上离型。

（3）下离型

具备耻骨联合分离症的临床症状，在X线摄片上，耻骨联合间距离在正常范围内，但患侧耻骨升支较健侧低。检查患者患侧下肢"长"。具有以上情况者，可视为伴有患侧骶髂关节前方半脱位，称其为耻骨联合分离症的下离型。

10.22.3　治疗方法

外伤性耻骨联合分离症或产后耻骨联合分离症，均为推拿疗法的适应证。至于并发耻骨联合软骨炎的患者，当耻骨联合分离症痊愈后，耻骨联合软骨炎可不治自愈。

（1）手法

归挤拍打法、仰卧屈髋法、侧卧后伸扳腿法是主要复位手法。舒筋手法有滚法、按法、揉法和擦法等。

（2）取穴

肾俞、大肠俞、关元俞、八髎、环跳、委中、三阴交。

（3）具体操作

①归挤拍打法：患者坐在床边，半坐半卧位，医者坐在患者右侧，用髋部紧贴患者左侧髋部，右手经患者胸前抱住另一侧髋关节。用助手二人，助手一从背后扶住患者背后，防止其过度后仰；助手二用双手分别拿住患者双踝部。让患者屈膝屈髋，双大腿外展、外旋，令患者自己用左手掌按在耻骨联合部位，术者左手拿住患者右手腕部（图10-1①）。治疗时以下3个力量同时应用：术者右手用力抱挤骨盆；术者拿患者右手向按在耻骨联合的左手背上用力拍打；助手二将患者双下肢向下拉，并使双下肢内旋拉直（图10-1②），这3个力量要配合协调得当，恰到好处。

另附上法简易操作：患者半仰半卧于垫好的被物上，用双手重叠压在耻骨联合处。术者站在足侧床头，双手拿住患者双踝部小腿，令患者屈膝屈髋，置双大腿于外展外旋位。当术者用力将双下肢拉直时，令患者双手向下压、向上拉，力量作用于耻骨联合部。

以上两手法均为治疗耻骨联合分离症分离型可靠的复合手法。

②仰卧屈髋法：患者仰卧，医者站于伤侧，一手拿踝上，

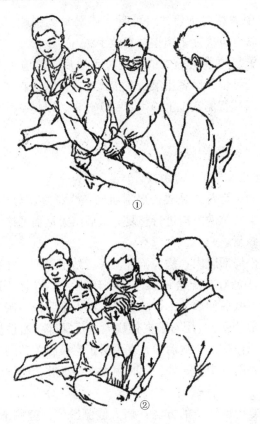

图 10－1①②　归挤拍打法

令患者屈膝屈髋，另一手按扶在膝前部，用力按压，令患者尽量屈曲髋关节，使膝近其肚。此时可听到骶髂关节复位的响声。另外亦可以在保持髋关节屈曲 90°位的情况下，突然急骤将小腿伸直，成直腿抬高 90°状态，也能令其复位。以上二法对耻骨联合分离症下离型有效。

　　③侧卧后伸扳腿法：患者侧卧，伤侧在上，医者马步站在患者背后，一手掌根抵住患侧髂后上棘处，另一手握住踝上小腿处，应保持患侧大腿和小腿放置在同一水平位上，让患者膝屈曲呈 90°，令患侧髋关节后伸达最大限度。医者两手相对做

有控制的用力相对推扳法，可听（或触）到弹响声。此法为治疗耻骨联合分离症上离型的有效手法。

④在施复位手法前，或施复位手法后，均应配合舒筋手法。患者俯卧位，医者用滚法或按揉法或擦法，在患者腰骶部及躯干和四肢背侧穴位上施术5～10分钟，以提高疗效，促进功能恢复。

10.22.4　各家治法

《中医推拿学》（俞大方著）

治疗的关键首先是放松局部肌肉，为整复错位创造条件。然后根据半脱位的方向进行整复。最后给予活血通络，促使损伤的组织修复。

①放松局部肌肉：病人俯卧，医者站于患侧，在骶髂及腰臀部用滚法治疗，配合按揉八髎、环跳、大肠俞、关元俞等穴，以及下肢后伸活动，手法宜轻。病人仰卧位，医生立于患侧（以右侧为例），用右腋夹住病人右足踝部，右肘屈曲，以前臂背侧托住病人小腿后面，左手搭于患肢膝关节的前侧，右手搭于左侧前臂中1/3处，此时用力夹持患肢，向下牵引1～2分钟。

②整复向前错位的方法：病人健侧卧位，健侧下肢伸直，患侧屈髋屈膝。医生站于前面，一手按住病人肩前部向后固定其躯体，另一手按住患侧髋部，向前推动至最大限度，使扭转的作用力集中在骶髂部，然后两手同时对称用力斜扳。病人仰卧位。医生站于患侧，一手托住患肢小腿后侧，另一手扶住患侧髋部，做强力髋膝屈曲，至最大限度。然后在屈髋位做快速伸膝和下肢拔伸的动作。

③整复向后错位的方法：病人健侧卧位，健侧下肢伸直，患肢膝部置于90°屈曲位。医生站于身后，一手向前抵住患侧骶髂关节，一手握住患肢踝上部，向后拉至最大限度，然后两手做相反方向推拉。病人俯卧位。医生站于患侧，一手向下压住患侧骶髂部，一手托住患肢膝前部，两手对称用力，使下肢

后伸至最大限度，然后两手同时做相反方向的骤然扳动。在整复时，常可听到关节复位时的弹响声。

④理筋通络，活血祛瘀：病人俯卧位，在患侧骶髂部用按、揉、弹拨等手法理筋，然后在患侧骶髂部用擦法透热，以活血祛瘀。

10.23　乳　痈

乳痈是乳房部急性化脓性疾病，一般发生在产后哺乳期，其中尤以初产后 3～4 周最多见。乳痈发病率占产妇 1%。初起时乳房红肿疼痛，同时伴有发热、恶寒、头痛等全身症状，日久化脓溃烂。乳痈发生在妊娠期者为"内吹"；发生于哺乳期的乳痈称为"外吹"。现代医学称为急性化脓性乳腺炎。

10.23.1　病因病理

（1）乳汁瘀积

外感风热之邪，邪毒壅盛，致使乳络不畅，乳汁积滞；或因乳头破损、畸形和内陷，哺乳时剧痛，影响充分哺乳；亦有因乳汁过多，而婴儿不能吸净。均可导致乳汁瘀滞，乳络不畅，日久败乳蓄积，瘀而化热，酿成乳痈。

（2）肝胃不和

情志内伤，肝气不舒；产后饮食不节，阳旺积热。肝主疏泄，能调节乳汁的分泌，若肝气不舒，胃热蕴滞，肝胃不和，以致经络阻塞，气滞血凝，邪热蕴结而成肿块，热盛肉腐而成脓。

现代医学认为本病多由金黄色葡萄球菌，其次为白色葡萄球菌和大肠杆菌，经破损的乳头侵入，沿淋巴蔓延至乳腺组织；或直接侵入乳管，上行至腺叶内而发病。

10.23.2　临床表现

（1）郁乳期

乳房部肿胀触痛，皮肤微红或不红，肿块或有或无，乳汁排泄不畅。伴有恶寒发热，周身骨节酸痛，胸闷呕吐，口渴，舌苔薄黄，脉浮数。

（2）酿脓期

数日后，肿块逐渐增大，硬结明显，继而皮肤红肿疼痛，发热持续不退，硬块中央逐渐变软，按之有波动感时，是成脓表现。舌红，苔黄，脉弦。

（3）溃脓期

再经数日后，即破溃出稠脓，脓排尽后，一般体温正常，肿痛减轻，逐渐愈合。若乳汁从疮口溢出，则形成乳漏，收口较为缓慢。

10.23.3　治疗方法

乳痈的治疗，根据 3 期的不同情况，施以消散、托里、排脓等 3 法治之，若后期溃不收口者，应施补法治疗。推拿疗法治疗本病时，一般来说在乳痈初期未成脓之前为佳，多以清热解瘀、疏通乳络法治之。

（1）手法

点法、按法、推法、拿法、一指禅推法等。

（2）取穴

①主穴：膻中、期门、肩井、足三里、合谷、少泽、肝俞、胃俞、极泉。

②配穴：若兼表证者，加曲池、风池、大椎；热甚者，加委中、行间；溃后体虚者，加百会、关元、气海等。

（3）具体操作

推拿手法治疗乳痈时，多以局部治疗与整体治疗相结合，尤其着重局部治疗的手法，局部手法运用的好坏，与疗效有着密切关系，现介绍于下。

①整体治疗：患者坐位，医者用一指禅推法或按法，推按患者躯干和四肢各部的穴位，每穴 0.5～1 分钟；用拿法、拨法，拿拨极泉穴和腋前缘的胸大肌肌腱各 3～5 次；再用拿法，拿揉颈项部及风池穴各 1～2 分钟。

②局部治疗：首先应根据妇女哺乳特点，用揉捻法在乳头处施术，约3～5分钟，以乳汁大量分泌为度。此法的目的是促进患者乳汁分泌，使被栓塞处的远端，由于乳汁大量的分泌，造成乳汁对栓子向外排出的压力，有助于推拿手法的成功。若患者服用回奶药，会影响手法治疗的成功率。

顺推法：在上法的基础上，患者坐位，医者用一手托住乳房，另一手用食、中二指并拢，先将健全部位乳汁用顺推法排空，再在患处自栓塞处近乳头部，适中着力，顺推向乳头，推至乳汁通畅、栓塞排出为度。一般需50～100次左右。此法是利用输乳管在每次推后弹起时产生的负压力，促使栓子下移，自乳头排出。以上二手法是推拿治疗本病的主要手法，能恰当配合，对治疗本病是十分有益的。

推拉法：患者坐位，医者双手指在乳头局部进行一推一拉交替施术，状如挤羊奶状。

五指抓法：患者正坐，医者面对患者，单手成掌，掌心对向乳头，五指扇状散开，抓着乳房，松松滑拉向乳头，反复操作5～10分钟，使乳汁通畅为度。

10.23.4　各家治法

（1）《实用按摩推拿大全》（李茂林著）

患者坐位，医者提拿肩井，点按乳根、膻中，揉拿手三阳法，点按曲池。患者仰卧位，施梳胁开胸顺气法，点按期门，提拿足三阳法，点按足三里、行间。

（2）《推拿治疗学》（陈忠良著）

病人仰卧位，先用揉、摩法于患乳周围的乳根、天溪、食窦、屋翳、膺窗等穴，约8分钟。再用摩、揉法在腹部治疗，重点在中脘、天枢、气海约4分钟。病人正坐位，医者先用按揉法在风池穴治疗。再沿颈椎两侧向下到大椎两侧，往返按揉数十次。然后，再用拿法拿风池、肩井及少泽、合谷，约3分钟。再用一指禅推法，先沿背部膀胱经往返治疗，重点在肝俞、脾俞、胃俞，约6分钟，再按揉上穴。治疗本病手法宜轻快柔和，运用手法时宜先从乳痈肿块的周围着手，逐步移向肿块的中央，对未成脓者可配合热敷法。

（3）《推拿疗法与医疗练功》（安徽医学院附属医院运动医学科著）

①术者与患者对坐，以润滑油或滑石粉为介质，两手在乳房肿块的周围轻轻地摩、揉2～3分钟。

②取乳根、中府、合谷穴，强刺激地掐、揉，每穴约1分钟。

③用两手的四指托住乳房，两手的拇指从肿块上方向乳头方向交替地摸、推、揉，使乳汁从乳腺口流出。

④左手托住乳房，右手用拇指、食指、中指挤捏肿块，由上而下直到乳头处。并渐渐增强挤捏的力量，使阻塞的乳腺口疏通，挤出黄色液体或乳汁。

以上手法反复进行，如患者有较重的疼痛感时，可休息一下再进行，也可适当服用一些镇痛剂。

（4）《按摩治疗学》（丛林盛著）

①患者端坐，医者对坐于患侧，用一手托起乳房，另一手拇指、食指及中指轻轻捏住乳头进行揉拉、推进，反复操作，直至乳腺口内有液体流出，使乳腺口通畅后再多指掌面从乳房周围进行揉按，并逐渐向乳头方向靠近，反复数遍。在穴位处要重点按揉，然后再以手的尺侧，由乳房周围向乳头处顺摩数遍，尽量使蓄乳流出为好。

②患者仰卧位，医者站于患侧，用手掌按揉腹部，点按中脘、天枢、期门。

③患者端坐，医者站于患者的背后，用两手拇指分别揉点肺俞、肝俞、胃俞。然后双指重叠按压大椎，捏肩井。

④医者站于患者的患侧，一手捏住腋前的胸大肌向外滑动，当手离开时产生弹响，乳房随之颤动，反复数次，然后揉点曲池、合谷。

10.24　乳腺增生病

乳腺增生病是乳房部一种非炎症性疾病。其特点是乳房有大小不等的肿块，经前肿痛加重，经后减轻。好发于 30～45 岁妇女，为一种较为常见的疾病。本病属中医学"乳癖"等病的范畴。

10.24.1　病因病理

乳腺增生病与肝、肾两经关系密切。若肝气疏泄条达、脾胃升降无碍，则无气聚结核之弊。但肝气郁结、气滞血瘀、肝肾不足，最易造成本病。

（1）肝气郁结

情志不舒，肝失疏泄，气机不畅，以致乳块增生。

（2）气滞血瘀

思虑伤脾，脾失健运，痰湿内蕴，痰凝气滞，肝络失宣，而致乳块增生；郁怒伤肝，肝郁气滞，气滞则血瘀阻，亦致乳块增生。

（3）肝肾不足

平素体虚，产后劳神，失于调养，损及肝肾，肝肾不足，冲任失调，阳虚痰湿内结，而致乳块增生。

西医认为乳腺增生病是由于内分泌紊乱所致。一般都认为是雌性激素过多，孕激素不足，或乳腺组织对雌激素过分敏感所致。但有人指出，绝不只是雌激素、孕酮的多与少的问题，而是卵巢、肾上腺皮质、垂体、甲状腺等多种内分泌腺共同形成的，是复杂而微妙的内分泌平衡被破坏。本病约占全部乳腺疾病的 2/3 以上，特别多见于高龄未婚、未生育、未哺乳、精神抑郁、性功能障碍的妇女。

10.24.2　临床表现

（1）肝气郁结

多为单个，按之如梅李核，边缘清楚，质地韧实，表面光滑，推之能移，皮色如常，兼见性情急躁，胸胁胀痛，舌苔薄，脉弦。

（2）气滞血瘀

多为双侧，大小不等，呈结节状，或片块状，刺痛不移，质稍硬，随月经来潮而症状增减，兼见心烦易怒，失眠梦多，性情急躁，伴有脘腹胀满，腹泻或便秘，乳房胀痛，舌边有瘀斑，苔白、脉弦滑。

（3）肝肾不足

好发于乳内、外侧上方，呈片块状或结节状大小不一的肿块，形态不规则，或圆或扁，或分散或局限于一处，肿块与周围组织分界清楚，推之移动，在月经前3~4天疼痛加重，肿块增大，经后疼痛减轻或消失，肿物变小，有时乳头溢出黄绿色、棕色的血性液体。常伴有月经不调、性功能减退、腰酸膝软、经量少、面色淡或闭经，兼见头晕烦躁、咽干、口苦、五心烦热、舌质淡红、苔薄白，脉弦细或沉细。

（4）临床将肿块分有以下数种类型：

①片块型：其肿块为厚薄不等的片块状，数目不一，呈长圆形或不规则形，立体感差，质地中等或软有韧性，活动、不粘连。边界不清或部分清楚，表面光滑或呈颗粒状。若表面明显不平，软硬不一，称之为结节状片块。

②结节型：呈结节状，形状不规则，立体感强，中等硬度，活动、表面光滑或不平，边界清楚或比较清楚，大小多在0.5~0.3厘米。若直径小于0.5厘米者，称为"沙粒"。

③混合型：同一乳房内有片块、结节、条索、沙粒等两种形态以上的肿块者。

④弥漫型：肿块分布的范围超过3个象限以上，或分散于整个乳房内，称为弥漫型。若肿块分布广泛，形态多样则称为混合弥漫型。临床上以片块型多见，结节型较少，而且肿块在治疗后也较难以消失。

10.24.3　治疗方法

（1）手法

按法、揉法、擦法、振法、拿法、捏法等。

（2）取穴

①主穴：膈俞、肝俞、肾俞、天宗、肩井、膻中、屋翳、三阴交、曲池、合谷。

②配穴：肝气郁滞者加擦两胁；肝热者加点太冲；气滞血瘀者重按膈俞、血海、阴陵泉；兼脾胃不和加脾俞，揉中脘、摩腹、足三里；肝肾不足者加捏脊、擦膀胱经两侧膈俞至肾俞，擦八髎。

（3）具体操作

①患者俯卧位，医者站在一侧，首先用"三捏三提法"捏脊，再按揉背部俞穴，每穴约 0.5～1 分钟，继拿肩井穴 3～5 次。根据辨证施擦法于腰背部和骶部，以透热为度。在骶部亦可用拳背击 20 次。

②患者仰卧位，医者站在患者右侧，按揉躯干和四肢穴位，每穴 0.5～1 分钟。施拿法拿胸大肌肌腱 5～10 次，再用擦法擦胸及两胁，以舒适为度。最后以神阙穴为中心用掌振法，振腹 5～10 分钟。

10.24.4　各家治法

（1）《脏腑经络按摩》（董好魁著）

①腹部按摩常规手法，顺序按摩 10～15 分钟。然后重点治疗建里、左右梁门、阴交、淋巴系穴区（脐左下角 5 分处）等。体虚者用补法；体实者，局部疼痛明显者用泻法。再按摩以上各穴共 1～3 分钟。舒筋活络法，以横搓背部和上下肢 10～15 分钟。然后重点治疗背部的肩井、肺俞、膏肓等穴区；上肢重点施治手厥阴经和手阳明经；下肢重点施治足太阳经和足厥阴经，反复横搓，约 5～10 分钟。

②腰背部推按常规手法，以直推和分推为主，约 3～5 分

钟，然后重点治疗天突穴区，揉、按、搓约 1~2 分钟。局部治疗搓肋间 1~2 分钟，揉腋窝 1~2 分钟，揉膻中 1~2 分钟，按点半分钟，推揉期门穴区 1~3 分钟。

（2）《实用按摩推拿大全》（李茂林著）

患者仰卧位，医者施用梳胁开胸顺气法，点按乳根、章门，用双爪拿翅法爪拿肩腋后缘。

（3）《按摩治疗学》（丛林盛著）

患者仰卧法，医者站其旁，用手掌或食、中、无名指并拢沿胸骨自上而下做揉法数次，并用手掌沿胸骨向双肩部做分推法 3~5 次。用拇指点压中府、膻中、中脘各 1 分钟，乳房肿块处不宜施用手法。医者自患者腕部向肘部方向做掌推法 3~5 次，并用掌根按压腕横纹至肘横纹 3~5 次。同时用拇指点按曲池、内关。医者用拇指揉按小腿内侧胫骨后缘（足三阴经一带），重点按压阴陵泉、蠡沟、太冲。患者俯卧位，医者站其旁，用手掌自上背部至腰部做掌推法 3~5 次，然后用拇指按压天宗、肩井、厥阴俞、膏肓、肝俞等穴各 1 分钟。

10.25　声门闭合不全

声带之间的裂隙叫声门裂，若裂隙超过 1 毫米，称为声门闭合不全。目前病名尚不统一，有"发声无力症""喉肌无力症""发声疲劳症"之称。中医称为"失音"或"喉喑"。

本症属常见病，多发病，尤以教师、演员等长期从事"说话"工作的人较为多见。推拿疗法有较好疗效。

10.25.1　病因病理

失音的病因有外感、内伤之分，一般暴喑多因风、寒、热；失喑多因气阴耗伤所致，与肺、肾两脏有密切关系。

（1）外感

风寒袭肺或风热犯肺，使气道受遏，肺气壅塞，以致肺实不鸣。

（2）内伤

久唱、久咳，致气阴两伤，或肺肾阴亏，喉失濡养，而致肺虚不鸣。

现代医学认为许多因素能引起声门闭合不全，现归纳如下：

（1）声乐或戏剧演员，因演唱方法不得当或用力过度，造成韧带的局限性轻微损伤，使声韧带产生一种保护性的抑制，造成声门闭合不全。

（2）咽喉部的各种急慢性炎症，使咽喉部黏膜充血、肿胀、渗出，影响到深层的喉肌，使喉肌收缩功能发生障碍，造成声门闭合不全。

（3）环杓关节炎引起的自我保护性关节诱锁现象，使杓状软骨的活动受限，影响到声带的紧张度而致声门闭合不全。

（4）各种手术、外伤等影响或损害了与声门闭合有关的神经、韧带，导致声门闭合不全。

（5）颅内病变侵害了支配语言运动的中枢神经，导致失音。

（6）颈椎 2~3 之间后关节错位，也可导致发生本病。

10.25.2　临床表现

（1）暴喑

可伴有轻度的外感症状。

①轻度：发高音费力，发声不持久，同时伴有咽喉部灼热或轻度喉痛，或喉部干燥及异物感。

②重度：发音不扬，出现破音，甚至声音嘶哑，伴有喉痛、痰黏感。喉镜检查显示喉部有炎性反应。

（2）失音

咽喉部干燥，或见干咳，声音嘶哑，或完全听不到声音，或仅在旁人将耳朵贴在患者口唇时才能听到轻微的语音（即耳语）。间接喉镜检查，声门可呈不同程度的闭合不全。甚至出现单侧声带不震动。若为外感造成的声门闭合不全者，可见到急慢性喉炎改变。

10.25.3　治疗方法

推拿治疗本病时，仅对功能性病变者有满意的疗效，而对因颅内病变等所引起本病，有器质性病变者，则收效甚微。

本疗法还能治疗慢性喉炎、单侧喉神经麻痹症，且效果满意。亦可用于外伤性单侧喉神经麻痹症的治疗。

（1）手法

拿推法（拿法和一指推禅法结合的复合手法）、按法、揉法等。

（2）取穴：夹喉穴（喉结旁开1.5寸，自上而下的两条线）、膻中、天突、风池、曲池、合谷。

（3）具体操作

①拿推法：患者正坐，医者在患者对面，以一手拇指与其余四指相对，拿持夹喉穴上，采用一指禅推法的摆动形式，称之为拿推法。轻柔和缓地拿推夹喉穴10～15分钟。

②患者仍坐位，医者用一指禅推法或按揉法于其他穴位上施术，每穴1分钟。

③若兼风寒表证者，重点加揉风池、曲池、合谷各2分钟。

10.25.4　各家治法

（1）《中医推拿学》（俞大方著）

病人仰卧位，使其颈部略后伸。医生先于病人咽喉部三条侧线施用一指禅推法或拿法，往返数次，也可配合揉法。然后揉人迎、水突及敏感压痛点，时间约10分钟。手法要求轻快柔和，不可粗暴用力。病人取坐位，头稍前倾。医生用一指禅推法双手推风池约2分钟。再单手用一指禅推法治疗哑门、风府各1～2分钟。然后拿风池及项部颈椎两侧，往返4～5遍。最后揉两侧胸锁乳突肌约4分钟。

（2）《推拿治疗学》（陈忠良著）

①暴喑的操作要求：患者坐位势，医生先用一指禅推法施

于风池、大椎、大杼、风门、肺俞，约5分钟。继以一指禅推中府、云门、膻中约3~5分钟。再推人迎、洪音（一曰：别名旁廉泉，在颈前，甲状软骨切迹上凹陷廉泉穴两侧旁开0.5寸处。二曰在旁廉泉穴下1寸）、增音（喉结与下颌角连线中点）、强音（喉结旁开2寸，人迎穴后上方）约5分钟。再按揉风府、曲池、肺俞；最后拿肩井、合谷结束。

②久喑的操作要求：患者俯卧位。医生先用一指禅推法推肾俞、气海俞、关元俞，再擦至温热；接着患者改仰卧位。以一指禅推法施于气海、关元。共约15分钟。患者改坐位，仍以一指禅推法推人迎、洪音、增音、强音穴约10分钟，同时配合按揉。

③颈喉推拿拨动术：患者坐位势，医生用双手在病人的喉结部位有节奏地推拿，通过颈喉部的拨动，活动病人失灵的环甲关节，使声门达到较好的闭合状态，而恢复发声。

10.26　慢性鼻炎

慢性鼻炎是指鼻腔黏膜下层的慢性炎症伴有不同程度的机能障碍而言。包括慢性单纯性鼻炎、慢性肥厚性鼻炎、慢性干燥性鼻炎和萎缩性鼻炎等数种。慢性单纯性鼻炎相当于"鼻窒"症；慢性肥厚性鼻炎相当于"鼻渊"症；慢性干燥性鼻炎与"鼻干燥"相似；萎缩性鼻炎又称"臭鼻症"。总之，"鼻窒""鼻渊""鼻干燥""臭鼻症"类似慢性鼻炎。推拿手法对慢性单纯性鼻炎、慢性肥厚性鼻炎、慢性干燥性鼻炎的治疗有一定疗效。

10.26.1　病因病理

（1）肺气虚寒

肺气虚，易为外邪侵袭；夹寒、夹热、夹燥，邪客于肺或久病不愈，耗伤肺气。致肺之肃降功能失调，津液不得清化，停聚于鼻内而发本病。

（2）脾气虚弱

脾虚运化失调，湿浊内聚，久瘀化热，内热上炎，兼以邪毒滞留不散，困于鼻内，侵蚀肌膜而发本病。

现代医学认为与神经功能失调、维生素 A 缺乏、局部解剖畸形及环境理化因素污染有密切关系。

10.26.2　临床表现

鼻部表现：常见鼻涕多为白色黏脓或黄绿色脓涕，鼻塞或重或轻，呈间歇性鼻塞，嗅觉丧失或减退。一般头痛不明显，或有头胀头重不适等感觉。鼻窦区一般无压痛。鼻黏膜淡红或充血，鼻甲肥大，或见息肉。X 线检查及上颌窦冲洗可协助诊断。

（1）肺气虚弱

鼻塞，多白黏涕，嗅觉减退，稍遇风寒等刺激则症状加重，伴有疲怠、短气、头晕，或有咳嗽，舌质淡，苔薄白，脉缓。瘀久化热者可见鼻痒、鼻干。

（2）脾气虚弱

鼻塞，多黏脓性涕，嗅觉减退，伴有少气乏力，食少腹胀，面色白，便溏，舌质淡，苔薄白，脉缓弱。若以湿热为重，则见鼻涕增多而黄稠，或有臭味，小便黄，舌苔黄腻，脉滑数。

临床时，尚需借鉴现代医学慢性鼻炎的几种类型：

（1）慢性单纯性鼻炎：间歇性鼻塞为主症，遇有轻微鼻腔刺激或精神紧张而加重。说话呈鼻音，用口呼吸，鼻涕较多，黏稠，有感染时呈脓性。常伴有头痛、失眠、注意力不集中、易疲倦等症状。鼻腔检查：鼻黏膜肿胀，中度充血，有黏稠分泌物，尤以下鼻甲明显。

（2）慢性肥厚性鼻炎：持续性鼻塞较重，鼻涕不多，呈黏液性或脓性，有不同程度的头痛、头晕和嗅觉减退。鼻腔检查：下鼻甲肥大。

（3）慢性干燥性鼻炎：鼻内发干、发痒，或者灼热感。诱使挖鼻发生鼻衄。鼻腔检查：下、中鼻甲前端的黏膜表面干燥发亮，有小片薄痂附着，去之常出血。

（4）萎缩性鼻炎：鼻腔宽大，大片干痂瘀积产生鼻塞，鼻腔干燥，伴有鼻臭，嗅觉明显减退。常伴有较剧烈的头痛。鼻腔检查：鼻黏膜干燥，鼻甲腔缩小，尤以下鼻甲为甚，鼻腔宽大，有大片脓痂覆盖于糜烂的黏膜上。

10.26.3　治疗方法

（1）手法

一指禅推法、按法、揉法、拿法、擦法等。

（2）取穴

风池、肩井、大椎、肺俞、迎香、曲池、合谷、太阳、鼻骨（上迎香）。

（3）具体操作

①患者坐位，医者站其后，用一指禅推法或拿法，推拿后颈项部 3~5 遍。用按揉法拿揉风池、肩井、肺俞、大椎，每穴 1~2 分钟。病人坐势不变，医者面对患者，用食、中二指指腹按住鼻骨，并上下做揉擦（揉擦动作发生在皮肤下），约 40~50 次。再按揉太阳、迎香、曲池、合谷，每穴 0.5~1 分钟。若兼有肝胃热象者加点太冲、内庭；兼表证者，加开天门、推坎宫。若肺脾气虚者，加直擦肺俞至脾俞穴区，透热为度。

②自我保健：每天早晨和睡卧前，洗漱后，自行用食、中指指腹擦鼻骨 3~5 分钟，每次以自觉酸楚为度。长期坚持，能治疗慢性鼻炎。

10.26.4　各家治法

（1）《推拿治疗学》（陈忠良著）

患者取正坐位（或仰卧位），先用一指禅推法沿百会、上星、神庭往返治疗 3~5 遍，继沿百会、通天、头维往返 3~5 遍，再沿百会、印堂、攒竹、太阳、迎香、禾髎往返治疗 3 遍，然后重点按揉百会、通天、印堂、太阳、迎香、攒竹、风府、曲池约 3 ~ 5 分钟，最后拿风池、合谷、肩井，可配合擦法、擦热迎香、风门、肺俞。

（2）《中医推拿学》（俞大方著）

病人坐位，先用一指禅推法沿颈椎棘突两侧往返操作 2 ~ 3 分钟。再用一指禅推或按揉风池、风府，以胀为度。然后从风池起沿颈椎两侧用拿法治疗，自上而下 3 ~ 4 遍，改为拿两侧肩井。再按揉大椎、肺俞、风门各 1 分钟。横擦两肩与大椎线以透热为度。病人坐位，从印堂开始沿鼻梁两边到迎香，用一指禅推法上下往复治疗，约 5 分钟，重点在迎香穴。再用抹法从印堂到两侧太阳，及从印堂至两侧迎香，往返抹动 5 ~ 6 次，同时配合按揉迎香和太阳。然后用小鱼际擦法沿鼻梁两侧治疗，以温热为度。病人上势，医生先按揉中府，以酸胀为度，再拿上肢，从肩到腕往返 3 ~ 4 次，同时配合按揉曲池及拿合谷。最后搓上肢结束治疗。

（3）《简易推拿疗法》（赵正山著）

感冒、中暑、高温作业等原因鼻塞者，按鼻翼、掐迎香。飞尘入鼻，除鼻道清洁外，加揉鼻准、推眉心、前额、项后。

10.27　手术后粘连性肠梗阻

手术后粘连性肠梗阻为腹腔手术后的继发症之一，属中医"肠结"的范畴。

肠粘连常见于腹腔、盆腔手术后，多在术后两年内出现症状，其症状相对较轻。若粘连较广泛则可出现粘连性肠梗阻。推拿疗法有一定的临床效果。

10.27.1　病因病理

肠为"传化之府"，以通降为顺，滞塞为逆。若因术后粘连，使其通降功能失常，致气血瘀结而发病。

现代医学认为手术中止血不善，腹膜面缺损过多，肠浆膜因暴露过久或操作不慎而被损伤，手术套所附滑石粉未冲洗净而带入腹腔等，加之患者又是瘢痕体质，都是促成粘连形成的因素。但粘连的存在，并不等于必然会发生肠梗阻，而肠梗阻的发生有赖于许多诱发因素的存在，如受寒冷刺激、粘连部位近端的肠内容物骤然增多、过敏性肠黏膜水肿、强烈的肠蠕动及体位突然改变等。由于粘连的性质（广泛性粘连、点状粘连和索带状粘连）和诱因的不同，所造成的"手术后粘连性肠梗阻"情况也不同，一般可分为单纯性和绞窄性两类。若肠壁血运正常，仅肠腔内容物不能通过者称为单纯性肠梗阻；如果于梗阻的同时，肠壁血运发生障碍，肠壁缺血者称为绞窄性肠梗阻。临床上也有少数患者，因轻度粘连而造成慢性部分性肠梗阻。

10.27.2　临床表现

（1）手术后粘连性肠梗阻，可能在手术后任何时期发生，大多数在术后两年内出现症状，也有在手术后近期（术后 7 ~ 10 天）发病的。

（2）单纯性肠梗阻，多表现为阵发性腹痛，并反复呕吐（吐出物为黄绿色液体，甚至粪汁），腹胀，无便意，无排气，有肠型及尖锐肠鸣音和脱水等，而少见中毒症状。

（3）绞窄性肠梗阻，除有单纯性肠梗阻症状外，并有中毒症状，如精神不好、嗜睡、体温增高、脉搏增快，甚至出现中毒性休克。

（4）少数患者轻度粘连而造成的慢性部分性肠梗阻，则表现为屡发腹痛，有时出现腹胀与肠型，但仍能进食和排便，并无呕吐。

10.27.3　治疗方法

手术后绞窄性肠梗阻，应予以及时外科手术治疗。而单纯性与慢性部分性肠梗阻，可采取保守疗法，配合推拿治疗。推拿疗法有利于粘连的吸收，并促进胃肠蠕动和排空，起到缓解或解除梗阻的作用。

（1）手法

一指禅推法、按法、揉法、摩法、振法、颠扑法等。

（2）取穴

脾俞、胃俞、大肠俞、小肠俞、中脘、气海、天枢、足三里、合谷、下巨墟、腹结。

（3）具体操作

①患者侧卧位或俯卧位，医者先用一指禅推法或按揉法，施术于背部两侧脾俞、胃俞、大肠俞、小肠俞，每穴约1分钟，以酸胀得气为度。

②患者仰卧位，医者在患者右侧，先在腹部用掌摩法摩腹3～5分钟，手法宜轻快柔和，切忌暴力按压。在操作过程中，患者往往有排气、腹胀渐减的现象。再用按揉法在腹部天枢、气海、中脘及合谷、足三里、下巨墟施术，每穴0.5～1分钟。

③若患者腹痛、腹胀甚者，先按揉合谷、下巨墟穴，即可缓解症状；情况允许时，再进行侧卧位和仰卧位手法治疗。

④颠扑法：患者仰卧位，医者双腿跨越站在患者两侧，双手交叉拢于患者腰部，向上提之，使患者腰部离开床面20厘米许，再进行上下反复颠扑运动。如此操作，可以使肠梗阻解除。

以上保守疗法的运用，必须有一定的外科条件，一旦保守疗法不能使肠梗阻解除时，应及时采取外科手术治疗。

10.27.4　各家治法

（1）《中医推拿学》（俞大方著）

病人侧卧位，医生在病人背侧。先在背部两侧脾俞、胃俞、大肠俞、小肠俞等穴用拇指按揉，酸胀得气后，在各穴持续按揉半分钟。然后在小肠俞、大肠俞用轻柔而缓和的一指禅推法治疗约6分钟。病人仰卧位，医生于腹部环脐用掌摩法治疗，摩法操作及在环脐移动时均要顺时针方向，时间约4分钟。然后按原操作方向，在腹部用摩法约4分钟。再用掌根揉中脘、神阙、气海，每穴1分钟。手法操作要求轻快柔和，切忌重力按压。最后用拇指轻缓按揉腹部的天枢、气海穴及两侧足三里。若腹痛较剧者，加点揉腰背部的压痛点，刺激要持续2~3分钟，待腹痛缓解后再治疗腹部，加用掌振神阙部，横擦下背及腰部，然后直擦腰及骶部督脉，以透热为度。若呕吐较剧者加按揉风府到大椎，自上而下约5分钟，横擦左侧背部，掌摩腹部，重点在下脘及神阙。若腹胀较剧者，掌摩及掌根揉神阙为重点，加按揉八髎穴，以酸胀得气为度，每穴约半分钟，续施横擦腰骶部，以透热为度。

（2）《齐鲁推拿医术》（孙承南著）

肠粘连为气血虚弱者推腹摩运法，拿腹提抖法，揉腹叩振法，分肋推抹法，膊运中腹、下腹部，推背捏拿法，捏脊法，拨络叩挠法，肘运环跳穴，拿腘窝。肠粘连为气滞血瘀者用开胸点振法，分肋推抹法，推腹摩运法，按腹压揉法，拿腹提抖法，腹叩振法，肘运环跳穴，担脊法，拨络叩挠腰背法，压脊揉运法，推背捏拿法。配点委中、承山，掐足三里、内庭、大敦、行间。

10.28 三叉神经痛

三叉神经痛，是三叉神经分支范围内反复出现阵发性短暂剧烈疼痛，无感觉缺失等神经功能障碍，病理检查亦无异常的一种病症，多发于40岁以上的人，女性较多见。

中医文献《灵枢·经脉》有"颌痛""颊痛""目外眦痛"记载，《素问·缪刺论》有"齿唇寒痛"类似本病的描述。由于疼痛的部位多着重于面部，故中医称为"面痛"。近些年来，虽对本病治疗方法有了新的进展，疗效也有所提高，但仍非十分满意，至今尚无特效治法。推拿疗法对本病有一定的疗效。

10.28.1 病因病理

三叉神经痛（面痛）发病的病因与外感和内伤有关。

（1）外感

风寒或风热等外邪侵袭手足三阳之络，闭阻经络，气血阻滞，不通则痛。风邪善行而数变，故疼痛乍发乍止。

（2）内伤

情志郁结，肝失调达，郁而化火，上犯头面而作疼痛；面痛日久，多年不愈，致气血亏损，病邪入血入络，瘀滞而作疼痛。

现代医学对本病病因尚不了解。对三叉神经痛分为原发性和继发性两种。原发性一般与受寒、病毒、细菌的牙齿感染以及与某些传染病有关，但至今尚无统一认识。继发性常与眼、鼻、牙齿、血管畸形、动脉瘤、蛛网膜炎等疾病以及肿瘤压迫有关。

10.28.2　临床表现

三叉神经痛临床表现多局限于三叉神经分布区，不向他处扩散。通常多发于一侧的 2 支与 3 支，单发于第 1 支者则少见。

本病常因触及面部某一点而突然发作，致使患者不敢洗脸、嗽口和进食。疼痛呈阵发性闪电样剧痛，其痛如刀割、针刺、火灼，可伴有病侧颊部肌肉抽搐、流泪、流涕及流涎等现象。发作时间短暂，数秒钟或数分钟后即行缓解。间歇期间可无症状。

（1）风寒夹痰，阻滞经络

疼痛为阵发性抽掣样痛，面部虚浮，面色苍白，遇冷加重，得热则舒。舌淡苔白，脉紧或滑。

（2）风热夹痰，阻滞经络

疼痛阵作，疼痛为烧灼感或刀割样剧痛，痛时面潮红，目赤，遇热痛增，得寒则减。伴有口干，溺赤，舌红苔黄，脉滑数。

（3）肝郁化火，火气上逆

疼痛乍发乍止，亦为灼热、刀割样剧痛，面红目赤，常伴有心烦易怒，胸胁胀闷，口苦咽干，舌红苔黄，脉弦滑数。

（4）气虚血瘀，病邪入络

疼痛反复发作，经年不愈，时作抽掣，或锥刺难忍。面色不华且晦滞，局部甲错，脱发，畏风，少气懒言，语声低微。舌淡苔白或有瘀点，脉细弱。

10.28.3　治疗方法

（1）手法

一指禅推法、按法、揉法、抹法、擦法、弹拨法、刮法等。

（2）取穴

①主穴：第1支：攒竹、阳白、鱼腰、太阳。第2支：四白、颧髎、太阳。第3支：颊车、下关、承浆。

②配穴：风寒者，加风池、合谷、百会、头维、足三里、丰隆，多以一指禅推法；风热者，除上穴多用按法外，再加按曲池、内庭穴，并刮尺泽、点按少泽。肝火者，加按揉太冲、外关、足临泣、肩井、风池，弹拨极泉。气虚病邪入络者，加膈俞、肝俞、百会、足三里、三阴交、合谷。

（3）具体操作

①患者仰卧位，医者在患者一侧，用一指禅推法或抹法，在三叉神经3个支配区施以轻柔的抹或推，约5～10分钟。再根据辨证选穴，在头面、四肢前侧穴位上施以按揉法或刮法。刮法以使局部皮肤潮红，或出现瘀紫为度，按揉每穴约0.5～1分钟为宜。

②患者俯卧位，医者在患者一侧，用一指禅推法或按揉法，推按患者背部俞穴，每穴约0.5～1分钟。或施拿法，拿风池至翳风穴，拿肩井各约5～10遍。弹拨患者腋窝极泉穴3～5次。若气虚者，可再加用擦法，擦膈俞至肾俞两侧膀胱经，以透热为度。

10.28.4　各家治法

（1）《按摩治疗学》（丛林盛著）

①患者仰卧位，医者站于患者头顶侧，用一手拇指，在患

侧面部做揉法数次，然后用拇指在颞部、下颏部、耳后部做摩法数次。

②用拇指按压率谷、太阳、下关、颊车、合谷、后溪。

③患者坐位，医者站其后，用拇指按揉患侧的颈部，痛点部位重点施术。然后，用拇指按风池、肝俞，捏肩井，点阳陵泉。

（2）《实用按摩推拿大全》（李茂林著）

①风寒外袭：患者坐位，医者施用揉拿手三阳法，点按列缺、合谷、患侧外关；患者仰卧位，施用提拿足三阳法，点按丰隆、足临泣。

②风邪化热：患者坐位，医者施用揉捏项肌，点按大椎，掐点人中，揉拿手三阳法，点按合谷、列缺。

③肝气郁结：患者坐位，医者施用揉拿手三阴法，点按内关；患者仰卧位，点章门，提拿足三阳法，点按上巨墟、中都。

④气郁化火：患者仰卧位，提拿足三阳法，提拿足三阴法，点按丘墟、蠡沟、阳陵泉。

⑤惊恐动火：患者坐位，医者施用提拿手三阴法，点按神门，提拿足三阳法，点按阳陵泉。

⑥阴虚火旺：患者坐位，医者施用揉拿手三阴法，点按神门、合谷；患者仰卧位，施用提拿足三阳法，点按太冲、三阴交。

⑦阴虚阳亢：患者坐位，医者施用揉拿手三阳法，点按合谷、列缺。患者仰卧位，施用提拿足三阴法，点按太冲、照海。

⑧燥胜伤阴：患者坐位，医者施用揉拿手三阳法，点按支沟；患者仰卧位，施用提拿足三阴法，点按照海、上巨墟、三阴交。

10.29　耳鸣、耳聋

耳鸣、耳聋，是指听觉异常的两种症状，可因多种疾病引起。耳鸣是指听觉器官并未受到外界声响刺激，而自觉耳内鸣响，有如蝉声或潮声等。耳聋是指不同程度的听觉减退，甚至消失。两者临床症状虽有不同，但病因病理颇为相似，故一起介绍，称为耳鸣耳聋。

10.29.1　病因病理

本病证的发生，可分内因和外因两类。

（1）内因

①情志失调：恼怒、惊恐，肝失疏泄，郁而化火，肝胆风火上逆，以致少阳经气闭阻，则清窍被蒙而发病。

②肾气不足：久病、纵欲，致精血衰少，耗伤肾精。耳为肾之外窍，内通于脑，肾精耗损，髓海空虚，精气不能上达于耳而成耳聋。

③脾胃虚弱：劳累过度或病后脾胃虚弱，气血生化之源不足，经脉空虚，不能上奉于耳；脾虚清阳不振，清气不升，导致本病。脾胃湿热，瘀久化火，病人平素嗜酒，聚成痰热，痰火上升，壅塞清窍，以致耳鸣，甚则气闭成聋。

（2）外因

每为风邪侵袭，风热之邪，郁遏不泄，循经上扰，壅闭清道，引起耳聋。有突闻巨声和暴震等外伤或颈椎挥鞭性损伤，引起颈椎小关节紊乱均可引起耳聋。

现代医学将耳鸣大致分为颤动性耳鸣和非颤动性耳鸣两类。前者是有真正的颤动声源存在的耳鸣；而后者是由耳蜗神经受到病理刺激所引起，并非颤动声源所致。引起的原因很多，有外耳道耵聍或异物阻塞、中耳急慢性炎症、内耳迷路损伤、药物中毒、听神经瘤、听神经炎以及全身其他系统疾病如贫血、高血压、神经衰弱等。

耳聋则分为传导性耳聋与感应性耳聋两类。前者是由于各种耳病所引起的；后者是由听觉感应器病变所引起，引起的原因有内耳疾病、畸形，以及迷路炎症、药物中毒、损伤、肿瘤、动脉硬化等。

10.29.2　临床表现

耳鸣的表现为经常的或间歇性的，自觉耳内鸣响，声调多种，鸣响短暂或间歇出现，持续不息。耳鸣对听力多有影响，但由神经衰弱及其他疾病引起的耳鸣常不影响听力。耳聋表现为听力减退或完全丧失。根据临床伴随症状，可有以下辨证：

（1）风火上扰

突然耳鸣，耳聋，头痛眩晕，口苦咽干，面赤，心烦易怒，怒则耳鸣耳聋更甚，或夜寐不安，胸胁胀满，大便秘结，小溲短赤，舌红苔黄，脉弦数。

（2）痰浊阻滞

双耳鸣响如蝉噪，有时闭塞如聋。胸脘痞闷，痰多口黏，二便不爽，苔腻或薄黄，脉滑数。

（3）精血亏虚

耳鸣耳聋经久不愈，伴有头晕目眩，腰酸膝软，遗精滑泄，肢软腰冷，面色少华，四肢乏力，纳食不多，大便溏，舌红苔薄白，脉细弱。

10.29.3　治疗方法

（1）手法

一指禅推法、按法、揉法、拿法、振法、扳法等。

（2）取穴

①主穴：听会、翳风、中渚、侠溪。

②配穴：若风火上扰者，加风池、行间，推角孙，推率谷，兼表证者，在上穴基础上加合谷、外关。若痰浊阻滞者，加外关、丰隆、内庭、脾俞、三焦俞、中脘。若精血不足者，加捏脊，按揉或擦肝俞、肾俞、命门、脾俞、胃俞，按揉关

元、三阴交、足三里、百会、太溪。

（3）具体操作

①患者仰卧位，医者在患者头侧，用一指禅推法或按揉法推揉听会、翳风，每穴约1~2分钟，或用指振法振以上二穴。根据辨证或推角孙、率谷，或医者在患者右侧，用一指禅推法或按揉法，在肢体与躯干前侧穴位上施术，每穴约0.5~1分钟；或摩腹3~5分钟。

②患者俯卧位，医者在一侧，用三捏三提法捏脊；或用一指禅推法或用按揉法推按躯干和四肢背侧穴位，每穴约0.5~1分钟，或用擦法从肝俞至肾俞脊柱两旁的膀胱经施术，以透热为度，或用拿法拿风池和后颈项部1~3分钟，或按揉或掌振百会穴1~3分钟。

③若因颈部外伤造成颈椎小关节半脱位而引起耳鸣耳聋者，治疗时，除推揉主穴外，尚需手法整复颈椎小关节半脱位。可采取患者仰卧位，头需探出床边，医者坐于患者头侧，一手托住患者后枕部，一手扶住下颌骨。用一助手与医者面对站立，双手拉住患者双肩，与医者做相对牵引。在维持牵引的情况下，医者向左、右转动患者头颈至不能转动时，稍加一有控制的扳动，扳动时在颈部可听到复位的响声（无音亦可，不可为追求响声而任意粗暴地加大转动的角度）。继之，让患者坐起，医者用拿法在患者后颈部舒其筋，以结束手法。

10.29.4　各家治法

（1）《实用按摩推拿大全》（李茂林著）

①肝胆火盛：患者坐位，医者以双手拇指点按肝俞、胆俞，揉拿手三阳法，点按合谷，施三指推法（以拇、食、中三指略分开屈曲，指腹着力于施治部位，抓而拿推或双手相对同时抓而拿推，推而移之，以被施治部位有微热轻松为宜，此法主要用于头部），点按风池、翳风、率谷，施用双指开宫法（以双手食指端置于患者左右听宫穴，同时相对点按，形成双指打开宫门之势，称为此法）以通开耳窍。患者仰卧位，施

用提拿足三阴法，点按阳陵泉、行间、三阳交、太溪。

②痰火郁结：患者坐位，医者以双手拇指点按大肠俞、肺俞、三焦俞、胆俞，施用搓运夹脊法（以掌根揉搓脊柱两侧）。患者仰卧，施用晨笼解罩法，点按膻中，提拿足三阴法，点按侠溪、阳陵泉、丰隆、三阴交穴。

③肾精亏虚：患者坐位，医者以双手拇指点按肾俞、脾俞，施用双指开宫法。患者仰卧位，施用运运颤颤法，点按关元，提拿足三阴法，点按太溪。

（2）《齐鲁推拿医术》（孙承南著）

①肾阴亏虚：摩挲益脑法、压脊揉运法、壮腰滚擦法、推腹摩运法，配擦耳门、听宫、听会，推耳轮，掐翳风，推耳后高骨，揉大迎、三阴交，擦涌泉。

②肝胆火盛：摩挲益脑法、捏拿风池，推背捏拿法，分肋推抹法，配揉耳轮，擦耳门、听宫、听会，掐揉大敦、行间，肘运环跳，掐阳陵泉，下肢三阳经。

（3）痰火上逆：开胸点振法，分肋推抹法，按腹压揉法，摩挲益脑法，配擦耳门、听宫、听会，推耳轮、鸣天鼓，掐翳风、丰隆、窍阴，推涌泉。

10.30　颞颌关节功能紊乱症

颞颌关节功能紊乱症是口腔科常见疾病，俗称"下颌关节弹响"，好发于 20 ~ 40 岁的青壮年人。常发生在一侧，亦可累及双侧。

10.30.1　病因病理

本病发病原因比较复杂，目前尚不明确，可能与以下因素有关。

（1）关节周围肌肉过度兴奋和抑制是发生本病的内在因素。如翼外肌功能过度兴奋，可导致颞颌关节半脱位而出现弹响。

（2）牙咬合关系紊乱，可反射性引起颞颌关节周围肌群的痉挛，而发生本病。

（3）关节先天性畸形，造成开口活动的不协调状态，而发生本病。

（4）创伤和寒冷刺激是发生本病的外在因素。如外力打击、啃咬硬物、好用一侧咀嚼，或开口过大，造成关节扭伤；长期夜间磨牙造成的关节创伤；寒冷刺激引起的肌肉痉挛，均可诱发本病。

10.30.2　临床表现

颞颌关节弹响、疼痛和开口运动异常，是本病的主要症状。

（1）弹响

可发生于病人开口初期和闭口末期；有的发生在开口末期和闭口初期。弹响的同时，可伴有不适感或疼痛。若有关节软骨面及骨质破坏者，在开闭口时，关节局部出现连续性的似揉玻璃纸样的声音。

（2）疼痛

有的疼痛不明显，或仅有疼痛；有的在张口、咀嚼或做下颌前伸、侧方运动时，可发生疼痛。疼痛和压痛部位可因人而异，有的在乙状切迹和上颌结节后方，有的在颞颌关节后区或关节结节处，以及髁状突前斜面。部分病人可伴有闭口肌群痉挛。

（3）开口运动异常

有因疼痛而开口受限者，也有因韧带、关节囊松弛或翼外肌功能亢进而开口过大，或颞颌关节出现半脱位者，以及因咀嚼肌群痉挛而出现牙关紧闭者。部分病人有开口型侧偏现象。

X线摄片检查，可除外骨折、脱位、增生、骨性关节炎、骨病及关节畸形。

10.30.3　治疗方法

用舒筋通络、理筋整复手法治疗本病，除关节先天性畸形和创伤形成骨性关节炎者，一般均有较好的疗效。

（1）手法

一指禅推法、揉法、按法、摇法等。

（2）取穴

上关、下关、翳风、颊车、合谷。

（3）具体操作

①患者正坐，医者先用一指禅推法或按揉法，在面部治疗，以舒松关节周围的咀嚼肌群，再用轻快的一指禅推法在颊车、下关、上关等穴位施术约 1~5 分钟。然后按揉翳风、颊车、下关、上关、合谷，每穴约 1~2 分钟。以达到舒筋活血，解痉止痛的目的。

②理筋整复法：患者正坐，医者面对患者，双手拇指分别按放于颊车穴上，两手余下四指扣托两侧下颌骨的下缘。双拇指按揉颊车穴，同时轻微地活动下颌骨，以理其筋。若咬合关系异常，伴有一侧颞颌关节半脱位，患侧常可触到轻微的弹跳感，并表现下颌骨向健侧偏斜时，使用复位手法如下：病人正坐，医者站其身后，一手掌大鱼际按在患侧颞颌关节髁状突处，另一手掌按在健侧下颌部，令患者做张口和闭口运动。在患者闭口时，医者两手相对归挤用力，即可将向健侧偏歪的下颌矫正过来，恢复正常的咬合关系。另外，若半脱位较重者，上法不能复位时，可用下法整复。（以右侧为例）患者正坐，医者面对患者，右手食、中二指（包有消毒布）伸入口腔内，向下扣住下门齿及下颌骨。左手拇指压在髁状突部，其余四指夹住患侧下颌骨。用一助手在患者背后，以双手固定住患者后头部。医者右手带住下颌骨在稍拔的情况下，做摇法数次，以使两侧颞颌关节松动。同时，医者左手拇指，在患侧髁状突部做揉捻动作。摇揉数次之后，右手食、中指向下方用力，令患者张大其口，继之闭口。在让患者闭口同时，医者右手迅速撤出食、中二指，改掌托其下颌，并向上端提之。此时左手拇指将患侧髁状突部向后上方挤按之。此法运用恰当，配合得法，

一次即可使之复位。

术后应嘱患者避免寒冷刺激及过度疲劳，并纠正不良的咀嚼习惯。亦可配合适当的热敷。

10.31 类风湿性关节炎

类风湿性关节炎又名风湿样关节炎、萎缩性关节炎、强直性关节炎。本病是一种慢性全身性疾病，主要表现为多发性慢性关节损害。早期有游走性的对称性关节肿胀和僵硬，往往反复发作，关节及其周围组织呈炎性改变。晚期形成关节强直，发生畸形，肌肉萎缩。在临床上可分为周围型和中枢型两种类型。患者以青壮年为多，对劳动生产影响较大。

本病在中医学中属于痹证中的骨痹一类，如《素问·长刺节论》说："病在骨，骨重不可举，骨髓痛，寒气至，名曰骨痹。"

10.31.1 病因病理

本病主要是因为人体虚弱，腠理不固，风寒湿三邪侵入机体，寒气客于骨节之间所引起。如《景岳全书》说："阴寒之气客于肌肉筋骨之间，则凝结不散，阳气不行，故痛不可当。"又说："寒则血凝涩，凝则脉不通，不通则痛矣。"

现代医学认为本病是一种病因尚未明确的、具有关节炎变的慢性全身性疾病。一般认为与感染（指链球菌感染）、内分泌和遗传因素有关，亦有变态反应和自身免疫学说等。其诱发因素有着凉、受潮湿、疲劳、营养不良、外伤、精神创伤等，尤其是前两者常为本病重要诱发因素。本病好发于四肢关节、骶髂关节及脊柱关节等。起病时滑膜首先受侵，有充血、水肿、淋巴细胞浸润，以及渗出液增多等炎性病变。炎症继续发展时，则滑膜增生、变厚，而最后形成肉芽。肉芽组织（血管翳）由关节软骨边缘逐渐向关节软骨面伸展，最后可将其完全遮盖，而阻断了软骨从滑液摄取营养，导致软骨面产生溃疡。同时，软骨下层的骨髓有结缔组织增生，也成为肉芽组织，将附着于骨组织的软骨剥离，使软骨面完全损毁。最后软骨表面的肉芽组织纤维化，使上下关节面互相融合，形成纤维性关节强直。有时肉芽组织发生骨化，则产生骨质性关节强直。关节附近的骨骼呈脱钙和骨质疏松，肌肉和皮肤均萎缩，关节本身有畸形或脱位。当脊椎发生类风湿性关节炎时，严重者脊柱的前后纵韧带、棘间韧带、关节突、关节囊以及纵横于骶髂关节前后的韧带均可发生骨化，使脊柱呈"竹节"样的强直。

10.31.2　临床表现

本病初起先有全身不适，疲倦乏力，手足出汗、低热、关节麻木疼痛等前驱症状，可持续几周到几个月时间。以后，关节症状明显，如红、肿、热、痛、僵硬、运动障碍。开始1个或少数关节受累，渐渐发展成为对称性、多数性关节炎，病变成为固定性。

临床上以受累的关节部位的不同，分为两型即周围型、中枢型。

（1）周围型

多见于女性。常从四肢远端小关节开始，向上发展。晚期发生肌肉萎缩，关节强硬、畸形，固定性半屈位，手指呈梭形。

（2）中枢型

多见于青年患者。病变先从骶髂关节发病，部分病例可从颈部开始，渐渐发展到整个脊柱。晚期脊柱完全强直，出现侧弯或徐缓后突的驼背，若胸椎强直时，病人常感到呼吸不畅。如颈椎病变，则颈项强直，不能左右转侧。如《素问·痹证论篇》说："肾痹者，善胀，尻以代踵，脊以代头。"

X线摄片，早期患者无特殊异常，仅显示关节周围组织肿胀。以后可见到病变关节的关节间隙变得狭窄，邻近骨质疏松，近关节端出现骨质边缘性硬化现象。当软骨已损毁时，可见两骨的关节面融合一起，已无原来关节的迹象。脊柱韧带钙化或骨化，呈"竹节"样变化。

10.31.3　治疗方法

治疗时，若患者以全身症状为主，应以药物治疗为主，适当配合轻手法推拿。当病情稳定后，则转为推拿疗法为主，适当配合药物治疗，并鼓励患者主动功能锻炼，对保全关节和恢复功能有积极的作用。对晚期发生畸形或关节僵硬、骨质疏松者，应严防粗暴手法治疗。

宜以舒筋活血、祛风散寒、通络止痛法治之。

（1）中枢型

患者俯卧，医者先点按风池、肩井、华佗夹脊、腰阳关、大肠俞、腰眼、秩边、环跳、居髎、委中、承山等穴。点后再在患者上胸部和股部分别垫2～3个枕头，使前胸悬空，患者两手臂肘关节弯曲，放置枕旁。医者站于旁侧，在患者腰背部沿脊柱两侧，用滚法治疗，同时另一手掌按在患者背部进行撤按动作，并嘱患者深呼吸，当呼气时向下撤按，吸气时放松。再按揉两侧膀胱经穴位，以舒筋通络。

患者正坐，医者站于后方，用滚法施于颈项两侧及肩胛部，同时配合颈部左右旋转及俯仰活动，再配合拿、揉法。然后让患者上身前俯，将腰背暴露，医者站于一侧，用肘按法或擦法及搓法在脊柱两侧施术。也可嘱患者上臂高举，双手指交叉，抱于后脑枕骨处，医者站于背后，以膝抵住患者背部，再用双手握住患者两肘，做向后牵引及向前俯的扩胸俯仰动作。在此被动活动时，患者要配合深呼吸运动，如此5～8次。

（2）周围型

患者正坐，医者站于一侧，先点按肩髃、曲池、手三里、合谷、阳池、大陵等穴。然后用滚、揉、拿等法在手臂内、外侧施治，从肩至腕上下往返数次。功能障碍的关节，在施术的同时，适当配合关节伸屈、旋转等被动活动。再搓摩上肢，摇肩、肘、腕各关节，各4～5次。

患者仰卧或俯卧位，医者点按前侧髀关、伏兔、足三里、阴陵泉、阳陵泉、血海、膝眼及后侧承扶、委中、承山等穴。然后用滚揉等法于下肢前、后、内、外侧施术，并配合下肢的外展及内收活动，以及踝关节的背伸、跖屈运动。最后用摇法被动活动髋、膝、踝诸关节，促进其功能的恢复。并以擦法和热敷，有助于对疗效的提高。

总之，本病是较顽固的慢性疾病，应采取综合治疗的方法。推拿疗法再结合患者正确主动功能锻炼，在保存关节和恢复功能上，起着重要作用。

10.31.4　各家治法

《按摩治疗学》（丛林盛等主编）

①周围型治疗第 1 法：患者坐位，医者立其后，在臂部和手部做搓法，重点在肘下，以热为度；医者用双手拿上肢部，往返约 10 次；医者一手拿前臂，另一手揉三角肌、肱二头肌和肱三头肌，然后用多指揉前臂、腕关节和指关节，接着在手指尖部施捻法，约 5 分钟；医者一手扶肩，另一手握关节，在肩关节做屈伸、旋前、旋后运动。然后，医者一手托肘，另一手握腕部做肘关节的屈伸运动。而后医者再一手握腕，另一手拿指部做腕关节屈伸、旋转动法，最后再做指关节的屈伸运动，约 3 分钟。

②周围型治疗第 2 法：患者仰卧，医者立其旁，用双手掌做推法，从气冲至足尖推 10 次；用双手做拿法，从上腿至踝关节，自下而上往返 10 次；用双拇指拨胫前肌（也可用丁尺式按摩器），往返 5 次；用双手掌搓膝踝关节和足背部，以有热感为度；用双手掌揉股四头肌，接着用多指揉膝关节、踝关节，以及足趾关节，约 7 分钟，然后再捻指端；一手扶膝关节，另一手握踝关节，双手同时做髋、膝、踝关节的屈伸运动，约 10 次，然后再继续屈伸、旋转踝关节和指关节的运动；用拇指点犊鼻、膝眼、足三里、解溪、丘墟、太冲穴。患者俯卧位，医者立其旁，用双手从臀部至足部做推法约 5 次；用丁尺式按摩器，拨下肢的膀胱经，往返 7 次；用双手根揉下肢后

侧的肌群；用丁字式按摩器点环跳、委中、昆仑穴；双手握住踝部将髋关节牵起做内外环转运动各5次。

③中枢型治疗：患者俯卧位，医者立其旁，用手掌在背、腰、骶部上的膀胱经路线上做推法，从上至下推10次；用手掌搓督脉，从大椎穴至长强穴往返搓，以有热感为度；在脊柱两旁，用双手掌做揉法反复5次，然后再用手根揉5次；双手握拨筋板在骶棘肌上面做拨法，从上至下，再自下而上往返5～10次；用双拇指或点穴器点大椎、风门、身柱、肝俞、筋缩、肾俞、命门、八髎、环跳、委中。患者侧卧位，医者立其后，一手握于踝关节，另一手根按在腰椎部，一手牵一手按，双手同时操作，要协调一致，操作适当。患者坐位，医者立于身后，用双手拿颈项部和肩井穴，约1分钟；用多指揉颈项部，约2分钟；用双拇指与其余四指拨斜方肌和胸锁乳突肌，约1分钟；用双拇指按于风池穴，其余四指按在双侧的颞部，将颈椎牵起，同时做前后的屈伸运动；用一手掌托扶下颌，另一手扶枕骨，双手紧密配合，同时做环转动法；一手按于大椎穴处，另一手扶于百会穴处，两手同时做左右侧屈运动。

11. 小儿推拿术

11.1　概　述

　　小儿推拿是在明清时期形成独特体系的一门临床医学，又称小儿按摩，是推拿疗法中一个重要的组成部分，也是中医学宝库中的一门瑰宝。它建立在中医学整体观念基础上，以阴阳五行、脏腑经络、营卫气血等学说为理论指导，运用各种手法刺激于穴位，通经络、和营卫、行气血，以调整机体的偏盛偏衰，促进机体的自然抗病能力，达到治病和防病的目的。对许多疾病具有显著疗效，且简便易行，易为患儿所接受。

11.1.1　小儿生理特点

　　小儿具有脏腑娇嫩、形气未充和生机蓬勃、发育迅速的生理特点。小儿出生后，犹如萌土之幼芽，脏腑柔弱，气血未充，经脉未盛，精气未足，卫外机能未固，阴阳二气亏少，中医学为此提出了"稚阴稚阳"观点，认为小儿"稚阳未充，稚阴未长"，就是说小儿无论在物质基础，还是脏腑功能方面都幼稚和不完善，处于不断生长发育过程中。另一方面，小儿机体生长发育迅速，年龄越小，生长越快，营养物质的需要越大，前人据此提出了"纯阳之体"一说，认为小儿生机旺盛，发育生长迅速，对水谷精气需要迫切，常见为"阴常不足，阳常有余"。

11.1.2　小儿病理特点

　　小儿具有发病容易、传变迅速和脏气清灵、易趋康复的特点。一方面由于小儿脏腑娇嫩，形气未充，加上小儿寒暖不能自调，饮食不能自节，因此抗病能力差，表现为"脾常不足"、"肺易受邪"、"肝常有余"、"肾易亏虚"，故外易为六淫所侵、内易为饮食所伤，而发生肺、脾两脏疾患，同时患病以后，又易引动肝风，而出现惊风等症，或久病失养，伤及肾脏，而出现危重之症。在疾病发展转归过程中，由于小儿"稚阴稚阳""纯阳之体"，故病情变化迅速。表现为易虚、易实、易寒、易热及病易热化，若调治不当，容易热证转寒证，寒证转热证，或轻症转重症，重症转危症，一日之内即可由外感实寒证而迅速转变为高热惊厥的实热证，很快又可由实热证迅速转变为正气暴脱的虚寒证。另一方面，小儿生机蓬勃，活力充沛，其组织再生及修复能力旺盛，且病因单纯，很少七情六欲影响，如能及时调治，医之得法，则容易痊愈，较快恢复正常。

在实践中，认真掌握小儿病理生理特点，对于保健和疾病的诊断、防治都具有重要的意义。

11.1.3　小儿推拿适应证及禁忌证

从古代文献记载看，小儿推拿安全稳妥，适应证很广，一般说，功能性病变皆可治疗，但小儿推拿也有其禁忌证，临床上应注意鉴别。

（1）适应证

感冒、发热、咳嗽、哮喘、肺炎、腹泻、疳积、腹痛、腹胀、脱肛、肠套叠、呕吐、便秘、暑温、麻疹、风疹、水痘、佝偻病（五迟、五软）、痄腮、口疮、鹅口疮、牙痛、遗尿、尿闭、夜啼、惊风、痫证、痿证（小儿麻痹后遗症、臂丛神经损伤、腓总神经损伤、重症肌无力、进行性肌营养不良、脑瘫等）、疝气、肌性斜颈、桡骨小头半脱位、屈光不正（近视眼、远视眼、斜视等）、髋关节半脱位等。

（2）禁忌证

①天花、胎毒及一切疮疡疾患。

②由结核杆菌引起的疾患。

③癌症。

④脓毒血症。

⑤正在出血的局部。

⑥骨折、脱位及扭伤等症的早期。

⑦急性传染病的传染期。

⑧传染性和溃疡性皮肤病。

⑨烫伤局部。

⑩危重病人一定在抢救脱离危险期后，方可配合推拿治疗。

以上禁忌证不是绝对的，根据具体情况，临床上可灵活掌握。

11.1.4　小儿推拿施术要求及注意事项

（1）推拿环境

小儿推拿治疗时，应有一个安静舒适、清洁光亮、温度适宜（22℃～24℃左右最佳）、空气流通的环境。同时推拿所用床铺应清洁整齐，椅凳坚固安全。

（2）操作者的准备工作

①态度和蔼可亲，耐心细致，认真检查、诊断及辨证。

②保持双手清洁，柔细及温暖，做到勤剪指甲，每治疗完1个患儿用温水洗手，以避免损伤患处皮肤和不良刺激。

③推拿时，患儿的左右手均可施用，但习惯上无论男女，多采取左手为顺。

④注意力要集中，全神贯注，将意念集中于手上。

（3）常用介质

推拿介质是指在推拿施术穴位的皮肤涂敷不同剂型的滑润剂，用以减轻摩擦，保护皮肤，并起协同手法治病的作用。介质的选用因病情而异，例如属表证，则用解表类药（物质）；属寒证，需用温热类药（物质）；属热证，需用寒凉类药（物质）。

常用介质有：温开水、葱水（汁）、姜水（汁）、薄荷水、鸡蛋清、凡士林、甘油、麻油、酒精、冬青油（膏）、滑石粉、按摩乳、红花油等。

（4）对推拿对象的要求

①小儿推拿对象的年龄为：出生～12岁，但以3岁以内小儿推拿效果较好，3个月以内的婴幼儿其效果尤佳。

②根据推拿部位不同，患儿应在家长的协助下取合适体位，或坐位、或卧位，力求自然，便于施术。一般多以家长怀抱小儿，相对医者而坐，使患儿在母亲怀抱中变换不同体位。

③治疗中尽可能使患儿平静，以使手法易于完成，一旦哭闹，属正常现象，不必中断治疗。

11.2　小儿推拿手法特点

医者用双手或单手操作各种有规律的动作来治疗疾病统称手法。由于小儿有独特的病理生理特点，故相应地推拿手法也有与成人不同之处，称之为特点。

11.2.1　手法名称与分类特点

小儿推拿种类较多，名称基本来源于成人推拿手法，其中有些手法在名称与含义上与成人无异，但有些手法虽名称与成人手法相同，但具体操作方法和含义有所不同，如推法。另外，有些手法是小儿推拿所特有的，如运法。小儿推拿手法的命名是根据动作性质命名的，如推、摩、按、拿法等；二是根据动作形象命名，如黄蜂入洞、凤凰展翅等；另有许多是特定的，如开天门、退六腑等。

小儿推拿手法分类与成人手法分类不同。一是根据手法操作不同分为基本手法和复式（合）手法。基本手法包括：推、揉、按、摩、掐、捏、运、捣、拿等法；复式（合）手法是基本手法与某个或数个特殊穴位的结合，如黄蜂入洞法、凤凰展翅法、水底捞明月等。二是根据手法作用不同，分为泻（清、下）法，平补平泻（和）法及补（温）法。一般讲轻柔、慢速、向心及顺时针方向的手法为补益类手法；相反，刺激量大、快速、离心及逆时针方向的手法为清泻攻下类手法；介于两者之间的手法为平补平泻（调和）类手法。

11.2.2　手法的基本特点

小儿推拿手法特别强调轻柔深透，平稳着实。所谓轻柔有两层含义，一是指手法施于皮肤表面要轻快柔和，力量均缓，不能用滞劲蛮力或突发暴力，以适应小儿肌肤柔弱的特点；二是指宜多采用平和的治法，而不可竭力攻伐或过量温补，以适合小儿稚阴稚阳和纯阳之体的特点。所谓深透，就是在轻柔的同时，还要使手法的力量深透至里，做到轻而不浮，柔而不弱，适达病所。所谓平稳着实，就是既要注意手法的节奏性和稳定性，手法操作的频率，力度要平滑连贯，渐起渐落，同时施术之手要吸定穴位之处，才能使力达气透。

11.2.3　手法的操作特点

小儿推拿手法因其操作比较简单，所以在技巧上要求不是非常严格，与成人推拿手法相比技巧性要差些。但小儿推拿特别强调手法的治疗量及补泻。故小儿推拿非常重视手法的次数（时间）、疗程、强度（轻重）、频率（速度）及方向等因素。一般讲，推拿的时间（次数）、疗程及强度（轻重）可体现小儿推拿的治疗量，而强度（轻重）、频率（速度）及方向可体现小儿推拿的补泻原则。由于小儿年龄大小、体质强弱、病症性质、病情轻重不同，可分别灵活采用不同的治疗量及补泻原则。

（1）次数（时间）

推拿次数（时间）是指一个穴位上的操作次数（时间）。以1岁小儿为例，常用次数（时间）为：100～500次（1～5分钟）。一般说主穴推拿次数应多些，配穴可相对少些。同一年龄组患儿，体壮的推拿次数多些；瘦弱的推拿次数可少些。特殊手法或穴位则有其规定的推拿次数，例如捏、掐、拿等法，仅3～5次即可，头面部穴位推拿30～50次即可。一个病选穴4～10个，推拿总时间大约为10～30分钟。过多或过少的推拿次数（时间）都是无益痊愈的。

（2）疗程

在推拿治病时，每日或隔日施术 1 次，根据病情需要每日也可施术 2 次，有些慢性或特殊疾病可隔日，或隔 2~3 日 1 次。一般常见疾病的疗程为 1 周左右，施术 12 疗程可痊愈；慢性疾病的疗程为 1~2 个月，施术 2~6 个疗程可见效或痊愈。1 个疗程后，可休息数日至数周，再做下个疗程。超过上述规定日期，仍无效者，应劝其配合或改用其他治疗方法。

（3）强度（轻重）

手法强度是指手法用力的轻重。推拿强度还与推拿时间（次数）有密切关系，手法强度随时间的延长，或次数的增多而增加。一般说，重（强度大）手法为泻法；轻（强度小）手法为补法；介于两者之间为平补平泻（和）法。但这是相对而言，临床应灵活掌握，如同一强度的手法，施于强壮患儿为补法，而施于瘦弱患儿则反为泻法；施于皮肉厚的部位为补法，施于皮肉薄的部位则为泻法。

（4）频率（速度）

频率是指单位时间内重复手法次数。一般手法频率的中间值约为：150~200 次/分钟，高于此频率的手法为泻法；低于此频率的为补法；相当于此频率的为平补平泻（和）法。当然也不能绝对而论，手法频率还应视具体手法而定，例如推法频率较快，一般高达 200 次/分以上，而运法则较慢，一般为 150 次/分以下。

（5）方向

由于小儿推拿除了运用十四经穴及经外奇穴以外，本身还有许多特定穴位，这些特定穴是小儿推拿特点之一。这些穴位散在体表，不同于十四经穴那样有经脉相连，且以两手居多，正所谓"小儿百脉汇于两掌"。这些穴不仅有点状，还有线状和面状。这些穴位以严格的操作方向来决定补泻原则。根据其穴位的分布规律，手法操作划分为直线、旋转及垂直方向。

①直线方向

此方向的操作，主要是应用推、捏等法施于直线状穴位。其总的补泻原则为：向心方向推为补法；离心方向推为泻法；来回推为平补平泻（和）法。

有些非特定穴在经络线上，它们共同的补泻原则是顺经方向推为补；逆经方向推为泻；来回推为平补平泻。

②旋转方向

此方向的操作，多是用揉、运、摩等手法施于面、点状穴位。其总的补泻原则为顺时针方向（右）旋转为补；逆时针方向（左）旋转为泻；双向旋转为平补平泻。如果为左右对称的两个穴位时，其补泻原则为：向内旋转为补；向外旋转为泻；双向旋转为平补平泻。

③垂直方向

此方向的操作，多是用按点、掐、拿等手法施于点状穴位。其补泻原则以手法的轻重（强度）而定补泻，重手法为泻法；轻手法为补法；不轻不重手法为平补平泻法。

另外，还有一些穴位的操作方向为特定的，不受任何补泻原则所约束，称特定方向，如推三关、清天河水等。

11.2.4　手法操作顺序

推拿时，应按顺序依次操作，以免动作零乱或遗漏穴位。总的操作顺序为：先轻手法，后重手法。轻手法为轻刺激的手法，如推、揉、运等手法；重手法为强刺激手法，如掐、捏、拿等法。

其他推拿顺序在临床上有多种，可根据情况灵活运用：先推四肢手足部穴位→胸腹部穴位→腰背部穴位→头面部穴位，或先推头面部穴位→上肢部穴位→胸腹部穴位→腰背部穴位→下肢部穴位，或先推主穴，后推配穴。

11.2.5　手法的治疗特点

由于小儿病理生理特点决定了小儿易外感时邪，内伤饮食，病易化热，故临床上常用解表、清热和消导等手法。

11.3 常用基本手法

11.3.1 推 法

（1）直推法

用拇指桡侧或指面，或食中二指指面，在穴位上做直线方向的推动（图 11 - 1①②）。

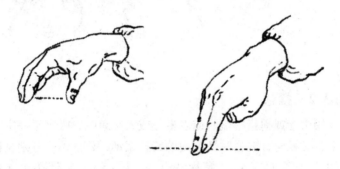

①拇指直推法　　　　②食、中指直推法

图 11 - 1①② 直推法

（2）旋推法

用拇指指面在穴位上做顺时针方向旋转推动（图 11 - 2）。

（3）分推法

用两手拇指桡侧或指面，或食中二指指面自穴位向两旁做"← · →"，或"↙ · ↘"形分向推动，又称分法（图 11 - 3）。

推法是小儿推拿常用手法之一。其中直推法临床运用最多，运用范围亦最广，可用于身体任何部位。在手法操作时需用介质，推动时要有节律，频率大约为 200 ~ 300 次/分，其推法较其他手法速度要快。用力宜柔和均匀，始终如一，推法的推动方向及速度与补泻有关：向心方向直推及慢速推动为补法；离心方向直推及快速推动为泻法；双向直推及中速推动为平补平泻法。

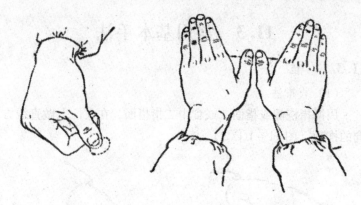

图 11 - 2　旋推法　　　　图 11 - 3　分推法

11. 3. 2　揉法

　　用中指或拇指指端、或掌根、或大小鱼际，吸定于一定穴位上，做顺时针或逆时针方向的旋转揉动，称揉法，分别又称指揉法（图 11 - 4）、掌揉法（图 11 - 5）、鱼际揉法（图11 - 6）。

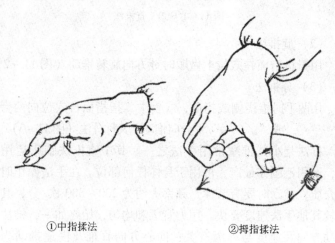

①中指揉法　　　　　　　　②拇指揉法

图 11 - 4①②　指揉法

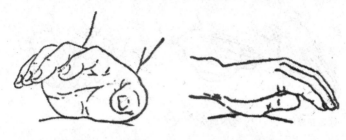

图 11 - 5　掌揉法　　　　图 11 - 6　鱼际揉法

揉法也是小儿推拿常用手法之一，其运用范围也很广，可用于身体任何部位。操作时，压力轻柔均匀，手要吸定穴位，不要离开接触的皮肤，使皮下组织随揉动而滑动，不要在皮肤上摩擦。揉法的频率也较快，约为 150～250 次/分。揉法的方向及速度与补泻有关。一般说逆时针方向（右）及快速揉为泻法；顺时针方向（左）及慢速揉为补法；双向及中速揉为平补平泻法。

11.3.3　按　法

用中指或拇指指端、或掌心、或掌根、或大小鱼际在一定的穴位上逐渐用力按压，称按法。分别又称指按法、掌按法、鱼际按法。

按法是小儿推拿基本手法之一。临床以指按法应用为多，掌按法多用于胸腹部穴位。按法可不用介质，用力时需逐渐向下按压，用力大小要根据病人的体质、年龄及病情而定。临床上，按法多与揉法合用，称按揉法。按法的强度与补泻有关，一般说重按为泻；轻按为补；不轻不重按为平补平泻。

11.3.4　摩　法

用掌面、或食、中、无名及小指指面附着于一定穴位上，以腕关节连同前臂做顺时针或逆时针方向的环形移动摩擦，称摩法（图 11 - 7①②）。

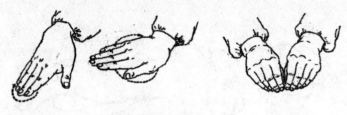

①四指摩法　　　②掌摩法

图 11 - 7①② 摩法　　　　图 11 - 8 捏法之一

摩法亦为小儿推拿常用手法之一，多用于胸腹腰背部。操作时，沉肩垂肘，手法要轻柔，速度均匀协调，压力大小适当，频率约为：100～150 次/分。"摩法不宜急，不宜缓，不宜轻，不宜重，以中和之意施之。"指摩时要指实掌虚；掌摩时要全手掌接触皮肤。摩法的方向及速度与补泻有关，一般说，逆时针方向（右）及快速摩为泻；顺时针方向（左）及慢速摩为补；双向及不急不缓摩为平补平泻。

11.3.5 掐 法

用拇指甲重刺穴位，称掐法。

掐法是强刺激手法之一，多用于急救，实为指针疗法。掐时要逐渐用力，达深透为止，不要掐破皮肤。掐后轻揉皮肤局部，以缓解不适之感，故临床上常与揉法合用，称掐揉法。掐法宜最后使用。

11.3.6 捏 法

捏法有两种操作方法。

1. 用拇指桡侧缘顶住皮肤，食中二指前按，三指同时用力提拿皮肤，双手交替捻动向前（图 11 - 8）。

此种捏法刺激较轻，宜用于 3 岁以下或瘦弱的小儿。

2. 食指屈曲，用食指中节桡侧顶住皮肤，拇指前按，两指同时用力捏拿皮肤，双手交替捻动向前（图 11 - 9）。

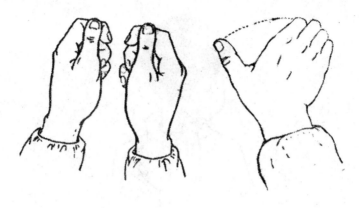

图 11 - 9 捏法之二   图 11 - 10 运法

此种捏法刺激较重，宜用于年龄较大或体质较壮的小儿。

捏法也是小儿常用手法之一。操作时，捏起皮肤多少及提拿用力大小要适度，捻动向前要走直线，不可拧转。捏得太紧，不易向前捻动。捏少了则不易提起皮肤，易脱手。捏法多用于脊背部，称之捏脊，为治疗小儿疳积等消化道疾病的有效手法，也是小儿保健手法之一。

11.3.7 运 法

用拇指或中指指端在一定穴位上，由此往彼，做弧形或环形推动，称运法（图 11 - 10）。

运法为小儿推拿所特有的手法。该法宜轻不宜重，宜缓不宜急，要在体表旋绕摩擦推动，不带动深层肌肉组织，频率约为 80～120 次/分。运法较旋推法幅度为大，也较之为轻。

11.3.8 拿 法

用拇指和食中二指，或用拇指与其他四指相对用力提拿一定的部位，进行一紧一松的提拿，称为拿法（图 11 - 11）。

拿法刺激性较强，用力不要太猛，要刚柔结合。拿法多用于颈项、肩及四肢等部位。每一个部位拿 3～5 次即可。在治疗中，拿法通常放在最后操作。

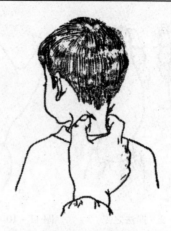

图 11 - 11　拿法

11.3.9　捣　法

　　用中指端，或用屈曲的中指或食指第 1 指间关节背部，在穴位上做有节律地叩击，称为捣法，也可称击法（图 11 - 12 ①②）。

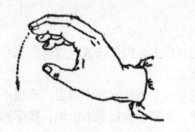

①指端捣法

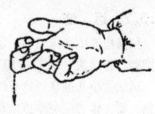

②指关节捣法

图 11 - 12①②　捣法

　　捣法要节律均匀，始终如一。快速和重力捣之有清脑醒神作用；慢速和轻捣之有镇静安神的作用。

11.3.10　搓　法

用双手的掌面，或小鱼际部夹住一定部位，相对交替用力揉搓，或同时做上下往返移动，称搓法（图 11-13）。

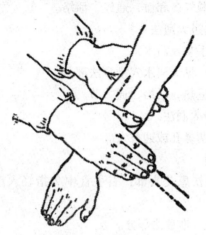

图 11-13　搓法

搓法适用于四肢、腰背、两胁等部位，用力需柔和均匀，由上至下不要间歇。

11.3.11　摇　法

用一手握住或扶住关节近端的肢体，另一手握住关节远端的肢体，做缓和回旋的转动，称为摇法。

摇法多用于颈项及四肢关节部位。动作要缓和，用力要平稳，摇动的方向及幅度，需在生理功能许可范围内进行，由小到大，由轻到重，自慢渐快。一般关节酸痛、扭伤及功能障碍都可采用。但是关节附近骨折及关节脱位，或筋肉有撕裂伤等不能使用该法。

11.3.12 复合手法（13 大手法）

（1）摇抖肘法

［位置］手及肘关节处。

［推拿法］医者先以左手拇、食、中 3 指托患儿肘关节，

再以右手拇、食 2 指叉入虎口，同时用中指按定乾卦处，然后屈患儿手，上下摇之。

［次数］20～30 次。

［作用］顺气，和血，通经，活络。

（2）打马过天河法

［位置］手掌及河水穴。

［推拿法］见天河水穴推拿法部分。

［作用］退热，活络，通关节。

（3）黄蜂入洞法

［位置］两鼻孔或迎香穴。

［推拿法］

①以左手扶患儿头部，右手食中 2 指轻入患儿鼻孔边缘揉之。

②见迎香穴推拿法部分。

［次数］20～30 次。

［作用］发汗、通气、祛风寒。

（4）水底捞明月法

［位置］肾经至内劳宫处。

［推拿法］见内劳宫穴推拿法。

［次数］30～50 次。

［作用］性凉寒，能退热。

（5）飞经走气法

［位置］手及前臂。

［推拿法］先以右手握住患儿左手 4 指，再以左手 4 指从曲池起按之，跳之，至总筋处数次。再以拇中 2 指拿住患儿阴、阳池二穴不动，然后右手将患儿左手 4 指屈伸数次。

（6）按弦走搓摩法

［位置］胁肋部。

［推拿法］见胁肋穴推拿法部分。

［次数］100～500 次。

［作用］顺气，化痰，除胸闷，开积聚。

（7）二龙戏珠法

［位置］前臂正面

［推拿法］以左手扶患儿一手，使掌心向上前臂伸直，右手食、中2指自患儿总筋处交替向前按之，直至曲池。

［次数］20～30次。

［作用］镇惊定搐，调和气血。

（8）苍龙摆尾法

［位置］手及肘部。

［推拿法］以左手托患儿肘部，右手握患儿4指，左右摇动摆尾状。

［次数］20～30次。

［作用］退热，开胸，通便。

（9）猿猴摘果法

［位置］两耳尖及两耳垂。

［推拿法］以两手中、食2指夹住患儿两耳尖向上提，再捏两耳垂向下扯，如猿猴摘果状。

［次数］10～20次。

［作用］定惊悸，除寒积。

（10）揉脐及龟尾并擦七节骨法

［位置］脐、七节骨及龟尾。

［推拿法］患儿先仰卧，以一手揉脐，另一手揉龟尾。然后患儿俯卧，推上七节骨为补，推下七节骨为泻。

［次数］100～300次。

［作用］止泻，止痢，治脱肛。

（11）赤凤点头法

［位置］中指及肘部。

［推拿法］以左手托患儿肘部，右手捏住患儿中指，上下摇之，如赤凤点头状。

［次数］20～30次。

［作用］消胀满，定喘息，通关顺气，补血宁心。

（12）凤凰展翅法

［位置］手背部。

［推拿法］以两手食、中二指固定患儿腕部，同时以双手拇指掐患儿精宁、威灵二穴，并上下摇动如凤凰展翅状。

［次数］20～30次。

［作用］救暴死，舒喘胀，除噎，定惊。

（13）按肩井法（总收法）

［位置］手指及肩部。

［推拿法］以双手中指掐按患儿两侧肩井穴，或以双手拇指与小指相对拿捏肩井穴。再以右手拇、食、中指紧拿患儿左手食指和无名指，使患儿上肢伸直摇之。换手做右手。

［次数］20～30次。

［作用］通行周身气血。诸手法完毕，多以此法收之。

11.3.13 常用手法的配合

（1）小儿常用治外感4大手法（简称4大手法）

［推拿法］推攒竹（开天门）、推坎宫、揉太阳、揉耳后高骨（具体操作方法见常用穴位推拿法部分）。

［次数］30～50次。

［作用］疏风解表，止头疼。

（2）治泻4大手法

［推拿法］揉脐、摩腹、推上七节骨、揉龟尾（具体操作方法见常用穴位推拿法部分）。

［次数］100～300次。

［作用］涩肠止泻。

（3）保健4大手法

［推拿法］补脾经、摩腹、揉足三里、捏脊（具体操作方法见常用穴位推拿法部分）。

［次数］捏脊3～6次；余法：100～500次。

［作用］调阴阳，理气血，和脏腑，强体魄，促发育。

（4）发汗4大手法

［推拿法］先掐心经及内劳宫，再重揉太阳，然后掐揉二扇门（具体操作方法见常用穴位推拿部分）。

［次数］掐心经及内劳宫3~5次；重揉太阳50~100次；掐揉二扇门200~400次。

［作用］发汗。

（5）常用固表法

［推拿法］补脾经、补肾经（具体操作方法见常用穴位推拿法部分）。

［次数］100~500次。

［作用］益气固表。

（6）常用平衡阴阳法

［推拿法］推三关、退六腑（具体操作方法见常用穴位推拿法部分）。如阴证者，推三关与退六腑的比例为3∶1；如阳证者则1∶3；寒热不分则比数相等。

［次数］100~500次。

［作用］调和阴阳。

11.4　常用穴位

小儿推拿穴位中，除部分穴位属十四经穴和经外奇穴外，大部分都属于小儿特定穴位。这些穴位有别于十四经穴和经外奇穴，它们多分布在头面部和四肢部，有点状、面状和线状。特定穴中个别穴在名称、部位上与十四经穴和经外奇穴相似，但各医家学派说法不一。（图11－14、11－15、11－16、11－17）

11.4.1　头面部穴位

（1）攒竹（天门、天庭）

［位置］两眉中点至前发际成一直线。

［推拿法］推攒竹（开天门），以两拇指面自下而上交替直推，若向上推至囟门，则称"大开天门"。（图11－18）

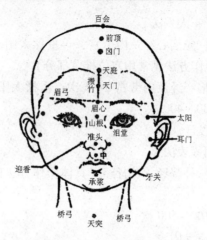

图 11 - 14　头面部穴位

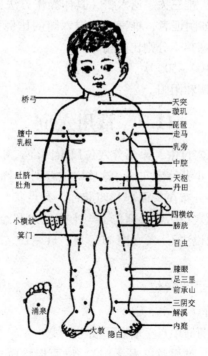

图 11 - 15　胸腹下肢部穴位

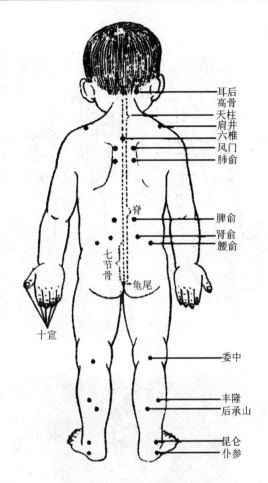

耳后
高骨
天柱
肩井椎
六椎
风门
肺俞
脊
脾俞
肾俞
腰俞
七节骨
龟尾
十宣
委中
丰隆
后承山
昆仑
仆参

图 11－16　腰背及下肢部穴位

　　［次数］30～50 次。

　　［作用］疏风解表，止头痛，兼以镇静安神。

　　［主治］外感发热，头痛，精神萎靡，惊惕不安。

　　［临床应用］此法为小儿常用治外感 4 大手法之一，为疏风解表、止头痛要穴。故常与其他 3 法推坎宫、揉太阳、揉耳后高骨配合运用，治疗外感发热、头痛、流涕、鼻塞、咳嗽、打喷嚏等；治疗烦躁不安时，多与清肝经、清心经、按揉百会

等合用。

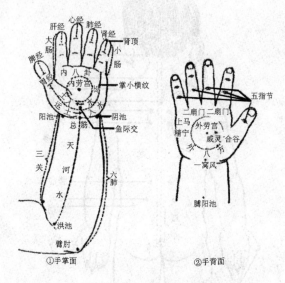

图 11 - 17　上肢部穴位

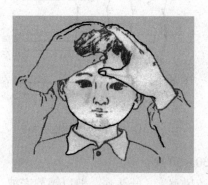

图 11 - 18　推攒竹

（2）坎宫（眉弓、鱼腰）

［位置］自眉头起沿两眉梢成一横线。

［推拿法］推坎宫（分头阴阳），以两拇指桡侧或指面自眉心向两侧眉梢分推。（图 11 - 19）

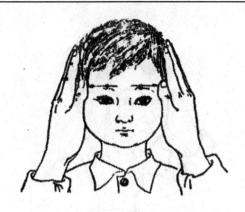

图 11－19 推坎宫

［次数］30～50 次。

［作用］疏风解表，醒脑明目，止头痛。

［主治］外感发热，头痛，眩晕，目赤肿痛，惊风，屈光不正。

［临床应用］此法亦为常用 4 大手法之一，多与其他 3 法推攒竹、揉太阳及揉耳后高骨合用，治疗外感发热、头痛等。治疗目赤肿痛时，多与清肝经、揉太阳、清天河水、推涌泉等合用。此穴操作时可先用力按，或掐该穴中点数秒钟，然后快速放手，继以推之，或点刺放血，可立觉头目清爽，能加强疗效。

（3）太阳

［位置］眉后凹陷处。一名左为太阳，右为太阴。

［推拿法］

①揉太阳（运太阳）：以两拇指端或中指端在穴位上旋转揉运。向眼睛方向转为补，向耳后方向转为泻。（图 11－20）

②推太阳（推太阴太阳）：以两拇指桡侧，或指面自两太阳穴向耳前直推。

［次数］30～50 次

［作用］疏风解表，清热明目，止头痛。

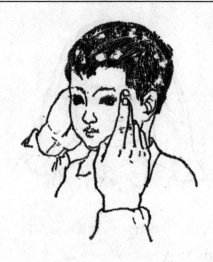

图 11 – 20　揉太阳

[主治] 外感发热，头痛，目赤肿痛，惊风。

[临床应用] 此法亦为常用 4 大手法之一，多与其他 3 法推攒竹、推坎宫、揉耳后高骨合用，治疗外感发热、头痛等。若外感发热头痛属表实证者，当用泻法；若外感表虚及内伤头痛属虚证者，当用补法。推太阳属一种平补平泻的手法，多用于一般情况的头痛。

（4）耳后高骨（高骨、完骨、耳背高骨）

[位置] 在耳后乳突后缘下凹陷中。

[推拿法]

①揉耳后高骨（运耳后高骨）：以两拇指或中指端揉运之。

②掐耳后高骨：以两拇指甲掐之。

[次数] 揉（运）法 30~50 次；掐法 3~5 次。

[作用] 疏风解表，镇惊除烦。

[主治] 外感发热，头痛，神昏烦躁，惊风抽搐。

[临床应用] 此法亦为常用 4 大手法之一，多与其他 3 法推攒竹、推坎宫、揉太阳合用，治疗外感发热、感冒、头

痛、目赤肿痛等。用于惊风抽搐，烦躁不安时，多与清肝经、掐五指节、掐百会合用。

（5）百会

［位置］头顶正中线与两耳尖连线的交叉处。

［推拿法］

①按（揉）百会：以拇指或中指面或掌心按（揉）之。

②掐揉百会：以拇指甲掐之，继以揉之，一般掐1揉3次。

③摩百会：以全手掌或四指面摩之。

［次数］掐揉法3～5次；按（揉）法30～50次；摩法3～5分钟。

［作用］安神镇惊，升阳举陷。

［主治］惊风，惊厥头痛，昏厥，眩晕，夜啼，遗尿，久泻，脱肛。

［临床应用］本穴用于惊风、惊痫症多与推坎宫、开天门、揉太阳、掐人中、掐小天心等合用；此穴为诸阳之会，提升阳气作用较强，可用于脱肛、遗尿、久泻等中气下陷之证，常配以补脾经、补肾经、揉丹田、推上七节骨等。若揉百会后加艾灸，则效果更好。若患儿有外翻肛、恶心、呕吐、里急后重等症禁用此穴。

（6）囟门（信风、囟会）

［位置］前发际正中直上，百会前骨陷中。

［推拿法］

①揉囟门：以拇指或中指面，或手掌心轻揉之。

②推囟门：两手扶患儿头两侧，两拇指面自前发际向上交替推至囟门，再自囟门向两旁分推。

③按囟门：以掌心对准穴位，轻轻按之。

④摩囟门：以掌心或四指面在穴位上轻轻摩之，多为逆时针方向摩。

［次数］推和揉法 50～100 次；按法 3～5 次；摩法 1～2分钟。

［作用］镇惊通窍，升阳固脱。

［主治］惊风，惊痫，头痛，夜啼，抽搐，眩晕，鼻塞，衄血，烦躁，久泻，脱肛。

［临床应用］小儿于 18 个月内囟门未闭，手法宜轻柔，慎用按法。该穴用于惊风、烦躁、惊痫时，多与掐人中、掐精明、掐威灵等合用；用于鼻塞、鼻衄，多与黄蜂入洞、清肺经合用；摩百会多用于久泻、脱肛，可配以补肾经、揉关元、推上七节骨等。

（7）山根（山风、二门）

［位置］两眦正中处。

［推拿法］掐山根，以拇指甲掐之。

［次数］3～5 次。

［作用］定惊安神，醒脑通窍。

［主治］惊风，抽搐，神昏，目赤肿痛。

［临床应用］此法多用于惊风、神昏时急救，常与掐人中、掐十宣、掐涌泉等合用。望山根可用于诊断疾病，如见青筋显露，是惊风或内寒的现象；蓝色，为咳喘重症。

（8）印堂（眉心、大天心）

［位置］两眉头正中处。

［推拿法］

①掐印堂：以拇指甲掐之。

②揉印堂：以拇指或中指端揉之。

［次数］掐法 3～5 次；揉法 30～50 次。

［作用］醒脑安神，止头痛。

［主治］惊风，神昏，头痛，目斜眼翻。

［临床应用］掐印堂多用于急救，常与掐山根、掐人中、掐百会等合用；治疗目斜者，上视下揉，下视上揉，左视右

揉，右视左揉；治头痛时，可与4大手法合用。

（9）人中（水沟）

[位置] 人中沟上1/3与下2/3交界处。

[推拿法] 掐（揉）人中，以拇指甲掐之，或继以揉之。

[次数] 3~5次。

[作用] 醒神开窍，利湿散结。

[主治] 惊风，神昏，癫痫，抽搐，唇颤，口噤，水肿，黄疸。

[临床应用] 此法主要用于急救，此穴刺激性较强，对于神昏、惊风、惊厥有特效，多与掐山根、掐十宣、掐涌泉等合用。此外用于水肿、黄疸，多与清脾经、清天河水、掐小天心、推箕门、清小肠等合用。

（10）承浆

[位置] 在下唇下，正中凹陷中。

[推拿法] 掐承浆，以拇指甲掐之。

[次数] 3~5次。

[作用] 镇惊安神，开窍通络。

[主治] 惊风、抽搐、口眼㖞斜、暴哑不语、牙疳面肿。

[临床应用] 多用于急救，常与掐山根、掐人中等合用。治口眼㖞斜时，可与揉山根、揉耳风门、揉太阳、揉牙关等合用。

（11）迎香（井灶、洗皂、宝瓶）

[位置] 鼻翼外缘，鼻唇沟中。

[推拿法]

①揉迎香：以手食、中或拇、食指端，或用两手食指或中指端揉之。

②黄蜂入洞法：以一手食、中两指分开，在鼻翼两侧微上鼻骨边缘处，上下推揉之。

[次数] 揉法30~50次；黄蜂入洞法20~30次。

［作用］宣肺发汗，开通鼻窍。

［主治］伤风感冒，发热无汗，鼻塞流涕，口眼㖞斜。

［临床应用］此穴善宣肺气、开通鼻窍，故用于感冒或慢性鼻炎等引起的鼻塞效果较好，若加清胃经、清肺经，能加强疗效；治疗感冒、发热无汗，多与4大手法、拿风池、掐揉二扇门合用；治疗口眼㖞斜时，多与掐人中、揉山根、揉承浆等合用。

（12）牙关（颊车）

［位置］耳下1寸，下颌角前上方，咬牙时，咬肌隆起处。

［推拿法］按（揉）牙关，以两拇指，或中指，或食指端按（揉）之。（图11－21）

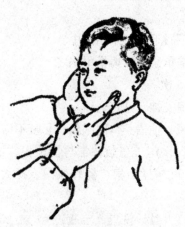

图11－21 揉牙关

［次数］5～10次。

［作用］开通闭塞，活络醒神。

［主治］牙关紧闭，口眼㖞斜。

［临床应用］牙关紧闭时，多用按法；口眼㖞斜时，多用揉法，可配以揉迎香、揉山根、揉太阳等。

（13）风池

[位置] 在枕骨下缘，胸锁乳突肌与斜方肌起始部中间的凹陷中。

[推拿法]

①拿风池，以一手拇食二指拿之。

②掐风池：以拇指甲掐之。

[次数] 5～10 次。

[作用] 发汗解表，祛风散寒。

[主治] 外感发热，感冒，头痛，颈项强痛，目赤痛，眩晕。

[临床应用] 此穴发汗力甚强，往往立见汗出。若再配 4 大手法及掐二扇门则发汗力更强。

（14）天柱骨（天柱）

[位置] 颈后发际正中至大椎成一直线。

[推拿法]

①推天柱骨：以拇指或食中二指面自上而下直推。

②擦天柱骨：以食中二指，或 4 指面在穴位上做擦法。

（图 11 -22）

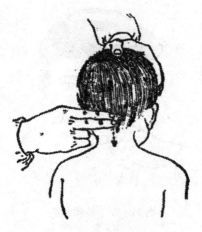

图 11 - 22　推天柱骨

③刮天柱骨可用汤匙边、硬币、瓦片边蘸水自上而下刮之。

［次数］推和擦法 100～500 次；刮法至皮下轻度瘀血即可。

［作用］降逆止呕，祛风散寒。

［主治］恶心，呕吐，呃逆，溢奶，项强，外感发热，咽痛，惊风。

［临床应用］本穴对恶心呕吐、呃逆效果明显，多与横纹推向板门、揉中脘合用；治外感发热、项强多与拿风池、掐揉二扇门等合用；刮法的退热利咽作用较强，多蘸水刮之；单用此穴治病时，推拿次数须多才行。

11. 4. 2　胸腹部穴位

（1）天突

［位置］两锁骨之间，胸骨切迹上缘正凹陷中。

［推拿法］

①按揉天突：以食指或中指端微屈，向下用力按摩之。（图 11 - 23）

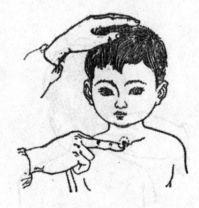

图 11 - 23　按揉天突

②捏挤天突：用两手拇食指捏挤本穴。（图 11 - 24）

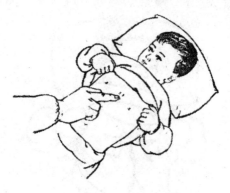

图 11 - 24　捏挤天突

［次数］按揉法 10~15 次；捏挤法 3~5 次，或至皮下轻度瘀血为止。

［作用］理气化痰，止咳平喘，降气止呕。

［主治］痰壅气急，咳喘胸闷，恶心呕吐，咽喉肿痛。

［临床应用］由气机不利、痰涎壅盛、或胃气上逆所致的痰喘、咳嗽、恶心呕吐，用按揉和捏挤法均有良效，若配推揉膻中、运内八卦、揉中脘等法则疗效更佳。由中暑引起的恶心、呕吐、头晕等症应用捏挤法，配捏挤大椎、膻中、曲池等；治疗咽喉肿痛，亦宜用捏挤法，配捏挤大椎、清肺经等；若用中指端微屈向下，向里按揉天突，可致呕吐，动作宜快，临床常用此治疗外感风热或风寒，内伤乳食所致咳嗽、呕恶、痰涎积聚，一般初感经一吐即告痊愈，若无积滞，此吐可疏通脏腑之气，但宜先汗法后吐法。

（2）膻中（心演、演心）

［位置］两乳连线正中点。

［推拿法］

①揉膻中：以中指端揉之。

②分推膻中（分胸阴阳）：以两拇指桡侧面自穴中向两旁分推至乳头。（图 11 - 25）

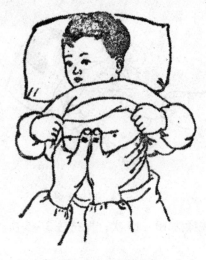

图 11 - 25　分推膻中

③推膻中：以食中两指并拢自胸骨切迹向下直推至剑突。

④按膻中：以中指端按之。

[次数] 50～100 次。

[作用] 宽胸理气，止嗽化痰。

[主治] 胸闷，咳喘，胸痛，呕吐，噫气，痰鸣。

[临床应用] 该穴的临床操作常推揉法合用，称推揉膻中，即先分推继向下直推，再做揉法。膻中穴为气之会，居胸中，胸背属肺，为调理气机之要穴，对各种原因引起的气机升降失常引起的咳喘、恶呕、胸闷等症均有效，多与运内八卦、揉肺俞、揉天突、推肺经等合用；痰鸣壅盛者，多配推脾经、揉丰隆、按弦走搓摩等。

（3）乳根

[位置] 两乳头直下 2 分。

[推拿法] 揉乳根，以双手拇指或中指，或用单手食、中两指面揉之。

[次数] 30～50 次。

[作用] 宽胸理气，化痰止咳。

[主治] 胸闷，咳喘，胸痛，呕吐，痰鸣。

［临床应用］该穴主要用以治疗肺系疾患，多与揉乳旁、推揉膻中、揉天突等合用。

（4）乳旁

［位置］两乳头外旁开2分。

［推拿法］揉乳旁，以两手拇指或中指端，或用单手食、中两指面揉之。

［次数］30～50次。

［作用］宽胸理气，化痰止咳。

［主治］胸闷，咳喘，胸痛，呕吐，痰鸣。

［临床应用］本法与揉乳根同时操作，即以两手食中二指面同时按于两穴上揉之，能加强理气、化痰、止咳的作用，如配推揉膻中、揉肺俞、揉中府对由痰涎壅肺而致肺不张有良效。

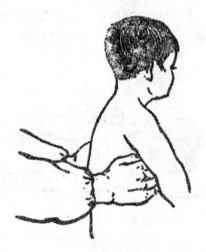

图11-26 按弦走搓摩

（5）胁肋

［位置］在两胁，从腋下至髂缘上。

［推拿法］按弦走搓摩（搓摩胁肋），患儿双手抬起抱头，或放于腿上，医者以两手掌从患儿两腋下开始搓摩至髂缘上。

（图11-26）

　［次数］100~300次。

　［作用］破气化痰，除闷开聚。

　［主治］胸闷，胁痛，疳积，腹胀，痰喘，气急，肝脾肿大。

　［临床应用］本法性开能降，为消积之要穴，故对小儿疳积疗效较好，常与捏脊、推揉四横纹、摩腹等合用。对痰涎壅盛、气逆、腹胀、胸闷，常配以分推腹阴阳、推揉膻中、揉肺俞等法。若肝脾肿大，则需久久搓摩，非一日之功。但对脾胃虚弱，中气下降，肾不纳气者慎用。

　（6）中脘（胃脘、太仓）

　［位置］脐直上4寸。

　［推拿法］

　①揉中脘：以中指或拇指面，或四指面，或掌根按而揉之。向左揉为补，向右揉为泻，左右双向揉之为平补平泻。（图11-27）

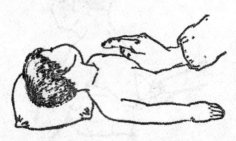

图11-27　揉中脘

　②摩中脘：以掌心或四指面摩之。

　③推中脘：以食中二指面自中脘向上直推至喉下，或自喉下直推至中脘。（图11-28）

　［次数］推和揉法100~300次；摩法3~5分钟。

　［作用］健脾开胃，消食和中。

　［主治］呕吐，泄泻，食积，厌食，腹痛，腹胀，胃脘痛。

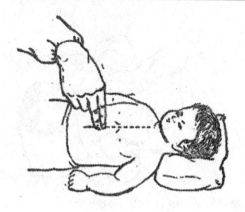

图 11 - 28　推中脘

[临床应用] 中脘为胃之募穴，专治消化系统各种疾病，多与推脾经、摩腹、揉足三里合用。推胃脘自上而下，主治胃气上逆的恶呕、嗳气等，可配揉天突、揉膻中，推下天柱骨；自下而上有使患儿涌吐之功，但临床少用之。

（7）腹

[位置] 腹部。

[推拿法]

①分推腹阴阳：以两手大拇指或四指面自中脘穴沿肋弓边缘斜下向两旁分推；以两手大拇指面自中脘向两旁做横向分推。（图 11 - 29）

②推腹：以两手大拇指并拢自中脘推至脐。

③摩腹：以手掌或四指面摩腹部。顺时针方向摩为补；逆时针方向摩为泻；双向摩为平补平泻（调）。（图 11 - 30）

[次数] 推法 100 ~ 300 次；摩法 3 ~ 5 分钟。

[作用] 健脾和胃，理气消食。

[主治] 腹胀，呕吐，腹痛，泄泻，疳积，厌食，便秘。

[临床应用] 腹穴为小儿推拿最常用穴位之一，治疗消化系统疾病有特效，被古人列为治泻 4 大穴位之一，故常与其他 3 法揉脐、推上七节骨、揉龟尾合用，以治疗腹泻；摩腹又是小儿保健 4 大手法之一，常与其他 3 法补脾经、捏脊、揉足三

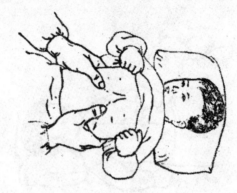

图 11 – 29　分推腹阴阳

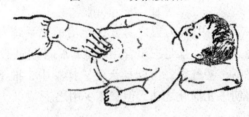

图 11 – 30　摩腹

里合用，以健身壮体；分腹阴阳主消食，且能降气，善治乳食停滞、胃气上逆引起的恶心、腹胀等症，多与运内八卦、推脾经、揉中脘合用；若与按弦走搓摩合用，理气降逆作用甚强，治腹胀效果尤佳。

（8）脐（神阙、脐中）

［位置］脐中。

［推拿法］

①揉脐：以中指端或掌心按住脐揉之。顺时针方向揉为补，逆时针方向揉为泻，双向揉为平补平泻。（图 11 – 31）

②抖揉脐：以拇指和食中指抓住肚脐抖揉之。

③摩脐：以手掌或四指面摩之。顺时针方向摩为补；逆时针方向摩为泻；双向摩为调。

④捏挤脐：以拇指和食中二指抓住肚脐，用力捏挤肚脐，亦可以用三棱针刺后，再捏挤。

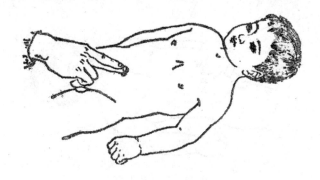

图 11 - 31　揉脐

　　［次数］揉法 100 ~ 300 次；摩法 3 ~ 5 分钟；捏挤法至紫红为度。

　　［作用］温阳散寒，补益气血，健脾和胃，消食导滞。

　　［主治］泄泻，腹痛，腹胀，肠鸣，呕吐，疳积，便秘，厌食。

　　［临床应用］此穴能补能泻能调。补之能温阳补虚，泻之能消食导滞，调之能调和中焦。多用于先天不足，后天失调，或寒湿凝聚、乳食停滞等症，可配以摩腹、揉丹田、补肾经，或配以分推腹阴阳、按弦走搓摩、推三关等法。揉脐为治泻 4 大手法之一，常与其他 3 法摩腹、推上七节骨、揉龟尾合用，为治泻基本方。若虚寒性泄泻，以冬青膏为介质，揉脐至发热，效果甚佳。摩脐除调理脾胃外，还有培补下元之功，故对下元虚寒的遗尿、脱肛、先天不足等症亦有效果。另外，平补平泻，久摩之，有保健之功，如配以保健 4 大手法，可加强其强壮身体的作用。

　　（9）天枢

　　［位置］脐旁 2 寸。

　　［推拿法］

　　①揉天枢：用食中两指端揉之，或按之继以揉之。（图 11 - 32）

　　②捏挤天枢：以双手拇指和食中指同时抓住天枢穴捏挤，

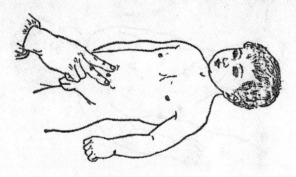

图 11 – 32　揉天枢

或用三棱针点刺后，再捏挤。

　　③一指禅推天枢：以拇食两指分别按于两穴上，做一指禅推法。

　　[次数] 揉法 50 ~ 100 次；捏挤法至皮下轻度瘀血为止；一指禅推法 1 ~ 2 分钟。

　　[作用] 疏调肠腑，行气消胀，化食止泻。

　　[主治] 腹泻，痢疾，腹胀，便秘，腹痛，食积，水肿。

　　[临床应用] 天枢穴属胃经，又是大肠募穴，主要用于胃肠功能失调诸症，治腹胀效果较好，可配以摩腹、按弦走搓摩；治虚寒性腹泻、腹痛等症，多与补脾经、揉脐、推三关合用；治急性腹痛时，多用捏挤法，或点刺后捏挤，可起到缓急止痛的作用。

　　(10) 丹田

　　[位置] 脐下 2. 5 寸。

　　[推拿法]

　　①揉丹田：以拇指或中指面或掌根揉之。（图 11 – 33）

　　②摩丹田：用手掌或四指面摩之。顺时针方向摩为补，反之为泻。

　　[次数] 揉法 100 ~ 300 次；摩法 3 ~ 5 分钟。

　　[作用] 培肾固本，温阳散寒，分清泌浊。

　　[主治] 遗尿，小腹胀痛，脱肛，疝气，小便短赤，尿闭，慢性腹泻。

　　[临床应用] 本穴作用相当于任脉关元穴，多用于生殖泌

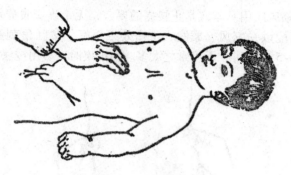

图 11 - 33　揉丹田

尿系统疾病。如用于遗尿，取其温补下元的作用，多配以补肾
经、揉二马、揉脐；用于尿闭、尿短赤，则取其分利之功，配
以推箕门、利小肠等。

（11）肚角

［位置］脐下 2 寸旁开 2 寸大筋处。

［推拿法］

①拿肚角：以拇、食、中 3 指向穴位深处做拿法（即拿起
穴位处的大筋）；以食、中、无名、小指 4 指放在背部与肚角
穴相对处，拇指放于肚角穴上，4 指与拇指同时用力做对拿。
（图 11 - 34）（图 11 - 35）

②按肚角，以中指或拇指端按之。

［次数］3~5 次。

［作用］止腹痛，通大便，除腹胀。

［主治］腹痛，腹胀，便秘，痢疾。

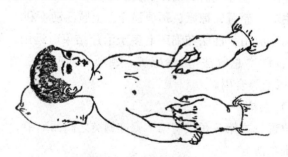

图 11 - 34　拿肚角之一

［临床应用］本穴是止腹痛的要穴，无论虚实腹痛均可应用，若配以一窝风、摩腹、止痛效果更好。拿肚角刺激性较强，3～5次即可，不可拿之太多。治痢疾时，多用按法。

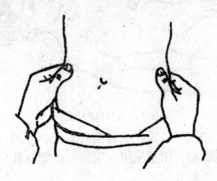

图 11－35　拿肚角之二

11.4.3　腰背部穴位

（1）肩井（膊井）

［位置］大椎与肩峰连线之中点，肩部筋肉处。

［推拿法］

①拿肩井：以拇指与食中二指对称用力提拿肩部筋肉。（图 11－36）

②按揉肩井：以拇指或中指端按揉之。

［次数］拿法 3～5 次；按揉 10～30 次。

［作用］宣通气血，发汗解表。

［主治］感冒，惊厥，颈项强痛，上肢活动不利。

［临床应用］此法在临床上多于治疗结束时运用，作为结束手法，称“总收法”。治感冒、颈项强痛时，常与 4 大手法、拿风池等合用。

（2）大椎

［位置］在第 7 颈椎与第 1 胸椎棘突之间凹陷中。

［推拿法］

①按揉大椎：以中指或拇指端按揉之。（图 11－37）

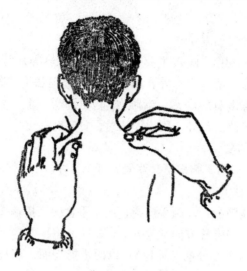

图 11 - 36 拿肩井

②捏挤大椎：以双手拇、食两指端同时用力捏起皮肤向里捏挤，亦可用三棱针点刺后再施此法，至微出血为止。

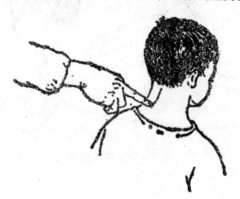

图 11 - 37 按揉大椎

③提捏大椎：食中二指屈曲，蘸清水在穴位上提捏起皮肤后再放松为 1 次。

［次数］按揉法 20～30 次；提捏和捏挤法至皮下轻度瘀血为止。

［作用］清热解表。

[主治] 感冒，发热，咳喘，项强，肩背痛，呕吐，百日咳，咽喉肿痛。

[临床应用] 此穴主要用于感冒、发热等，常与4大手法、揉肺俞、清天河水等合用。捏挤和提捏法清热作用较强，可治疗热毒熏蒸的高热、咽喉肿痛及风火牙痛，常配以退六腑、推脊等法。另外，用提捏法对百日咳有一定疗效。

（3）肺俞

[位置] 第3胸椎下，双侧旁开1.5寸。

[推拿法]

①按揉肺俞：以两手拇指，或单手食中二指端按揉之。向外揉为泻，向脊柱方向揉为补。（图11－38）

②推肺俞（分推肩胛骨）：以两手拇指面，或桡侧面分别沿肩胛骨内缘自上而下做"八"字推动。（图11－39）

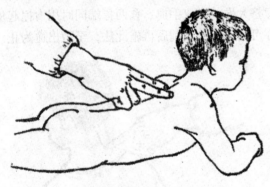

图11－38　按揉肺俞

[次数] 100～300次。

[作用] 调肺气，补虚损，止咳嗽。

[主治] 咳喘，胸闷，胸痛，痰鸣，感冒，发热。

[临床应用] 此穴多用于治疗呼吸系统疾病。治疗咳喘、胸闷多配以揉膻中、揉乳根、揉乳旁等。此穴偏补，治肺虚咳喘效果较好。如久咳不愈，按揉本穴时，可蘸少许盐粉，效果更佳。

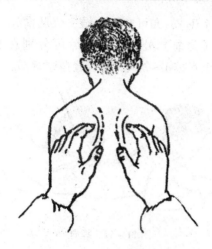

图 11 - 39 分推肩胛骨

（4）脊柱

［位置］大椎至长强成一直线。

［推拿法］

①推脊柱：用食中二指面自上而下做推法。（图 11 - 40）

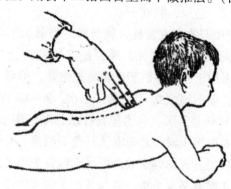

图 11 - 40 推脊柱

②捏脊（捏积）：双手大拇指后推，食中二指在前，或食指屈曲，以食指桡侧面在后抵住皮肤，拇指在前，自下而上做捏法（图 11 - 41）。一般捏 3 ~ 6 次，第 1 次和最后 1 次只捏不提，第 2 至第 5 次可以"捏三提一"法（即捏 3 下，用力

向上提拉皮肉 1 下），亦可在十六椎（大肠俞）、十四椎（肾俞）、十一椎（脾俞）处提之。捏后可分别在心、肝、肺、脾、胃、肾俞上点按 1～2 次，再轻轻搓摩背部。

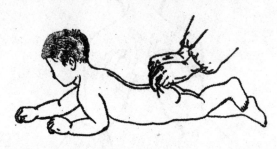

图 11－41　捏脊

［次数］推法 100～300 次；捏法 3～6 次。

［作用］推脊柱具有清热导滞之功，捏脊具有调阴阳、理气血、和脏腑、通经络、培元气、强健身体的作用。

［主治］疳积，腹泻，便秘，腹痛，恶呕，夜啼，慢惊风，慢性咳喘，遗尿，脱肛。

［临床应用］本穴在脊柱，属督脉。督脉由下而上，贯脊属肾，督率阳气，统摄真元。顺经捏之能调理全身脏腑、阴阳、气血，可用于三焦各脏腑失调所发诸症，但对中焦调节作用最为明显。单用捏脊每日或隔日 1 次，7～10 次为 1 疗程，2～3 疗程后，休息 7 天，名为捏脊疗法，不但用于小儿疳积、泄泻等症，亦可用于成人之失眠、月经不调等。若能与刺四横纹合用，对腹泻、厌食等症效果更好。捏脊为小儿保健 4 大手法之一，小儿保健必选手法，常与其他 3 法补脾经、摩腹、揉足三里合用。捏脊与补脾经、补肾经等合用，治疗先天不足和慢性病症有较好的疗效。推脊有较强的清热作用，对小儿食积热、实热效果尤佳，可配以清天河水，退六腑。

（5）七节骨

［位置］第 4 腰椎至尾椎骨端成一直线。

〔推拿法〕推七节骨：以拇指桡侧面或指面，或食中二指面自下向上直推，称推上七节骨；自上向下直推，称推下七节骨。（图11-42）

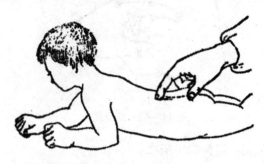

图11-42　推七节骨

〔次数〕100~300次。

〔作用〕推上七节骨能温阳止泻；推下七节骨能泄热通便。

〔主治〕泄泻，便秘，痢疾，腹胀，食积，脱肛，遗尿。

〔临床应用〕推上七节骨为补法，能温阳止泻，多用于虚寒泄泻、久痢等症。此法为治泻4大手法之一，常与其他3法摩腹、揉脐、揉龟尾合用，作为治泻基本处方。本法与揉百会合用，上下配穴，一补一升，治气虚下陷之脱肛、遗尿最为合适。推下七节骨为泻法，能泄热通便，可治肠热便秘、痢疾等症，常与摩腹、清大肠、退六腑合用。对虚寒腹泻者不可用泻法，泻之令患儿滑泄不止；属实热者不可用补法，补之令患儿腹胀满；若虚寒夹杂当补泻兼施，调理为宜。

（6）龟尾（尾闾、尾尻）

〔位置〕尾椎骨端。

〔推拿法〕

①揉龟尾：以中指或食指端按揉之。（图11-43）

②旋推龟尾：以拇指做旋推法。

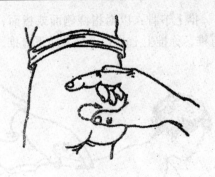

图 11 - 43　揉龟尾

③掐龟尾：以拇指甲掐之。

[次数]揉和旋推法 100~300 次；掐法 3~5 次。

[作用]疏调肠腑，司理二便。

[主治]泄泻，便秘，痢疾，脱肛，遗尿。

[临床应用]此穴为督脉之长强穴，穴性平和，重在调和大肠的输导功能，能止泻、通便。揉龟尾为治泻 4 大手法之一，常与其他 3 法摩腹、推上七节骨、揉脐合用，治疗腹泻。如配以推下七节骨、摩腹、拿肚角治疗便秘效果较好。

11.4.4 上肢部穴位

（1）脾经

[位置]

①拇指桡侧缘，从指尖至指根成一直线。

②拇指末节螺纹面。

[推拿法]

①推脾经：在拇指桡侧穴位上的推法：补脾经：使患儿拇指微屈，医者以拇指桡侧或指面循患儿拇指桡侧缘，由指尖推向指根（向心方向）；清脾经：将患儿拇指拉直，由指根推向指尖（离心方向）；清补（调）脾经：在穴位上来回直推。（图 11 - 44）

此种推脾经的方法，以北方地区多采用。

②在拇指末节螺纹面穴位上的推法：补脾经，以拇指面在患儿拇指末节螺纹面上做旋推法（图11－45）；清脾经：在穴位上做向心方向的直推法。（图11－46）

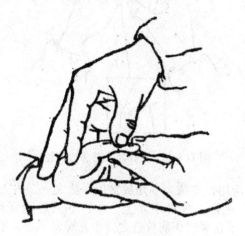

图11－44　推脾经之一

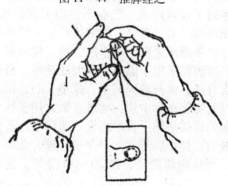

图11－45　推脾经之二（旋推脾经）

此种推脾经的方法，以南方地区多采用。

［次数］100～500次。

［作用］补脾经能健脾胃，补气血；清脾经能清湿热，消食滞；清补脾经能调脾胃，理气机。

［主治］泄泻，便秘，疳积，厌食，呕吐，痢疾，黄疸，体质虚弱，湿痰，疹出不透，神疲乏力。

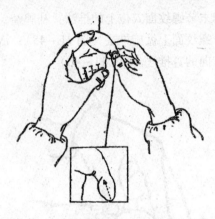

图 11 - 46　推脾经之三（清脾经）

　　［临床应用］本法为小儿最常用手法之一，古人有"凡病必推脾经"之说。故对小儿上、中、下三焦诸证均可用之。尤其对中焦消化系统疾病首选之。小儿脾常不足，不宜攻伐太甚，在一般情况下，多用补法或和法，体壮邪实者，方可用泻法。补脾经多用于脾胃虚弱、气血不足而引起的厌食、泄泻、体弱等，常配以推三关、捏脊、揉脐等；对小儿体虚，疹出不畅者，推脾经可使隐疹透出，但手法宜快，且宜重之，取其补中有泻之意；清脾经多用于温热熏蒸而致黄疸、身热不扬、恶心呕吐、痢疾等症，常与清天河水、揉小天心、推小肠、推箕门合用；清补脾经能调和中焦，增进食欲，用于饮食停滞、脾胃不和而引起的胃脘痞满、吞酸恶食、泄泻呕吐等，常配以运内八卦、揉板门、揉中脘等法。对湿热留连，久而不退或外感发热夹湿者，可单用清脾经，推 20～30 分钟，至微汗出，效果较好。

　　补脾经为小儿保健 4 大手法之一，常与其他 3 法摩腹、捏脊、揉足三里合用，用于小儿保健。

　　（2）肝经

　　［位置］食指末端螺纹面。

　　［推拿法］推肝经

　　①以拇指面在穴位上做直推法，向指根方向直推（向心方向推），称补肝经；向指尖方向直推（离心方向推），称清肝经。（图 11 - 47①）

此种推法北方地区多采用。

②以拇指面在穴位上做旋推法为补肝经；向指根方向直推为清（平、泻）肝经。（图11－47②）

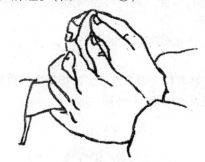

①推肝经之一

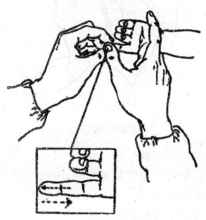

②推肝经之二

图11－47①② 　推肝经

此种推法南方地区多采用。

［次数］100～500次。

［作用］疏肝泻火，息风镇惊，解郁除烦。

［主治］惊风，夜啼，癫痫，目赤，烦躁，五心烦热，口苦咽干，头晕头痛，耳鸣。

［临床应用］肝经宜清不宜补，若肝虚应补时则补后加

清，或以补肾经代之，称滋肾养肝法。清肝经常用于惊风、烦躁等神志方面的疾病，多与清心经、掐揉小天心、掐揉五指节等合用；治疗目赤肿痛时，可与揉涌泉、退六腑等合用。

（3）心经

[位置] 中指末端螺纹面。

[推拿法] 推心经

①以拇指在穴位上做直推法，向指根方向直推为补心经；向根尖方向直推为清心经。（图11–48①）

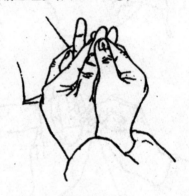

①推心经之一

北方地区多采用该种推法。

②以拇指面在穴位上做旋推为补心经；向指根方向直推为清心经。（图11–48②）

南方地区多采用该种推法。

[次数] 100～500次。

[作用] 清心退热、镇惊除烦。

[主治] 高热神昏，五心烦热，口舌生疮，小便短赤，惊惕不安，夜啼不寐，面赤目痛，汗出无神。

[临床应用] 本穴宜清不宜补，恐动心火。需补时，可补后加清，或以补脾经代之。清心经常用于心火旺盛而引起高热神昏、面赤口疮、小便短赤等热证，多与清天河水、清小肠、退六腑合用；清心经治疗情绪不安、烦躁等神志病时，可与平肝经、捣小天心、揉百会等合用。临床上清心经可以由清天河

水代之。若气血不足、心烦不安、睡卧露睛等症，需补法时，可慎用补心经，配以补脾经、推三关、揉二马等。

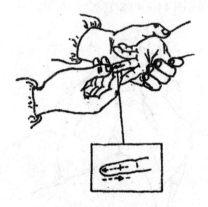

②推心经之二

图11-48①②　推心经

（4）肺经

［位置］无名指末端螺纹面。

［推拿法］推肺经

①以拇指面在穴位上做推法，向指根方向直推为补肺经；向指尖方向直推为泻（清）肺经。（图11-49①）

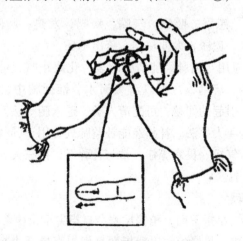

①推肺经之一

北方地区多采用此种推法。

②以拇指面在穴位做旋推法为补肺经；向指根方向直推为泻（清）肺经。（图 11 – 49②）

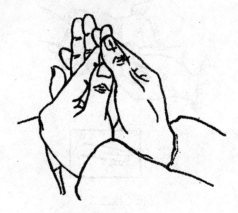

②推肺经之二

图 11 – 49①②　推肺经

南方地区多采用此种推法。

［次数］100～500 次。

［作用］补法能宣肺益气，固表敛气；泻法能宣肺解表，止咳化痰。

［主治］感冒，咳嗽，气喘，痰鸣，发热，胸闷，自汗，盗汗，脱肛，遗尿，大便秘结，疹出不畅。

［临床应用］清肺经能清肺解表，化痰止咳，可用于肺热咳喘、发热、痰鸣，常配以清天河水、推揉膻中、运内八卦等。对肺热引起的便秘，可配清大肠、退六腑等法。治外感表证时，可配 4 大手法。补肺经能补益肺气，用于肺气虚损、咳喘、自汗、气短、畏寒等症，常与补脾经、推三关、揉二马等合用。

（5）肾经

［位置］小指掌面，稍偏尺侧，自指尖至指根。

［推拿法］推肾经：以拇指面自指根直推至小指尖，称补

肾经；相反方向推，称泻肾经。（图 11 – 50）

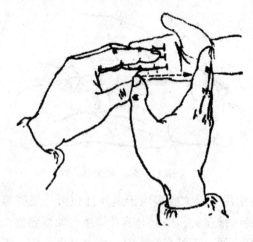

图 11 – 50　推肾经

[次数] 100 ~ 500 次。

[作用] 补肾经能滋肾壮阳，强健筋骨；清肾经能清利下焦湿热。

[主治] 先天不足，久病体虚，遗尿，久泻，虚喘，久咳，小便短赤。

[临床应用] 补肾经多用于先天不足，久病体虚、久泻、遗尿等虚证，可配以揉二马、补脾经、推三关等法；清肾经可清膀胱湿热，可用于尿短赤涩等，但此穴有宜补不宜清之说，需用清法时，多以清小肠代之。

（6）大肠

[位置] 食指桡侧缘，自食指尖至虎口成一直线。

[推拿法] 推大肠：以拇指桡侧或指面在穴位上做直推法，自指尖直推至虎口称补大肠；反之为清（泻）大肠；来回推为清补（调）大肠。（图 11 – 51）

[次数] 100 ~ 500 次。

[作用] 补大肠能涩肠固脱，温中止泻；泻大肠能清利湿热，泻里导滞；清补大肠能调理肠腑，除湿止痢。

[主治] 腹泻，痢疾，脱肛，便秘，腹痛，肛门红肿。

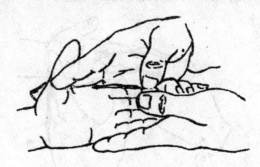

图 11-51 推大肠

[临床应用] 补大肠多用于虚寒性腹泻、脱肛等虚证，可配以补脾经、推三关、推上七节骨等法；如湿邪盛而致水泻严重时，宜利小便，不可多补本穴，如多补之，则止泻过急，往往可使患儿发生呕吐。泻大肠多用于湿热、积食滞留肠道而致身热腹痛、下痢赤白、便秘等症，可配以退六腑、清脾经、分手阴阳、推七节骨等法。在临床上可单用大肠穴治疗痢疾、便秘，需推 30 分钟左右方可收到较好的疗效，对急性痢疾里急后重严重者，应先用清肺经，待里急后重减轻或消失后，再用大肠穴。

（7）小肠

[位置] 小指尺侧缘，自指尖至指根成一直线。

[推拿法] 推小肠：以拇指桡侧或指面在穴位上做直推法，自指尖向指根直推为补小肠；相反方向为清小肠。（图 11-52）

[次数] 100~500 次。

[作用] 清小肠能清热利尿，泌别清浊；补小肠能滋阴补虚。

[主治] 小便赤涩，水泻，午后潮热，口舌糜烂，尿闭，遗尿。

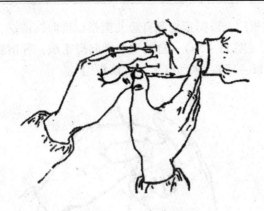

图 11-52 推小肠

[临床应用] 此穴多用清法，治下焦湿热诸证。若心经有热移于小肠，以本法配清天河水，能加强清热利尿的作用；对水泻者，以清小肠配治泻 4 法、补脾经等法，可达到利小便、实大便之功。若阴虚水亏，小便短赤，亦可用补法，但临床上多以补肾经代之。

（8）板门

[位置] 手掌大鱼际平面。

[推拿法]

①揉（运）板门：以拇指或中指或食指端揉（运）穴位之中点。（图 11-53）

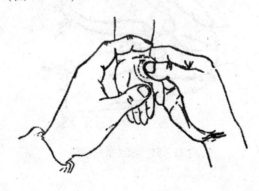

图 11-53 揉板门

②推板门：以拇指桡侧自患儿拇指根推向腕横纹，称板门推向横纹（图11-54）；自腕横纹推向拇指根，称横纹推向板门；（图11-55）；来回推之，称清板门。

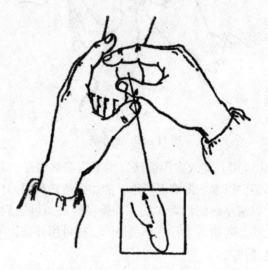

图11-54　板门推向横纹

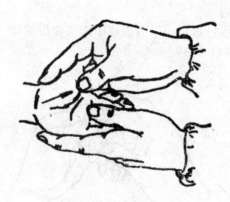

图11-55　横纹推向板门

［次数］100~500次。

［作用］揉（运）板门能健脾和胃，消食化滞。板门推向横纹，主升止泻；横纹推向板门主降止呕吐；清板门能清脾胃之热。

［主治］厌食，呕吐，泄泻，腹胀，食积，嗳气，胃痛，咳喘。

［临床应用］揉（运）板门为消食之要穴，能运达上下之气，消导中焦积滞，对一般消化系统病均可用之，多与推脾经、运内八卦、分推腹阴阳、摩腹、揉四横纹等合用。亦可单用板门一穴，但推运次数宜多。板门推向横纹，功专止泻，多与推大肠、推脾经及止泻4法合用；横纹推向板门，功专止吐，多与揉中脘、分推腹阴阳、运内八卦、推下天柱骨等合用。

（9）小天心（鱼际交）

［位置］大小鱼际交接之中点。

［推拿法］

①揉小天心：以中指端揉之。（图11－56）

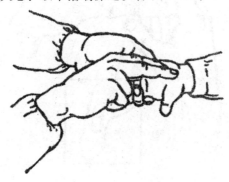

图11－56　揉小天心

②掐揉小天心：以拇指甲掐之继以揉之（可掐1揉3）。

③捣小天心：以中指尖，或食指屈曲以指间关节捣之。

（次数）揉、捣法100～500次；掐揉法3～5次。

［作用］清热，镇惊，利尿，明目。

［主治］惊风，抽搐，烦躁不安，夜啼，小便赤涩，尿闭，斜视，目赤肿痛，疹痘欲出不透。

［临床应用］本穴性寒，为清心安神的要穴。掐揉小天心清心经热效果明显；捣小天心安神镇惊效果明显。用于心经热引起的惊风、夜寐不安、小便赤涩等，以掐揉小天心为主，多配以清天河水、揉二马、清小肠、清肝经等；若惊风抽搐、夜啼不休等，可以捣小天心为主，配以掐五指节、掐揉威灵，揉百会等；若惊风眼翻、斜视，可以捣法为主，眼上翻向下捣，右视左捣，左视右捣。

（10）胃经

［位置］拇指掌面近掌端第 1 节。

［推拿法］推胃经：以拇指面在穴位上做直推法，由指根向指尖方向推为清胃经；反之为补胃经。（图 11 - 57）

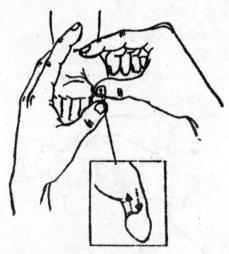

图 11 - 57　推胃经

［次数］100 ~ 500 次。

［作用］清胃经能清热利湿，和胃降逆；补胃经能健脾和胃，助运消食。

［主治］恶心呕吐，呃逆嗳气，食欲不振，烦渴善饥，吐血衄血。

［临床应用］清胃经主要用以治疗中焦湿热或郁热而出现

的诸症，亦可用于胃火上亢引起的衄血等症。若配以清脾经、推天柱骨、横纹推向板门等，可治疗脾胃失和而引起的恶呕等症；若配以清大肠、退六腑、推下七节骨等，可治疗胃肠实热而引起的脘腹发热烦渴、大便秘结等症。临床上常以清脾经代清胃经。补胃经临床上常与补脾经、揉中脘、摩腹、按揉足三里等合用，治疗脾胃虚弱而引起的消化不良、纳少腹胀等症。多以补脾经代补胃经。

（11）大横纹（手阴阳、横门）

［位置］仰掌，掌后横纹。桡侧为阳池；尺侧为阴池。

［推拿法］

①分手阴阳（分推大横纹）：以两手拇指面从掌后横纹中点向两侧分推。（图11－58）

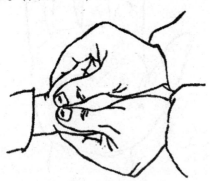

图11－58　分手阴阳

②合阴阳：以两手拇指面自穴位两旁（阳池和阴池）向穴位中点合推。

［次数］100～300次。

［作用］平衡阴阳，调和气血，消食化积，化痰散结。

［主治］寒热往来，腹泻，呕吐，食积，痢疾，腹胀，身热不退，惊风，抽搐，痰涎壅盛，烦躁不安。

［临床应用］分阴阳主要能平衡阴阳、调和气血，对于阴阳气血失和而致寒热往来、烦躁不安、腹胀、腹泻等症，均可

以分手阴阳为主。实热证阴池重分；虚寒证阳池重分，以达到阴阳平衡，气血和调。临床上对许多病症发有定时，加用分阴阳，可增强疗效。合阴阳功专化痰散结，用于痰结喘咳、胸闷等症，可配以揉肾纹、清天河水、按弦走搓摩、揉膻中等。

（12）内八卦（内八方、手掌八穴）

［位置］以掌心为圆心，从圆心至中指根横纹约 2/3 处为半径，画一圆周，八卦穴即在此圆周上，依次为乾、坎、艮、震、巽、离、坤、兑。（图 11 –59）

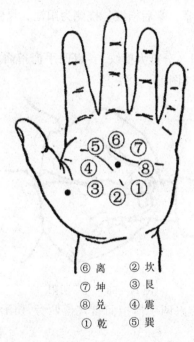

⑥ 离	② 坎
⑦ 坤	③ 艮
⑧ 兑	④ 震
① 乾	⑤ 巽

图 11 –59　内八卦分布图

［推拿法］运内八卦（运八卦）：以拇指面自乾卦开始向坎卦运至兑为 1 遍，在运至离时轻轻而过，或以左手拇指盖离，运至离时从拇指上运过（以防动离火）。（图 11 –60）

［次数］100 ~ 500 次。

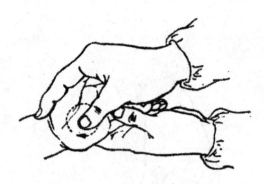

图 11－60　运内八卦

[作用] 宽胸理气，止咳化痰，行滞消食。

[主治] 咳嗽，痰喘，胸闷，呕吐，泄泻，腹胀，纳呆。

[临床应用] 本穴性平和，能调理中上焦气机，善开胸膈、除气闷、消胀满，对胸膈不利、伤食而致胸闷、咳喘、腹胀等虚实之证均可用之。治疗中焦气机不畅时，多与推脾经、掐揉四横纹、运板门、揉膻中、分推腹阴阳、按弦走搓摩等合用；治疗上焦气机不畅的痰喘、咳嗽等症，多与揉膻中、推脾经、推肺经合用；该穴还有调节各手法之功用，在众手法中，能起到加强各手法之间的配合及防止滋补太过等特殊作用。

（13）脾肾（运土入水，运水入土）

[位置] 手掌面，大指根至小指根，沿手掌边缘一条弧形曲线。

[推拿法] 运脾肾

①运土入水：以拇指桡侧，自患儿拇指根沿手掌桡侧经掌根推至小指根。（图 11－61）

②运水入土：以拇指桡侧，自患儿小指根经掌根沿手掌桡侧推至拇指根。（图 11－62）

[次数] 100～500 次。

[作用] 运土入水能清脾胃之湿热，利尿止泻；运水入土能健脾助运，润燥通便。

［主治］吐泻，腹胀，小便赤涩，痢疾，便秘，厌食，疳积。

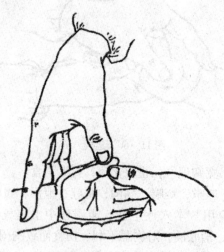

图 11 - 61　运土入水

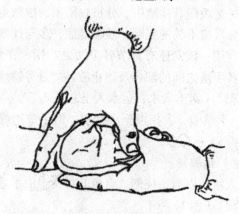

图 11 - 62　运水入土

［临床应用］运土入水主泻主清，多用于新病实证，如脾胃湿热，水谷不化而致的吐泻、痢疾等症，常与清脾经、清胃经、清天河水、推大肠等合用；对肾水不足，阳虚内热而致小

便赤涩、大便秘结，应配以揉二马、补肾经、推小肠、推大肠等。运水入土主补，多用于久病虚证，可用于脾胃虚弱，腹大青筋、完谷不化、疳积、便秘等，常与补脾经、推三关、捏脊合用。

（14）肾顶

［位置］小指顶端。

［推拿法］揉肾顶：以拇指或中指或食指端按揉之。（图11-63）

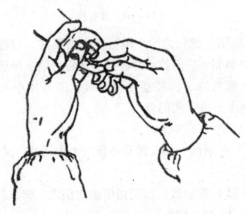

图11-63 揉肾顶

［次数］100～500次。

［作用］收敛元气，固表止汗。

［主治］自汗，盗汗，多汗，解颅。

［临床应用］本穴为止汗效穴，对一切汗症均有良效。

（15）肾纹

［位置］手掌面，小指第2指间关节横纹处。

［推拿法］揉肾纹：以拇指或中指或食指端揉之。（图11-64）

［次数］100～500次。

［作用］祛风明目，清热散结。

［主治］目赤肿痛，鹅口疮，热毒内陷，瘀结不散。

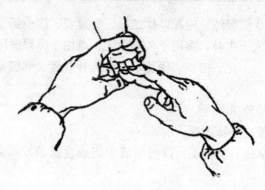

图 11 - 64　揉肾纹

　　［临床应用］此穴为治疗眼科疾患的要穴，对各种眼疾均可用之。对热邪壅盛而致目赤肿痛、热毒内陷、瘀热不散所致之高热、呼吸气凉、四肢逆冷等有效，多与揉小天心、退六腑、清天河水、分手阴阳合用。

　　（16）四横纹（四缝）

　　［位置］手掌面，第 2 指至小指第 1 指间关节横纹处。

　　［推拿法］

　　①掐（揉）四横纹：以拇指甲依次掐之，继以揉之或掐 1 次揉 3 次。（图 11 - 65）

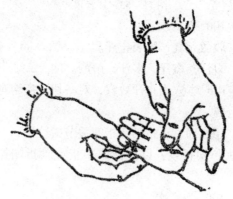

图 11 - 65　掐四横纹

　　②推四横纹：a. 令患儿四指并拢，以拇指桡侧在四横纹

穴位上左右推之；b. 以拇指桡侧自患儿小指横纹开始逐个做沿四指纵轴方向的直推法，继以无名、中、食指。

［次数］掐法 3～5 次，推法①100～300 次；推法②30～50 次。

［作用］退脏腑热，调和气血，消胀散结。

［主治］疳积，腹胀，消化不良，咳喘，慢惊风，口唇破裂。

［临床应用］本穴为治疗疳积要穴，对于疳积、伤食、腹胀等，多用推四横纹，常配以推脾经、运板门、摩腹、捏脊等；掐四横纹能退热除烦散结，多用于热性病的烦躁之症。在此穴可施以刺法或割法，称刺积疗法或割积疗法，具体方法为：刺法是用毫针或三棱针刺本穴，使之出血，或用力挤出黏液为度；割法是用刀割破本穴，用力挤出黏液。刺积和割积专治疳积，如配以捏脊疗效更好。

（17）小横纹

［位置］手掌面，第 2 至 5 掌指关节横纹处。

［推拿法］

①掐揉小横纹：以拇指甲依次掐之，继以揉之（掐 1 揉 3）。

②推小横纹：以拇指桡侧，在小横纹穴左右推之。

［次数］掐揉法 3～5 次；推法 100～300 次。

［作用］退热，消胀，散结。

［主治］唇裂，口疮，发热，烦躁，腹胀。

［临床应用］此穴主要用于脾胃热结而致腹胀及口唇皲裂。如因脾虚腹胀者，配以补脾经；因伤食腹胀者，配以揉中脘、清补脾经、运内八卦；口唇破裂、口舌生疮者，配以清脾经、清天河水、清小肠等。另外推小横纹可治疗肺部干性啰音。

（18）掌小横纹

［位置］掌面小指根下，尺侧掌纹头。

〔推拿法〕揉掌小横纹，以拇指、中指或食指端按揉之。
（图 11 – 66）

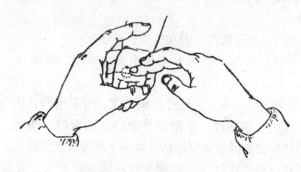

图 11 – 66　揉掌小横纹

〔次数〕100 ~ 500 次。

〔作用〕清热散结，宽胸宣肺，化痰止咳。

〔主治〕痰热喘咳，口舌生疮，流涎，顿咳，肺炎。

〔临床应用〕本穴善清心肺之郁热，为治疗口舌生疮、咳喘的效穴，亦为治疗百日咳、肺炎的效穴，具有消肺部湿性啰音的特殊作用。临床上治疗咳喘时，常配以清肺经、推揉膻中、揉乳根等。另外，肝区疼痛时，揉之亦有效果。

（19）内劳宫（内劳）

〔位置〕在手掌正中央。

〔推拿法〕

①揉内劳宫：以中指端揉之。

②掐揉内劳宫：经拇指甲掐之继以揉之。

③水底捞明月（运内劳宫）：以拇指尺侧，自小指根经掌小横纹、小天心推至内劳宫，轻轻拂起。（图 11 – 67）

〔次数〕揉法 100 ~ 300 次；掐揉及运法 30 ~ 50 次。

〔主治〕发热，烦渴，口疮，齿龈糜烂，虚烦内热，便血。

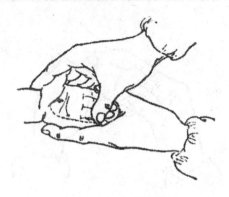

图 11 - 67　水底捞明月

[临床应用] 本穴属心包络，为清热除烦的效穴，用于五心烦热、口舌生疮等，多与清天河水、清心经、清小肠等合用，若推拿时在穴上滴一滴凉水，用口吹之，则清热力更强。水底捞明月为推掌小横纹、推小天心及推内劳宫的复合手法，主要对心肾两经有热最为合适。

(20) 总筋（总位、青筋、总心、内一窝风）

[位置] 掌后腕横纹中点。

[推拿法]

①揉总筋：以拇指或中指端按揉之。

②掐总筋：以拇指甲掐之。（图 11 - 68）

③拿总筋：以拇指按穴位上，以食指按手腕背部对合拿之，另一手握其四指摇动。

[次数] 揉法 100 ~ 300 次；掐、拿法 3 ~ 5 次。

[作用] 清心泄热，通气散结。

[主治] 口舌生疮，潮热，牙痛，惊风，夜啼，肠鸣吐泻。

[临床应用] 本穴主清心经热，亦能通调周身气机。揉法操作宜快，稍用力，对实热、潮热皆有疗效。若口舌生疮、潮热、夜啼用掐法为宜，可配以清天河水、清心经能加强其清热的作用。

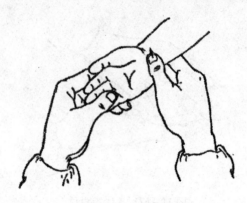

图 11 - 68　掐总筋

（21）五指节

［位置］掌背五指第 1 指间关节处。

［推拿法］

①掐揉五指节：以拇指甲依次掐之，继以揉之（掐 1 揉 3）。

②揉搓五指节：拇指放于穴位上，食指放于掌面与穴位相对部位上，二指同时用力做揉搓法。

［次数］掐揉法 3～5 次；揉搓法 50～100 次。

［作用］祛风痰，通关窍，安神镇惊。

［主治］惊风，抽搐，惊惕不安，咳喘，痰涎，腹痛，疳积，惊泻。

［临床应用］掐揉五指节多用于惊惕不安、惊泻等，可配以推肝经、推心经、掐揉小天心等。揉搓五指节主要用于胸闷、痰喘等，多与运内八卦、推揉膻中、清肺经等合用。

（22）二人上马（二马）

［位置］手背第四五掌指关节后凹陷中。

［推拿法］

①揉二马：以拇指或中指端揉之。

②掐二马：以拇指甲掐之。

［次数］揉法 100～500 次；掐法 3～5 次。

［作用］补肾滋阴，顺气散结，利水通淋。

［主治］虚热喘咳，小便赤涩，久病体虚，淋症，遗尿，脱肛，腹痛，牙痛，消化不良，睡时磨牙。

［临床应用］揉二马为补肾滋阴的主法。在治疗阴虚阳亢、潮热烦躁、久病体虚、消化不良、牙痛、小便赤涩等证时，可单穴使用（推拿次数要多），也可与其他补益穴合用。本穴对小便闭塞效果明显。对肺部有干性啰音、久不消失者，以本穴配以掌小横纹，有一定疗效。

（23）外劳宫（外劳）

［位置］在掌背中央，与内劳宫相对处。

［推拿法］

①揉外劳宫：以中指或拇指端揉之。（图 11 - 69）

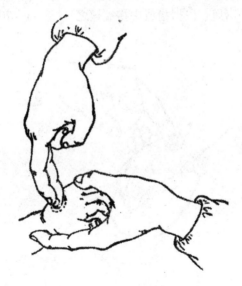

图 11 - 69　揉外劳宫

②掐揉外劳宫：以拇指甲掐揉之。

［次数］揉法 100 ~ 500 次；掐法 3 ~ 5 次。

［作用］温阳散寒，升阳举陷。

［主治］风寒感冒，腹痛，腹胀，肠鸣，泄泻，消化不

良，脱肛，遗尿，咳喘，疝气。

　　［临床应用］本穴性温，为补元阳主穴。临床上用揉法为多，揉外劳宫主要用于一切寒证。左揉使气上升；右揉使气下降；左右揉之能温阳发汗。治疗虚寒泄泻、脱肛、疝气等，宜左揉法，可配以补脾经、补肾经、推三关、揉丹田等。凡脏腑凝寒固冷，用之有温通作用，但温通之中又有收敛之功，则不致温散太过。

　　用此法治风寒外感、表实无汗时，可配以拿风池、4 大手法、掐揉二扇门等。

　　（24）一窝风（乙窝风）

　　［位置］手背腕横纹正中凹陷处。

　　［推拿法］

　　①揉一窝风：以拇指或中指端揉之。（图 11 - 70）

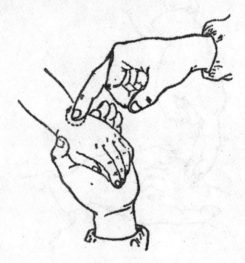

图 11 - 70　揉一窝风

　　②掐揉一窝风：以拇指甲或食指掐之，继以揉之。（图 11 - 71）

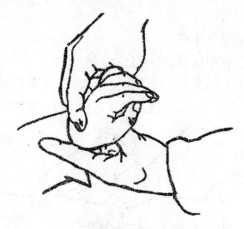

图 11 - 71　掐一窝风

［次数］揉法 100～300 次；掐法 3～5 次。

［作用］发散风寒，宣通表里，温中行气，止痹痛，利关节。

［主治］伤风感冒，一切腹痛，急慢性惊风，关节痹痛，关节屈伸不利。

［临床应用］本穴主要功效是止腹痛，对一切腹痛均可用之，如配以拿肚角、摩腹，止腹痛效果更佳。对风湿性关节炎，亦有一定的疗效。本穴能发汗，但汗出较缓，往往需操作较长的时间，始见汗出，而且汗的性质微黏，故多用于寒滞经络、痹痛，或感冒无汗，可配以拿风池、掐二扇门、推三关等。

（25）十宣（十王）

［位置］十指尖指甲内赤白肉际处。

［推拿法］掐十宣，以拇指甲依次掐之。

［次数］3～5 次。

［作用］清热，醒神，开窍。

［主治］急热惊风，抽搐，高热，昏厥，烦躁不安，神呆，精神恍惚。

［临床应用］本穴主要用于急救，多与掐人中、掐五指节、掐小天心等合用。对高热惊厥，可用三棱针刺破放血，效

果更好。

（26）老龙（中根）

［位置］在中指甲后约1分处。

［推拿法］掐老龙：以拇指甲掐之，亦可继以揉之。（图11－72）

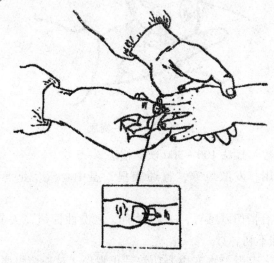

图11－72　掐老龙

［次数］3～5次。

［作用］醒神开窍。

［主治］急惊暴死，昏迷不醒，高热抽搐。

［临床应用］本穴主要用于急救。若小儿急惊暴死或高热抽搐，掐之知痛有声音，可治；不知痛而无声者，难治。急救时，常与掐十王、掐人中、掐小天心等合用。

（27）左、右端正（内、外端正）

［位置］中指甲根两侧，桡侧为左端正，又称外端正；尺侧为右端正，又称内端正。

［推拿法］掐揉端正，以拇指甲掐之，继以揉之。

［次数］3～5次。

［作用］止泄利，止呕吐，止衄血，开关窍。

[主治] 痢疾，霍乱，水泻，恶呕，惊风，鼻衄，目斜视。

[临床应用] 左端正能升提中气，止泄利及水泻，多与推脾经、推大肠、摩腹等合用；右端正主降，主要用于胃气上逆而致的恶呕，多与运内八卦、揉中脘、横纹推向板门等合用。

本穴对鼻衄有良效，用细绳由中指第 3 节横纹起扎至指端（不可过紧），扎好患儿静卧。掐端正也可用于急救，需配以掐人中、掐老龙、掐十王等。

(28) 二扇门（左、右扇门）

[位置] 在手背、中指掌指关节两侧凹陷中。

[推拿法]

①揉二扇门：以两手拇指或食指重揉之。（图 11 – 73）

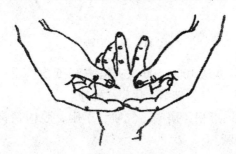

图 11 – 73　揉二扇门

②掐（揉）二扇门：以两手拇指甲掐之，或继以揉之。

[次数] 揉法 100 ~ 500 次；掐法 3 ~ 5 次。

[作用] 发汗透表，退热平喘，定惊安神。

[主治] 伤风感冒，发热无汗，痰喘气粗，呼吸不畅，急惊风，口眼㖞斜。

[临床应用] 本穴为发汗效穴。如欲发汗必先掐心经与内劳宫，再重揉太阳穴，然后掐揉此穴约 200 ~ 400 次，至患儿头部及前后身微汗出即可，若时间过长易大汗淋漓。本穴性温散而不守，易伤阳耗气，故对体虚患儿用此穴时，必先固表（补脾经、补肾、揉肾顶），然后再用汗法。操作时要稍用力，

速度宜快。本穴与肾顶合用，一固一散，则汗出不致过多，适宜平素体虚外感无汗者。

（29）精宁

［位置］手背第4、5掌骨歧缝间。

［推拿法］

①揉精宁：以拇指或中指端揉之。

②掐精宁：以拇指甲掐之。（图11－74）

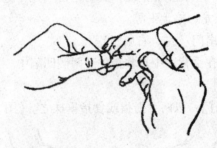

图11－74　掐精宁

［次数］揉法100～500次；掐法3～5次。

［作用］行气，破结，化痰，醒神。

［主治］疳积，痰喘，气吼，干呕，眼内胬肉，口眼㖞斜，惊风昏厥。

［临床应用］本穴善消坚破积，克削气分，故虚者慎用。如必须应用时，多与补脾经、补肾经、推三关等补益手法同用，以免元气受损。本穴用于急救时，多与掐威灵、掐老龙、掐人中等急救穴配用，能加强治疗效果。

（30）威灵

［位置］在手背第二三掌骨交缝处。

［推拿法］掐（揉）威灵：以拇指甲掐之，继以揉之。

［次数］5～10次。

［作用］开窍，醒神、镇惊。

［主治］急惊暴死、昏迷不醒，头痛，耳鸣。

［临床应用］本穴主要用于急救，主治惊风昏迷，遇患儿

急惊暴死者掐之，有声者易治，无声者难治，多与掐人中、掐十王、掐老龙、掐精宁等合用。

（31）外八卦（外八方、手背八穴）

［位置］掌背外劳宫周围，与内八卦相对。

［推拿法］运外八卦：以拇指面做顺时针方向的运法。

［次数］100～300次。

［作用］宽胸理气，通滞散结。

［主治］胸闷，腹胀，便结。

［临床应用］本穴主要用于气血壅滞，脏腑不和引起的诸症，多配以摩腹、推揉膻中、按弦走搓摩等。

（32）天门、虎口

［位置］天门、虎口在拇指尺侧赤白肉际处由指尖至虎口成一直线。

［推拿法］天门入虎口，以拇指尺侧由指尖推至虎口。（图11－75）

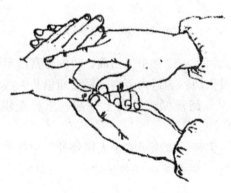

图11－75　天门入虎门

［次数］100～300次。

［作用］顺气，和血，健脾。

［主治］泄利，腹痛。

［临床应用］本穴主要用于泄利、腹痛，多与推大肠、推脾经、拿肚角等合用。

（33）天河水（河水）

　　[位置] 在前臂内侧正中，自腕横纹至肘横纹成一直线。
　　[推拿法]
　　②清天河水（推天河水）：以食中二指面，从腕横纹推至肘横纹。（图11-76）

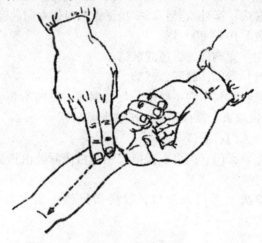

图11-76　清天河水

　　②大清天河水：以食中二指面，自内劳宫推至肘横纹。
　　③打马过天河：先运内劳宫，然后屈患儿4指，再以食中二指端自内关、间使循天河向上一起一落打至洪池为1次。（图11-77）
　　④引水上天河：以凉水滴于大横纹处，用食中二指面慢慢推至洪池，后用两手4指交替拍之，并用口吹气于天河穴以透之。
　　[次数] 清及大清天河水100~500次；打马过天河及引水上天河3~7次。
　　[作用] 清热解表，泻火除烦。
　　[主治] 一切热证，外感发热，内伤发热，阴虚潮热，烦躁不安，口渴，弄舌，重舌，惊风，口舌生疮，痰喘，咳嗽。
　　[临床应用] 清天河水性微凉，能清热解表，用于外感发热、头痛、咽痛等，常与4大手法、清肺经合用；清天河水性

较平和，清热而不伤阴分，善清阴虚内热及心经热，对于五心烦热、惊风口燥、咽干、口疮、弄舌等症均可用之，可单用或与清心经、清肝经、清小肠配合使用。本穴由于推拿手法不同，清热的作用也不同，大清天河水清热的作用强于清天河水；引水上天河强于大清天河水；打马过天河清热之力最强，且能活经络、通关节，故打马过天河和引水上天河，一般多用于脏腑实热证，常与退六腑、推脊柱合用。

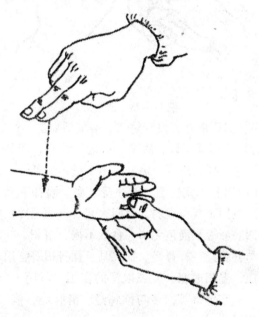

图 11 –77　打马过天河

（34）三关

［位置］在前臂桡侧，自腕横纹至肘横纹成一直线。

［推拿法］

①推三关（推上三关）：以食中二指面或拇指桡侧自腕横纹推至肘横纹。（图 11 –78）

②大推三关：屈患儿拇指，自拇指尖沿桡侧推至肘横纹。

［次数］100 ~ 500 次。

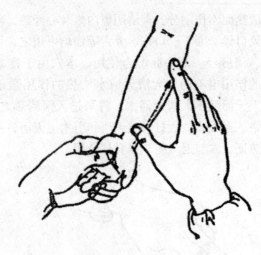

图 11 - 78　推三关

［作用］温阳散寒，发汗解表，益气活血。

［主治］一切虚寒证，腹痛，腹泻，畏冷，四肢无力，病后体虚，风寒感冒，斑疹白痦，疹出不透，痿证。

［临床应用］本穴性温，能补益气血，温补下元，主治一切虚寒证。可用于气血虚弱、命门火衰、下元虚冷，阳气不足而引起的四肢厥冷、面色无华、食欲不振、疳积、吐泻等各种病症，常与补脾经、补肾经、揉二马、揉丹田等合用。该穴具有益气活血、温阳散寒、发表取汗的作用，可用于疹毒内陷、隐疹不出、风寒感冒等，多与推脾经、清肺经、掐二扇门、4大手法合用。

（35）六腑（六府）

［位置］在前臂尺侧自肘横纹至腕横纹成一直线。

［推拿法］退六腑（推六腑、推下六腑）：以食中二指或拇指面自肘横纹推至腕横纹。（图 11 - 79①②）

［次数］100～500 次。

［作用］清热，凉血，解毒。

［主治］一切实热证。高热，烦躁，惊风，口渴饮冷，鹅口疮，重舌，弄舌，咽痛，肿毒，热痢，腮腺炎，大便秘结。

　　[临床应用] 本穴性大凉，专清里热，清营血热，对脏腑郁热积滞、壮热苔黄、口渴咽干、痄腮、肿毒等实热证均可用之。此外此穴与补肺经合用，止汗效果较好。本法与推三关为大凉大热要穴，可单穴用，亦可两穴合用。两穴合用能平衡阴阳，防止大凉大热伤其正气。如寒热夹杂以热为主，则以退六腑三数，推三关一数之比推之；若以寒为主则以推三关三数，退六腑一数之比推之；推数相等有调和之意。

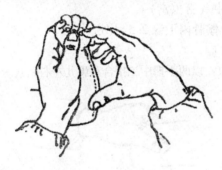

①拇指退六腑

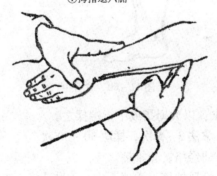

②食中二指退六腑

图 11-79①② 退六腑

11.4.5　下肢部穴位

　　(1) 箕门

　　[位置] 大腿内侧，髌骨上缘至腹股沟成一直线。

［推拿法］推箕门：以食中二指面自髌骨内上缘推至腹股沟。

［次数］100 ~ 500 次。

［作用］利尿。

［主治］小便赤涩不利，尿闭，水泻。

［临床应用］本穴性平和，有较好的利尿作用。主要用于小便赤涩、尿闭、水泻等症，多配以清小肠、揉丹田、推脾经等。

（2）百虫（百虫窝）

［位置］髌骨内上缘 2.5 寸处。

［推拿法］

①拿百虫：以两手拇中二指合拿患儿左右两穴。（图 11 – 80）

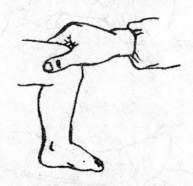

图 11 – 80　拿百虫

②揉百虫：以大拇指或中指端揉之。

［次数］拿法 3 ~ 5 次，揉法 30 ~ 50 次。

［作用］通经络，止抽搐。

［主治］惊风抽搐，昏迷不省，下肢瘫痪，痹痛。

［临床应用］本穴可用于下肢瘫痪、痹痛等症，多配以按揉足三里、按揉膝眼、拿委中等；若用于止抽搐，手法宜重，常配以掐人中、掐山根、掐老龙等急救穴。

（3）足三里

［位置］外膝眼下 3 寸，胫骨旁 1 寸。

［推拿法］

（1）掐揉足三里：以拇指甲掐之，继以揉之。

（2）按揉足三里：以拇指端按揉之。

［次数］掐揉法 3~5 次；按揉法 50~100 次。

［作用］健脾和胃，调中理气，导滞通络。

［主治］腹泻，呕吐，腹胀，腹痛，下肢萎软无力，疳积。

［临床应用］本穴属足阳明胃经，多用于消化系统疾病及下肢萎软。如本法配分推腹阴阳、推天柱骨治呕吐；配推上七节骨、推大肠治泄泻；配拿肚角、揉一窝风治腹痛。另外，该穴为小儿保健4大手法之一，常与其他3法补脾经、捏脊、摩腹合用，以保健强体。

（4）后承山

［位置］小腿后侧，当腓肠肌收缩时，形成的人字纹的尖端。

［推拿法］

①拿承山：以拇指与食中二指相对合拿之。（图 11-81）

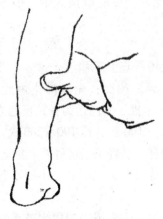

图 11-81　拿后承山

②推按承山：以拇指按之，继以向心部推之为补；按后向足部推为泻。

［次数］拿法 3~5 次；推按法，按 3~5 分钟后，推

100~500次，或以热为度。

［作用］通经络，止抽搐，止泻，通便。

［主治］泄泻，便秘，抽搐，下肢痹痛，瘫痪，腿痛转筋。

［临床应用］本穴向心部方向推按能止泻；向足部方向推按能通便；拿之能止抽、止腹痛、通经络，推时可蘸少量麻油，不拘次数，以热为度。

（5）前承山

［位置］在胫骨旁，与后承山相对。

［推拿法］拿揉前承山，以拇指按于穴位上，余指放在后承山相对合拿之，继以揉之。

［次数］拿3~5次；揉50~100次。

［作用］镇惊止抽。

［主治］急惊，抽搐，角弓反张。

［临床应用］凡急惊风需急救时，宜先拿或掐精宁、威灵二穴，然后再拿此穴，可配以掐人中、掐老龙、掐十宣等急救法。

（6）三阴交

［位置］在足内踝直上3寸。

［推拿法］推运三阴交：先以拇指由此穴向上或向下推之，继以揉之。向上推、向前运为补；反之为泻。

［次数］推50~100次；运100~200次。

［作用］通血脉，活经络，健脾胃，助运化，疏下焦。

［主治］急慢惊风，消化不良，小便不利，外阴痛，下肢痹痛。

［临床应用］本穴主要用于泌尿生殖系统疾病，亦常用于下肢痹痛、瘫痪、惊风等，可配以拿承山、掐老龙、掐五指节等。

（7）涌泉

［位置］屈趾、足心前正中凹陷中。

［推拿法］

①揉涌泉：以拇指端揉之。

②推涌泉：以拇指面向趾部直推。

③掐涌泉：以拇指甲掐之。

［次数］ 推、揉法24～100次；掐法3～5次。

［作用］ 引火归元，醒神除烦，止吐泻。

［主治］ 五心烦热，发热，虚热，久热不退，呕吐，泄泻，目赤肿痛，口舌生疮，神昏，惊风，癫痫。

［临床应用］ 本穴属肾经，推揉之能引火归元、退虚热。用于五心烦热、久热不退、夜寐不安，多与揉二马、水底捞明月、清天河水等合用。如以本法配退六腑、清天河水能退实热；揉涌泉能止吐泻。

11.5 常见疾病治疗

小儿推拿在运用手法治疗前，必须通过四诊收集临床资料、综合分析、辨证施治。根据患儿的病情、年龄、体质等情况，拟定出处方。

推拿处方是由若干个不同作用的穴位、手法及次数（时间）组成。它是根据病情的需要，在辨证立法的基础上，配用适当的穴位，运用适当的手法、规定必要的推拿次数（时间）而组成的。如取中脘穴用揉法，需揉100次，称"揉中脘100次"，取腹穴用摩法，需摩3分钟，称"摩腹3分钟"。所谓"揉中脘"、"摩腹"就是推拿法，所以也可以说处方是若干个推拿法和时间（次数）组成。推拿法还包括手法的补泻、手法操作的形式。如用补法推脾经，称补脾经，清法则称清脾经，如用推脾经来表示，实则包含补、清、和脾经3个方面，处方上就不明确。还有一些穴位，如六腑，处方用名为"退六腑"表示手法操作的形式。"推下七节骨"、"推上三关"等体现手法的操作方向。复式手法的命名，多是根据象形动作而定，如水底捞明月、猿猴摘果等。

　　另外处方要有主次之分，主穴（君穴）是针对疾病的主症，起主要治疗作用的穴位。配穴（臣穴）有 3 个意义：一是加强主穴的作用；二是对主穴有制约作用；三是协助主穴治疗一些次要症状。一个处方中主次穴的多少，要根据病情的需要，一般 2~4 个穴为宜。

11.5.1　鹅口疮

　　患儿口腔舌上满布白屑，状如鹅口，故名鹅口疮，亦称雪口。该病为白色念珠菌侵入口腔黏膜引起，多见于新生儿营养不良及婴儿腹泻、麻疹等病后期，或长期应用抗菌素所致。

11.5.1.1　病因病理

　　因心脾积热或虚火上浮，口腔不洁，感染秽毒之邪所致。舌为心之苗，脾脉络于舌，感病后，热毒循经上行，熏灼口舌。或先天不足，后天失调，脾胃阴虚，虚火上浮，而发病。

11.5.1.2　临床表现

　　本病初起，先在口腔、舌上或两颊内侧出现白屑，渐即蔓延于牙龈、口唇、软硬腭等处。白屑如凝固的乳块，随拭随生，不易清除，甚则散布至鼻及气管等处。患儿因口内疼痛而吮奶困难，呼吸不利，啼哭不安，口涎流出。

　　若心脾积热，则面赤唇红，舌尖红赤，大便干燥，小便色黄，指纹紫滞；虚火上浮则见形体怯弱，面白颧红，口干不渴，大便溏稀，舌红少苔，指纹淡红。

11.5.1.3　治疗方法

　　治以清热降火，滋阴清热，引火归元。

　　（1）处方一

　　①心脾积热：揉掌小横纹 150 次，掐揉小横纹 10 次，掐揉小天心 5 次，清天河水 200 次，清胃经 100 次，退六腑 100 次，清肺经 100 次，清小肠 100 次，清补脾经 100 次。

　　方义：本方以清解心脾积热为主。清胃经、清天河水、清补脾经清解心脾积热；揉掌小横纹、掐揉小横纹、掐揉小天心配清天河水散毒邪热结而清心火；退六腑配清肺经、清小肠清脏腑结热而通大小便。

②虚火上浮：揉掌小横纹 150 次，掐揉小横纹 10 次，掐揉小天心 5 次，清天河水 150 次，揉二马 200 次，补肾经 100 次，清肝经 100 次，揉涌泉 100 次。

方义：本方以滋水制火，引火归元为主。揉二马、补肾经配清肝经、清天河水、掐揉小天心滋水制火，善清虚热；揉涌泉清虚热，引火归元；揉掌小横纹、掐揉小横纹能散结解毒。

（2）处方二

清天河水 200 次，清小肠 200 次，清心经 100 次，推涌泉 150 次。

方义：清天河水，清小肠，清心经可清热泻火除烦；推涌泉以引火归元。

加减法：心脾积热者加退六腑 200 次，清脾经 200 次以清热导滞；虚火上浮者加揉二马 200 次，水底捞明月 50 次，清肝经 100 次以滋阴清热除烦。

11.5.1.4 各家治法

（1）《厘正按摩要术》（清·张振均编）

推食指三关 100 次，退六腑 100 次，分阴阳 36 次，捞明月 36 次，打马过天河 36 次。

（2）《齐鲁推拿医术》（孙承南主编）

①热毒鹅口疮：分手阴阳、运内八卦、清心经、水底捞明月、清天河水、推板门、掐揉总筋、补肾经。

②虚火鹅口疮：揉二马、清补脾经、清天河水、运八卦、捣小天心。

11.5.2 夜 啼

本病多见于未满月的初生婴儿，或半岁以内的乳婴儿。凡日间如常，夜间啼哭，其形式可为间歇，或持续不已，甚至通宵达旦，或定时啼哭者称夜啼。俗称"夜哭郎"。如因初断乳食，或夜间喜见灯光，或其他病症引起的夜啼不属本症范畴。

11.5.2.1　病因病理

由于小儿脏腑娇嫩，神气怯弱，每遇脾脏虚寒，心经积热，惊骇恐惧，乳食积滞等，均可导致脏腑气血逆乱，功能失常，心胆不宁而夜间啼哭不休。

11.5.2.2　临床表现

（1）脾寒夜啼

夜间啼哭，哭声细软，屈腰而啼，伴有面色青白，四肢不温，腹喜手按，不吮乳，大便溏泄。

（2）心热夜啼

哭声粗壮，仰身而啼，伴有烦躁不安，面赤唇红，口中气热，大便秘结，小便赤涩。

（3）惊恐夜啼

夜间突发啼哭，声惨而紧，多梦，伴睡中时作惊惕、面色青灰、有恐惧状、紧偎母怀。

（4）伤食夜啼

哭声粗大，伴烦躁不安、脘腹胀满、大便秘结、手腹灼热、厌食呕吐。

11.5.2.3　治疗方法

治以调理脏腑，平和气血，镇惊安神。

（1）处方一

①脾寒：补脾经 200 次，推三关 150 次，揉外劳宫 100次，揉一窝风 100 次，掐揉小天心 5 次，掐揉五指节 5 次。

方义：本方以温中健脾为主。补脾经、推三关健脾温中散寒；揉外劳宫、掐一窝风祛脏腑凝寒固冷；掐揉小天心、掐揉五指节祛风镇惊安神。

②心热：掐揉小天心 10 次，清肝经 100 次，清天河水 200次，掐揉五指节 5 次。

方义：本方以清热降火、安心宁神为主。掐揉小天心、清天河水清热降火；清肝经、掐揉五指节清热安神除烦。

③惊恐：掐揉小天心 10 次，清肝经 200 次，清肺经 100

次，清心经 200 次，掐揉五指节 5 次，补脾经 100 次，运内八卦 50 次。

方义：本方以镇惊安神为主。掐小天心、清心经、掐揉五指节镇惊安神；清肺经、清肝经定魂安魄；补脾经配运内八卦调中健脾。

④伤食：掐揉小天心 5 次，掐揉五指节 5 次，清肝经 150 次，清补脾经 200 次，揉中脘 200 次，揉板门 200 次，捏脊 6 次。

方义：本方以消食导滞、镇惊安神为主。掐揉小天心、掐揉五指节、清肝经镇惊安神；清补脾经、揉中脘、捏脊、揉板门健脾助运，消食和中。

（2）处方二

摩百会 100 次，掐揉五指节 100 次，捣小天心 300 次，捏脊 6 次。

方义：摩百会、掐揉五指节、捣小天心以镇惊安神；捏脊调阴阳，和气血。

加减法：脾寒者加补脾经 200 次，推三关 100 次，揉外劳宫 100 次，以温阳散寒；心热者加清心经 200 次，清天河水 150 次，清小肠 100 次以清心泻火；惊恐者加平肝经 200 次，清心经 200 次以镇惊安神；伤食者加摩腹 5 分钟、揉中脘 100 次、揉板门 100 次以消食化滞。

11.5.2.4　各家治法

（1）《小儿推拿广意》（熊应雄辑）

推三关、退六腑，清心经，捞明月，分阴阳，掐胆经。

（2）《齐鲁推拿医术》（孙承南主编）

①脾寒啼：分阴阳（阳重）、补脾经、揉一窝风、揉外劳宫、揉小天心、补肾经、揉二马、摩脐、摩天枢。

②心热啼：水底捞月、清心经、清肾经、清天河水、退六腑、揉心俞、揉厥阴俞、揉涌泉。

③惊恐啼：补心经、补肺经、运八卦、掐五指节、掐威

灵、揉百会、掐人中、掐十王、揉前承山。

11.5.3　麻　疹

麻疹以发热 3~4 天后遍体出现红色疹点，扪之碍手状如麻粒而名。是一种小儿最常见的发疹性传染病。流行于冬春两季，以 6 个月~5 岁小孩儿易发病。

11.5.3.1　病因病理

因感受麻疹时邪，由口鼻而入，主要侵犯肺脾二经，肺主皮毛，脾主肌肉，故疹点隐隐于皮肤之内，磊磊于肌肉之间。

11.5.3.2　临床表现

本节只论述顺证。

（1）初热期（疹前期）

本期从开始发热至疹点出现，约 3~4 天。突然发热，咳嗽，流涕，喷嚏，面红目赤，眼泪汪汪，同时口内膜上有麻疹黏膜斑（柯氏斑）。

（2）见形期（出疹期）

本期由出疹点开始至透发完毕，为期约 3 天。上述症状逐渐加重，烦躁不安，口渴，便溏，壮热，疹点逐渐透发，顺序自耳后发际→头面→颈→胸腹→腰背→四肢，最后手足心部见疹，即为出透。疹点初起为玫瑰色斑丘疹，形态大小不一，有的合并成片，疹间有正常皮肤，疹点稍见隆起，扪之碍手，压之褪色。舌质红赤、苔黄腻或黄燥，脉象洪数，指纹紫滞。

（3）没收期（恢复期）

疹出齐后，热度渐退，诸症渐消。皮疹隐退后，皮肤脱屑。后有棕色色素沉着，2~3 周退尽。

11.5.3.3　治疗方法

治以初期解肌发表；中期清热解毒，疏风透疹；后期养阴补虚。

（1）初热期：4 大手法各 30 次，揉小天心 100 次，揉一窝风 100 次，分手阴阳 100 次，推三关 150 次，运内八卦 50 次，清胃经 100 次，补脾经 100 次。

方义：本方以解肌发表为主。补脾经、运内八卦健脾和胃，助阳解肌；4大手法、推三关发表透疹；揉小天心、揉一窝风、分手阴阳疏风祛邪、镇惊清热；清胃经清热除烦。

（2）见形期：掐揉小天心5次，揉一窝风100次，清天河水200次，清胃经100次，掐揉二扇门10次，补脾经100次，推三关100次。

方义：本方以清热解毒、疏风透疹为主。掐揉小天心、清天河水、清胃经3穴合用能清热解肌达邪；揉一窝风、掐揉二扇门疏风透疹；补脾经配推三关补气和血，通畅经络，助疹透达。

（3）没收期：补脾经200次，推三关150次，揉二马200次，补肾经100次，运内八卦100次，运板门50次，捏脊6次，按揉足三里50次。

方义：本方以养阴补虚为主。补脾经、揉二马、补肾经健脾补虚，滋养阴液；补脾经配按揉足三里健脾和胃，补益气血；运内八卦、运板门开胸膈，进饮食；推三关助气和血；捏脊助阳扶正，调和脏腑，平衡阴阳。

11.5.3.4　各家治法

《齐鲁推拿医术》（孙承南主编）

①初热期：4大手法、清脾经、清胃经、推三关、揉迎香、拿风池、掐合谷、掐曲池、掐大椎、揉肺俞。

②见形期：清脾胃、清肺经、水底捞月、推三关、清天河水、退六腑、掐二扇门、拿风池、推天柱骨、揉肺俞、揉脾胃俞。

③恢复期：补脾经、清肺经、补肾经、运中腹部、清心经、推三关、揉百会、揉肺俞、揉脾胃俞、掐足三里。

11.5.4　风　疹

风疹是一种特殊病毒引起的较轻传染病。

本病多见于5岁以内小儿，冬春季易发病。因疹点出没较快，细小如沙，故又名风痧。

11.5.4.1　病因病理

主要由于外感病毒时邪，与气血相搏，郁于肌表，发于皮肤而致风疹。

11.5.4.2　临床表现

初起恶风发热，发热一般不高，喷嚏，流涕，咳嗽，目赤，发热 1~2 天后疹由头面而出，除手足心外，渐布躯干，四肢，细小分明，稀疏均匀，色淡红。疹后 1~2 天热退，2~4 天皮疹隐退，无脱屑和斑痕，舌红、薄苔，指纹色紫，脉象浮细。

11.5.4.3　治疗方法

治以疏风解表，清热解毒。

处方

清天河水 200 次，推三关 100 次，揉小天心 100 次，揉一窝风 100 次，清肺经 150 次，运内八卦 50 次。

方义：本方以疏风清热解表为主。清天河水、揉小天心清热解毒；揉一窝风配推三关通经和络，发表透疹、清肺经、运内八卦疏风宣肺透疹。

加减法：若小便短赤加清小肠 150 次、推箕门 100 次以清热利尿；若兼食滞者加运板门 100 次、清补脾经 150 次以消食化积；恶呕者加推下天柱骨 200 次、分腹阴阳 100 次以和中降逆止呕；便溏者加推大肠 200 次调中止泻；便秘者加推下七节骨 150 次、顺摩腹 3 分钟以理气通便。

11.5.4.4　各家治法

《齐鲁推拿医术》（孙承南主编）

推三关、推脾经（手法宜重），掐拿风池、掐拿风府、拿肩井、拿合谷。若热重气粗加清板门、清肺经；疹密色鲜红、唇舌均红加退六腑；咽喉红肿加掐少商、挤捏天突；腹胀纳少加分腹阴阳、掐揉四横纹。

11.5.5　痄腮（腮腺炎）

本病为一种小儿常见的急性传染病，以腮腺肿胀为主要特征。发病多为 5~9 岁小儿，多流行于冬春两季。

11.5.5.1　病因病理

风温病毒由口鼻而入，瘀滞于少阳经脉、湿热内蕴，气血受阻，而见漫肿坚硬于两耳下腮部。

11.5.5.2　临床表现

起病急，发热、耳下肿胀，多先见于一侧，1~2 天后病及对侧，以耳垂为中心肿胀，边缘不清、压痛、张口困难，颊黏膜可见腮腺管口红肿。多于 1~2 周消失。

严重者可伴发脑炎，症见高热、嗜睡、头痛、呕吐等；亦可伴发睾丸炎，而见睾丸肿痛。

11.5.5.3　治疗方法

治以清热解毒，散结消肿。

外方

分阴阳（阴重）200 次，清天河水 100 次，退六腑 300 次，掐揉小天心 10 次，揉涌泉 100 次，推三关 50 次，运八卦 100 次，清胃经 100 次，清肺经 100 次，揉一窝风 50 次。

方义：本方以清热解毒、散结消肿为主。揉小天心、退六腑、清天河水清热解毒，消肿散结；分手阴阳、揉涌泉调和阴阳，引热下行；运八卦、清胃经清胃热，开胸膈；清肺经配揉一窝风宣通表里，疏解风邪；佐以推三关以活血化瘀、消散肿结。

加减法：若神昏谵语、抽搐等应先急救，可用掐人中 3 次，掐十王 3 次、掐精宁 3 次、掐威灵 3 次以醒脑开窍；若睾丸肿痛加清肝经 200 次、推运三阴交 100 次以清利湿热，疏肝解郁。

11.5.5.4　各家治法

（1）《厘正按摩要术》（清·张振均编）

分阴阳 200 次，推三关 200 次，退六腑 100 次，推脾土 100 次，揉太阳 50 次，运内八卦 20 次，揉内劳宫 30 次。

（2）《儿科推拿图解》（栾长业、单永进编绘）

平肝经，退六腑，揉涌泉。

11.5.6　发　热

发热是由于感受外邪或脏腑功能失调而引起体温异常升高的一种小儿常见病症。可见于多种急慢性疾病中。

11.5.6.1　病因病理

由于小儿脏腑娇嫩，形气未充，稚阴未长，故小儿易受外邪侵犯，又易从热化。在气候突变、冷热失常及炎热夏季，小儿冷热不能自调，易为外邪所侵，邪正相搏，营卫失和而发热，如热邪内传，内伏于脏腑或素体阳盛，瘀积日久，或久热伤阴等均可发生脏腑失调的内热。

11.5.6.2　临床表现

（1）外感发热

发热恶寒，鼻塞流涕，喷嚏咳嗽，头痛。外感风寒者，恶寒重、无汗、流清涕、咽痒、清稀痰、舌苔薄白、脉浮紧、指纹鲜红；外感风热者，发热重、流黄涕、咽喉红肿、口干而渴、黄痰、舌尖红薄黄苔、脉浮数、指纹紫红。

（2）阴虚内热

午后潮热，手足心热，颧红盗汗，烦躁不眠，口渴消瘦，大便秘结，尿少色黄，舌红少苔，脉细数，指纹淡紫。

（3）肺胃实热

高热面赤，唇红气粗，烦躁便秘，口渴喜饮，不思饮食，舌红苔黄燥，脉滑数，指纹深紫。

11.5.6.3　治疗方法

治以清热解表，或调和脏腑、平衡阴阳。

（1）处方一

①外感发热：4 大手法各 50 次，掐风池 3 次。外感风热加清天河水 200 次；外感风寒加推三关 150 次、揉外劳宫 100 次。

方义：本方以解表发汗为主。4 大手法配掐风池解表发汗以透发外邪；推三关、揉外劳宫助阳散寒，解肌发表；清天河水清热解表。

加减法：发热夹痰咳者，加清肺经 200 次、运内八卦 50 次、推揉膻中 150 次以宣肺化痰止咳；夹食积者，加揉中脘 150 次、清补脾经 200 次、运内八卦 50 次、运板门 100 次以和中助运，消食导滞；夹呕者，加推下天柱骨 300 次、横纹推向板门 100 次以降逆止呕；夹惊者，加清肝经 150 次、掐五指节 10 次以镇惊安神。

②阴虚发热：揉二马 200 次，补肾经 150 次，补脾经 100 次，清天河水 150 次，揉涌泉 100 次，运内八卦 50 次，揉足三里 100 次，分手阴阳 100 次。

方义：本方以补脾肾两经为主。揉二马、补肾经壮水制火；清天河水、分手阴阳调和阴阳，清虚热调气血；补脾经、运内八卦、揉足三里健脾和胃，增进食欲；揉涌泉引热下行。

加减法：盗汗重者加揉肾顶 200 次、补肺经 100 次以益气止汗。

③肺胃实热：清肺经 200 次，清胃经 200 次，清天河水 100 次，退六腑 150 次，清大肠 100 次，运板门 50 次，水底捞明月 30 次，运八卦 50 次。

方义：本方以清解里热为主。清肺经、清胃经能清肺胃二经实热；肺与大肠相表里，推大肠以通便泻火；清天河水、退六腑、水底捞明月清热解毒、通里除烦；运板门、运内八卦开胸膈、消食滞、进饮食。

（2）处方二

清天河水 200 次、推下天柱骨 300 次、平肝经 100 次、清小肠 100 次。

方义：清天河水、清小肠、推下天柱骨能清热降火除烦；平肝经能清热解郁理气。

加减法：外感风寒加 4 大手法各 30 次、推三关 100 次，掐风池 5 次以疏风散寒；外感风热加揉大椎 100 次、4 大手法各 30 次以清热解表；阴虚加水底捞明月 50 次、揉二马 150 次以滋阴清热；肺胃实热加清肺经 200 次、清脾经 200 次以清肺泻胃。

11.5.6.4　各家治法

（1）《厘正按摩要术》（清·张振均编）

①胎热：分阴阳 200 次，推三关 100 次，退六腑 100 次，推三焦 36 次，清天河水 50 次，揉外劳宫 100 次，运内八卦 100 次，掐肾水 36 次，掐十王穴 36 次，运斗肘 36 次，水底捞明月 36 次。

②疳热：分阴阳 200 次，推三关 100 次，退六腑 100 次，推补脾土 200 次，天门入虎口 100 次，推大小肠 100 次，运内八卦 100 次，掐揉总筋 50 次，运斗肘 50 次，摩运肚脐各 200 次，分腹阴阳 200 次。

③惊热：分阴阳 200 次，推三关 100 次，退六腑 100 次，清心经 100 次，推二扇门 100 次，推肺经 100 次，掐中指巅 50 次，掐合谷 50 次，掐总筋 50 次，清天河水 36 次，掐揉威灵 50 次，运斗肘 50 次，水底捞明月 36 次。

（2）《齐鲁推拿医术》（孙承南主编）

①外感发热：外感风寒掐揉一窝风、平肝经、清肺经、打马过天河；外感风热清肺经、退六腑、清天河水、推揉膻中、揉天突、掐揉曲池；外感暑热清脾经、清补肺经、清心经、清肺肝经、清天河水、清大肠、推天柱骨、推脊、揉肺俞、揉脾胃俞。

②食积发热：运中腹部、分腹阴阳、摩神阙、分手阴阳、按弦走搓摩、掐揉合谷、掐揉足三里。

③肾虚发热：揉小天心、揉二马、平肝经、补肾经、掐内劳宫。

11.5.7　咳　嗽

咳嗽是外感六淫，或内伤诸因所致肺失清肃而壅遏不宣引起的以咳嗽为主症的病症。咳嗽是小儿肺系疾患中常见证候，例如感冒、支气管炎、肺炎、肺痨等病都可引起咳嗽。临床上以外感咳嗽多见。

11.5.7.1　病因病理

由于小儿脏腑娇嫩、肌肤柔弱、肺易受邪、易受风、寒、热等外邪侵袭，亦易受内热、痰浊干扰，造成肺气阻滞，或肺气虚弱，肺失宣降，肺气上逆而咳嗽。

11.5.7.2　临床表现

（1）外感咳嗽

咳嗽，流涕，鼻塞，发热，恶寒。外感风寒者，恶寒重，无汗、咽痒、舌苔薄白、脉浮紧、指纹红；外感风热者，发热重、微汗、咽红肿而痛，舌红、薄黄苔，脉浮数，指纹紫红。

（2）内伤咳嗽

久咳，身微热。阴虚者干咳无痰、盗汗潮热、五心烦热、舌红少苔、脉细数、指纹淡红；痰浊咳者，痰多泛呕、胸闷气促、头沉神疲、苔白腻、脉滑、指纹暗红而滞；肺热咳者，咳嗽气粗、面赤唇红、咽干口渴、烦躁便秘、舌红苔黄、脉数、指纹紫红；肺气虚者，咳声无力、神乏气短、自汗纳少，舌淡、苔薄白、脉细弱、指纹淡。

11.5.7.3　治疗方法

治以疏风解表，宣肺理气，调理肺脾，化痰止咳。

（1）外感咳嗽：4大手法各30次，清肺经150次，运内八卦100次，推揉膻中200次，揉乳根50次，揉乳旁50次，揉肺俞100次。

方义：本方以疏风解表，宣肺止咳为主。4大手法能疏风解表；推揉膻中、运内八卦利气化痰；清肺经，揉乳根、乳旁、揉肺俞理气止嗽。

加减法：风寒咳嗽加推三关150次、掐二扇门5次，以散寒祛风、发汗解表；风热咳嗽加清天河水200次，以清热解表。

（2）内伤咳嗽：清肺经200次，运内八卦100次，推脾经200次，推揉膻中150次，揉乳根50次，揉乳旁50次，揉肺俞 100 次。

方义：本方以健脾理肺、化痰止嗽为主。清肺经、补脾经能健脾理肺；推揉膻中、揉乳根、揉乳旁、推揉肺俞、运内八卦宣肺理气，化痰止咳。

加减法：久咳肺虚者，加推三关 100 次、捏脊 6 次以健脾补肺，益气止咳；肺热咳嗽，加退六腑 150 次、清大肠 100 次以清热通里；阴虚咳嗽，加揉二马 200 次、补肾经 100 次以滋阴润燥；痰浊咳嗽，加补脾经 100 次、揉丰隆 150 次、按弦走搓摩 150 次以健脾化湿。

11.5.7.4　各家治法

(1)《小儿推拿广义》（清·熊应雄编）

推三关、六腑、肺经二扇门、二人上马，多揉肺俞、掐五指节、合谷，运八卦，多揉大指根，掐精宁穴、涌泉、天门入虎口、板门。痰壅气喘，掐精灵穴，再掐板门；痰结壅塞多运八卦；干咳，退六腑；痰咳，推肺经、推脾、清肾、运八卦；气喘，掐四横纹。

(2)《小儿推拿》（金义成编）

清肺经、按天突、推膻中、开璇玑、揉乳旁、揉乳根、擦胸背。外感咳嗽者，加推攒竹、推坎宫、推太阳、黄蜂入洞、拿风池、推三关、退六腑、拿合谷；内伤咳嗽者，加补脾经、补肺经、补肾经、揉二马、按揉气海、揉肺俞、揉肾俞。

(3)《小儿推拿图解》（栾长业、单永进编绘）

①外感咳嗽：顺运内八卦，清肺经，清肝经，清胃经，推三河水。痰多去清胃经，加揉掌小横纹。

②内伤咳嗽：补脾经，顺运内八卦，推揉膻中，揉乳根，揉乳旁，揉肺俞，捏脊。

11.5.8　百日咳

百日咳又名顿咳、天哮、疫咳，此病咳嗽阵发，伴有吼声。是小儿常见呼吸系统传染病。为嗜血性百日咳杆菌引起。多发于冬春两季。

11.5.8.1　病因病理

小儿素体虚弱，护理不周，时邪病毒由口鼻而入，侵犯肺卫，肺失清浊，痰湿内阻，气机不畅而致顿咳。

11.5.8.2　临床表现

初起似感冒，呛咳，发热恶寒，约7天咳嗽逐渐加重，夜间尤甚，呈阵发性顿咳，咳声短促，连续咳十余声至数十声，形成不断的吸气，咳毕喉中发出吼声如鸡鸣，易引起呕吐。病程可延长至2~3个月。

11.5.8.3　治疗方法

治以清肺降气，镇咳化痰。

处方：

清肺经200次，清天河水100次，揉掌小横纹150次，掐揉小天心100次，运八卦100次，清胃经100次，推揉膻中150次，捏大椎5次，推天柱骨200次。

方义：本方以清肺降气、镇咳化痰为主。清肺经、运八卦、掐揉小天心、揉掌小横纹能降气化痰，利膈清咽；清胃经、清天河水可清热除烦；推天柱骨、捏大椎降逆止呕，理气镇咳；推揉膻中宽胸理气。

加减法：若发热无汗加掐二扇门5次以疏风发汗；便溏加推大肠100次，以调中止泻；体虚面色苍白、多汗加补脾经150次、补肾经100次、揉肾顶100次，以益气敛汗。

11.5.8.4　各家治法

（1）《小儿推拿》（金义成编）

清肺经、掐揉小天心、按揉天突、分推膻中、摩胁、按揉肺俞及膈俞。偏寒者加黄蜂入洞、拿风池、擦胸背、拿肩井；偏热者加清大肠、清天河水、推天柱骨、推脊；肺脾虚者加补脾胃、补肺经、揉中脘、按揉脾俞及胃俞。

（2）《齐鲁推拿医术》（孙承南主编）

①初热期：分阴阳、补脾经、清肺经、运八卦、掐精宁、天门入虎口、按肩井、揉膻中、揉肺俞、揉风门、掐少商。

②中期：分阴阳（阴重）、逆运八卦、补脾经、清肺经、清心经、退六腑、揉肺俞、揉天突、揉膻中、掐少商、掐内关。

③后期：补脾经、补肺经、补肾经、运八卦、按弦走搓摩、赤凤点头、揉肺俞、揉脾俞、揉胃俞、揉肾俞、按揉足三里。

11.5.9　哮　喘

哮喘为阵发性呼吸困难、呼气延长、喘鸣有声的一种呼吸道疾病。为小儿常见病症之一。这里所述的哮喘主要指支气管哮喘和喘息性支气管炎。该病为一种反复发作的慢性疾病，在秋冬二季易发病，每遇气候变化，或某些过敏因素（花粉、灰尘、油漆、鱼虾、煤烟、霉菌、棉绒、某些药物等）即可发病。

11.5.9.1　病因病理

小儿如先天不足，或后天失养，机体虚弱，易受外邪所侵，风寒犯肺，表卫不固，肺气壅塞，宣降失常，气逆则喘；如素体脾肺气虚，水湿内停，积液成痰，阻塞气道，气逆而喘；如肾气虚弱，纳气失权也可作喘。以上诸病因都是哮喘发作的直接因素。另外，如果接触过敏因素、过度疲劳、气候突变、情绪冲动等多种原因也常为本病发作的诱发因素。

11.5.9.2　临床表现

患儿呈呼气性呼吸困难，呼吸急促，张口抬肩，喉中哮鸣，不能平卧，胸闷气短，反复发作。属热者，面赤口渴，烦躁便干，痰稠色黄，舌红苔黄，脉滑数；属寒者，形寒肢冷，痰多稀白，舌苔薄白，脉滑，指纹淡红；属肺肾虚者，面白神疲，肢冷浮肿，舌淡，苔薄白，脉细无力，指纹淡。

11.5.9.3　治疗方法

治以宣肺降气，化痰平喘。

处方：

推揉膻中 200 次，揉肺俞 100 次，推肺经 200 次，按弦走搓摩150次，运内八卦100次，擦胸背5分钟。

方义：本方以降气化痰平喘为主。按弦走搓摩、推揉膻中能宽胸降气，化痰平喘；擦胸背、揉肺俞、推肺经能宣肺理气，降逆平喘；运内八卦能畅膈消痰。

加减法：热喘加清天河水200次以清散肺热；寒喘加推三关150次、揉外劳宫100次、揉一窝风100次以疏风散寒；肺肾虚喘加补脾经200次、推三关100次、补肾经100次、揉二马150次以补益肺肾、温阳纳气。

11.5.9.4　各家治法

（1）《小儿推拿》（金义成编）

推肺经、推四横纹、揉板门、按天突、揉膻中、擦胸胁、揉肺俞、擦背。寒喘加黄蜂入洞、按风池、补肺经、拿合谷、推三关、拿肩井；阳虚加补肺经、补肾经、揉脾俞、揉肾俞、按揉三阴交；热喘加清肺经，清大肠，退六腑，揉膻中改推膻中，推脊。

（2）《齐鲁推拿医术》（孙承南主编）

①寒喘：揉小天心、揉一窝风、清肺经、揉小横纹、逆运内八卦、清天河水、揉肺俞、猿猴摘果。

②热喘：运内八卦、平肝经、清肺经、揉四横纹、清天河水、退六腑、揉小天心、清补脾经、清胃经。

③虚喘：补肺经、补肾经、补脾经、推三关、运内八卦、赤凤点头、揉中脘、推揉膻中、揉肺俞。

11.5.10　婴儿腹泻

婴儿腹泻是一种以大便次数增多、形状异常、便下稀薄，或带有不消化食物及黏液为特征的婴幼儿常见的消化道疾病。本病夏秋两季多见。3岁以下小儿发病率高。

11.5.10.1　病因病理

泄泻之本在脾胃。外感六淫（寒、湿、暑、热等邪），或内伤乳食，均可引起脾胃功能失调，水谷清浊不分并走大肠而致泄泻。

　　久病大病后，或素体脾胃虚弱、导致脾胃功能障碍，也可发生泄泻。

11.5.10.2　临床表现

　　（1）伤食型

　　腹痛胀满，痛则欲泻，泻后痛减，泻下量多，酸腐秽臭，伴有不消化食物、呕吐酸馊、口臭嗳酸、口渴纳少，舌苔厚腻，脉滑数，指纹色紫。

　　（2）寒湿泻

　　大便清稀、多沫，肠鸣腹痛，小便清长，面色淡白，口不渴，四肢欠温，舌淡苔白，脉迟，指纹淡红。

　　（3）湿热泻

　　泻时暴注下迫，泻下稀薄或黏滞，色黄而臭，身微发热，口渴，腹痛，肛门灼热，小便短赤，舌红苔黄腻，指纹紫红。

　　（4）脾虚型

　　久泻不愈，或时泻时止，或食后作泻，泻下完谷不化，纳少神疲，面黄唇淡，舌淡苔白，指纹淡红。

11.5.10.3　治疗方法

　　治以健脾调中，化湿止泻。

　　（1）处方一

　　①伤食泻：清补脾经150次，推大肠100次，清胃经150次，运板门200次，运八卦100次，揉中脘200次，分推腹阴阳100次，按揉足三里100次。

　　方义：本方以消食导滞、调中止泻为主。清补脾经、清胃经、揉中脘、按揉足三里能健脾和胃、消食导滞；运八卦、运板门、分腹阴阳能宽胸理气，行滞消食；推大肠能理肠止泻。

　　②寒湿泻：推三关200次，揉外劳宫200次，补脾经150次，推上七节骨150次，揉龟尾100次，推大肠100次，掐揉足三里50次。

　　方义：本方以温中散寒，健脾和胃为主。推三关、揉外劳宫、补脾经能健脾温中散寒；掐揉足三里能和胃消食；推大肠、推上七节骨、揉龟尾能温阳理肠止泻。

③湿热泻：清补脾经 150 次，清胃经 150 次，推大肠 200次，清天河水 100 次，清小肠 200 次，推箕门 150 次，掐揉小天心 50 次，掐揉足三里 50 次。

方义：本方以清热利湿为主。清补脾经、清胃经能清脾胃湿热；清天河水、掐揉小天心清热而不伤阴；掐揉足三里调中健脾；清小肠配推箕门泌别清浊，利小便，实大便；推大肠能清热利湿。

④脾虚泻：补脾经 200 次，推三关 150 次，运八卦 100次，运土入水 100 次，捏脊 6 次，推上七节骨 200 次，摩脐100 次，推大肠 100 次，掐揉足三里 100 次。

方义：本方以健脾益气、和中止泻为主。补脾经、推三关、捏脊、摩脐能益气健脾，养胃和中；运土入水、推上七节骨、推大肠能健脾温阳止泻；运内八卦宽中行气；掐揉足三里能和中消食。

加减法：脾肾阳虚加揉二马 200 次，补肾经 200 次以温阳补肾；若久泻不止加推按后承山以涩肠止泻。

（2）处方二

清补脾经 200 次，推大肠 200 次，推上七节骨 100 次，揉龟尾 100 次，摩腹 5 分钟，利小肠 100 次。

方义：清补脾经、摩腹推大肠能健脾助运，行气止泻；推上七节骨、揉龟尾可涩肠止泻；利小肠可利尿化湿，利小便，实大便。

加减法：伤食者加揉中脘 150 次、揉四横纹 100 次，以消食和中；寒湿者加推三关 150 次、4 大手法各 30 次，以温阳散寒；湿热者加退六腑 150 次、清大肠 100 次、推箕门 200 次以清热利湿；脾虚者加揉脐 100 次、捏脊 6 次、推三关 100次，以健脾益气；肾虚者加揉二马 200 次、摩囟门 3 分钟，以益肾补虚、固脱止泻。

11.5.10.4　各家治法

（1）《厘正按摩要术》（清·张振均编）

分阴阳 200 次、推三关 100 次、退六腑 100 次、补脾经 200 次、推心经 80 次、清肾水 100 次、掐左端正 24 次、推大肠 80 次、揉外劳宫 49 次、运八卦 100 次、揉脐及龟尾 200 次、掐承山 30 次、打马过天河 80 次、摇斗肘 80 次、属寒者加黄蜂入洞 24 次；属热者加捞明月 24 次。

（2）《李德修小儿推拿技法》（王蕴华整理）

①风寒泻：揉一窝风、揉外劳宫、清补大肠，以清补脾善后。

②湿热泻：平肝、清胃、清天河水、清小肠、运八卦，以清补脾善后。

③伤食泻：清胃、清天河水，运八卦、清补大肠、清小肠。

④脾虚泻：揉外劳宫、清补脾、清补大肠、平肝。

⑤脾肾阳虚泻：揉二人上马、揉外劳宫、清补脾、平肝。

⑥惊泻：平肝、清肺、清天河水、运八卦、掐揉五指节、清补大肠。

（3）《小儿科推拿疗法简编》（孙重三　陆永昌编）

①伤食泻：分阴阳、补脾、运八卦、推大肠、揉中脘、掐揉足三里、推三关、退六腑、天门入虎口、揉脐、拿肚角、苍龙摆尾。

②寒泻：多推三关、运八卦、补脾、推大肠、天门入虎口、推上七节骨、揉脐及龟尾、分阴阳、退六腑、补肺经、补肾水、掐足三里、按肩井。

③热泻：多退六腑、推脾、清肾水、推大肠、分阴阳、揉脐及龟尾、苍龙摆尾、推三关、清心经、揉外劳宫、运八卦、掐足三里、捞明月、分推腹阴阳。

④脾虚泻：推三关、补脾土、运八卦、运水入土、补肾水、推上七节骨、揉脐及龟尾、掐足三里、推大肠、天门入虎

口、揉中脘、按肩井。

11.5.11　痢　疾

痢疾是以腹痛、泄泻、里急后重、便下赤白为主要症状的一种病症。本病多见于夏秋季节，是小儿常见的一种肠道传染病。

11.5.11.1　病因病理

本病多由于在夏秋季节，恣食生冷不洁食物，或外感湿热疫毒，或外感风冷寒湿之邪，损伤脾胃，湿热邪毒蕴结于胃肠，灼伤肠络，气血瘀滞而为痢疾。

11.5.11.2　临床表现

（1）湿热痢（赤痢）

痢下赤白，红多白少，腹痛里急后重，肛门灼热，烦渴引饮，小便短赤，舌红唇干，苔黄腻，脉滑数，指纹深紫。

（2）寒湿痢（白痢）

痢下色白，腹痛肠鸣，里急后重，面白唇青，渴喜热饮，小便清长，苔白腻，脉濡缓，指纹色红。

11.5.11.3　治疗方法

治以祛邪化湿，理中通滞。

（1）处方

①赤痢：分阴阳（多分阴）200 次，退六腑 150 次，清心经 100 次，推大肠 150 次，清天河水 100 次，掐揉小天心 50次，清肺经 100 次，清小肠 100 次，掐揉足三里 50 次，运内八卦 50 次。

方义：本方以清热化湿、调中理血为主。分阴阳、退六腑、清心经、清天河水、揉小天心能清热化湿、理血解毒；运八卦、掐揉足三里能理气和中；退六腑配清肺经善治里急后重；推大肠理肠止痢；清小肠利小便、祛湿邪。

②寒痢：分阴阳（多分阳）200 次，补脾经 100 次，推三关 150 次，揉外劳宫 100 次，揉一窝风 100 次，推大肠 200次，推上七节骨 50 次，运内八卦 100 次，掐揉足三里 50 次。

方义：本方以温阳祛寒、健脾化湿为主。分阴阳、推三关、揉外劳宫能温阳祛寒；推大肠、推上七节骨健脾温中；运八卦、补脾经、掐揉足三里健脾和胃、调中行气；揉一窝风祛寒止腹痛。

（2）处方二

推脾经 100 次，推大肠 200 次，摩腹 3 分钟，分手阴阳 200 次，分腹阴阳 300 次，运内八卦 100 次。

方义：推脾经、推大肠、摩腹能调中行气；分手阴阳、分腹阴阳能调阴阳、理气血、和脾胃；运内八卦能行气和中。

加减法：赤痢加清胃经 200 次、清小肠 150 次、推下七节骨 100 次、揉天枢 100 次，以清热解毒，化湿止痢；寒痢加推三关 200 次、揉外劳宫 100 次、揉脐 100 次，以温阳行气化滞止痢。

11.5.11.4　各家治法

（1）《小儿推拿广义》（清·熊应雄编）

①夹热而痢：推三关、六腑，清心经，和阴阳，推大肠、脾土、八卦、肾水，揉脐及龟尾。

②夹冷而痢：推三关、八卦、脾土、大肠，和阴阳，天门入虎口，揉脐及龟尾。

（2）《李德修小儿推拿技法》（王蕴华整理）

①湿热痢：平肝、清胃、推八卦、清补大肠、清小肠。高热加六腑；单见赤者加清天河水，单见白者加清补脾。

②疫毒痢：平肝、清胃、清天河水、退六腑、清补大肠、清小肠。脱者加揉外劳宫、二人上马、清补脾、清补大肠。

③寒湿痢：揉外劳宫、清补脾、清补大肠。

④慢性痢疾：清补大肠独穴 1 小时得效。偏寒加揉外劳宫、二人上马、清补脾；偏热加清天河水、清补脾、平肝。

⑤噤口痢：运板门、清胃、清天河水、清补脾、清补大肠。

11.5.12 呕 吐

呕吐是一种由于胃失和降，气随水谷上逆而引起的小儿常见病症。许多疾病均可引起呕吐。呕吐亦为某些急性传染病和急腹症的先兆症状，临床应注意鉴别。

11.5.12.1 病因病理

小儿先天禀赋不足，胃气虚弱，一旦感受外邪，暴饮伤食，跌扑惊恐，脾胃蕴热，虚寒，均可使胃失和降，气随水谷上逆导致呕吐。

11.5.12.2 临床表现

（1）外感呕吐

突然呕吐，可伴发热恶寒，头身疼痛，流涕，鼻塞，咳嗽，胸脘满闷，舌苔白腻，脉濡，指纹色红。

（2）伤食呕吐

呕吐频作，吐出物酸臭，夹有未消化食物，身微热、腹胀不舒，便秘或泻下酸臭，苔厚腻，指纹暗滞。

（3）热吐

食入即吐，口渴喜饮，呕吐酸臭，身热烦躁，唇红舌干，大便秽臭或闭结不通，小便黄赤，苔黄腻，脉滑数，指纹紫。

（4）寒吐

食后一段时间呕吐，吐物不消化，酸臭味不大，面白神疲，腹痛胸闷，四肢不温，大便溏薄，小便清长，唇舌色淡，指纹淡红。

（5）虚火呕吐

时作干呕，潮热，口燥咽干，纳少，颧红盗汗，五心烦热，便秘，舌尖少苔，脉细数，指纹淡紫。

（6）惊恐呕吐

常于惊恐后呕吐，惊惕不安，睡卧不宁，哭闹肢颤，面色青白，脉弦数，指纹青紫。

11.5.12.3 治疗方法

治以理气和胃，降逆止呕。

（1）处方一

①外感呕吐：推下天柱骨 300 次，揉中脘 150 次，横纹推向板门 50 次，清补脾经 100 次，4 大手法各 30 次。

方义：本方以祛邪解表、降逆止呕为主。推下天柱骨，横纹推向板门，揉中脘可降逆止呕；清补脾经可调中理气；4 大手法可疏风解表。

加减法：外感风寒者加推三关 100 次、揉外劳宫 50 次，以温阳散寒，祛风解表；风热者加揉大椎 100 次、清天河水 100 次以清热解表。

②伤食呕吐：推下天柱骨 300 次，清补脾经 150 次、运内八卦 50 次、运板门 100 次、清胃经 100 次、揉中脘 100 次、分推腹阴阳 100 次、掐右端正 3 次。

方义：本方以消食导滞、和中降逆为主。清补脾经、清胃可和胃利湿健脾；运内八卦、揉中脘、运板门可消食化滞、宽胸理气；分腹阴阳、推下天柱骨、掐右端正可降逆止呕。

③热吐：清胃经 200 次，清补脾经 150 次，清天河水 100 次，运内八卦 50 次，横纹推向板门 50 次，掐揉小天心 50 次，掐揉足三里 50 次，推下天柱骨 200 次。

方义：本方以清热和中、降逆止呕为主。清胃、清天河水、掐揉小天心能清热化浊；横纹推向板门、推下天柱骨可降逆止呕；清补脾经、掐揉足三里可消食和中；运内八卦可宽胸理气畅膈。

④寒吐：补脾经 200 次，推三关 200 次，补肾经 100 次，推下天柱骨 200 次，运内八卦 50 次，捏脊 5 次，掐揉足三里 50 次，揉外劳宫 50 次。

方义：本方以温中散寒，益脾安胃为主。补脾经、推三关能温中散寒、益气和血、健脾补虚；补肾经、揉外劳宫能温补命门之火；运内八卦能理气利膈；捏脊、掐揉足三里能健脾和中；推下天柱骨能降逆止呕。

⑤虚火呕吐：清补脾经 150 次，揉二马 200 次，水底捞明

月30次、清天河水100次、推下天柱骨150次、横纹推向板门100次、揉中脘100次。

方义：本方以滋阴清热、降逆止呕为主。揉二马、水底捞明月、清天河水可滋阴清热；揉中脘、清补脾经可健脾调中，消食理气；推下天柱骨、横纹推向板门可降逆止呕。

⑥惊恐呕吐：平肝经200次、清补脾经100次、捣小天心300次、清心经100次、推下天柱骨150次、横纹推向板门50次、清天河水100次。

方义：本方以平肝镇惊、安神止呕为主。平肝经、捣小天心、清心经可平肝镇惊，宁心安神；推下天柱骨、横纹推向板门可降逆止呕；清补脾经可调中理气；清天河水可清心除烦。

（2）处方二

推下天柱骨200次，清补脾经200次，揉中脘200次，横纹推向板门50次，运内八卦100次。

方义：清补脾经、揉中脘、运内八卦能健脾和中，行气止呕；推下天柱骨、横纹推向板门能降逆止呕。

加减法：风寒犯胃者，加掐风池6次以祛风散寒；风热犯胃者，加揉大椎100次以清热解表；伤食者加揉板门150次、推大肠100次以化食消导；胃寒者，加揉脐100次、推三关100次以温阳散寒；胃热者加推脊柱100次、退六腑100次以清泄胃热。

11.5.12.4 各家治法

（1）《厘正按摩要术》（清·张振均编）

①热吐：分阴阳200次，推三关100次，退六腑100次，推肺经100次，推脾经100次，运水入土100次，运八卦100次，赤凤摇头50次，掐十王24次，掐右端正24次，揉总筋80次，摇斗肘80次。

②食吐：分阴阳200次，推三关100次，退六腑100次，推脾经100次，运八卦80次，掐五指尖24次，掐右端正24次，捞明月36次，打马过天河36次，摇斗肘50次。

③寒吐：分阴阳 200 次，推三关 100 次，退六腑 100 次，推脾经 100 次，推肺经 80 次，运八卦 100 次，掐右端正 36 次，黄蜂入洞 24 次，赤凤摇头 24 次，摇斗肘 50 次。

④虚吐：分阴阳 200 次，推三关 100 次，退六腑 100 次，运八卦 80 次，推补脾经 200 次，掐右端正 24 次，运土入水 80 次，赤凤摇头 24 次，推补大肠 24 次，摇斗肘 50 次，推补五经 80 次。

(2)《李德修小儿推拿技法》（王蕴华整理）

①胃热呕吐：清胃、平肝、清天河水、运八卦。腹痛加运板门；便秘加清大肠。

②胃寒呕吐：揉外劳宫、运板门、平肝、清胃、运八卦。外中寒邪兼腹痛加揉一窝风；有形寒积加清大肠；寒伤脾胃加清补脾。

③伤食呕吐：运板门、运八卦、清胃、清补脾。

④阴虚呕吐：揉二人上马、运板门、清胃、运八卦、清补脾。生虚热者加清天河水。

⑤夹惊呕吐：平肝、清胃、运八卦、运板门、清天河水、揉外劳宫。

11.5.13　疳　积

疳积是小儿内伤饮食日久而致脾胃虚损，运化失宜，消化功能长期障碍，以致气液耗伤，肌肤失养而形成的一种慢性疾患。疳积为疳证和积滞的合称，二者是同一病症的两种不同病理阶段，积滞轻，疳证重，疳证多是积滞的进一步发展。本病为小儿常见病症，临床多见的厌食症属该病范畴。

11.5.13.1　病因病理

积滞多由于饮食不节，积而不化，损伤脾胃，气滞不行而形成；疳证多由于禀赋不足，或大病久病后，或积滞日久，脾胃虚损，运化失权，脏腑失养，机体失荣所致。

11.5.13.2　临床表现

(1) 积滞

厌食神疲，腹胀痛拒按，面黄肌瘦，烦躁哭闹，大便不调，可伴身热，舌红苔腻，脉滑数，指纹紫滞。

（2）疳症

肌肉消瘦，面色青黄，头大颈细，腹大坚硬，青筋暴露，毛发枯黄，肌肤少荣，厌食神疲，大便臭秽，小便混浊，舌淡少苔，脉细无力，指纹青紫。

11.5.13.3 治疗方法

治以消食化积，健脾和中，补益气血。

（1）处方一

①积滞：补脾经150次，分手阴阳100次，运内八卦100次，掐揉四横纹30次，揉中脘100次，运板门100次，按弦走搓摩100次，揉足三里100次。

方义：本方以健脾和胃，消食导滞为主。补脾经、揉足三里、揉中脘能健脾益气，消食和中；掐揉四横纹、按弦走搓摩能理气破结，消积除烦；分阴阳能调阴阳、理气血、和脏腑；运板门、运内八卦能调中行气、消导攻积。

加减法：夜间热者加清胃100次，清天河水100次，以清热降火；夜眠不安者加掐揉小天心5次，掐揉五指节5次，以镇静安神。

②疳证：捏脊6次、补脾经200次、运内八卦100次，推三关100次、分手阴阳100次，掐揉四横纹50次、运板门50次、补肾经100次、揉外劳宫50次、揉足三里100次。

方义：本方以健脾助运，补益气血为主。补脾经、揉足三里、推三关补脾益气和血；捏脊、掐揉四横纹能健脾胃，和气血，消积滞；运板门、运内八卦能消食和中理气；分阴阳能调阴阳，理气血，清虚热；补肾经配揉外劳宫能补命门之火。

（2）处方二

捏脊6次，掐揉四横纹50次，摩腹5分钟，分腹阴阳100次，补脾经150次。

方义：捏脊、补脾经能健脾胃，补气血，消积滞；掐揉四横纹、分腹阴阳能消食助运，行气和中；摩腹能健脾和中，行气消积。

加减法：积滞加按弦走搓摩 150 次；揉中脘 100 次以消食化积；疳症加按揉脾俞 100 次、按揉肾俞 100 次、揉脐 150 次以补虚温中。

11.5.13.4　各家治法

（1）《小儿推拿直录》（清·钱杯村辑）

①疳疾：推三关、六腑，推脾土，运八卦，推五经，推大肠，推心经，清天河水，运水入土。

②诸积：推三关、六腑，补脾土，掐四横纹，补肾水，分阴阳，推大肠，揉板门，运八卦，天门入虎口。发热腹痛者加水底捞明月；大便秘结者，多推六腑、揉掐肾水、揉掐小横纹；腹痛泄泻者，加掐一窝风、揉脐及龟尾。

（2）《小儿推拿图解》（栾长业、单永进编绘）

揉二马，补脾经，清肝经。腹胀加推四横纹；有痰加顺运内八卦。

（3）《李德修小儿推拿技法》（王蕴华整理）

清补脾、清胃、平肝、运八卦、掐揉五指节。虚寒加揉外劳宫；有热加清天河水。

11.5.14　腹　痛

腹痛是小儿常见证候，可见于多种疾病，涉及范围较广。这里所述的腹痛主要是指胃脘以下，脐周及小腹疼痛为主症的无外科急腹症指征的一类功能性腹痛。

11.5.14.1　病因病理

由于小儿脾胃薄弱，经脉未充，易为内外诸因所扰。可因外感寒邪，或内伤乳食，或内有积热，或蛔虫内扰等原因而引起气机壅遏，经脉失调，气血失畅而发生腹痛。

11.5.14.2　临床表现

（1）寒痛

腹痛暴急，多呈绞痛，常于受凉或食入生冷后发作，恶寒喜温，面色苍白，四肢欠温，大便清稀，小便清长，舌淡薄白，脉沉紧，指纹红。

（2）伤食痛

食入即痛，腹痛胀满，厌食恶呕，大便酸臭，有不消化食物，或便秘，矢气频作，臭味较大，哭闹烦躁，舌苔厚腻，脉弦滑，指纹紫滞。

（3）虚寒痛

腹痛隐隐，时作时止，缠绵不愈，喜温喜按，面色萎黄，神疲体瘦，四肢欠温，纳少便溏，舌淡苔白，脉细软，指纹淡。

（4）虫积痛

痛发突然，脐周痛甚，时作时止，有时可在腹部触及蠕动的块状物，时隐时现，多有排虫或吐虫史，面黄肌瘦，嗜食异物，夜间咬牙。

（5）热痛

痛来迅速，时痛时止，痛时拒按，面赤身热，便秘溲赤，唇红烦渴，脉洪数，舌红、苔黄腻，指纹紫。

11.5.14.3　治疗方法

治以调和中焦，疏畅气血。

（1）处方一

①寒痛：推三关200次，补脾经100次，天门入虎口30次，按脾俞50次，揉一窝风100次，揉足三里50次，拿肚角3次，揉脐150次。

方义：本方主要以温中散寒止痛为主。推三关、揉脐能温阳散寒；补脾经、按脾俞、揉足三里能健脾和胃，温中散寒；揉一窝风、拿肚角专止腹痛；天门入虎口能顺气活血。

②伤食痛：清补脾经200次，分推腹阴阳100次，运内八卦50次，运板门100次，揉中脘150次，拿肚角3次，揉一窝风100次，揉足三里50次。

方义：本方以健脾和中、消食导滞为主。清补脾经、揉中

脘、揉足三里健脾和中；运八卦、运板门、分推腹阴阳能消食
行气导滞；拿肚角、揉一窝风专止腹痛。

③虚寒痛：补脾经 200 次，推三关 200 次，揉外劳宫 100
次，补肾经 100 次，揉足三里 50 次，揉脐 200 次，揉一窝风
100 次。

方义：本方以温补脾肾、益气止痛为主。补脾经、揉足三
里、补肾经、揉脐能温补脾肾；推三关、揉外劳宫温阳散寒；
揉一窝风散寒止腹痛。

④虫积痛：揉一窝风 200 次，揉外劳宫 150 次，推三关
100 次，摩腹 5 分钟，揉脐 100 次，拿肚角 5 次，运内八卦
100 次。

方义：本方以温中行气、安蛔止痛为主。揉外劳宫、推三
关能温阳散寒，蛔虫遇温则伏；摩腹、运内八卦能和中行气；
揉脐能温中行气；揉一窝风、拿肚角专止腹痛。

⑤热痛：清补脾经 100 次，清胃 300 次，清天河水 200
次，拿肚角 5 次，推下七节骨 100 次，运内八卦 100 次，拿后
承山 5 次，揉足三里 100 次。

方义：本方以清热导滞、调中止痛为主。清补脾经、清胃
能清脾胃蕴热；运内八卦、揉足三里能理气和中，消食化滞；
推下七节骨能消导攻下通便；拿后承山、拿肚角能通经络，止
腹痛；清天河水能清热泻火除烦。

（2）处方二

清补脾经 200 次，摩腹 5 分钟，拿肚角 5 次，揉一窝风
200 次。

方义：清补脾经、摩腹能健脾和中，行气止痛；揉一窝
风、拿肚角专止腹痛。

加减法：寒者加揉外劳宫 150 次，推三关 100 次以温阳散
寒；热者加退六腑 150 次，推脊柱 100 次以清热导滞；食积者
加按弦走搓摩 200 次，揉中脘 100 次以消食导滞，理气和中；
虚寒者加揉脐 150 次，捏脊 5 次，揉关元 100 次以温补脾肾；

虫积者加揉外劳宫 200 次，揉脐 100 次以温阳安蛔。

11.5.14.4　各家治法

（1）《李德修小儿推拿技法》（王蕴华整理）

①寒痛：揉一窝风、揉外劳宫、运板门、运八卦、清天河水。如有形寒积可加清补大肠。

②热痛：平肝、清胃、清天河水、运板门。

③食积痛：平肝、清胃、清脾、运八卦、运板门、清大肠。

④气郁痛：平肝、运八卦、推四横纹、运板门。

⑤瘀血痛：推四横纹、揉外劳宫、运板门、清天河水。

⑥蛔虫痛：第 1 次：揉外劳宫、平肝；第 2 次：清胃、清大肠。

⑦虚寒痛：揉外劳宫、清补脾、运板门、推四横纹。

（2）《小儿推拿》（金义成编）

揉外劳宫、揉一窝风、摩腹、揉脐、按膀胱经相应俞穴（如肝、胆、脾、胃、肾俞等）、按揉足三里。寒者加推三关、按一窝风、拿肚角；虚寒者加补脾胃、揉板门、揉中脘；热者加退六腑、水底捞明月；食积者加清脾经、清大肠、推胃脘、分推腹阴阳；虫扰者加搓脐、推脐、揉天枢、拿肚角。

11.5.15　腹胀

腹胀是指腹部胀满，属消化系统常见症状之一。因多伴随于其他疾病，故应根据标本缓急加以治疗。

11.5.15.1　病因病理

小儿脏腑娇嫩，形气未充，如饮食不节或外感时邪皆能损伤脾胃，脾伤则运化失司，脾气不升，水谷滞留不降，清浊相混，壅积不通，气机失畅，则发生腹胀。

11.5.15.2　临床表现

（1）实胀

腹胀作痛，腹热拒按，恶心嗳腐，口热气粗，啼哭不宁，睡卧不安，面黄唇赤，舌红苔黄，脉滑数，指纹紫滞。

（2）虚胀

腹部作胀，喜温喜按，面黄肌瘦，肢冷不温，神疲懒言，腹胀纳呆，便溏味腥，舌淡有齿痕，脉细弦，指纹淡青。

11.5.15.3　治疗方法

治以健脾助运，理气消导。

处方

（1）实胀：清补脾经 200 次，推板门 100 次，运内八卦 100 次，揉四横纹 50 次，平肝经 150 次，摩腹 5 分钟，按弦走搓摩 200 次，清天河水 100 次。

方义：本方以理气消胀，消食导滞为主。清补脾经、推板门、运内八卦能健脾行气，消食除胀；平肝经、摩腹、按弦走搓摩能疏肝理气，和中消胀；揉四横纹能消导除胀；清天河水能清内热，除烦躁。

加减法：热重者加退六腑 200 次以清热导滞；恶呕者加推下天柱骨 200 次，以降逆止呕。

（2）虚胀：补脾经 250 次、推板门 100 次、运内八卦 100 次、掐四横纹 10 次、揉二马 100 次、揉脐 100 次、揉足三里 100 次、捏脊 6 次。

方义：本方以健脾益气，和中消胀为主。补脾经、揉足三里、揉二马能健脾益气；推板门、运内八卦、掐四横纹能理气和中、消积化食；揉脐、捏脊能健脾益气，温中补虚。

加减法：寒重者加推三关 200 次，以温阳散寒；腹胀有定时者加分腹阴阳 200 次、分手阴阳 200 次，以调阴阳、理气血、和脏腑。

11.5.15.4　各家治法

（1）《齐鲁推拿医术》（孙承南主编）

①实胀：清补脾经、清胃经、平肝经、运内八卦、掐揉五指节、清天河水。

②虚胀：揉二马、清胃经、揉外劳、清补脾经、平肝经。

③寒胀：补脾经、揉一窝风、揉外劳宫、逆运内八卦、掐

四横纹、揿足三里。

④热胀：平肝经、清胃经、清天河水、清小肠、运八卦。

（2）《小儿推拿图解》（栾长业、单永进编绘）

推脾经、运内八卦、运板门、揉中脘、分腹阴阳、摩脐、按脾俞、按揉足三里。

11.5.16　肠套叠

一段肠管套入与其连续的相邻近的肠管腔内，而造成的肠腔梗阻称肠套叠。本病以痛、呕、胀、闭四大症状为表现特征，是婴儿常见疾患。

11.5.16.1　病因病理

肠为传化之腑，主泄而不藏，以通降下行为顺，滞塞上逆为病。不论气、血、寒、热、湿、食、虫等任何病因而造成通降功能失常，使肠道气血瘀结，滞塞上逆即可发病。

11.5.16.2　临床表现

阵发性腹痛，在脐周或右下腹突然剧烈作痛，婴幼儿则表现为突发的大哭、面色苍白、大汗淋漓、下肢蜷缩、呕吐以初病时为甚，腹胀且在右腹部或升横结肠处有肿块、大便不通。

11.5.16.3　治疗方法

治以调理肠腑，通滞启闭。

（1）处方

摩腹5分钟，揉脐200次，揉中脘100次，分腹阴阳200次。

方义：本方主要在腹部运用轻柔的手法，按摩的强度以患者易接受为原则，以调理肠腑，通滞启闭。

加减法：疼痛剧烈时，可加压相应的背俞穴，如脾俞、胃俞、大肠俞以及足三里穴各5~10次，以缓急止痛。

对不能使套叠完全复位，或复位后发现肠坏死者，则应及时行外科手术。

（2）处方二

①颠簸法：本法主要对较大小儿采用。使小儿俯卧取膝肘

位，腹肌需放松，双手在患儿腹两侧，由上而下或左右震荡，手法要轻快，以病人能忍受为度，每次约 5～10 分钟，可反复施术几次。

②生油疗法：发病早期（6 小时以内），全身情况较佳者，可用胃管抽空胃液后，经胃管注入 100～150 毫升生油，经 2～3 小时后可再注入生油。

③灌肠疗法：在 X 线透视下做钡灌肠（注入压力不超过 130mmHg），将套入之肠管挤压出鞘部，使套叠复位。

11.5.16.4　各家治法

（1）《小儿推拿》（金义成编）

摩腹、揉脐、揉天枢、拿肚角。

摩腹时当触及"腊肠型"肿块，将套入之肠管挤出鞘部以开通闭塞。能在 X 线透视下做手法则更好。

（2）《小儿推拿学》（上海中医药大学推拿教研室编）

摩腹、揉脐、揉天枢、分推腹阴阳、拿肚角、推下七节骨。

11.5.17　脱　肛

脱肛指直肠外端翻脱于肛门之外，又称直肠脱垂，多为气虚下陷，或湿热下注所致，为幼儿常见之继发症状。

11.5.17.1　病因病理

小儿先天不足或病后气虚，或泄利日久，致肺脾气虚，无力升提，肛松肠滑而脱；胃肠积热，气滞不宣，致大便秘结，便时努挣亦可迫直肠脱出。

11.5.17.2　临床表现

肛门直肠脱出不收，红肿刺痛作痒者属实热；精神萎靡、体虚无力、不甚肿痛者属气虚。

11.5.17.3　治疗方法

治以调腑固脱。

（1）气虚脱肛：补脾经 200 次，补肺经 100 次，补大肠 200 次。按揉百会 50 次，推上七节骨 100 次，推三关 100 次，揉龟尾 50 次，运内八卦 100 次。

方义：本方以补气升提固摄为主。补脾经、补大肠、补肺经能补益脾肺，收摄固脱；推三关、揉百会、推上七节骨能温阳举陷，升阳提气；揉龟尾调腑理肠；运内八卦能调中理气，兼能防本方补益太过而壅滞气机。

（2）实热脱肛：清补脾经 200 次，清大肠 150 次，清小肠 100 次，退六腑 100 次，运内八卦 50 次，摩腹 5 分钟，揉龟尾 50 次，推七节骨 100 次。

方义：本方以清热利湿、调腑理肠为主。清大肠、清小肠、退六腑能清热利湿，泻肠调腑；推七节骨、揉龟尾调中理气，疏导中焦，理肠提肛；摩腹、运内八卦、清补脾经能健脾和中，理气调腑。

11.5.17.4 各家治法

（1）《小儿推拿》（金义成编）

揉关元，揉气海，揉天枢，揉龟尾。体弱气虚者加按揉百会、补脾经、补肺经、补大肠、摩腹、推上七节骨、拿肩井；大便秘结者加清脾胃、清大肠、摩腹、推下七节骨。

（2）《齐鲁推拿医术》（孙承南主编）

①中气下陷：揉二马、补脾经、清补大肠。

②胃肠积热：掐四横纹、清肺经、退六腑、清大肠、补肾经、清天河水、按百会。

③脾虚夹滞：补脾经、补大肠、推三关、运中腹部、揉脾俞、揉胃俞、揉百会。

11.5.18 遗 尿

遗尿是指 3 周岁以上的小儿在睡眠中小便自遗，醒后方觉的一种病症。俗称"尿床"。3 岁以下的婴幼儿由于脑髓未充，智力未健，或正常排尿习惯未养成，或贪玩少睡，精神过度疲劳，均能引起暂时遗尿，此不属病态。

11.5.18.1 病因病理

由于小儿肾及膀胱气化功能未趋完善，容易因肾气不足，下元虚寒，或病后体弱，脾肺气虚，或不良习惯等，导致膀胱功能失调，不能制约尿道而发生遗尿。

11.5.18.2　临床表现

每晚睡中遗尿，醒后方觉，面色无华，精神萎靡，食欲不振，大便稀薄，舌淡苔薄白，脉沉迟。

11.5.18.3　治疗方法

治以补益脾肾，固涩缩泉。

（1）处方一

补脾经 200 次，推三关 200 次，补肺经 100 次，揉外劳宫 100 次，揉二马 200 次，揉百会 100 次，补肾经 200 次。

方义：本方以健脾补气、培元固肾为主。补脾经、补肺经能补脾益气；揉二马、补肾经能温补肾气，固涩下元；揉外劳宫、揉百会能温经升阳；推三关能温阳益气。

加减法：大便溏者加推大肠 150 次，以温中涩肠；纳少腹胀者加运八卦 100 次，以调中理气；自汗盗汗者加揉肾顶 200 次，以固表敛汗。

（2）处方二

补肾经 200 次，补脾经 200 次，重揉百会 100 次，揉脐 200 次，揉关元 100 次，揉脾肾俞各 100 次，捣小天心 200 次，揉三阴交 50 次，揉阴陵泉 50 次，擦八髎 3 分钟，捏脊 5 次，揉龟尾 50 次。

方义：补肾经、揉关元、擦八髎、揉肾俞能补肾温下、固摄缩泉；揉脾俞、补脾经、揉脐、捏脊能健脾益气、温中固涩；揉三阴、揉阴陵泉能补益下元，专治遗尿；捣小天心、揉百会能清脑醒神，可增强大脑中枢对排尿功能的控制；揉龟尾能调腑司小便。

11.5.18.4　各家治法

（1）《李德修小儿推拿技法》（王蕴华整理）

①虚证：揉外劳宫、揉二人上马、清补脾、补肾、运水入土。

②肝热：平肝、清天河水、清补脾、清小肠。

③疲劳生热：平肝、清天河水、清小肠、运水入土。

④遗尿久不愈：平肝、补肾、揉二人上马、运水入土、清天河水。

（2）《小儿推拿》（金义成编）

揉丹田、关元、气海，揉龟尾，按揉三阴交。下元虚寒者加补肾经、清小肠、揉肾俞、擦八髎；肺脾气虚者加按百会、补脾经、补肺经、清小肠、揉中脘。

11.5.19　癃　闭

小便不畅，点滴而出为"癃"；欲解不得，胀急难通为"闭"，统称癃闭。又称尿闭、尿潴留。

11.5.19.1　病因病理

小儿先天禀赋不足，元气衰微，气化失调，排尿无力；或湿热下注，三焦气化不利等皆可引起癃闭。

11.5.19.2　临床表现

小腹作胀疼痛，有强烈尿意，而小便不得排出，或滴沥不爽。气虚者面色苍白，形寒肢冷，小便清白，舌淡、苔薄白，脉细弱，指纹淡红；湿热者烦躁不安，尿时涩痛，小便短赤，口渴纳少，舌红、苔黄腻，脉滑数，指纹紫红。

11.5.19.3　治疗方法

治以培补元气，或清热利湿，促进气化。

处方：点揉丹田 100 次，推箕门 300 次，清小肠 200 次，揉二马 200 次。

方义：本方以补肾利尿为主。点揉丹田、揉二马能温阳补肾，助三焦气化；清小肠、推箕门能开闭塞，利小便。

加减法：湿热者加退六腑 200 次、掐揉小天心 50 次以清热利湿。

11.5.19.4　各家治法

（1）《儿科推拿疗法简编》（孙重三、陆永昌编）

推箕门 400 次，按揉膀胱左揉 300 次，右揉 300 次。

（2）《小儿推拿》（金义成编）

摩腹、揉关元、气海，拿膀胱，按三阴交。下焦湿热者加清肾经、清小肠、按八髎、推膀胱；肾阳不足者加补脾经、清补肾经、按肾俞、揉龟尾、擦八髎。

（3）《齐鲁推拿医术》（孙承南主编）

①气虚癃闭：补脾经、肾经，推三关。

②湿热癃闭：补肾经、揉小天心、清天河水、泻小肠。

11.5.20　惊风

惊风又称"惊厥"，民间亦称"抽风"，是以痉挛抽搐，神志不清为其特征的一种证候。在任何季节，很多疾病都可以引起。一般以1~5岁婴幼儿为多见，年龄越小，发病率越高，7岁以上则逐渐减少。其起病突然，来势凶险，变化迅速，往往威胁小儿生命，为儿科危重急症之一。

11.5.20.1　病因病理

由于小儿气血未充，真阳不足，神气未实，故多种原因均可引起惊风发生。如外感热邪，内蕴痰热及大病久病后，脾虚肝旺，肝肾阴亏等，均可引起气机逆乱，心经受扰，清窍闭塞；或阴血不足，筋脉失养，而发生惊风。根据病变性质不同，病势急缓不同，虚实不同，可将惊风分为急惊风与慢惊风两大类。急惊风发病多暴急；慢惊风一般多由久病而来，也可由急惊风转变而成。

11.5.20.2　临床表现

（1）急惊风

壮热面赤，气急鼻煽，神志昏迷，两目窜视，牙关紧闭，项背强直，四肢抽搐，舌质青紫，脉弦紧，指纹青紫。

（2）慢惊风

面色苍白，嗜睡无神，两手握拳，抽搐无力，时作时止，四肢厥冷，呼吸微弱，纳少乏力，舌淡、薄白苔，脉沉细无力，指纹淡青。

11.5.20.3　治疗方法

治以熄风镇惊安神。

（1）处方一

①急惊风：掐人中5次，掐十王5次，掐精宁3次，掐威灵5次，拿委中5次，拿曲池5次，拿合谷5次，退六腑200次，清肝经200次，掐揉五指节30次。

方义：本方以泄热息风、镇惊安神为主。掐人中、十王、精宁、威灵，拿合谷、曲池、委中均有较好的急救作用，能泄热息风，镇惊止抽；退六腑、清肝经、掐揉五指节能清热、息风、安神。本方以急救为主，神清抽止后，要针对病本进行治疗。

②慢惊风：推三关200次，掐揉五指节30次，清肝经100次，运八卦50次，天门入虎口100次，补脾经200次，补肾经200次，揉二人上马200次。

方义：本方以温补脾胃，培元息风为主。补脾经、运八卦能健运脾胃，扶后天之本；揉二人上马、补肾经能培补元气，补先天之不足；推三关，天门入虎口能补益气血；掐揉五指节、清肝经能镇肝息风，镇惊安神。

（2）处方二

掐人中5次，掐老龙5次，按揉百会30次，重捣小天心200次，掐涌泉5次，平肝经200次，清心经200次，掐十王5次。

方义：掐人中、老龙、十王、涌泉、重捣小天心均为急救之法，能镇惊安神，息风止抽；平肝经、清心经能清心安神，疏肝息风；按揉百会能醒脑开窍。

加减法：急惊风加推脊柱200次，清大肠200次以清热泻火；慢惊风加补脾经200次，捏脊5次、按揉足三里100次，揉关元100次，揉脐100次以健脾益气，培元固本。

11.5.20.4　各家治法

（1）《厘正按摩要术》（清·张振钧编）

①急惊风：掐揉合谷 36 次，掐揉中指巅 24 次，掐揉威灵 50 次，分阴阳 300 次，推三关 200 次，退六腑 200 次，推肾水 100 次，推天河水 200 次，推脾土补清各 100 次，推补肺经 200 次，运五经 20 次，掐五指节 26 次，猿猴摘果 20 次，灸昆仑 3 次，推三阳穴由上至下 24 次，揉内劳宫 200 次，运八卦 100 次。

②慢惊风：掐老龙 3 次，灸昆仑 3 壮，分阴阳 200 次，推三关 200 次，推肺经 200 次，推肾水 200 次，补脾经 200 次，掐五指节 20 次，运五经 30 次，运八卦 100 次，赤凤摇头 20 次，二龙戏珠 30 次，天门入虎口 30 次，推三阴穴由下往上 24 次，揉小天心 200 次。

(2)《小儿推拿》（金义成编）

掐天庭、掐人中、掐十王、掐老龙、掐端正、掐二人上马、掐精宁、掐威灵、捣小天心、拿曲池、拿肩井、拿委中、拿昆仑，用上法时，不一定全部都用，视患儿惊搐已止即可。急惊风者加清心经、清肺经、清肝经、推上三关、退下六腑、大清天河水、按天突、推天柱、推脊柱、按丰隆；慢惊风加揉百会、补脾胃、清肝经、揉小天心、揉中脘、摩腹、捏脊、按揉足三里。

(3)《儿科推拿疗法简编》（孙重三　陆永昌编）

①急惊风：掐中冲、掐人中、掐威灵、开天门、拿前后承山、拿委中、掐少商、分阴阳、清天河、捞明月、推肺经、掐五指节、运八卦、拿膝眼、猿猴摘果。

②慢惊风：推三关、掐五指节、运八卦、天门入虎口、推运三阴交、分阴阳、掐小天心、拿膝眼、赤凤点头。

11.5.21　痿　证

小儿痿证是指肢体筋脉弛缓，表现为抬举、握持、起坐行走、蹲站等软弱无力，日久肢体瘫痪废用，甚至肌肉萎缩的一种病症。该病范围较广，种类较多，临床常见病种有：小儿麻痹后遗症、脑瘫（后期）、臂丛神经损伤、腓总神经损伤、进行性肌营养不良、重症肌无力等。

11.5.21.1　病因病理

由于小儿脏腑娇嫩，形气未充，稚阴稚阳，筋脉未坚，脾常不足，肾常亏虚，一旦调护失宜，或久病失养，则易外感六淫。或脏腑功能失调，或气血亏虚等，均可导致邪侵筋脉、脾虚肌软、肾虚骨软、肝虚筋软而发生痿证。

11.5.21.2　临床表现

（1）软瘫（神经外源受损诸症）

肌肉软弱无力，肌肉萎缩，甚至肢体畸形，智力正常，可伴面色苍白、纳少气短，舌淡苔薄白，脉细软，指纹淡红。

（2）硬瘫（中枢神经系统受损诸症）

肢体强直，筋脉失柔，肌肉无力，运动受限，语言不利，智力低下，晚期可见肌肉萎缩，可伴有抽搐频发、两目窜视、角弓反张、烦躁易怒、嗜睡或不寐、大便干燥，舌青紫，脉弦，指纹青紫。

11.5.21.3　治疗方法

治以健脾益气，柔肝养肾，壮骨充肌。

（1）软瘫

捏脊6次，补脾经200次，推三关200次，摩腹5分钟，揉脐100次，推上七节骨100次，揉百会100次，揉足三里50次。同时在萎软肌肉局部施以滚、揉、揈、推、拿等手法10分钟，结束前在各个病及关节施以7~10次被动活动。

方义：本方以健脾益气、强筋壮身为主。捏脊、补脾经、摩腹、揉足三里能健脾益气，强身充肌；推三关、揉脐、揉百会、推上七节骨能升阳补气，充肌温经；局部手法及被动活动能活经通络，柔筋壮骨，充肌长劲。

（2）硬瘫

揉关元100次，揉丹田100次，揉脐100次，揉肾俞100次，补肾经200次，揉二人上马200次，捏脊6次，平肝经100次，揉肝俞100次，揉百会100次，揉小天心100次，同时在废用的肌肉局部施以轻柔的滚、揉、掸、推等手法 10 分钟，最后在各个僵直的关节施以 10 次被动活动。

方义：本方以养肾调肝益脑为主。补肾经、揉关元、揉丹田、揉肾俞、揉二人上马能温阳补肾，填髓壮骨；捏脊、揉脐能健脾益气，强身充肌；平肝经、揉肝俞能疏肝柔筋；揉百会、揉小天心能益脑增聪；局部轻手法及被动活动能活血通经，柔筋壮骨，助长肌力。

11.5.21.4　各家治法

(1)《小儿推拿》（金义成编）

在软瘫部位相应施用滚法、擦法、拿法、摇法。取穴为：瞳子髎、颊车、地仓、大椎、肩井、肩髃、曲池、阳池、合谷、肝俞、肾俞、腰阳关、委中、承山、解溪、昆仑。

除上述方法外，还当注意施用健脾和胃之法。法用揉中脘、摩腹、按揉脾胃俞、揉足三里。

(2)《儿科推拿疗法简编》（孙重三、陆永昌编）

①上肢不能抬举：掐臂髃、掐肩髃、掐肩井、推上肋骨弓。

②肘关节不能伸屈：掐揉手三里、掐曲池、摇抖肘法。肘不能屈曲的可加尺泽。

③手腕不能背屈和手指不能伸直：掐合谷、掐外关、掐支沟，凤凰展翅法、飞经走气法。

④手腕、手指不能屈曲：掐间使、掐内关、掐灵道、掐神门，摇抖肘法。

⑤足不能背屈：掐阳陵泉、掐阳辅、掐悬钟、掐足三里、按膝法。

⑥足不能外转和伸展：掐阳辅、掐悬钟、掐阳陵泉、掐足三里、拿昆仑，按膝法。足不能外转加摇踝关节（向外摇）；足不能伸展加掐商丘、掐太冲。

⑦足不能内转和屈曲：掐太溪、掐三阴交，拿委中、拿后承山、按膝法，足不能内转加摇踝关节（向内摇），掐阳

陵泉。

⑧髋关节不能前屈：按压伏兔、按揉阴市、按揉梁丘，抖腿。

⑨内翻足：掐阳陵泉、掐悬钟、掐阳辅、掐三阴交、掐昆仑、按揉环跳、摇踝关节（向外摇）、按膝法。

⑩外翻足：掐太溪、掐交信、掐三阴交、拿委中、拿承山、摇踝关节（向内摇）、按膝法。

⑪外翻仰趾足：掐交信、掐三阴交、拿委中、拿承山、按揉环跳、按膝法。

（3）《推拿学》（上海中医学院主编）

用成人推拿手法，主要在瘫痪部位治疗。

①面部：坐位。用推揉法自攒竹斜向瞳子髎、颊车、地仓穴，往返操作5~6次。

②颈及上肢部：坐位。用推法自天柱至大椎、肩井等处往返数次，再用推揉法施于肩关节周围，然后用推拿法从三角肌部经肱三头肌、肱二头肌部至肘关节，向下沿前臂至腕部，往返数次。

③腰及下肢部：俯卧位。用推法或滚法从腰部起，向下到尾骶部、臀部，循大腿后侧往下至足跟，往返数次，配合按肾俞、腰阳关，拿委中。接着取仰卧位，用推揉法或滚法，从腹股沟向下经股四头肌至小腿前外侧，往返数次，配合按伏兔、足三里、阳陵泉、绝骨、解溪等穴。如踝关节有畸形者加摇法，并在畸形部位做重点治疗。

11.5.22　解颅

解颅是以囟门应合不合，反为宽大，头缝开解，头颅逐渐增大，目珠下垂为特征的一种病症。亦称脑积水。多数患儿在生后6个月以后出现明显症状。

11.5.22.1　病因病理

肾主骨、生髓，脑为髓之海，小儿先天禀赋不足，或生后久病体虚，致使脾肾俱虚，骨弱而脑髓不足，颅为之开解。

11.5.22.2　临床表现

头颅骨髓开裂，前囟扩大不能闭合，头额青筋暴露，目珠下垂，面色少华，眼神呆滞，智力不聪。甚至颅骨过大，如成人之头颅，但体瘦颈细，头大偏倒，无力支持，舌淡质嫩，脉沉细弱，指纹淡。

11.5.22.3　治疗方法

治以补肾充髓，益气养血。

补肾经200次，揉二人上马200次，补脾经200次，捏脊6次，揉风池50次，轻摩囟门3分钟，揉关元100次，摩脐3分钟。

方义：本方以补肾充髓、益气养血为主。补肾经、揉二人上马、揉关元能补肾生髓；补脾经、摩脐、捏脊能温阳健脾、补益气血；轻揉囟门、揉风池能升阳益聪，促进脑积液回流。

11.5.22.4　各家治法

(1)《小儿推拿图解》(栾长业、单永进编绘)

补肝经、推三关、补脾经、退六腑、揉二人上马。摇头哭闹加揉鱼际交，揉一窝风，推小横纹；大便秘结加退六腑，清大肠。

(2)《齐鲁推拿医术》(孙承南主编)

揉小天心，补肾经，揉二人上马，揉阳池，推板门，揉肾顶，清天河水。如症状好转，囟门平坦，面色仍苍白，形体消瘦者，加补脾经，推三关。

11.5.23　肌性斜颈

肌性斜颈，又称先天性胸锁乳突肌挛缩性斜颈，俗称"歪头"、"歪脖"。早期推拿治疗，疗效较佳。

11.5.23.1　病因病理

本病与产伤，或胎位不正，或胎儿过大活动不利而造成血瘀有关。分娩时，一侧胸锁乳突肌受产道或产钳挤压受伤出血，形成血肿、硬化，形成挛缩而斜颈；或孕时胎位不正，或胎儿过大，宫内活动不利，阻碍了一侧胸锁乳突肌的血供，造成缺血性挛缩，形成斜颈。

11.5.23.2　临床表现

生后马上或数日后发现患儿头向一侧偏斜，一侧颈部有菱形肿块（部分患儿数月后可自行吸收），继而胸锁乳突肌挛缩、僵硬，突出为索条状或卵圆状肿块，硬度大小不一，严重者随年龄增大，可发生脸面、五官，甚至肩背不对称畸形。

11.5.23.3　治疗方法

治以舒筋活血，软坚散结。

（1）以食、中指及拇指拿住患侧肌肉硬节处做捏揉法5～10分钟。

（2）以拇指或食中二指自患侧胸锁乳突肌起点至止点施推揉法2～3分钟。

（3）手扶住患侧肩部，另一手扶住患儿头顶，使患儿头部渐渐向健侧肩部倾斜，称斜扳或扳拉被动活动法，反复操作7～10次；然后用双手托住患儿头部向患侧转动，称转头被动活动法。做5～7次。

方义：推揉及捏揉肌肉局部能舒筋活血，改善局部血供，缓解肌肉痉挛；扳拉及转头被动活动能拉长伸展挛缩的肌肉，有助于恢复肌肉弹性，改善和恢复颈部功能活动。

加减法：如患儿面部及肩部畸形明显者，加点按太阳、颊车、人中、迎香、承泣、风池、肩、肩髃、天宗等穴5～10次，以活血通络，改善局部畸形；如影响患侧上肢功能活动者，加在患肢施以揉、拿、轻掸等法1～2分钟，同时点按肩髃、肩髎、臂臑、天宗、曲池、尺泽、手三里、内关、外关、合谷等穴3～5次，以加强患肢血供，促进功能活动恢复正常。

11.5.23.4　各家治法

（1）《齐鲁推拿医术》（孙承南主编）

按揉、提拿、揉捏桥弓穴（即患侧胸锁乳突肌，以硬结处为主），扳头（向健侧扳动）。

（2）《小儿推拿学》（上海中医药大学推拿教研室主编）

①在患侧用拇或食、中、无名指做按揉法。

②提拿患侧胸锁乳突肌。

③将患儿头向健侧扳动或旋转，反复数次，用此法时宜由轻到重，幅度由小到大，切不可超出正常生理范围；或用两拇指分向理抹牵拉患处筋腱，逐渐拉长患处肌腱。

④仍在患侧用按揉法，以放松局部。

在临床中尚见有患儿斜颈，但功能正常，亦无局部痉挛肿胀等现象，而有斜方肌较健侧松软的征象时，应注意按揉患侧斜方肌，以提高该处肌肉的功能。

11.5.24　桡骨小头半脱位

本病与一般关节脱位不同，仅是桡骨小头离开正常位置，并无关节囊破裂，为常见的肘关节损伤，一般多见于 6 岁以下儿童。又称牵拉肘。

11.5.24.1　病因病理

多在小儿拉手游戏，家长给小儿穿衣，或领小儿走路时，过度牵拉前臂而发生该病。由于小儿桡骨头和桡骨环状韧带发育不全。桡骨小头比桡骨颈小，韧带与关节囊较松弛。在旋前位用力牵拉前臂时，环状韧带在内负压的作用下，被滑入桡骨头和肱骨小头之间，而阻碍其桡骨小头回复原位，而形成半脱位状态。

11.5.24.2　临床表现

有牵拉前臂史。关节脱位后，小儿哭闹，局部压痛、肿胀不明显，外形多正常，肘关节不能自由活动，屈伸受限，前臂下垂，呈旋前位。

11.5.24.3　治疗方法

治以复归其位。

医者一手握住患儿的患侧肘部，以拇指压在桡骨头处，另一手握住患侧腕部，将前臂微微过伸和旋后，然后将患肘关节屈曲，拇指用力向里按压桡骨小头，可感到或听到"咯噔"一声，即可复位。

如果重复几次上述手法，仍未复位，或患肢前臂呈旋后位，应在牵拉肘部的同时，将前臂旋前，然后屈曲肘关节，即可复位。仍不复位，可反复几次牵伸、旋后、旋前、屈肘、按压等动作，以达到复位的目的。

复位后，疼痛立即消失，功能活动很快恢复正常，一般不需要固定。可嘱家长，回家温热外敷，同时注意避免过度牵拉上肢，以防再次脱位。

11.5.24.4 各家治法

《小儿推拿法》（上海中医药大学推拿教研室主编）

医者一手捏住患肢肱骨下端，另一手捏住患肢腕关节上方，使前臂伸直再屈曲（90°）后，再旋后，来回旋转前臂几次，可复位。

11.5.25 近视眼

近视眼是指远视力不好，近视正常。古人称为"能近怯远证"，为屈光不正中最常见眼疾之一。该病有先天和后天之分。

11.5.25.1 病因病理

先天近视乃遗传所致，即因先天禀赋不足，阴气有余而阳气不足。后天近视多系幼年体弱，肾气不充，水不能制火，肝火逆而上目所致；或因光照不足，卧而视字，雕镂细刻，使眼疲日久；或病后气血未复，竭视劳瞻而致近视怯远之证。

11.5.25.2 临床表现

视力差，近视尚可，远视模糊，羞明怕光，头晕目胀，眉弓痛楚不适，日久眼凹瞳突。

11.5.25.3 治疗方法

推拿治疗假性近视有明显疗效。治以滋肾养肝，调经明目。

病儿取仰卧姿势，闭目揉天应穴（成人攒竹穴下0.3寸）100次，指或鱼际揉眼眶周围各3分钟，揉睛明50次，揉太阳50次，揉四白50次，分推坎宫50次，按揉眼球（隔上眼睑揉之）10次，拿风池3次，按揉天柱骨50次，揉肝俞30

次，揉肾俞 30 次，掐揉合谷 10 次，最后拇指点按球后穴（从天应穴向球后方向点按）3 次。

方义：本方以滋肾养肝，调经明目为主。揉肾俞、揉肝俞能滋肾调肝；揉天应穴、揉睛明、揉四白、揉太阳、分推坎宫、点按球后穴能调经明目；按揉天柱骨、拿风池、掐揉合谷能调肝祛风，降火明目；揉眼眶周围专治眼疾，明目效果较强。

11. 5. 25. 4　各家治法

（1）《中医推拿学讲义》（上海中医学院主编）

①取穴：主穴取天应（攒竹下 3 分，眶内骨膜间）及攒竹；配穴：睛明、鱼腰、丝竹空、瞳子髎、四白。

②手法：按法。

③操作：病人取仰卧势，双目闭拢。医者用食指末端正面先按主穴，再循序按配穴，按压力量要由轻至重，由重转轻，食指不可屈曲摆动，做到内动外不动，即运用手臂力量，通过食指刺激治疗穴位，用力必须均匀。单眼患者每次治疗时间约为 10～15 分钟，双眼加倍。主穴治疗时间要长，约占 1/2 时间，其余时间分别用于配穴。每次治疗后要叫病人闭目静卧 10 分钟左右，能提高疗效。

（2）《齐鲁推拿医术》（孙承南主编）

摩掌益脑法，开窍通关法，揉拿风池，点风府，掐揉眼周穴位，分肋推抹法，壮腰滚擦法。配穴：掐揉大鱼际、液门、合谷、三阴交、阳陵泉。

主要参考书目

王雪苔主编《中国针灸大全》

中国中医研究院针灸研究所《标准针灸穴位图册》

陕西中医学院编《现代经络研究文献综述》

谢文志著《针灸探微》

戴俭国主编《推拿学》

肖淑春主编《现代针灸文献精萃》

杨甲三主编《针灸腧穴学》

戴俭国主编《推拿论著选》（内部教材修订本）

毕永升主编《推拿医籍选》

《安徽省第1~5届推拿学术论文汇编》

《全国首届推拿学术交流会论文集》（内部资料）

臧福科主编《推拿基础学》（内部教材）

北京中医药大学附属医院整理《刘寿山整骨经验》

天津市天津医院执笔《按摩》

董好魁著《脏腑经络按摩》

季根林主编《推拿简编》

安徽医学院附院运动医学科著《推拿疗法与医疗练功》

赵正山著《简易推拿疗法》

臧福科著《家庭自我保健实用按摩术》

孙树椿主编《中国骨伤科学·卷八·筋骨缝损伤》

俞大方等编《中医推拿学》

陈忠良主编《推拿治疗学》

李茂林主编《实用按摩推拿大全》

丛林盛等编《按摩治疗学》

清·熊应雄辑《小儿推拿广义》

孙重三　陆永昌编《儿科推拿疗法简编》

王蕴华整理《李德修小儿推拿技法》

金义成编《小儿推拿》

孙承南主编《齐鲁推拿医术》

上海中医药大学主编《推拿学》

栾长业　单永进编绘《小儿推拿图解》

上海中医药学推拿教研室主编《小儿推拿学》

栾长业编《推拿疗法》

北京中医药学会主编《第十期全国正骨按摩学习班讲义》

臧福科等主编《中国推拿术》

下　篇
——附篇(论文选编)

12.1　著名中医正骨教授刘寿山先生部分讲课内容的整理——伤筋

臧福科

12.1.1　脖项部伤筋

脖项骨3节，上节1.2寸，中节1.3寸，下节1.4寸，共长3.9寸。每节有软骨1道，外有护项筋一边4道，枕骨后口左右两道，寿台骨左右两道，背骨两道，左右共8道。背后有大板筋两道，上通脑海，下通足跟，前项下窝有伸、屈筋4道，后项窝内有后合筋4道，共18道。

如有闪扭，必伤其护项筋。项筋一伤，筋自僵硬，有不能前垂或后仰，或左右转动之症。若睡眠时卧枕不合，亦能伤脖项筋，筋自僵硬，不能扭转，扭转自痛。

望诊时，脖项必向健侧，不能向伤侧转之。检查之时，患者正坐方凳上，医者在患者背侧，一手扶其头部，一手用巨、食二指捋按之，哪道筋僵硬，即为患处。

[疗法]

坐位同上，用盖布盖住头部，直搭肩部。医者丁字步站好。（如伤在左侧，右脚在前，如在右侧，左脚在前），双手大指扣住枕骨后口，4指托住底颌，带住颧骨，双前臂压住两肩，卧腕，用提端法提起，稍晃，提起，头要前垂，后仰，挪正，伤在左侧，向左转之，医者右手托底颌，左手拇指按压住伤处，医者枕骨压住患者枕骨，托底颌之手向后上仰之，同时按伤处之大指，向下捋散其伤筋。再用归合法（患者头稍前垂，医者在背后，双手插指，相对压挤脖项筋）。医者一手拿其腕，一手拿其骱，晃开拔直，伤臂高举，奔不伤之膀，肘要下垂，用小鱼际压住肩井，拿腕之手向斜前方拔直，拿骱之手转手用虎口（木穴），在肩井穴用散法（伤在哪侧，治疗哪侧）。

12.1.2　脖项骨挫伤

脖项骨挫伤有项骨小挫和项骨大挫之分。

项骨小挫：多由跌打、闪扭所致。若是闪、扭，亦可伤护项筋（硬筋处），卧枕不和之落枕症，系属伤筋之一种。

项骨大挫：由高坠下，戳、蹾、跌伤，或压砸头部，可分5种：前垂不起；后仰不能前垂；或左或右歪斜；脖项显短，两肩端起。

检查之时，如有下垂，两肩端起，脖项显短，必伤项骨末节；若后仰不能前垂，必有脖项中节向前凸错；若有前垂不起，项骨中节必向后凸错；如有向左错之，头必向右歪斜；如有向右错之，头必向左歪斜。

注意若属后仰不能前垂，或两肩端起之大挫，多压迫食道、气管。食、水不能咽，呼吸困难，则属险症。

［疗法］

（1）项骨小挫或伤筋

可用前节的提端挪正捻捋之法治之。

（2）脖项大挫

①后仰不能前垂（当时昏迷，说话无声）

患者正坐凳上，助手二人左右扶住（轻者一人），医者治时一助手或左或右，在患者背后扶之。医者站在患者左（或右）侧，一手扶其脑海，一手用虎口托住底颌，向后上方稍用力提起，托底颌之手虎口迎住底颌，用巨、食二指慢慢向下捋之，托脑海之手向上向前提之，挪正之时，一助手托底颌，医者将捋下之手倒至底颌再去助手之手。用大力向上拔直挪正，头要向前稍垂，二次提端挪正，再用助手换医之手，一手托底颌，一手扶脑海，向上提之不动，医者敷药固定。

②脖项骨下垂，两肩端起（即为脖项骨大挫）

用助手4人，将床搭在当中，将患者放在床榻仰卧，背部横放一枕头，让患者头过榻边，托平不动，用5尺长搭布两条搭在两肩，用二人各拿1条，左肩之搭布向右往左腋下带之，右肩之搭布向左腋下带之。再用二人扶住两肩，床之左（或右）放一方凳，医者一手托底颌，一手手掌托住脑海，巨食二指在脖项两侧，食指扣住所伤之骱，稍晃，向上拔直，拿搭布之人，向下垂之，其骱作声，两肩已平，此骨愈合，愈合后稍停，搭布撤掉，原拿搭布之人，一人站在患者头部，一人站在腿部。肩部二人将病人轻轻扶起，头部之助手换医之手，一手托脑海，一手扶底颌，腿部之人轻轻移动腿部，使患者离床，稳坐于凳上，用药固定。

③前垂不能后仰

患者正坐，助手二人，在患者左右扶其两臂，医者在患者背侧站立，双前臂压住患者两肩，双手卧腕竖起，双大指扣住脑海，双食指扶住颧骨，双中指在颜面，余下四指托住底颌，双前臂向下向后方压之，双手向前方推之，稍晃，随晃随提，提起挪正，头要向后仰，二次挪正，用一助手一手扶脑海，一手托底颌不动，医者换药包扎。

④头向左歪斜

头向左歪者，用助手二人，在患者左右，医者右前臂压住右肩，左手在左边握腕，两手拿法同3；右前臂向右压之，顺势手向左推之，稍晃，随晃随起，要挪正之时，左前臂亦压之，挪正，再稍向右歪之，二次挪正，用助手一手扶脑海，一手托底颌，挪正不动，敷药固定。

⑤头向右歪斜

若头向右歪斜者，医者仍用头向左歪斜之法，而方向相反治之。

外敷接骨散，内服接骨紫金丹。

固定：绷带缠之，松紧适宜，捆绑3绕，十字搭背，带住两肩（胸部为十字）。再用八字围脖（长1尺3寸，宽5.5寸）之布一块，叠成双折，一面垫一薄层棉花，用纸叠大垫两个，宽2寸左右，长2.5～2.8寸，小牌子两个，长短与垫平齐，宽5分，以八字形式放在棉花上，两垫在后脖项左右，隔离1寸，八字形式摆好，两个牌子各离垫3寸，也要八字形式摆好，用布盖上，白线连之，以脖项背侧取中向前围之，绷带缠之。再用冲天木法，捆在外边。

冲天木2寸宽，长2尺5寸，厚1寸，头部横穿两眼，隔5分，穿5尺长带。肩部横穿一眼，穿7尺长带，腰部横穿3眼，亦隔1寸，穿8尺长带，头部两额角粘好消毒纱布。头部用带子绕头前，扣在脑后；肩部带住两肩，扣在后边，腰部绕脐，扣在后边腰部。

调养：睡眠时，撤板填平，只需仰卧，不能侧卧，枕头要矮且平，次日起床，照旧将冲天木捆好，捆绑百日即可痊愈。

12.1.3　胸前骨挫伤

胸前骨者，位于胸前之正中，由鸠、鸹、蔽、蔼、鹰、坎6块骨头组成，一名龟子骨，俗称胸膛，今名胸骨。

如有跌打扑坠，必伤其骨，一经差挫，疼痛难忍，患者气急咯血。如是凹挫，则患者佝偻难仰，低首不起；如是凸挫，则患者只能挺胸坐立。

［疗法］

①凹折

患者正坐凳上，一助手在患者前面半蹲，用双手分别按其两胯腋。医者立于患者背后，用双上臂架其两膀腋，双手扶在受伤之处，成抱月势。医者之胸贴患者之背，再一手持消毒布或毛巾。晃开，用提端法提起，同时拿毛巾之手急堵口鼻，稍向后仰之，撤堵口鼻之手用双前臂在左右肋、向外后方撑之，相对归挤之。使1次，复1次。再用双手食指在患处向外分捋之，按摩其筋，复其正位。

②凸折

患者正坐凳上，一助手在患者或左或右半蹲，双手分别扶住双胯腋，向下按住。医者在患者背后站好，双臂架其两膀腋，成抱月势抱好，但不用堵口鼻，双手重叠在患处。医者之胸贴患者之背，晃开，用提端法提起（使患者腰亦提起），扶

伤骱之手倒手，重掌整绰，同时使患者之身稍向前弯。使 1
次，复 1 次，使凹而复平。或患者仰卧位，在凸处着力整绰，
使之向下陷，与陷者平，突然抬起，陷者随起。

外敷正骨散，内服正骨紫金丹。

固定：表心纸叠长方形大垫 1 个，两头剪圆，四周剪小
口，纱布包好，双头带钉之。量患处取中垫之，来回数绕，带
肩一二绕扣住。

次日开看，外用正骨止痛熥药，换熥换敷，忌风寒急气，
生冷凉物，禁食油腻。21 天可痊愈。

［附］

a. 胸部内伤

如有胸前骨 6 节的 1 节受伤，伤所占之不动穴。如有跌、
打、撞、踢、砸，所伤之总心穴（天突）、丹凤穴（在胸前骨
第 3 节）、朝阳穴（在鸠尾处）皆患呕血，已时伤破凤头穴，
7 日内不治。若伤坎骨（即鸠尾穴）不治；鹰骨被伤皮破者，
1 年死；蔼、蔽被伤皮破者 2 年死；鸠、鸨被伤者 3 年死。若
胸前受伤日久，胸骨高起，面黄肌瘦，内存瘀血，邪热睛烂，
精神倦怠，痰喘咳嗽，必成痰火之痨，则不治矣。

b. 气闭

若男妇老幼，跌坠压砸，或有上部气闭，或有下部气闭，
或有全身气闭，并不疼痛，亦不能动转，手足不能伸屈用力，
心内明白，问之亦能说话，稍能食物，稍能饮少许茶水。所闭
之处，并无知觉，皮肉温热，眼不爱开，自不说话，若迟时日
者，3 天内外，有立毙之患也，不可不明察之。

手法治疗：

病人席地盘腿而坐，用布堵住前后阴，医者坐一小板凳，
于患者对面，令患者之手扶医之膝，医者一手用空拳拍至阳穴
（方骨），至病人张口出气后，速将病人架起，扶着溜达，溜
达至腿有负重之力，再让患者坐下，不能躺卧，不能饮水。

12.1.4　膀缝挫伤（肩部扭挫伤）

肩部之缝有 3，即前缝、后缝、上缝。如有拥闪，可伤前缝；如有拥伤可伤后缝；如有掀挫，可伤上缝。以下分 3 缝分述之：

（1）前缝（闪挫伤）

斜伸闪伤，当时无感觉，隔数日，前伸疼痛无力，后背觉痛，闪挫日久，则前夜疼痛不息，白昼减轻，延迟 2 个月后，横伸只能与头部平齐；如延迟 4 个月，横伸将能过肩；如延迟 6 个月，横伸不能过膀；如要经年，重者可肘不能离肋，只肘手能活动，肩部不能动转，如要动转疼痛连心。

遇有此症，病人正坐手术椅上，医者一手拿其腕，巨、食二指带住掌骨根，一手扶其骱（巨指在后，将食指在前膀缝处），医者一足蹬在椅边，其膝在伤膀腋下。晃开，晃时不要用力，拔直（拔时拿腕之手倒在腕上方），拔直之时，将拿骱之手倒在腋窝下，大指竖起，贴住前膀缝，要向健侧用力，医者撤腿，将伤臂下垂，伤臂下垂之时，腋窝之手腕向上提之，伤手奔不伤之膀。肘要下垂，垂到原位，（季肋）托平，一手托其肘，一手托其腕，肘手要平，左摆右摆。使 1 次，复 1 次。第 3 次晃开拔直，伤手奔不伤之膀，在腋窝之手倒上，大指在前，拿住前膀缝，拿腕之手将伤臂斜向前高举，拿骱之手大指向下绰之，用捻筋法按摩其前膀缝。再用屈肘顿筋法：如患者左肩，医者以右手拿住 4 指，拇指在外，左手保住伤骱，平推患者前臂，使手至肩，肘要高举，手要下垂，医者用肘托患者之肘，向上托之，然后医者迅速向横下方顿之（向前外下伸直），拿骱之手于骱前缝，弹拨其筋。最后伤臂屈肘置于胸前，医者双手合掌，于肩部用归合顺散法，按摩其筋。

（2）后缝

如有拥伤，必伤其后缝，日久只能后背，伤手由后背不能向上屈摸其背，向上则痛甚。

遇有此伤，患者正坐手术椅子上，医者一手拿其腕，一手拿其骱，拇指顶住后缝，将指在前为星，一腿放在椅子上，膝部放在腋窝下迎之，晃开，拿腕之手倒于腕上，横力拔直，拿骱之手倒在腋下，竖掌向健侧用力。蹬椅子之腿撤下，伤臂奔不伤之膀，同时在腋窝之手向后上方提之，肘手托平，左摆右摆。使 1 次，复 1 次。第 3 次奔不伤之膀后，将伤臂从患者头上绕过，至患侧肩上。医者用拿骱之大指，向上方绰捻后缝之筋，亦可换余下 4 指捻后缝之筋。然后将伤臂垂肘，再斜向上方拔直，拿骱之手，在后缝等筋内侧，按摩其筋（多用绰散抖法）。如右肩后缝，则医者右手拿住患者右手 3 指（食、中、无名指），带住掌骨根，先慢抖动，再用力向前抖之。最后，将伤臂屈肘置于胸前，医者双手合掌，于患肩施归合顺散法按摩其筋。

（3）上缝（即吞口筋处，名掀挫）

如掀挫、向上高举过力，当时酸软，经过活动，可一时感到松快，过数十日，肩部疼痛，只能前伸，斜向前能高举 1 半，高举作痛，胳膊尚能伸直，能做后背活动，但后背不能向上屈，不能奔不伤之膀，伤手不能奔头及脖项，日久，不能奔嘴。

遇有此伤，患者正坐椅子上，医者一手拿其腕，带住掌骨根，一手拿其骱，一足蹬住椅子边，将膝放在腋下迎之，晃开拔直，拿骱之手变拳，倒在腋下，拳眼向上，伤臂奔不伤之膀，同时在腋窝下之手臂向上提之，随奔随收拳放开成掌，肘手托平，摆上、摆下，使 1 次复 1 次。第 3 次时，医者之肘腋托住伤肘，拿腕之手拿伤臂手腕，从头上绕过到患侧肩，手指搭肩，肘要高抬，拿腕之手改放上缝处，用巨、食二指提捻吞口筋。提捻之手再从下方拿其伤腕至斜下方，双手拿其腕，带住掌骨根，绷平，用颤筋法，先慢颤，后再用力颤抖之。最后将伤臂屈近肋，一手拿其腕，一手变掌，在吞口筋处，用拔绰散法，按摩其筋。

12.1.5　肩　凝

肩者，为用力动转之总关节，如有跌、打、闪、扭，或因手臂高举，用力过度，皆可致肩部伤筋。若伤筋日久，受凉夹气则易发病。肝郁不舒，气郁伤筋，聚在肩部作痛，针灸科名漏肩风。日久亦名冰凝结，或叫老人肩。

症见伤臂之手如高举、前伸、后背以及扶向健侧，均感疼痛。各种动转（活动）受限，活动力受限制。若失治日久，1~6个月即已十分沉重，伤臂之手，高举不能过头；前伸胳膊不能直；横伸手不能过肩；后背困难；不能扶不伤之膀及患肢靠近胸肋，甚则不能摸左右耳际与脖项。妇女则不能梳头。若遇急气，疼痛更甚。伤筋日久，亦有通背疼痛之患；若是体素阴亏，夜间疼痛加剧。

检查：患者正坐凳上，外无肿胀，1~2个月，各样活动微见疼痛；3~4个月，各种活动觉疼痛；已过6个月，则前伸不能直，背屈不能，横伸伤手不能过肩。重者肘不离肋，最难治也，需耐心治之。一手托其前臂稍屈，一手用二三指按臑骨内面分筋穴跳动如何，如跳动正常，为先伤筋，后占气；如有跳动沉细，为先着气，后伤筋。如有经年者，夜内疼痛不息，筋自枯干则不治矣。

［疗法］

患者正坐，医者盖上搭布，用一助手双手扶住健侧肩，医者由头部，双大指由上向下，点住风池，向下用力。继之点肩井、天宗、肩髃，一手托其肘，用3指3穴点法（小海、少海、肘髎），医者另一手大指扣住合谷向上点之。肘要屈曲，一手点合谷，一手点曲池。屈曲托平，一手由外侧，一手由内侧，用双将指点住前后膀缝，对指点之，伤臂自起。将伤臂斜向下直放，再用将筋法，一手由外侧拿其腕，一手由肩将到手指（拇指、虎口、食指、将指）各2次；再倒手将外倒（无名指、小指）。将后，用颤筋法，双手巨、食4指对指拿住患者拇指，医者丹田之气，灌到患肩，擅抖之。再用列缺穴拔筋法。一手拿其骱，一手拿其腕，稍晃，拔直，拿骱之手，倒放在腋窝下竖大指迎之，伤臂奔不伤之膀，肘手托平，摆左摆右，将伤臂放直，使 1 次，复 1 次。一助手托住伤腕，医者双手从腋窝先用上下散捋法，再用左右散捋法，四面之筋俱散。助手撤去，医者一手拿其腕，一手用捋顺法，自腕到肩，由肩返回至腕顺捋之。伤臂屈曲近肋，医者双手掌用归、合、顺、散法治之，隔日复诊，皆用前法治之。

治筋之法，喜软不喜硬，故医者各种手法动作，皆需柔软适度，以免强硬过度，使筋复受伤损。

12.1.6　臂骨上头暗硬骨离位伤筋（网球肘）

若因拥扭，旋臂过力（使前臂旋前、旋后劳损）致伤，伤后肘外侧疼痛，握物无力，压之更痛（压痛点在肱骨外上髁的前、中、后不等），伸腕压手痛更甚。

遇有此伤，患者正坐，一助手拿住髎骨下头，医者一手拿其食指，一手拿其骱，拇指在痛处。医者拿食指之手在胸前划圈，拔直，倒手改拿其腕，晃开（旋后摇晃），拿骱之拇指于患处揉之，边晃边揉，大力旋后拔直，屈肘，屈肘之时，拿骱之手在肘腋戳之，使手搭肩。拿住伤痛之处，大力拔直，使 1 次，复 1 次。将伤前臂置于胸前，拿腕之手倒手，手心向下，再拿伤臂，拿骱之手同步不变。再边在胸前晃开，边揉患处；倒手，手心向上拿患腕，使伤前臂以肘为轴，旋之，（使伤臂呈旋后屈肘位），大力拔直，绰法屈回，手指搭肩，拿住痛点，大力拔直，使 1 次，复 1 次。再旋前伸前臂，用捻抖散法按摩其筋。

12.1.7　臂昆骨离位

如有跌、打、压、砸、戳、拧，必伤及两头，可致上头或下头离位。

上头离位：肘腋形粗，臃肿疼痛，手不能屈转翻腕，手指尚可持物。

下头离位：腕部显宽，由外侧用巨食二指归之，微有活动，腕部不能翻转，翻转则痛且有响动，亦不能左右摆，稍能持物，但不能端物，不能用力，平掌按床亦作疼痛。

［疗法］

①上头离位

患者正坐，一助手双手拿其臑骨下头带之，医者一手拿其腕，一手拿正副二骨上头，向内归挤之，遂用拿二骨上头之巨指用绰法，扣住妈眼处，余下4指及掌同时用力归挤二骨头，拿其腕之手，屈转其肘，此为戳法屈肘法。使其指搭肩，复将其伤臂拔直，随拔之时，拿二骨上头之手，仍须归挤之，再用握腕之手的巨指，按摩离位处。如二骨头已合并，即已复位。

②下头离位

患者正坐，伤臂伸直，手背向上，用一助手带住臂昆骨上头。医者站在患者前方，丁字步站好，双手拿住臂昆骨下头，大指在上，压住伤骨两侧，将4指扣住骨间膜，向下用大力拔直，医者用双鱼际，相对归挤。

用药同前。

绷带缠之，表心纸叠大垫两个，左右夹之，再用绷带缠之，两道线带扣住，上下头离位捆法相同，惟上头加压一葫芦垫。

12.1.8 臂昆骨上下挫伤（骨间膜分离）

如有捘、戳、擢、拧则骨间膜分离，不觉疼痛，日久麻木，酸软无力，肌肉萎缩，为上下挫伤。

遇有此症，患者正坐，伤臂伸直，手心向下，用一助手在健侧后方扶住肩部，医者站在伤臂外侧，面向外（与患者同），双手巨、食4指拿住远端，向前推之，上下挫之（指桡、尺骨远端一上一下的相对挫动），医者转身，使伤臂高举搭肩。使1次，复1次。每次搭肩后要有伸腕的动作，即大指向下将之，食指向上推之，而完成背伸腕关节。

用药捆绑同臂昆骨离位，两垫放在上下托盖之。

12.1.9　臂骨包骨筋离位伤筋

如有戳拧、碰撞，必伤臂骨下头，包骨筋离位伤筋。

检查，患者正坐，伤臂伸直，医者站在伤臂外侧，一手由外侧托住前臂远端，一手拿其大指，拿前臂之手扣住伤处不动，拿大指之手上下屈伸腕关节，则拿骱之手有作响音，用手指按之甚痛，微有跳动。

注意：如有跌打伤，外形与包骨筋离位相同，检查相同，用手按之，局部跳动迎手，即为惊纹肉离；如有次日青紫，必伤筋血；如有次日见红，为肌肉损伤；皮肤见黄，为伤后复失气也；次日皮肤有白圈（微现），为伤后复受寒。

［疗法］

①包骨筋离位伤筋

患者正坐，前臂立手伸直（手心向内），一助手双手带住臂昆骨上头，医者一手由内侧合其掌，扣住大指节，一手由外侧，用大指按压伤处向上顺之，顺时内里作响，7 次为 1 落，顺到无音。

外敷接骨散，绷带缠之，低垫左右夹之，两条线带扣住。8～12 天可痊愈（约手法 4～6 次）。

②惊纹肉离

不用手法，用药捆绑同上，两垫为底托、上盖，治 1～3 次，7 日可痊。

12.1.10　腕指部伤筋

（1）腕缝大挫（腕部扭挫伤）

腕缝系臂昆掌 3 骨交接之处，为翻转屈回之主骨也。有 8 块小骨，上 4 块保住臂昆骨下头，名龙、高、吊、元；下 4 块接连掌骨根，名月、鱼、虎、合；中间有筋膜连合。

如有跌打拍震，手掌着地，必伤其腕缝，也有腕筋操劳过度，或感受风寒，发为筋聚。

症见局部肿胀、疼痛，腕骨上凸下塌，或上凹下努，或左右歪斜，8块小骨随筋而散，骨散筋散，旋转不能，屈伸不利，掌指活动障碍，被动活动则疼痛加剧。

如有大挫，3脉已闭，若骨合后（上骱），脉不还原者，预先言明，难以复归。

[疗法]

患者正坐凳上，一助手双手拿住伤侧臂昆骨下头，用力带之，令其不动（双巨指并齐，置于距腕骨2横指宽之处）。医者在病人对面，丁字步站好，双手拿其腕，双巨指稍屈扣住腕缝（指尖向下扣按，余两手各4指拿住其掌心，大小鱼际向下带之），慢慢晃之，骨音先是大小不一，继晃之则骨音越小，至无骨音，停晃，遂用大力拔直，所凸者已平，用垂法向下垂腕，随后仰其手腕，余双4指向内同时归挤，双拇指戳之，此缝已合，再用合顺法按摩其筋复其本位。

用药同前。

绷带缠之，表心纸叠大垫两个，左右夹之，带住掌骨根（长4.5寸，宽2.2寸），再用绷带缠之。纸牌子5个，背侧3个，掌侧两个放匀，3道线带扣住，木板线带搭项挎之，手腕直立于板上，不准内合外仰（挎板宽4寸左右，长度前过手，手掌处竖1木桩，以防内合外仰；后要到肘）。

头期每晚10点后，必要作胀、作跳、作疼痛，两点后方止，本是引药力归伤处，生长窜痛。每日开看，用正骨活血熥药，布袋两个装好（口袋5寸长，4寸宽），饮用白酒蒸热，换熥换敷。换10次，约50分钟。熥后均用前法治之，3天后必显青紫，瘀血散于皮下。忌风寒急气，生冷凉物，四时皆暖之。21天可痊愈。左、右同法治之。

附：八面风手法

a. 拔戳法

患者正坐凳上，医者在伤臂之外侧，一手由内侧圈其腕，大指扣住掌骨根；一手用巨、食二指拿住第1掌骨，余下3指带住指节。晃开，拔直，垂指，拿腕之大指用戳法，拿掌骨之手用屈法，曰戳法屈回（实掌骨为背屈）。

适用治疗大指掌骨根受伤，桡侧伸腕肌等损伤。

b. 屈戳法

患者正坐，伸臂，手心向上，上法拿腕之手改为拿大指及掌骨；拿指之手，改为由背侧圈腕，将指扣住第 1 掌骨根，晃开，斜向外侧拔直，再斜向内侧戳法屈转（使其指尖对鼻尖）。

适用治疗大指掌骨根受伤，桡侧屈腕肌等损伤。

c. 屈转法

患者正坐，伸臂，手心向下；医者站在患者前方，一手由内侧圈其腕，将指扣住小指掌骨根，一手拿其 4 指，拿平（巨指在上，余下 4 指在下），晃开，斜向内侧拔直，平手向外侧戳法屈转。

适用治疗小指掌骨根受伤，尺侧伸腕肌等损伤。

d. 合筋法

患者正坐，伸臂，手心向上，医者上法中拿腕之手，改为拿其 4 指节；拿指节之手，改为由外侧圈其腕，将指扣住伤节。由内向外侧晃开，拔直（指节之手，斜向上提拔之），使其立手，斜向内侧戳法屈转（手指尖朝向健侧肩部）。

适用治疗小指掌骨根受伤，尺侧屈腕肌等损伤。

e. 捋筋法

患者正坐，伸臂反手，手心向外。医者站在伤臂之外侧，一手拿其腕，巨指扣住神门或通里穴。一手拿其掌骨（大指在掌心，余下 4 指在手背），拿平，拿掌骨之手晃开，用横力拔直，拿腕之手向上提之，拿掌骨之手向下垂之，使伤臂高举，伤手向外转之，向下垂，拿骱之大指向下捋之。

适用治疗尺侧屈腕肌受伤作痛。

f. 顿筋法（颠振法）

患者正坐，伸臂，手心向下，医者站于患者前方，一手由内侧圈其腕，一手由外侧拿其 4 指，晃开拔直，垂手，即急速向上颠之（使腕关节急速背伸）。

g. 插指法

患者同上法体位。医者一手拿腕同上法，巨指扣住后通筋下头；一手4指插其4指间扣住，提法晃开，指尖扣力向上提拔之，先使伤腕下垂，再用戳法扬手，合掌整戳之。

以上两法适宜治疗后通筋受伤，伸腕总肌腱损伤。

h. 借力顺筋法

患者正坐，伸臂仰腕，平推医者胸部。医者丁字步站好（若患肢在左，医者左足在前），胸部挺直。患者平推扶在医之华盖穴，医者一手由内侧拿其腕，巨指在掌侧扣住力、通2筋，4指在背侧；另一手由外侧拿其掌，巨指在掌心，余下4指在手背，小鱼际压住腕缝。令患者用力缓推医胸，突然高举伤臂，拿掌骨之手急速下垂，拿腕之手巨指向下捋之。

适宜治疗力、通筋受伤及屈腕总肌腱损伤。

（2）掌骨散挫

手掌者持物之主骨，本是19骨合凑而成。掌者乃指之本节，于指骨之后，腕骨之前由5骨合成而为掌，有大小筋膜连合。

如因跌、打、拍、震，可伤掌骨。

局部肿胀、疼痛，手指不能屈伸，由第1指掌骨至第5指掌骨，压痛明显，手背显宽，用双手归挤时可复，若手一松，即又随之显宽。

［疗法］

病人正坐凳上，用一助手巨、食4指扣住掌骨根，拿平向上带之，医者站患者前方，双手巨、食4指（巨指在上、食指在下）拿住掌骨，余下6指带住指节。晃开拔直，指要稍垂，再用戳法归挤屈回。戳法要轻，归挤要重。归挤之时，食指要将手掌托平，使1次，复1次。放松时，不随手而散，此骨合也。

用药同前。

绷带缠之，表心纸叠大垫两个，长度上头过腕，下头过掌，宽以患者手掌为尺寸。上下剪缺口，底托 1 个，上盖 1 个，绷带缠之，木板线带塔项挎之。手直立于板上，不准内合外仰。

头 7 天晚上 10 点后，必要作胀、作跳、作疼，两点方止。每日开看，均用正骨活血熥药换熥换敷，再用前法治之。睡眠时去木板，或正坐或仰卧，四时皆暖之。21 天可痊愈，左右同法治之。

（3）拇指掌骨大挫

如有跌、绰、戳伤，可致拇指掌骨根大挫，当臃肿胀起时，指不能动。

［疗法］

病人正坐，医者在伤手外侧，一手由内侧圈其腕，用巨、食二指扣住伤节，另一手巨、食二指拿住掌之本节，由外向内侧晃开，用大力拔直，垂指，拿伤节之巨指向外向下戳之，其节作声，此骨愈合。再一手拿其指节，用顺筋法按摩其筋，复其本位，外敷正骨散，带腕捆之，所凸之处压一小棉花球，7～14 天可痊愈。

（4）指节挫伤

指节即手之五指骨也，共 14 块。

如有捩、戳、擢、拧，必有一差挫，伤节臃肿疼痛，活动不便。如有本节挫伤，也可见翻挫；如有指节大挫，指节直立，不能动转，大挫者，骨折少见。

检查时，如未经治疗，伤节微能动，有活软感；若经误治，即不能动，则难痊愈。

［疗法］

①大指本节（掌指关节）

病人正坐凳上，一人由背侧抱其身，医者在伤手外侧，前臂伸直，将伤臂夹在医者腋窝下，用巨食二指拿住掌骨远端，另一手巨、食二指拿住本节，拿掌骨之手向上提之，拿指节之手向下戳之，微见有声，拿指节之巨指立指向外撑之，拿掌骨之手向上拔之，再用大力拔直，屈指，不可用戳法屈回，只做自然伸指相对。

②2～5指本节挫伤（掌指关节）

如有大挫，有向上挫之，也有左右歪斜。

如二三指挫伤，医者站在伤臂外侧；如四五指挫伤，医者站伤臂内侧。治时，患者手背向上，如有向上挫之，指不能伸屈，一手拿住掌骨，一手拿住指节，拿指节之手向上拔之，拿掌骨之手向下垂之，其节作声，将伤指拔直，指要下垂，二次拔直，其节作声，此骨愈合。如有向左歪斜，即向左拔之，拿掌骨之手向右推之，拔开捺正，垂指相对。如有向右歪斜，即向右拔之，拿掌骨之手向左推之，拔开捺正，垂指相对。

③2～5指中节挫伤

病人正坐凳上。患者手心向下，医者一手拿其掌，一手用巨食二指从内外侧拿住伤节，先用舒筋法，由轻到重，轻者为捻，重者为开。捻开后，一手用巨、食二指拿住上节左右，保住不动；另一手拿下节上下，拿住晃开，拔直，垂指。二次拔直，手指放开相对，上骱之后，左右用捋顺法，上下用散法，按摩其筋，复于本位。

12.1.11　胯部伤筋

（1）胯骨前缝伤筋

行走不便，行走时不觉疼痛，惟觉酸软，只能前脚掌着地，足跟不能着地，伤胯向前壅之。

[疗法]

患者仰卧榻边，伤腿在外，用一助手扶健侧之腿。医者在伤侧，一手由内侧拿其伤足踝，一手由外侧扶其骱（巨指在内，余指在外），晃开拔直，将伤足踝夹在膀腋，夹膀腋之手托住膝窝，拿骱之手向下戳之。戳法屈回，使膝近其肚，足跟到臀骨。拿骱之巨指倒在伏兔骨处向下戳之，扶膝之手改拿伤足踝，使伤腿慢慢伸直。伸直之时，在大腿骨之大指，向上顺之。使1次，复1次。再用捻法散法（手掌）舒筋。

（2）胯骨后缝伤筋

胯骨后缝者，位于胯骨后秩边穴周围，有 4 道大筋通过，其中 1 条较粗，不易伤而易治，余 3 条较细，故易伤，伤后不易诊治。

此缝一伤，症见行路时腰必斜向健侧而前倾，伤腿拖拉，行走不灵。

遇有此症，检查时先令患者俯卧，顺腰、肿肋下至胯缝（秩边）。检查后，腰与肿肋未见病症，惟秩边下有明显压痛，即是髂骨后缝伤筋。再令患者仰卧，伤腿不能放直，放直必痛，腿若伸直，不能抬起。

［疗法］

遇有此症，患者侧卧榻中面向里，伤腿在上，并将上身垫高。用助手一人，用双前臂从腋下抱其身，听医生指挥。医者一手拿足踝，一手扶其髂，晃开拔直，将伤腿屈曲，扶髂之手倒在膝上扶住。再用合晃法晃之，扶膝之手向外压，拿踝之手使足至健侧胯腋，扶膝之手倒在后胯缝处，其腋窝压住患侧膝部。令助手将病人抱起，坐位，医者用食将二指在后胯缝处戳之，同时将伤腿伸直，使 1 次，复 1 次。

总之，胯骨有前、后、里、外 4 个缝，故有 4 种伤筋之分。此伤经治后，轻者当日可痊，重者 3 日可愈，左右同法治之。

后缝治法，杂记中尚有一“三紧法”，应附于此，头顶法更为适宜。

（3）胯骨里缝挫伤（2～3 周才出现症状）

此髂本是大接交处也，如有颠震颤跌，必有稍挫、微挫之伤。挫时外胯觉塌，胯腋觉凸，行走稍显酸软无力，疼痛迟日渐轻，再稍受微挫之伤，正是疼痛发肿，伤腿已长。再迟日又好点，再受稍挫之伤，可致步履斜行，红肿高大，疼痛难忍不息。胯骨挫缝，环跳穴下为气血总要路，如气血截挡，不能灵通必存瘀血，气血久瘀，则成疮疡，必归于漏。若皮破裂，性命难保，则不治矣，速则易治。

患者行走，步履斜行，伤足擦地，就是伤腿必长。

检查：患者仰卧塌中，去其下衣，身要躺正，双腿捋直，胯腋（线）垂下，足跟不齐；再令双腿卷起叉开，再双手捋其小胯，其小胯显高，胯缝显宽，此即胯骨里缝伤筋（如无此症，即是肿肋骨受伤。此伤不知疼痛，只觉发酸，日久垂下，伤腿亦能长出。仰卧时不能伸腿，如要将腿伸直时，腰不能贴床，此乃肿肋骨垂下，但亦应防腰骨疽之患，不得不知矣）。

[疗法]

①肿肋骨垂下

患者侧卧榻边，面向里，伤腿在上，用一助手蹲在床边，助手双手掌放平，张开（两掌根相对，掌尖向相反方向分开），保住脊柱；另一助手扶住膀腋。医者，一手拿足踝，一手扶其髌，晃开稍拔，双腿屈曲，使膝近其肚，拿髌之手，倒在肿肋处，向下戳之，两法合一，相对归挤之。使1次，复1次。再用手掌用散筋法，按摩其筋。用绷带由胯腋起，十字搭胯，纸垫1个取中扣之。

用药同前（正骨散、正骨紫金丹），轻者1次可痊，重者3次可愈。久治不愈者，非此病也，需防腱骨头塌陷之虞。

②里缝治法

榻边一人正坐，面向外，将顽童抱在腿上坐着，医者一手拿足踝，一手扶胯腋，向内侧晃开拔直，患足踹蹬医之肚，医者用丹田之气向前戳之。拿髌之手倒在膝窝下，向上托之，使膝近其肚，足跟到臀骨，使1次，复1次。伤腿已齐，此骨愈合。

患儿仰卧塌中，一助手扶其身，一助手扶其健侧之腿，医者一手拿其伤足踝，一手用巨指掐其胯腋，晃开，用拔法拔直，戳法屈回，使膝近其肚，足跟至臀骨。将伤腿之膝稍向内合，拿髌之手倒下，用巨指顶住小胯，向上戳之，同时，将伤腿慢慢伸直。双足已齐，此骨愈合。

调养：起卧行路随便；但不能蹲，喜抱不喜背，注意 7 天，伤腿不长则为痊愈。

(4) 胯骨外缝挫伤

如有跌伤、斜扭（打滚），必伤此处。但老年人、成年人跌伤应注意骨折。

遇有此症，检查时，让患者仰卧床榻，双腿放直，胯腋线正常，用手检查，摸其两胯，患侧胯骨稍高，就是胯骨外缝伤筋。

症见胯骨外头微显高起，稍宽，疼痛，胯骨篡筋俱已收缩，背面通筋俱已僵硬，病人伤腿已短，行路时向患侧裁歪。

［疗法］

患者仰卧榻边不动，一助手扶住健侧之腿，医者一手由内侧拿足踝，一手由外侧拿其骱，晃开，将足踝夹在膀腋，腿要屈曲，拿骱之手扶膝，拿足踝之手向内侧转之，至健侧胯腋，扶膝之手，向外按之。使 1 次，复 1 次，伤腿已齐，此骨愈合。

轻者不用药，重者用药，外敷正骨散，内服正骨紫金丹。

捆绑法：用绷带由胯腋起，十字搭胯，奔不伤之胯，来回数绕，纸垫一个取中扣之。

调养：行走动转，只能在屋院以内，不可远行，次日开看，重者要用正骨止痛熥药，换熥换敷。忌风寒急气，生冷凉物，35 天可痊愈，左右同法治之。

(5) 震胯经闭

患者半身着地，胯骨无折伤、破碎之患，名曰震胯经闭。遇有此症，当时麻木不仁，筋酥无力，作抽、作跳、作疼痛，疼痛时连心。或有时作抽、作跳，当时不能站起，伤腿不能放直，只能躺卧。

检查，冲阳脉已闭，脚趾不能屈弯，用手按屈足大趾，其疼痛。

［疗法］

患者侧卧榻边面向里，伤胯在上，腿要屈曲，膝盖处放一枕头。医者用分筋顺气手法治之。操作如下：医者双手掌虎口相对，由胯骨（环跳处）同时一手向下、一手向上捋顺之。

次日用舒筋顺气止疼煟药，换煟换敷。青年1周可痊；中年人3周能愈；老年人40至60天方能痊愈。

调养时，侧卧或仰卧，膝部垫一枕头。忌风寒急气，生冷凉物。

刘寿山老师嘱：震胯隔日就诊者，如服活络丹、再造丸者易引起痰火之痨，治时尤当慎重。

	骨　折	震胯经闭
肿胀	无明显肿胀	无
疼痛	持续性疼痛，活动加重；于胯骨部或鼠蹊窝处压痛明显	作抽作跳作疼痛，疼痛时连心。特点：麻木不仁，筋酥乏力。与活动关系不明显
畸形	伤腿显短，胯骨或扁，或向上错	无
下肢	屈不能直，脚尖多向外歪	屈不能直，麻木不仁，冲阳脉已闭，足趾不能屈，大敦穴有明显压痛

12.1.12　膝部伤筋

（1）虎眼里缝伤筋

如有跌打碰撞，向外闪挫必伤里缝（膝关节外侧受力，向内侧扭之）。

当时臃肿胀起，疼痛难忍，步履难行，不能站立，亦不能动转，伤腿不能伸直，伸直又不能屈，渐渐慢屈之又不能伸直。外观肿胀，骺骱骨下头高起，膝关节内侧有明显压痛。

［疗法］

遇有此症，病人正坐榻边面向外，一助手双手拿住骺骱骨下头带之。医者蹲在患者前方面对患者，一手拿其骱（用巨、食二指圈住膝盖，巨指扣住伤处，余下3指保住膝窝），一手由内侧拿其踝。晃开拔直，将足踝夹在膀腋，再用大力拔直。拿骱之手变掌，由里缝处向外戳之，医者转身用胯挤之，使足跟近其健侧之胯腋（如盘坐式），此曰胯打法。其骱作响，此骱合也。再以拿骱之手拇指，用顺筋法向患者膝内侧顺之，顺后，拿骱之手改为托膝，拿足踝之手将腿轻轻拉直。使1次，复1次。医者再用双腿夹住伤足踝，绷直拔之，双手用捻顺法按摩其筋，复其本位。

外敷正骨散，八字绷带缠之，内服四香正骨紫金丹。每日开看，用正骨活血止痛熥药，换熥换敷。再用前法治之。

头期每日晚10点后，必要作抽、作跳、作疼痛，两点后方止。忌风寒急气，生冷凉物，调养睡眠，重者3周，轻者2周可痊。左右同法治之。

（2）虎眼外缝伤筋

跌、打、碰、撞、向里闪挫，可伤外缝（膝关节内侧受伤，向外侧扭之）。

症见伤处不肿或微肿，稍能活动，也能站立，走路时栽歪不平，并觉疼痛，伤腿不能放直，侧卧时伤腿能直，膝关节外侧有明显压痛。

［疗法］

遇有此症，病人侧卧榻边面向外，伤腿在上，一助手双手拿其骶骶骨下头带之。医者站于病人伤腿前面，一手拿其骱，大指在上，扣住伤处，四指在下，一手拿足踝、大指在下，4指在上，晃开拔直，拿骱之巨指倒下，4指倒上，拿足踝之巨指倒上，4指倒下，再用大力拔直，拿骱之手用归法，拿足踝之手用屈曲法。屈腿之时，助手双手放开，向后撤身，使膝近其肚，足跟到臀骨，医者双手照旧倒回，拿骱之大指向下戳之，拿足踝之手向下拔抻之。使1次，复1次。将腿放直，再用捻、捋、顺3法，按摩其筋，复其本位。

用药、捆绑、调养同里缝挫伤。

（3）虎眼正缝伤筋（挫伤）。

如有由前面跌、打、碰、撞、拟、颤、身体向后仰之，可伤虎眼正缝，当即肿胀疼痛，伤腿直如棍，不能弯曲，不能行走。站立时疼痛加剧，其膝盖稍下垂，膝胭骨稍向后错之，膝窝鼓大包，按之疼痛难忍。

［疗法］

遇有此症，病人正坐塌边，靠一头，面向外（身体要成半仰式），用大力助手3人，一人由背侧抱其身，向后仰之；一助手双手拿住骶骶骨下头，向上带之；医者在患者正前方，一手拿其骶（巨指在内），一手拿足踝（由内侧），拔直，拿足踝之手向内、外旋转之，拿骶之手巨食二指，掐住不动；另一助手一手由内侧拿足面，一手由外侧拿足踝，与拿骶骶骨下头之助手，二人相对大力拔直。医者在伤腿外侧，骑马蹲裆式站好，一手拿其骶，一手拿其胫，骨偏下部（下头），当二人用大力拔直之时，医者拿骶之手变拳，倒在膝窝下（拳眼在上），向上巅击之，同时撤掉拿骶骶骨下头及足踝之二助手，医者拿胫骨下头之手，急向下压之。遂用戳法屈转，使膝近其肚，足跟到臀骨，其骶作声，此骨愈合。一助手拿住足踝不动，医者双手用顺筋法，上下、左右按摩其筋，复其本位。医者再双手巨、食4指在上，圈住膝盖，双手6指在下，用归挤法，此时令拿足踝之助手，慢慢将伤腿拔直。捆绑时用一小棉垫垫在膝窝。次日看时，用熥药后，只按摩顺筋法治之。余同前。

（4）站骨离位

如有蹲、震、颤、拐，向外侧转扭，或蹲时拔苗，必易伤站骨离位。受伤之后，功能正常，外无形迹，只觉酸疼，自己悬腿晃之，必要作声，既能行走，亦能蹲下，惟站起时无力，需用双手扶两膝，方能站起。医者用双手按压站骨，可随手上下。

［疗法］

与虎眼外缝相同，只拿骶之手向下，拿住伤处，捆绑时不能带膝关节，只能直绕患处。

（5）象鼻子骨挫伤

如有跌、扭、碰、撞，象鼻子骨稍挫，亦有抱头筋损伤，也有正面通筋受伤，若伤后日久，行路只能慢行，伸屈正常，按之疼痛，日久必要凸起，越肿越大，也能引起外伤性增生。

［疗法］

遇有此症，先令患者仰卧床塌，伤腿在外。医者一手由内侧拿其骺，大指扣住所伤之处，余下4指在膝窝，一手由外侧拿足踝，屈腿向内侧晃之，晃开拔直，拿骺之4指向上提之，拿足踝之手屈转之，使足跟到健侧胯腋，拿骺之大指用戳法，拿足踝之手用拔法，将腿放直。令患者正坐榻边，面向外。医者双腿夹住伤足踝。双手用捻散法按摩其筋。医者屈膝下腰，使伤腿屈曲之时，医者双手用归挤法，放直后，双手大指用顺筋法（分推局部），使筋复其本位。外敷活化散和化筋散混合，醋调涂之。绷带缠之，如无增生者两周可痊，有增生者必要旷日迟久。

（6）膝盖骨离位

如有跌、打、颤、踢空，膝盖骨必离交接之本位。

若有此症，当时微觉疼痛，能站立，行走时腿不能屈转，画圈而行，酸软无力。

检查：患者正坐榻边，面向外，患者伤腿外侧放一小方凳，医者坐在凳上，将伤腿放置医者之腿上，用手摸之，膝盖上下、左右位置不动，一手或由内侧或由外侧用巨、食二指圈住，另一手大指按之，膝盖随离手而起，即为离位。

［疗法］

一助手双手带住骷骺骨下头，医者站在患者前方，一手拿伤节，一手拿足踝，稍晃，双腿夹住患者伤腿之足踝，双手拿住伤骺，巨食4指在下，圈住髌骨，余下6指在上，拔直，拿骺之手向下推之，夹伤足之腿向下拔之，双手巨食4指再用归挤法，伤腿屈曲，使足跟近臀骨，医者倒手，一手拿足踝，另一手掌按住膝盖，将腿放直，按膝之手掌向下戳之，其骺咯噔作声，此骨愈合。

用药同前。

用绷带捆之，坐卧行走随便。30 天可痊愈。7 天后失调，伤膝复离者，不治。因其额外筋不能续长。

12.1.13　踝跗部伤筋

①内外踝挫伤

内、外踝即胻胫骨下头是也，内踝骨离地 3 寸，外踝骨离地 1 寸，两侧有包骨筋左右 4 道。

1）外踝缝挫伤

由内侧跌打，向外踤者，足向里，则伤外踝缝。当时臃肿胀起，内踝侧肿小，外踝侧肿大，不能行走站立，疼痛渐增，以致有坐卧不定。若足向外侧踤伤，可致外踝离位。患此伤，外踝突起，勉强行走，患处酸软无力。检查外踝下压痛明显。

［疗法］

①外踝离位

病人侧卧，伤腿在上（或患者正坐榻边，面向外），一助手双手带住胻胫骨下头，医者一手拿足跟，一手拿足面，双大指扣住外踝，稍晃，用大力拔直，垂腕（内翻），再戳法屈回。使 1 次，复 1 次，双大指不离所伤之骨。要慢慢抬起，伤骨不随手而起，此骨即合，如若随手而起，再复 1 次。

外缝挫伤：患者侧卧榻边，面向外，伤腿在上，一助手拿其伤侧足踝带之，医者一手拿足跟，一手拿足面，双巨指扣住所伤之缝，晃开，拔直垂腕（内翻）再用戳法屈回。屈回之时，双手巨指大力向下扣之，其骺作响声即合也。

②内踝离位

若向内侧踤之，足要外翻，必致内踝骨离位，不见大肿，轻者能站立行走，微觉疼痛。检查时，应注意连韧骨（内踝）有无骨折。未见骨折，手法治之。遇有此症，病人侧卧榻边，面向外，伤腿在下，一助手拿其胕胫骨远端带之，医者一手拿足跟，一手拿足面，双大指扣住所伤之骨，晃开，大力拔直，垂腕（外翻），再用戳法屈回。屈回之时，双巨指尖大力向下扣之。使1次，复1次，大指慢慢抬起，此骨不随手而起，此骨即合。

固定：外敷正骨散，绷带缠之，用大纸垫2个（内外踝处各剪一孔），左右夹之。再用绷带缠之数绕扣住。

2）内踝缝挫伤：治疗同上，只双巨指扣住所伤之缝，余法同上。

（2）足部扭挫伤

1）足腕大挫

如有跌打拐拧等伤，可致足踝大挫，当时疼痛难忍，臃肿胀起，步履难行，畸形明显。

［疗法］患者仰卧榻边，助手二人，一助手按住患者两肩，另一助手拿住胕胫骨下头，医者一手由外侧拿足跟，一手由内侧拿足面，顺其势拔开，向内侧转之，转正后，再拔直，医者撤去拿足面之手迅速用平顶拳击足下（足跟前内侧，则可免除后遗症），再用按摩法，双大指从5趾本节向上顺之，双食指在两侧保之。再用巨食4指以和顺法，按摩其筋，复其本位。

外敷正骨散，内服正骨紫金丹。

单头绷带缠之，十字搭足面，表心纸叠大垫2个，左右夹之（内外踝处挖一圆孔），绷带再数绕扣住。

2）支骨内、外头挫伤

足跗本是整个足跗部诸关节也，有26块骨合成，支骨即当足踝正中之下部，为踝跗关节之中心。

如有跌、打、戳、扭，可致内、外头挫伤。患处不肿或微肿，微觉疼痛，步履跛行。

［疗法］

支骨外头挫伤：患者稍斜卧，伤腿在上面，一助手双手拿住胕胫骨下头带之；医者一手拿足跟，一手拿足面，大指在上，拿足跟之手固定不动，拿足面之手晃开，斜向前方拔直，垂足，戳法屈回，屈回之时，双巨指向下方戳之。

支骨内头挫伤：患者稍斜卧，伤腿在下面，一助手双手拿住胕胫骨下头带之，医者一手拿足跟，一手拿足面，拇指在上，晃开垂足，用半圆式（先向下、向后、再向上）戳法屈回。

固定，外敷正骨散，内服正骨紫金丹。单头绷带，从足腕缠起，十字搭足面，过足心，在伤处压一小棉捻，绷带缠数绕扣住。

3）支骨挫伤

如因跌打、坠、扭、拐、踢挫皆可伤及支骨。此骨一伤，步履困难，行走时只能足跟着地，翘足无力，肿胀疼痛，活动更甚。

［疗法］

患者正坐榻中，面向外，一助手拿住伤侧足踝向上带之。医者双巨指扣住所伤之骱，余下之指拿住足心，晃开，大力拔之，戳法屈回之时，巨指大力向下扣之。其骱有响声者，合也。再用舒筋法，向上捋之，使筋复位。或患者正坐不动，一助手拿足踝向上带之，医者一手由内侧托足跟，巨指扣住所伤之骱，一手拿足趾，晃开（向内侧晃），指尖扣力向上拔直，向下垂之，再用戳法屈回（拿骱之手拇指用戳法，拿足趾之手用屈法）。

4）跗节骨高挫

跗节骨在足面，当胃经冲阳穴周围。如有跌、打、拧或压砸，可伤此骨，跗节骨一处或数处高起，如一处高起，此谓卷挫，致伤后不能行走，足难着地，臃肿疼痛，冲阳脉浮数。

［疗法］

病人正坐榻边面向外，用一助手双手圈住足踝，带住足跟，向下用力压之，医者在患者前方，双手巨指扣住掌骨根

（即跗节高挫之处），双手四指在足心，晃开用大力向上提拔之，凸处见平，双手向下垂之，双大指用戳法，双四指用屈转法，戳法屈回，其节有响声者，合也。再用顺筋法，按摩其筋，复其本位。

外敷正骨散，内服正骨紫金丹。

单头绷带从足踝缠起，十字搭足背，过足心，再到足踝，表心纸叠大方垫 1 个，盖在伤处，再用绷带缠数绕扣住。

5）足掌骨挫伤

足掌骨在足部跗节骨前方，即 5 趾之本节（大趾 2 节在外，本节在掌，余下 4 趾 3 节在外，本节在掌）凑成足掌。

如有蹲、震、戳、蹬，可使掌骨卷挫或散挫。

掌骨散挫：掌变宽，行走时只能足跟着地，身必摇动，站立时，只能足跟点地，足掌不能着地，身必向健侧歪斜，疼痛难忍不息。

如系卷挫，5 趾向下垂。

［疗法］

患者正坐榻边面向外，一助手双巨指扣住（圈也）掌骨根处。用力向下垂带之，余下双手 4 指保住足跟。医者在患者前方对面，双手巨指在上，扣住掌骨，余下 4 指在下，带住趾节，向上提之，晃开拔直，垂趾掌骨，用戳法归挤屈回（戳法要轻，归挤要重——此为散挫；反之戳法重，归挤轻——此为卷挫，两者治法之不同处也）。再用一手拿住趾节，另一手自大趾起，向上顺其筋。

外敷正骨散，内服正骨紫金丹。外用单头绷带自内侧向外侧缠之。

6）跂踵骨离位

跂骨（骰骨）、踵骨（第 3 楔状骨）在足面外侧，下接足掌骨。

如有跌伤，掌骨外侧先着地，可引起跂踵骨挫伤，行走站立只能足跟用力，行动觉痛，当时肿起一包，按之见软，有明显压痛。

［疗法］

病人正坐榻边面向外，医者在患者内侧放一小凳，斜向外坐，一手由外侧用虎口圈住足跟，巨指扣住所伤之骺，另一手拿住第5掌骨根，晃开，拿伤节之手向下按之，拿掌骨之手向上拔之。当拔开骨缝稍见离开，使掌骨向下垂之，再用戳法，双大指扣力屈转之，其节有响声者，合也。再用捋筋法，复其本位。

外敷正骨散，内服正骨紫金丹。

单头绷带由外向内侧缠足踝，再十字搭足面，兜住伤处，再放一云头垫，绷带来回数绕扣住。

7）三毛骨离位伤筋

三毛骨在足面里侧，聚毛骨（第1楔状骨）在三毛骨之前，两骨交接有一缝（关节）。

若戳伤，趾掌着地，三毛骨离位，必要垂下，足心显平。若戳伤足尖大指向外，兼有扭之，致三毛骨离位，必要凸起。

致伤之后，只能慢走，不能快行，行走时患处微痛。望诊能见，三毛骨凸起，或垂下，用手按之则疼痛。

［疗法］

患者侧卧榻边，伤腿在下，用一助手带住足踝不动。医者一手拿足跟，大指在上，扣住所伤之骺；一手拿足面，巨指在下，4指在上，拿足面之手晃开（拿足跟之手保住不动），向前拔直（沿小腿纵轴），再用横力拔直（垂足之纵轴），双手（保持双向拔力情况下）坐踝，即外翻，再双手用戳法归挤，若三毛骨垂下，向上戳之，使之归其本位。若三毛骨凸起者，则向下即向足外侧戳之。

外敷正骨散，内服正骨紫金丹。

用单头绷带，由内向外侧缠足踝，十字搭足面，兜住伤骺，伤处垫一长尾巴云头垫，再用绷带来回数绕扣住。三毛骨若有垂下者，需在复位后，于其下方（足心处），放一小棉捻，顶住患处（以保持足弓）。

12.1.14　足趾挫伤

如有蹲、震、戳、蹉之伤，可致趾节挫伤。有大挫、卷挫、翻挫、也有歪斜。一致此伤，必步履难行，疼痛不息。

［疗法］

患者正坐榻中，面向外。如 1～2 趾受伤，医者坐于患者外侧；若 3～5 趾受伤，医者坐在患者两腿之间。医者身斜向前外方坐之。患者将伤足置于医者腿上，

另需一助手抱其身。医者一手拿掌骨下头；一手拿其趾节，稍晃，拿趾节之手向下戳之，拿掌骨之手向上提之，此为摘法。其骱微有响动，立即使拿趾节之大指向外撑；拿掌骨下头之手向上内推之，再用大力拔直，稍垂，拿掌骨下头之手不动，拿趾节之手放松相对，伤趾不复挫，此骨愈合。（此为拔直相对法）。再用按摩法，按摩其筋，多用捻捋之法。

凡 5 趾本节挫伤，均可用晃开拔直相对之法。

如系趾节卷挫、翻挫或左右歪斜，皆需顺其所斜方向，先拔后稍晃，再顺其所斜方向拔直，捺正相对。再用顺筋法及捻筋法按摩其筋，复其本位。

外敷正骨散，内服正骨紫金丹。

用单头绷带带足踝缠 2～3 绕（1 趾受伤，5 趾皆需一齐捆之），量其患处做一小纸牌子，盖上，绷带缠严扣住。

12.2　治疗产后陈旧性耻骨联合分离的手法介绍

刘佑华　臧福科等

产后耻骨联合分离常由产伤所致，如因胎头过大，或因难产等均可使耻骨联合部遭受较大压力而致被迫分离。其临床症状主要表现为耻骨联合的局部疼痛及明显压痛，并有不同程度的下肢牵拉痛，髋关节外展，外旋活动受限，且活动的同时疼痛加剧。站立位下肢抬举受限，上下台阶时疼痛尤著，甚者需

持拐行走，甚或卧床不起。X 线平片显示耻骨联合间距加大（我们以超过 6 毫米者定为耻骨联合分离）。结合分娩史及临床表现，诊断多无困难。

随着接生方法的改进，耻骨联合分离的发病率已明显下降。新鲜的耻骨联合分离，经过适当的护理、休息，大多可以顺利恢复；一部分病人经局部封闭、布带悬吊等治疗亦多可治愈，仅有少数患者虽经多种方法治疗，但收效不显，长期不能愈合，甚至并发耻骨联合软骨炎，给患者带来不同程度的痛苦及生活上的不便。我们在学习、继承我院刘寿山老中医的正骨经验中，用手法治疗病程 2 个月到半年的产后陈旧性耻骨联合分离 19 例，取得了良好的效果。现把所用的方法简要介绍如下：

患者坐在床边，呈半仰半卧式。助手甲在患者背后扶住患者背部，以防其过度后仰；助手乙用双手握住患者双踝部，并使患者屈膝屈髋，同时使双大腿呈外展外旋位。术者坐在患者左侧，术者之右髋紧靠患者之左髋，令患者左手按在耻骨联合部位，同时术者之右手放在患者右髋部，术者之左手握住患者之右手腕关节。

术者之右手用力按压患者右髋，术者左手握患者右手使之压向患者按在耻骨联合部的左手背上并用力按压，助手乙将患者双下肢迅速用力下拉，并使患者双下肢内旋。以上 3 个动作同时进行，力量宜配合适当，恰到好处。每次按上述手法做 2 次，一般每周治疗 2~3 次。

本组 19 例均采用上述手法治疗，最短 1 次治愈，最多 15 次治愈。治愈标准是临床症状消失，X 线显示耻骨联合间距缩小（<6 毫米），恢复正常工作。此外还发现，随着耻骨联合分离的痊愈，并发的耻骨联合软骨炎，经过一段时间后常可不治自愈。

12.3　手法治疗产后陈旧性耻骨联合分离

臧福科

耻骨联合分离的发病率并不太高，据有的学者统计，在妊娠及分娩的妇女中的比例大约为2000∶1，比国外有的学者1955年统计的500∶1低得多。这可能是与资料的时期不同，接生方法的改进有关。

新鲜的耻骨联合分离，经过适当的护理，如安静侧卧位休息，大多可以恢复。有一部分通过应用局部封闭、布兜悬吊、骨盆多头带包扎亦多可痊愈。仅有少部分患者虽经多种方法治疗，效果不明显，长期不愈，给患者带来不同程度的痛苦和生活上的不便。我们学习继承刘寿山老中医的正骨经验，用手法治疗产后陈旧性耻骨联合分离，病程短者2个月，长者达8年之久。耻骨联合分离程度从8mm～15mm不等，均用同一种手法治疗，取得了良好效果。国内外尚未见类似的治疗报告，现将我们的治疗情况简要报告如下：

12.3.1　诊断标准

（1）临床表现

耻骨联合局部有疼痛，压痛明显，有不同程度的下肢牵拉痛，髋关节外展外旋活动受限，且在活动的同时疼痛加剧，站立位下肢抬举困难，行动无力，上下台阶疼痛尤著，严重者需扶双拐行走，甚或卧床不起。

（2）X线摄片诊断

结合上述症状，病程在2个月以上，拍X线平片，把耻骨联合间距离超过6mm的定为耻骨联合分离；若再有耻骨联合关节面毛糙不平，或有跌损，或有增生，定为耻骨联合分离并发耻骨联合软骨炎。

12.3.2　治疗方法

患者坐在床边，半仰半坐位，用助手二人，助手一从背后扶住患者背部，防止其过度后仰；助手二拿患者双踝部，让患者屈膝屈髋，双大腿外展外旋；术者坐在患者左侧，右髋部紧贴患者左髋部，用右手经患者前侧抱患者右侧髋部；让患者用左手（掌）按在耻骨联合部位，术者左手拿住患者的右手腕部，治疗时，以下3个力量同时应用：①术者右手用力抱挤骨盆；②术者拿患者右手向按在耻骨联合部的左手背上用力拍按；③助手二将患者双下肢迅速用力向下拉，并使双下肢内旋。这3个力量要组合得当，恰到好处，按以上手法再重复1次，一般每周施行2~3次手法，最短者1次痊愈，最长者15次痊愈。

12.3.3　治愈标准

耻骨联合间距离小于6mm，临床症状消失，恢复正常工作。

12.3.4　典型病例

病例1　王×，女，30岁，干部，X线号31117。

1976年2月4日初产，产前1周发现耻骨联合部疼痛，卧床不起，经某医院检查诊为"耻骨联合分离合并软骨炎"，服用消炎痛、炎痛静等药物无效。1976年11月26日经某医院X线摄片（X线号132）耻骨联合间距离10mm，边缘模糊，不整齐，于1977年7月27日来我院门诊。主诉耻骨联合处疼痛，上下床痛，起床、翻身时痛，上台阶痛甚。检查：局部明显压痛，诊为耻骨联合分离，合并耻骨联合软骨炎，经用上述手法治疗5次，X线片（31117）示耻骨联合间距离5mm，临床症状消失，恢复正常工作，随诊1年余，无任何不适。

病例2　刘×，女，38岁，医生，X线号103932。

1972年11月4日第2胎，顺产，产前1周即出现耻骨联合部疼痛，不能抬腿，经某医院X线摄片，耻骨联合间距离7mm，诊为"耻骨联合分离"。产后于1972年12月27日摄片耻骨联合间距达 15mm。经用骨盆兜布法、服用钙片、抗炎松、VitB$_{12}$等药物治疗，未见明显效果。1973 年 2 月 24 日来我院诊治，当时卧床不起，不能步行下楼，需背负来诊，自己不能上床，耻骨联合部压痛明显，临床诊断为耻骨联合分离。采用上述手法治疗，首次症状明显减轻，经 8 次手法治疗后，可以自己乘公共汽车来诊，13 次后症状消失，1973 年 5 月初恢复工作，X 线摄片耻骨联合间距离 5mm。

1977 年 11 月 24 日随访，患者治愈后，于 1975 年曾去西北医疗队工作数年，现健康工作，住处距工作单位 35 千米左右，每天往返上下班未发现任何不适。

12.3.5 讨论

我们用上述方法曾治疗 19 例产后陈旧性耻骨联合分离的患者，均取得了痊愈的效果，因资料不全，无法进行全面分析，仅作简要讨论如下：

（1）耻骨联合是两侧耻骨的结合部，是一个能轻微活动的半关节，其中间为一较厚的纤维软骨相联系，其软骨柔软而富有弹性，在纤维软骨的上面有一软骨腔，称为耻骨联合腔，此腔在女子较大，孕妇和产妇尤为显著，关节的周围有 4 条韧带，各条韧带皆较薄弱，因此耻骨联合的结构不十分紧密，近年来通过很多学者的大量研究，认为耻骨联合分离的原因有两类：一类是孕妇体内含有松弛素，由于松弛素的刺激，使耻骨联合分离；一种是产伤所致，即在生产时胎头过大，或因难产，使耻骨联合部遭受较大的压力被迫分开。对于前一种原因我们没有什么体会，对于后一种原因，在临床上我们也得到了证实，现有两例难产的患者，在生产时，产妇感到剧烈疼痛及听到有撕裂声，这种撕裂声可能就是耻骨联合分离的响声。

（2）骨盆是由骶、髂和耻、坐骨组成，两侧骶髂关节和耻骨联合属微动关节，当两侧髂骨旋后耻骨联合部就会发生分离；当双下肢外展外旋时，耻骨联合部就分离明显；内收内旋时则耻骨联合部就明显合拢。这些情况我们在 X 线透视下得到了证实。根据这一观察，我们采用刘寿山老中医的手法治疗，先使耻骨联合部进一步分离，即"欲合先离"之意，然后使用手法，一方面使骨盆两侧有一个向内的力量，双下肢并拢内旋，带动双髂骨旋前，再用手拍按耻骨联合部，这 3 个力量集中于耻骨联合部，使耻骨联合间距离靠拢缩小，达到"离而复合"的目的。

（3）患者早期的 X 线摄片，一般均为单纯分离，但到晚期患者，大都合并有不同程度的耻骨联合软骨炎，这可能是因耻骨联合分离的创伤、出血、水肿等原因逐渐发展而来的无菌性炎症。我们在临床上观察发现耻骨联合分离痊愈后，过一段时间，耻骨联合软骨炎不治自愈，这可能是因为耻骨联合分离症愈合后，局部血运改善，致使炎症吸收所致。因我们临床病例不多，观察不够细致，不能作进一步肯定，有待今后进一步观察。

12. 3. 6　结语

（1）本文介绍了产后陈旧性耻骨联合分离的手法治疗方法。

（2）对病因、手法整复机制及耻骨联合分离并发症的问题做了简要的讨论。

参考资料

[1] 汤言英. 妊娠及分娩期的耻骨联合分离. 中华妇产科杂志，1958，9（2）：142 - 145.

[2] 柳祥庭. 产妇耻骨联合骨炎. 骨科附刊，1965，9（3）：193.

12.4　耻骨联合分离症手法整复机理讨论

北京东直门医院　臧福科　付国兵

耻骨联合分离症是临床上比较少见的一类疾病，多数病人出现于产后。以耻骨联合部的疼痛、下肢活动受限、两耻骨联合面中点之间的距离超过 6mm 为其特点，骨盆正位片是本病的特异性诊断。在临床上我们应用按摩推拿手法进行治疗，取得了较为满意的效果，下面我们就从解剖学的角度，对本病手法整复的机理进行讨论。

12.4.1　解剖生理

骨盆是由骶骨、尾骨及左右髋骨联合而成的完整骨环。左右髂骨在前面正中线以耻骨间纤维软骨板相联结，称为耻骨联合。左右髋骨在后面与骶骨以耳状关节面相连结，此为骶髂关节。

耻骨联合为直接联结，其周围有耻骨韧带，耻骨前韧带等保护，所以活动范围很小，只是在孕妇分娩过程中耻骨联合的运动较为明显，其中以暂时性的分离为多见。骶髂关节的关节面在成年后高低不平，呈犬牙交错状，关节囊紧贴关节面。并有骶髂骨间韧带、髂前、后韧带等使关节牢固联结。关节的特殊结构，限制了关节的运动度。在一般情况下，关节通过位于骶胛前下 5～10cm 处的横轴，进行轻微的前后转动。妊娠妇女的活动度可增大。

12.4.2　病因病理

（1）激素作用

妇女怀孕后期体内含有松弛素。由于松弛素的刺激，使耻骨联合部和骶髂关节部的韧带松弛，耻骨联合和骶髂关节的活动度增大，使骨盆管扩大，有利于生产。但如果松弛素过多，或其他激素分泌失调，产后耻骨联合和骶髂关节则不能恢复到正常位置，从而出现耻骨联合的分离，或伴有骶髂关节的错位。

（2）产伤

生产时，产程过长，胎儿过大，产时用力不当，姿势不正，可造成耻骨联合的破裂，致使耻骨联合分离。

（3）暴力损伤

外力直接作用于耻骨联合局部或骨盆其他部位。局部受到的力量超越韧带所能保护的限度，可造成耻骨联合分离或伴有骶髂关节的损伤。

（4）反复剪力牵拉

在运动中，耻骨联合部经常受到反复多次的强力的剪力牵拉，亦可导致耻骨联合的分离。

12.4.3　症状诊断及分型

从临床上观察，耻骨联合分离症，一部分病例是单纯的耻骨联合分离，一部分同时伴有骶髂关节半脱位。骶髂关节半脱位，又可以分为骶髂关节向前半脱位、骶髂关节向后半脱位、骶髂关节单侧半脱位、骶髂关节双侧半脱位。还有一部分病人，由于耻骨联合分离病程比较长，又可导致耻骨联合软骨炎。下面我们就从临床症状、体征、X线上加以区别：

（1）单纯耻骨联合分离

①症状

耻骨联合局部疼痛，有不同程度的下肢牵拉痛，髋关节外展、外旋活动受限，活动时疼痛加剧，站立位下肢抬举困难，行动无力，上下台阶时疼痛尤著，严重者需扶双拐行走。

②体征

耻骨联合部压痛，分腿试验阳性，髋膝屈曲试验，耻骨联合处出现疼痛。

③骨盆正位片

耻骨联合中点间距离大于6mm。

（2）伴有骶髂关节半脱位前方半脱位

①症状

下腰部一侧或两侧疼，腰部过伸及稍有旋转时疼痛加剧，一侧半脱位站立时，健侧下肢负重，患侧髋膝关节多取半伸屈位；两侧半脱位时，行走、站立困难（患腿"长"）。

②体征

髂后上棘上升，一侧或两侧骶髂关节部压痛，骨盆分离、骨盆分离及挤压试验阳性（伤腿"长"）。

③骨盆正位片

耻骨联合中点间距大于 6mm，以耻骨联合下缘距离增大为特点。

（3）后方半脱位

①症状

与前方半脱位的症状相同（但患腿"短"）。

②体征

髂后上棘下降，一侧或两侧骶髂关节压痛，骨盆分离及挤压试验阳性（伤腿"短"）。

（4）并发耻骨联合软骨炎

耻骨联合分离日久，或耻骨联合分离后又反复损伤，致使局部血液供应障碍，耻骨联合软骨发生退行性改变，最后形成耻骨联合软骨炎。

①症状

耻骨联合局部疼痛，髋关节外展、外旋活动受限。活动时疼痛加剧。

②体征

局部压痛明显，内收肌紧张、发硬，髋关节被动外展时疼痛加重。

③骨盆正位片

耻骨联合边缘毛糙，或呈虫蚀状，耻骨有轻度骨质致密改变，或吸收破坏，而呈稀疏及囊性改变，耻骨联合中点间距离大于 6mm。

12.4.4　手法及机理讨论

（1）归挤拍打法

本法实用于单纯耻骨联合分离症或伴发耻骨联合软骨炎。

①手法操作

患者坐在床边，半仰半卧位。用助手二人，助手甲从背后扶住患者背部，防止其过度后仰；助手乙拿患者双踝部，让患者屈膝屈髋，并使双大腿外展、外旋；术者坐在患者左侧，用髋部紧贴患者左髋部，用右手经患者前侧抱住患者右侧髋部，让患者左手按在耻骨联合部位；术者左手拿住患者的右手腕部。

治疗时，以下 3 个力同时应用：术者以手用力抱挤骨盆；术者拿患者左手向按在耻骨联合的左手背部用力拍按；助手乙将患者双下肢迅速用力向下拉，并使患者下肢内旋。

②手法分析

操作归挤拍打法时，要求 3 个力同时作用，下面我们只能逐一进行分析。患者半卧位是为了手法更好地施展。助手乙将屈膝、屈髋、外展、外旋的下肢迅速用力前拉，使下肢内收、内旋，使大腿内侧肌群牵拉耻骨，从而使分离的耻骨联合得到刺激。在 X 线透视下，双下肢的内收、内旋可使分离的耻骨联合靠近，术者用力抱挤骨盆，是对骨盆机械的挤压，给骨盆一个沿髂向内的力量，促使两块分离的耻骨向里靠，术者用力拍打耻骨联合局部，能够使力量集中，以增加局部韧带肌肉的紧张度，在这 3 个力的作用下，分离的耻骨联合得到了治疗。

（2）摇拔屈按法

本法适用于伴有骶髂关节前方半脱位者。

①手法操作

患者侧卧，伤肢在上，患者双手把住床边。术者站在患者大腿的后方，一手扶其髋部，一手拿住踝关节上方，拿踝部之手将伤肢拿起进行摇晃 6～7 次，然后将伤侧小腿夹在术者腋下，离心拔伸，再使伤侧下肢屈曲，使膝关节接近胸部，足跟近臀部，同时扶髋之手改按在患侧骶髂关节处，与扶膝部之手突然相对用力挤按（即归挤），最后将伤侧下肢缓慢伸直。

②手法分析

摇拔屈按法是复合手法，由摇法、拔法、屈法、按法4个手法所组成。摇法、拔法可使局部紧张、痉挛的肌肉放松。屈法是使膝髋关节最大限度地屈曲。这时一只手按住骶骨，使其固定，另一手相对按压膝部，拉紧大腿后侧腘绳肌，使髋骨向后旋转，这样前方半脱位的骶髂关节就能够复位。骨盆是一个联结比较紧密的骨环，骶髂关节的复位，对分离的耻骨联合是一个刺激和挤压，可使耻骨联合复位（尤其是耻骨向下移位者）。

（3）摇拔伸按法

适用于伴有骶髂关节后方半脱位者。

①手法操作

患者侧卧，伤肢在上，双手抓住床边。术者站在患者背侧，一手扶在髋部，一手拿住踝关节上方，拿踝之手将伤肢拿起进行环转摇晃6~7次，然后将伤侧小腿夹在术者腋下，用手扶在膝部，离心拔伸。继用一手拿住踝关节上方，一手按住患处，将拿踝之手向后拉，使髋关节尽量后伸，按患处之手向前推按，双手同时相对用力，最后使患肢慢慢伸直。

②手法分析

摇拔伸按法也是一个复合手法，有4个手法组成。摇拔法为放松手法，可解除肌肉的紧张和痉挛。伸法可使髋关节后伸，拉紧髂股韧带及股四头肌。这时，一只手按住骶骨使其固定，另一手向后拉踝，双手相对用力，使髂骨向前旋转，这样向后方半脱位的骶髂关节就能复位，从而使分离的耻骨联合也能得到治疗（亦可使耻骨向上移位复旧）。

通过上文的分析，我们可以看出：这套耻骨联合分离症整复手法，利用了生物力学原理，调动了肌肉、韧带、骨骼的作用，并能根据耻骨联合分离症不同的伴随症状，采用不同的手法，取得了较好的效果。

12.5　推拿治疗功能性痛经 50 例临床报道

北京中医学院①东直门医院　臧福科　李爱茹　康敏

山东省菏泽石油公司医院　王广仁

痛经是指妇女在行经前后或行经期，出现下腹部及腰骶部疼痛、憋坠或其他不适，严重者可出现剧痛晕厥，并伴随月经周期性发作。功能性痛经又称原发性痛经，是指生殖器无明显器质性病变的月经疼痛，多见于未婚或未孕妇女。推拿手法对本病有良好疗效，现报道如下。

12.5.1　一般资料

本组 50 例病人均为未婚女性，年龄最小者 14 岁，最大者31 岁。14～16 岁 7 例；17～25 岁 38 例；26～31 岁 5 例。本组病例，发病最长在 10 年以上者 3 例；在 1～5 年之间 46 例；最短者 1 例仅 3 个月。

12.5.2　治疗方法

（1）每月行经前 1 周，连续 3 天手法治疗，3 个月为 1 疗程。1 个疗程未愈者，可连续使用本法进行第 2 疗程的治疗。

（2）取命门、肾俞、八髎、关元、合谷、三阴交等为主穴。

（3）配穴，肝气郁结者加擦两胁，虚寒型用擦法，擦八髎、摩腹。

（4）操作方法，除命门穴外，均可用按揉法或一指禅推法或擦法。命门采用坐位定位旋转扳法，向左右各扳 1 次，扳后再在腰 2～3 棘间韧带处，施以指拨法。坐位定位旋转扳法

---

①　北京中医学院：现北京中医药大学。

的具体操作：患者正坐，医者坐其后，一助手按扶双膝。医者右手自患者右肩腋下穿过，经胸前用手扳住患者后颈项部，用左手拇指顶住患者第 3 棘突右侧。令患者向前弯腰。医者右手用力向右扳动躯干，左手拇指相对用力顶第 3 棘突，此时在腰 2 ~ 3 棘突之间可听到响声。再倒手如上法扳动躯干向左。此即为坐位定位旋转扳法。

12.5.3　治疗结果

本组 50 例功能性痛经，经手法治疗后均获痊愈。其中用 2 个疗程者 3 例；用 1 个疗程者 9 例；不满 1 个疗程经 2 个月治疗者 14 例，1 个月治愈者 24 例。

12.5.4　病案举例

刘×，女，23 岁，未婚，中央音乐学院学生。

主诉：行经腹痛 3 年。

病史：14 岁月经初潮，经期尚准时，一般持续 6 天。20 岁开始痛经，与过食寒凉有密切关系，虽经药物治疗 3 年，始终不愈，痛经从未间断。1989 年 1 月 4 日来诊。症状以经期腹痛为主，伴有虚汗、头昏、眼前发黑、卧床不起、腰骶部发凉、行经头两天伴随腹泻，一般持续 8 天左右。

印象：功能性痛经。

处理：用上述手法治疗 3 天。手法时八髎用擦法，加摩腹，以后再未就诊。3 个月后随访，自述自手法治疗后，当月行经只觉少腹偶有隐痛现象，不影响工作和学习，以后再未发作疼痛。

12.5.5　体会

（1）痛经是妇科常见病之一。妇女月经生理与肝、脾、肾三脏有着密切关系，三脏的功能失调，直接影响冲、任、督、带经脉的正常生理功能。笔者认为治疗功能性痛经重点抓督脉之命门穴、任脉之关元穴和与脏器邻近的八髎穴，再配以培本之肾俞、通经活络之合谷、三阴交穴，在临床上必然取得良好的疗效。

（2）本组处方选穴，既适用于妇女痛经，又对男性生殖泌尿系统疾患也有不同程度的作用。笔者认为值得推广，特作以上报道，不当之处，望同道指正。

12.6　推拿治疗乳癖乳痈 32 例报道

北京中医学院①东直门医院乳腺科主任　杜玉堂

推拿教研室主任　臧福科

1991 年 1 月到 4 月，我们合作采用单纯推拿疗法治疗乳癖（乳腺增生病）27 例及乳痈（急性乳腺炎瘀奶红肿期）5 例，我们认为这是一种简、便、廉且效果满意的疗法，值得进一步推广，现报道如下。

12.6.1　一般资料

收治 27 例女性患者，年龄最小者 23 岁，最大者 40 岁，平均年龄 32 岁。经治后有效 11 例，显效 6 例，痊愈 8 例，无效 2 例。27 例病人共发生肿块 51 个，经治疗后消除 16 个。

12.6.2　诊断标准

均系东直门医院乳腺科的门诊及住院病人，经过有经验的专科医生检查，通过近红外线扫描、B 超、X 线拍片等检查，证实为乳腺增生病。2.7 例均有双乳或单侧乳房内肿块，肿块最大 4 厘米×5 厘米，单发肿块 3 例，多发肿块 24 例，多为厚片块型，个别的为局限性腺性肥厚，一般都有明显的乳腺疼痛，多在月经前加重，月经后减轻，部分病人肿块有明显的触痛。

---

① 北京中医学院：现北京中医药大学。

12.6.3　治疗方法

选择推拿治疗者则停用任何治疗乳腺增生病的药物，隔日推拿 1 次，每周 3 次，10 次为 1 疗程，1 疗程后不需休息，可连续进行第 2 疗程推拿。

（1）选穴

脊柱、膈俞、肝俞、肾俞、天宗、肩井、曲池、合谷、三阴交、胸大肌腱、屋翳。

（2）具体操作

病人俯卧位，医者先捏脊 3 遍，再点按膈俞、肝俞、肾俞、天宗、拿肩井。病人仰卧位，医者双手拇指点按曲池、合谷、三阴交，拿揉双侧胸大肌腱，再擦推上胸廓前部（重点擦推屋翳穴），再用掌振法振腹，振腹时以神阙穴为中心。

12.6.4　疗效标准

推拿治疗后乳痛好转，肿块缩小为有效；乳痛基本消失，肿块缩小 1/2 以上为显效；乳痛消失，肿块消失为近期临床治愈；乳痛不见好，或曾有一度好转，又有反复，肿块同前者为无效。

凡手法治疗不足 10 次，不够 1 疗程者；不坚持治疗或间断治疗，虽够 10 次，但拖的时间太长者，均不统计疗效。

12.6.5　推拿的其他效应

经以上手法推拿后，常出现性功能提高、食欲提高食量增加、睡眠改善、伴有结肠炎的病人两病同时治愈、慢性盆腔炎好转、普遍感觉有轻松、舒适和兴奋感、肥胖者腹围减小等反应。

12.6.6　起效时间

有的 1 次有效，有的 5 次后有效，说明推拿手法有累积作用。

12.6.7　影响疗效的因素

通过观察我们发现间断治疗、手法熟练程度、推拿操作时间等对疗效有直接影响，一般时间每次不低于 15 分钟为宜。

12.6.8　讨论

（1）乳腺增生病是中年妇女常见病，也是一种慢性病，长年累月药物治疗效果不佳，疗效常不巩固，长期服药也是一种负担，所以推拿疗法是一种理想的选择。

（2）乳腺增生病与内分泌功能紊乱有关，大多伴有性功能降低。通过观察发现，用以上手法治疗后有提高性功能的作用，对肿块消失有直接影响。此点值得进一步观察。

［附］乳痈（5 例）

①乳痈的推拿方法

首先揉捻乳头引起排奶反射，再将未患病部位的乳汁推出，继用推法，自阻塞近乳头处向乳头方向推，反复操作，可将阻塞通畅，瘀积之奶汁排出，即可治愈本病。

②效果

5 例病人均为急性乳腺炎瘀奶红肿期，用以上方法 3 次痊愈者 4 例；1 例因用回奶药未能成功转为化脓，采取外科治疗。

③推拿时机

乳痈早期瘀奶红肿期初起时效果最好，一旦化脓后则应停止推拿。注意采用推拿疗法治疗时，最好不同时采用药物回奶，否则影响疗效。

12.7　中医手法对癃闭的辨证论治

甘肃省中医院按摩科　孙其斌

北京东直门医院按摩科　臧福科指导

癃闭是中医学的病名，西医称之为尿潴留。癃闭是以小便困难或闭塞不通为主要症状的疾病，同时伴有小腹胀满、疼痛急迫、尿意强烈、不得排出等症状。其中以小便不畅，点滴而少，病势较缓者为癃；小便闭塞，点滴不出，病势较急者为闭。但在临床当中，两者往往同时并存，一般多合称为癃闭（本文所述均为神经源性膀胱障碍引起的尿潴留）。由于癃闭的性质各有所异，病因不尽相同，在临床当中又有实证与虚证之分。

实证：兼有腹痛拒按、面赤汗出、口渴不饮、发病较急、苔厚脉滑。

虚证：兼有腹痛欲按、面色㿠白、乏气怕冷、发病较缓、舌胖脉细。

针对上述两种情况，按摩手法的选用必须辨证施治，才能达到有效的治疗目的。具体说明如下：

（1）摩小腹、推小腹，无论实证、虚证都以这两种手法为先，笔者称之为基础手法。

摩小腹：患者仰卧，医者站于右侧（下同），以右手大鱼际置于中极穴，以中极到曲骨进行左旋摩运，每分钟100～120圈，共3分钟。

推小腹：全掌横置于腹中，掌心对于神阙穴，掌根推至任脉，再用四指指腹回推至任脉，反复不止，缓缓向下至曲骨穴。用时1分钟，频率为30次/分。推3遍用时3分钟。

（2）点揉穴位，笔者称之为气化手法。

实证：以中极为主穴，用右食指点揉（下同），右旋泻法，每分钟250～300圈，指下得气（下同），继点5分钟，气海穴为辅穴，左右旋平补平泻，每分钟150～200圈，点揉3分钟。

虚证：气海穴为主穴，左旋为补法，每分钟150～200圈，5分钟；中极为辅穴，左右旋平补平泻3分钟，每分钟250～300圈。

讨论

《素问·灵兰秘典论》曰："膀胱者，州都之官，津液藏焉，气化则能出矣。"中医学理论认为："肾为水脏，主气化，司二便。"由此可知癃闭形成的病位在膀胱腑，病机为气化不利，病因又分为湿热下注和肾气衰弱。故按摩手法在治疗癃闭的整个过程中，针对气化不利是关键所在，以点揉穴位为主治手法来化气利尿，实证以膀胱之募穴中极为主穴，清利湿热，辅以气海穴；虚证以益气之要穴气海穴为主穴，以助气化，辅以中极穴。摩、推小腹为先行基础手法，动畅膀胱腑气，最后达到小便通利之目的。

从现代医学观点来看，按摩手法对尿潴留的治疗作用有5：

（1）按摩手法的施用，对膀胱是一种压迫，可提高膀胱内的压力。

（2）由于按摩手法是良性的物理机械刺激，它可促进膀胱肌内的血液循环，消除膀胱肌的紧张及麻痹，恢复膀胱的生理功能。

（3）从神经受体学说来看，由于按摩手法促进了膀胱的生理功能恢复，提高了膀胱内压力，可使受体（膀胱肌上）兴奋，导致副交感神经兴奋，引起膀胱逼尿肌收缩，内括约肌松弛。

（4）从神经反射学来说，近来现代医学研究的成果说明："内脏疾病与其相当的脊髓节段所支配的皮肤区域内，出现感觉过敏现象，中医学中的经络穴位与这些感觉过敏区域——海氏带，有许多一致的地方。"中极穴位和周围区域从临床表现和治疗作用来看，可以说它是膀胱疾病的敏感点及敏感区域。那么按摩中极穴及周围区域无疑可通过相同脊髓节段的神经反射，促进膀胱神经反射弧的功能恢复，治疗膀胱疾病。

（5）按摩手法患者乐于接受，那么自然而然地可消除患者的紧张情绪，使高级神经中枢对低级神经中枢的抑制性减弱或消除，所以用按摩手法治疗癃闭是十分简便而有效的一种治疗方法。

12.8　推拿手法治疗寰枢椎半脱位 20 例

北京中医学院①东直门医院　臧福科　刘宗保

杨丽英　吴德荣

自 1984 年 11 月至 1985 年 11 月，我们采用刘寿山老中医的整复寰枢椎半脱位手法配合推拿手法治疗了 20 例寰枢椎半脱位并伴有脑血流图异常的病人，现报道如下。

12.8.1　一般资料

本组 20 例中，男性 13 例，女性 7 例，最大年龄 51 岁，最小年龄 20 岁。本组病例均有头痛、头晕；X 线摄片检查齿状突与两侧块间隙不对称；用 XLI 晶体管血流图仪检查，椎乳血流量增高者 3 例，减少者 17 例。

12.8.2　治疗方法

（1）患者坐在凳上，先于颈肩部施用滚法、拿法治疗 10 分钟，以舒筋活血，使颈肌充分放松，为复位前的准备工作。

（2）仰卧牵引旋转法：患者仰卧床上，头部探出床边，双肩与床边平齐。医者坐于患者头上方的凳子上，一手托持病人后枕部，一手托持患者的下颌部。助手一人，站在床侧用双手把住双肩，与医者保持相对持续有力地牵引，约半分钟，医者在维持牵引的情况下，慢慢地将病人头向左或向右做 30°的旋转，以听到响声效果为佳，但不可追求此响声而任意加大旋转的角度，否则将会给病人造成不必要的损伤。

（3）于前额部施用一指禅推法、抹法，在头顶部施用梳理法各 3 分钟，再点百会、太阳穴各 1 分钟，最后以拿风池穴 2 分钟而收功。

以上手法，每周推拿 3 次，6 次为 1 疗程，1 疗程后不愈

---

① 　北京中医学院：现北京中医药大学。

者，仍可以连续治疗，不需休息。

12.8.3 治疗结果

（1）痊愈

临床症状消失，X线摄片检查齿状突与两侧块间隙对称，脑血流图检查椎乳动脉搏动性血流量无增高或减少者为痊愈，共15例。

（2）好转

临床症状明显减轻，X线摄片检查齿状突与两侧块间隙未完全恢复，椎乳动脉搏动性血流量接近正常值者为好转，共5例。

本组病例尚未见无效者，疗程最长者治疗18次，最短者治疗3次。

12.8.4 病案举例

袁×，女，20岁，杂技演员，病例号328600。

1984年7月练功时颈部扭伤，11月3日转来我科就诊，当时，以头晕猝倒、视力模糊、记忆力明显减退为主症，经X线寰枢椎开口位摄片，发现齿状突与右侧侧块间隙明显变窄。临床检查，右侧颈肌僵硬，枕后三角区右侧有明显压痛。脑血流图检查，椎乳血流量在3.6左右，双侧椎乳搏动性血流量减少。经以上手法治疗8次，X线摄片检查齿状突与两侧侧块间隙对称，脑血流图检查椎乳血流量左7，右6，临床症状消失，颈部活动正常，头晕解除，视力、记忆力恢复正常。

12.8.5 体会

（1）笔者通过20例齿状突与两侧侧块间隙改变的病人，再做脑血流图的观察，发现椎乳血流量均有改变，其正常值为7。多数减少，仅3例增高，治疗过程中发现，增长在9、减少在5之间的病人无临床表现，超出此范围即出现症状。经手法治疗后，齿状突与两侧侧块间隙恢复，脑血流图亦随即恢复正常。因此齿状突与两侧侧块间隙的改变有临床意义。故寰枢椎开口位 X 线摄片凡有齿状突与两侧侧块间隙改变者，可作为寰枢椎半脱位的诊断依据。

（2）施用仰卧牵引旋转法之前，必须充分舒筋，然后用此整复手法容易成功。而整复手法运用时，应注意有中立位、稍前屈位和稍后伸位 3 种不同形式牵引旋转法，其牵引力约在 30 千克左右，属大剂量时间牵引法，临床上应灵活运用。

（3）中医学认为本病因寰枢椎半脱位而导致气血阻滞，临床上才表现出一系列的症状。笔者以为治疗本病的关键在于整骨复位，整骨复位可使气血流畅，症状才能自消。再配合点穴推拿手法，起到舒筋活血、通经络提高疗效的作用。

以上是我们的浅见，有不当之处，希望同道们批评指正。

12.9　推拿治疗高血压机理探讨

北京中医学院①东直门医院　臧福科　刘长信

推拿治疗高血压，在许多书中均有记载，但其降压机理却很少有人论述。笔者根据前人经验与本人临床体会，对推拿降压机理从以下几方面作一探讨。

（1）消除精神紧张

长期精神紧张，可使大脑皮质调节功能紊乱，交感神经中枢兴奋占优势，导致全身细小动脉痉挛，周围血管阻力增加，这是形成高血压的重要原因之一。

推拿通过抹前额、扫散头部、揉百会等手法的操作，可使心神安宁，大脑得到休息，在一定程度上缓解精神的紧张，从而达到降压的作用。

（2）恢复血管弹性

血管的弹性是维持血压的一个重要因素，如果血管硬度增

---

① 北京中医学院：现北京中医药大学。

加，就会引起血压升高。近来发现，动脉粥样硬化的病人，多伴发高血压，可见动脉硬化也是导致血压升高的重要因素。

推拿通过一定手法的操作，如擦四肢、推背等，对血管壁产生一定机械摩擦，使附着在血管壁上的脂质斑块得到某种程度的脱落；另外，还通过摩腹、按揉中脘、天枢、气海、肝俞、胆俞等手法操作，加强肠胃和肝脏的功能，使脂质代谢趋于平衡，减少脂肪在动脉管壁上的沉着。这样，就会降低血管壁的硬度，使血压降低。

（3）减小周围阻力

①降低血液黏稠度：血液的黏稠度与血压的变化亦有密切关系，如果血液黏稠度增加，血流阻力就会加大，血压也随之升高。因此，降低血液的黏稠度，也是治疗高血压的一个方法。

推拿通过摩、擦、推、揉等手法的操作，可使局部皮肤温度升高，部分蛋白质分解，产生类组织胺类物质，引起毛细血管扩张，血流速度加快，血液轴流现象显著（由于血液在血管中轴流速最快，也使血细胞产生血管中轴集中的趋向。在靠近管壁的血液中，血细胞较少，最接近管壁的部分是一层不含血细胞的血浆，这种现象称之内轴流），血液黏稠度降低，根据 $R = \dfrac{8nl}{I\pi r^2}$（R 为血流阻力；n 为血液黏稠度；r 为血管半径），则血流阻力降低。

②增加细小动脉的横截面：前面讲到，推拿通过一定手法的操作，可使毛细血管和细小动脉扩张，血管的横截面积增大，据上公式血液阻力亦减小。

（4）增加钠排量：近几年发现，食盐摄入量高的地区，高血压发病率高；食盐摄入量低的地区，几乎不发生高血压。限制钠的摄入可以改善高血压的情况，服用利尿剂增加钠的排泄也可降低血压。可见，钠的排泄与高血压有着密切关系。

推拿通过一定手法的操作，如揉按腹部、腰骶部等，使内脏循环部位的血管扩张，血流量增多，肾滤过率相对增大→入球小动脉牵张感受器，致密斑感受器兴奋性降低→肾素分泌减少→血管紧张素分泌减少→肾上腺皮质球状带合成醛固酮亦减少→对钠重吸收减少→排钠量增多，从而降低血压。

12.10　活血化瘀法在创伤骨科的运用

北京东直门医院按摩科　臧福科　刘佑华

活血化瘀法是中医学所特有的重要的治疗原则之一，这一法则是在《黄帝内经》的基础上不断发展完善起来的，它被广泛地运用于临床各科，我们在多年的骨科临床中，运用活血化瘀法治疗创伤性疾患收到良好的效果，现总结于下，其中可能有不当之处，敬请批评指正。

12.10.1　在治疗骨折方面的运用

对于骨折愈合的理论根据，目前虽还不十分了解。在临床上，中西医结合治疗骨折，在"外伤与内损兼顾"的思想指导下，本着"血不活则瘀不去，瘀不去则骨不接"的原则，早期应用活血化瘀，改善血液的流变性和血液的黏度，使血液循环和微循环内的血液流量、流速以及流态变化，加强骨折断端局部血液循环，并清除血凝块及代谢中的分解产物，从而减少或部分地限制了软骨内化骨，这一点已为全国大多数学者所承认。天津骨科医院用以活血化瘀为主的 3 期用药，缩短了骨折的愈合时间；唐景清等用苏氏接骨散不但促进了骨折的愈合，而且增强了骨折愈合后的强度；张克勤等用家兔来研究自然铜对于酶及骨基质蛋白的影响，证明七厘散能促使家兔骨折提前愈合；贵阳中医学院用家兔来研究接骨 II 号的接骨作用，证明接骨 II 号对家兔骨折的愈合有积极的促进作用，并提高了抗折能力。我们在临床上用接骨紫金丹，在骨折初期用活血化瘀汤剂，当瘀血消散后改用丸剂。通过临床观察证明确能改善局部血运，使创伤反应大为减轻，促进了骨痂的生长，从而有利于骨折的愈合。

张×，男，36 岁，1977 年 4 月诊治。右股骨干骨折。西医采用股骨髁上骨牵引外用小夹板固定，伤肢置于托马氏架上 1 周，伤肢肿胀严重，整个大腿皆肿，从骨牵引针处有大量组织液渗出。医生欲去掉骨牵引改手术内固定治疗，患者不同意而请我们会诊。根据病情予拟活血化瘀兼以利湿法治之，方选桃红四物汤化裁，重用利湿药物。3 剂后，患肢肿胀大消，牵引针处已无渗出现象。6 剂后肿消，改投接骨丸等药，治疗 1 个月后，即可在小夹板固定情况下行走。X 线摄片显示骨痂明显，已达临床愈合。

12.10.2 在损伤性有形瘀血方面的运用

（1）除骨折外，脱位及软组织损伤，在急性期都有明显的肿胀，根据《医宗金鉴·正骨心法要旨》"夫皮不破而内损者，多有瘀血……更察其所伤上下轻重浅深之异，经络气血多少之殊，必先逐去瘀血，和荣止痛，然后调养气血，自无不效。"临床上内服桃红四物汤加利湿之品如茯苓、车前子、萆薢之类，外用栀子当归散，后期用活血洗药，能使肿胀迅速消退，减少了关节强直及肌腱粘连的发生，促进了损伤的恢复。我们用上述方法观察治疗了急性踝关节扭伤 60 例，30 例用药，30 例单纯使用支持带疗法。服药组肿胀消退、止痛及恢复功能时间均较支持带组明显提前。

（2）在损伤"内证"方面的运用

"内证"即中医所指的"内伤"，一般说来"内证"包括两类损伤。其一大多是指胸胁部轻度闪挫跌打或"岔气"。过去将这一类损伤认为是属于无形的"内伤"，实际上是属有形的损伤。如因过度劳损或外伤性牵拉，或突然转动不利（岔气），均可造成肌肉劳损或撕伤，引起局部出血肿胀（多轻微外观不甚明显），甚而肋椎关节半脱位，肌肉痉挛，滑膜嵌顿，胸部疼痛甚著；其二是指较重的外伤后造成的肋骨骨折，气血胸之类。这两类损伤用中药治疗的方法基本上是一致的。正如《医宗金鉴·正骨心法要旨》所说："凡打扑闪错……致气血凝结者，俱宜用活血顺气之剂。"在临床上属第1类之损伤，先以手法提端弹拨按摩之后，再投以复元活血汤，效果非常显著。属第2类损伤者，临床观察在外伤死亡中占第2位，死亡原因一是心肺直接严重损伤，二是气血胸，肺组织受到压缩，纵隔移位，又有疼痛限制病人呼吸，可以进一步加重病人缺氧，引起严重的生理功能障碍。积极投以活血化瘀中草药，使血瘀气滞迅速消散畅通，气血胸逐渐消散吸收，疼痛缓解，压缩肺泡恢复膨胀，改善呼吸循环情况，亦能降低死亡率。

12.10.3　在失血性休克方面的运用

既往中医对失血性休克的治疗，大体从两个方面入手，失血者补血，投以当归补血汤。气脱者回阳，投以独参汤、参附汤、四逆汤之类。近年来，现代医学对休克的认识有了新的进展，以有效循环血量不足、微循环障碍学说为指导抢救失血性休克，取得了一定疗效。

对于失血性休克，目前大多数文献中仍强调抢救时："缺什么，补什么，缺多少，补多少"的机械论点，我们矿区此类病人甚多，同时血液来源有困难，输血又有不少的并发症，在严密观察血流动力学和血液生化学的情况下，大量使用平衡盐液，维持有效的循环血量（收缩压在90mmHg左右），保证微循环的灌注和尿量（每小时45ml左右）。同时对于微循环障碍则以《素问·阴阳应象大论》"血实者宜决之"的治则为根据，在早期即应用加味桃仁承气汤以活瘀攻下。临床实践证明活血化瘀攻下，都有增加血流量，改善血液循环和微循环的作用。以纠正血液循环和微循环障碍，改善血液的流变性和血液的黏度异常，使全身微循环和细胞缺氧很快得到改善，特别是胃肠道消化系统血循环障碍的恢复更为明显，腑气一通，腹胀消失，饮食好转，增强了机体营养，有效地促进了病情的改善。血压平稳后，在后期休克恢复后仍有贫血征象，大多数病人血红蛋白在 6~7g/L 之间，投以当归人参补血汤，使血红蛋白很快提高到 12g/L 左右，使贫血征象消除，笔者用上述方法治疗三十余例严重的失血性休克，取得了良好的效果。

此外，活血化瘀对很多骨科慢性疾患都是综合疗法的主要治疗方法之一。如用骨刺丸治疗脊柱的增生性退行性变，有效率达 78% 以上；用 25% 红草草注射液治疗狭窄性腱鞘炎、肌腱周围炎、早期化骨性肌炎等都获得很好的疗效。

总之，活血化瘀法在骨科的应用相当广泛，而且在大多数急慢性损伤中疗效显著，是值得重视和推广的一种疗法。

12.10.4　体会

(1) 目前在国内，有好多学者对活血化瘀法进行了广泛的研究，也有大量文献资料的报道。我们在这里想通过临床实践，谈一谈活血化瘀法在创伤骨科方面运用的体会。瘀血是在全身或局部血液的流变性和血液黏度异常的基础上产生的，表现为血流量的减少和造成周围血流阻力的增高，以及微循环的障碍，以致造成微血管内的血流缓慢或瘀滞，血细胞聚集，血管周围出血或渗出，血管狭窄或闭塞等。所谓活血，就是促进瘀血早日消散吸收，活血化瘀也就是通过药物的合理配伍运用，使血液循环旺盛，促使瘀血消散吸收，使血流动力学异常或微循环障碍得到改善或纠正，从而使瘀血得以消除，疾病得以痊愈的一种方法。

(2) 正常时，血对周身组织起着温煦、濡养的作用，而这种作用的发挥要靠气来推动，而气则是人体各部分正常活动的动力，故气血是不可分割的。杨士瀛《仁斋直指方》指出："气为血帅，气行则血行，气止则血止，气滑则血滑，气塞则血瘀，气有一息之不通，则血有一息之不行。"这就是说气血是互相依附、相互为用的。伤后局部血瘀，血瘀必然阻碍气血的运行，轻者造成局部血瘀气滞，重者局部损伤往往涉及整个机体，出现全身的临床表现，如骨盆骨折可并发昏厥（失血性休克）；严重的软组织挤压伤可以造成挤压综合征等。故古人有"跌打损伤，皆从血论"的主张。在注重整体治疗的基础上来重点应用活血化瘀的药物。以"形伤作肿，气伤作痛"、"血行失度，血凝不流，瘀滞不行"为根据，大量应用活血化瘀为主的方剂，不论内服、外敷、局部熏洗或封闭，活血化瘀均是现代骨科药物治疗的根本大法，其他的兼治方法都是在这一主要治则之下化裁变化而来的。

（3）目前有关文献报道中，根据大量的动物试验及临床观察说明，骨折的修复是膜内化骨与软骨内化骨同时互相交叉进行的。膜内化骨是由骨内、外膜的成骨细胞在断端内、外形成的骨样组织逐渐钙化而成的新生骨，这类骨化迅速而较牢固。而软骨内化骨是血肿化形成肉芽组织，转变成纤维组织、纤维组织再逐渐转化为软骨组织，然后软骨细胞增生、钙化而骨化。这一过程来得缓慢，且较大血肿也影响膜内化骨的进行。因此临床上应防止产生较大的血肿，减少软骨内化骨的过程，使骨折能较快愈合。通过临床大量实例都能说明活血化瘀法早期运用，可以使血肿早期吸收而有利于骨折愈合。

12.10.5　附方

（1）接骨紫金丹

苏木、松节、川乌、降真香、制乳香、制没药、血竭、自然铜、地龙、水蛭、土狗。

（2）桃红四物汤

桃仁、红花、当归、赤芍、川芎、生地。

（3）栀子当归散

栀子、当归。

（4）活血洗药

当归、红花、羌活、白芷、防风、制乳没、骨碎补、续断、木瓜、透骨草、川椒。

（5）复元活血汤

柴胡、瓜蒌根、当归、红花、甘草、炮山甲、大黄、桃仁。

（6）桃仁承气汤

桃仁、芒硝、甘草、大黄。

（7）骨刺丸

制川乌、制草乌、细辛、白芷、当归、红花、萆薢、甘草、秦艽、穿山龙、薏苡仁、制南星。

（8）红萆草注射液

红花、萆薢、甘草、奴夫卡因。

（9）当归人参补血汤

当归、人参、黄芪。

主要参考资料

［1］清·吴谦等. 医宗金鉴. 人民卫生出版社，1963.

［2］杨维周."对'活血化瘀'法的认识和运用". 新医药学杂论，1978.

［3］梁子钧等："从血液流变学和血流动力学探讨中医的'血瘀'和'活血化瘀'". 新医药学杂志： （4）：5～8，1978.

12.11 浅谈刘寿山先生治筋手法特点

北京中医学院①东直门医院按摩科 臧福科

中医正骨和推拿（按摩）的手法，均有一系列文献记载。这些手法在骨伤科疾病的治疗中起着极其重要的作用，故为历代医家所重视。名家手法虽有所异，但其宗则一，都是在前人手法的基础之上，通过临床实践加以提高、发展而成的。人们将手法要领归纳为"持久、有力、均匀、柔和"8个字。通过

————————

① 北京中医学院：现北京中医药大学。

其手法的施展，起到"深透"病所的作用，从而整复病位、疏通经络、调畅气血，达到疗伤愈病的目的。

本刊所载《刘寿山先生学术思想及整骨经验简介》一文中指出，我国著名的中医骨伤科专家刘寿山先生手法的特点是"治筋喜柔不喜刚"。笔者通过多年跟随刘寿山老医生学习和长期临床实践的体验，深刻认识到"治筋喜柔不喜刚"确实是刘寿山手法特点。本人多年来在临床上，通过详细诊查病情，得出明确的诊断，然后选用相应的柔和手法，均收到了满意的效果，反之，忽略了这一点，施以粗暴、生硬的手法，必然适得其反。

刘寿山老医生"治筋喜柔不喜刚"的特点，不仅实践证明是十分正确的，同时它也是完全符合中医理论的。《黄帝内经》脏象学中指出"肝主疏泄"、"肝藏血"、"肝主筋"、"肝主身之筋膜"，说明筋、筋膜与肝在生理病理上有着密切的关系。只有肝血充盈，筋膜得到濡养，才能维持正常的生理活动和肢体运动。如肝血不足，筋脉失养，则可导致四肢抽搐，挛急作痛，运动障碍。由于跌扑损伤致气血瘀滞，影响肝的疏泄，使局部筋和筋膜失去濡养，必然出现异常。因此在使用手法治筋时，也必须符合治肝的法则，即治筋手法亦当以疏泄畅通为要。使肝木之气，冲和条达，不致郁遏，使气血得到及时疏泄，使血脉流畅，筋脉得养，以利于损伤的恢复，只能采用柔和的手法，而不能采用暴烈刚强的手法。这正说明刘寿山先生在治筋手法中，突出"柔"字是在中医理论指导下发展起来的，是和中医学理论一脉相承的。

从现代医学研究来看，损伤后的病理过程主要是组织损伤及出血、炎症反应及肿胀、肉芽组织机化、形成瘢痕。因此治疗急性损伤的根本原则，就是按不同的病理过程进行处理。早期是止血、防肿；晚期是消除炎症及瘢痕。我们运用柔和的手法，一方面不会招致再度损伤，另一方面可以按摩局部，梳理筋脉，流通气血，活血化瘀，加速血液循环，促进新陈代谢，有利于炎症吸收，肿胀消退，使损伤早期愈合。因此我们说刘寿山医生所提出"治筋喜柔不喜刚"的观点，是有科学和实践依据的，我们应当加以继承和发扬。

12.12　推拿法治疗慢性喉炎13例

北京东直门医院按摩科　臧福科　刘宗保

耳鼻喉科　葛英华

1982年2月至1982年11月，我们采用推拿疗法治疗慢性喉炎13例，现报告如下。

12.12.1　一般资料

本组13例中女性11例，男性2例；最小年龄15岁，最大年龄50岁，其中15~20岁2例，21~30岁9例，31~50岁2例。本组病例均有音哑，间接喉镜检查有喉黏膜弥漫性充血，声带呈浅红色，表面可见舒张血管，重者声带暗红或假声带与声带肥厚。

12.12.2　治疗方法

患者正坐（或仰卧位），医者坐于患者对面偏右侧方。医者用右手拇指与食、中指相对，轻柔着力拿推夹喉穴（系颈前喉结旁开1.5寸，自上而下的两条线），自上而下往返拿推10~20分钟。然后，再用一指禅推法推天突、膻中各2分钟。最后，医者站立于患者背后，用右手拿推双风池穴2分钟，用拇指点按风府穴10次。喉部疼痛者，双拇指分别点按双侧曲池、合谷穴各10次。

每周推拿3次，6次为1疗程，1疗程后不愈者，可以连续治疗，不需休息。

12.12.3　治疗结果

临床症状消失，间接喉镜检查声带无肥厚，黏膜无充血，声门闭合佳者为痊愈，共9例；临床症状好转，间接喉镜检查声带轻度肥厚，黏膜充血有改善，声门闭合尚可者为好转，共4例。本组治疗3次者3例，5次者3例，20次者4例，25次以上者3例。13例慢性喉炎中，有2例同时伴有一侧声带麻痹，经推拿治疗均获得较好效果。

12.12.4　病案举例

左×，女，25岁。病历号162461。

1982年3月1日患者因反复音哑1年，严重时说不出话，咽部干痛，来耳鼻喉科门诊。间接喉镜检查，声带为浅红色，闭合不严。曾服用中西药物均未见明显效果，故本次接受推拿治疗。当手法操作10分钟后，病人说话音调明显提高，但咽部仍有疼痛，又加上点按双合谷、曲池穴后，疼痛即止。治疗4次，于1982年3月11日经间接喉镜检查，双声带不红肿，活动好，闭合好。

12.12.5　体会

中医学认为，气血不通达，阴阳不平衡是产生疾病的根源。咽喉部与胃、任、肺、肾等经脉有着密切的联系。任督二脉调阴阳，肾之脉系舌本，使肾水上达以濡养于喉，胃经过喉旁，大肠经络肺，肺经与喉咙相连。如若以上诸经不调，均能引起喉部的疾病。推拿就是调节阴阳，通达气血，有邪者驱之外出，虚者则能补益之。

夹喉穴位于胃经之所过，拿推此穴能通达气机而利咽喉，从而改善局部症状，促进炎症的消退；合谷、曲池二穴为大肠经穴位，大肠经络肺，肺经与喉相连，按点此二穴，既有调气血、止痛之功效，又能恢复肺之功能，使声音得扬；任督二脉乃为人身气血循环、阴阳升降之道路，二脉通则百脉皆通，故取天突、膻中、风府调任督二脉，以维持咽喉之正常功能；风池穴可祛风清热以利喉。选穴精当，配伍得法，疗效尤为满意。

通过实践笔者认为，在治疗本病的过程中，注意饮食和预防感冒，可以缩短疗程和防止复发。由于例数尚少又限于水平，本文所述有不当之处，请同道批评指正。

12.13　对《骨折治疗为什么要中西医结合》一文的几点意见

北京中医学院①附属东直门医院　　刘佑华　臧福科

读了本刊第九卷第 2 期尚天裕同志写的《骨折为什么要中西医结合》一文，收益很大。对于用中西医结合治疗骨折的看法，我们有同感，通过临床实践，运用中西医结合的方法治疗骨折确实提高了疗效。但对文中提出的中医治疗骨折的看法，我们有不同的意见，提出如下几个方面进行商榷。

（1）中医伤科治疗骨折，从整体观点出发，以中医学的基本理论为依据，并以其中的气血、经络、脏腑、筋骨等学说为基础，特别是对筋骨的结构、形态更为重视。在这些基本理论的指导下，从诊断到治疗形成一整套中医治疗骨折的方法，这在清代吴谦等所著的《医宗金鉴·正骨心法要旨》一书中就有了较系统的叙述（具体内容下面将较详细说明），现存的伤科专书不下 100 种，所以中医治疗骨折并不是像尚氏所说的单纯"依靠丰富的临床经验"，而是有理论作指导的。

（2）中医有一套独特的治疗骨折的方法。中医治疗骨折一贯采取手法整复、外敷药物、包扎固定、内服药物、功能锻炼等一整套方法。这些方法早在唐代《仙授理伤续断秘方》一书中就提出关于骨折的处理步骤和治疗方法，包括有手法复位、牵引、扩创（开刀）、固定、用药事项，随着科学技术的发展，这一方法逐渐完备。

---

①　北京中医学院：现北京中医药大学。

（3）中医以往对骨折的整复，虽然没有 X 线等现代科学仪器帮助，但也绝对不是简单地要求"一般达到对线满意，即算复位成功"，它要求伤科医生们在使用手法前要有"素行其体相，识其部位"、"以手摸之，自悉其情"、"既其病情，复善用夫手法"的知识，使用手法时要在助手的拔伸牵引下，达到"断者复续，陷者复起，碎者复完，突者复平""不偏不倚，庶愈后无长短不齐之患"的境地，古代所创造的很多整复方法，至今仍被人们所采用，如元代危亦林《世医得效方》一书中采用悬吊复位以治疗脊柱骨折，已经证实比现代医学家达维氏在 1927 年开始使用这一方法，早了 600 年。其他很多方法现仍被我们临床治疗所采用，不再——叙述。

（4）中医治疗的骨折种类，也不单单限于"部分稳定性骨折"。在《仙授理伤续断秘方》一书中提出的对开放性骨折的治疗，除了创口清理、扩创、填塞、缝合等外，还提出尽可能做到"无菌"的要求，如冲洗创口，必用"蒸水"，皮破必用"绢片包之"，不可"见风着水"；元·危亦林《世医得效方》一书中又提出"脚手骨被压碎者须用麻药与服，或用刀割开，甚者用剪剪去骨锋，使不冲破肉，或有粉碎者，与去细骨，免脓血之祸"，这又是用开刀的方法治疗骨折；今人徐钜才也报告了用中医方法治疗 51 例开放性骨折。我们在临床工作中，也采用中医的方法治疗了不少例接近关节的骨折及部分关节囊内骨折，均取得了较满意的效果，有些囊内骨折，骨折片移位到关节腔内，用中医的整复手法，也达到了满意的对位。

（5）关于骨折的固定，远在晋代，名医葛洪就已经提出"裹折伤处，以竹片夹裹之，令遍病上，急缚，勿令转动"。至唐代，对于固定的重要性和具体操作有了进一步的认识和提高，例如《仙授理伤续断秘方》中指出伤损需要夹缚，"夹缚要平整"，"凡夹缚夏三两日，冬五三日解开，夹缚处用热药水泡洗去旧药，洗时切不可惊动损处"，"夹缚用杉木皮数片，周围紧夹缚，留开皆一缝，夹缚必三度，缚必要紧"。固定要紧，以保证骨折不移位为原则，而不是越紧越好，固定力的够与不够，不在于固定方法本身，主要看我们所选用的固定器材，运用的得当与否，还要与调养、练功等合参。正如作者所说，即使用石膏固定，应用不当也能产生极严重的后果。我们在临床上采用中医传统的固定方法，很少有骨折发生再移位（部分特殊的损伤，为了防止再移位，采用了中西医结合的方法，如一部分股骨骨折）。几年来在我们治疗的数百例前臂双骨折及胫腓骨双骨折的病例中，采用纸垫、大小夹板结合的方法，也没发生过肢体坏死及缺血性挛缩等并发症。

（6）中医在骨折的治疗过程中，药物的应用也是有一套完整的理论作指导的，这也可以说是中医治疗骨折的特点之一。以内服药为例，骨折后由于血离经脉，瘀积不散，因而经络受阻，气血流行不得宣通。清代陈士泽指出："内治之法，必须以活血化瘀为先，血不活则瘀不能去，瘀不去则骨不能接"。所以在治疗时，首先应用活血化瘀的药物。骨伤必损筋脉，势必耗血消髓，对肝肾养筋充骨的功能，也必然产生影响，因而还需要培补肝肾，造成有利于骨折愈合的全身因素。在治疗的后期，骨刚连接，尚不能坚固，肌筋亦萎弱，又当用强筋壮骨的药物，使肢体尽快恢复功能。

应用中药治疗骨折，虽然现在还不能确切地说明其对骨折愈合过程中所起的作用大小，但通过临床观察及实验研究报告，可以肯定地说它对骨折愈合起到积极的促进作用。因此在中西医结合治疗骨折的方法中，药物疗法亦应该算其中的一个内容。

（7）现存的中医伤科各家的确派别不同，治疗方法也各异，但这正反映了中医学内容的丰富多彩。"中医各家，虽各有所长，但互相保守秘密，不能改进、提高和推广"，这是过去历史上存在的问题，如果说成"当代"，我们是不同意的。因为这些老中医，新中国成立后在党的教育和关怀下和在党的中医政策感召下，思想觉悟普遍提高，绝大多数愿意把自己的经验技术流传下来。虽然也有人不愿意教徒弟，抱着传子不传外人，传媳不传女的旧思想不放，但这是极个别的，我们绝不能用个别来代表一般。

总之，中医骨科，在中医固有理论的指导下，有自己一套独特的治疗方法，当然这也不等于说中医治疗骨折的方法已达到尽善尽美，由于历史条件的限制，也存在着一定的缺陷。如整复方法不够完善，有的固定不够合理，小夹板固定的应用亦有一定限制，对开放性骨折的处理不够确实可靠，对一些特殊部位损伤的处理不够可靠等，因此目前需要中西医结合，互相取长补短，提高疗效。

以上是我们的几点不同看法，对与不对，望多加批评指正。

12.14　推拿治疗慢性非结石性胆囊炎初探

北京中医学院①东直门医院推拿科　臧福科　刘焰钢

慢性非结石性胆囊炎属临床常见病，治疗方法多样。近年来，笔者对此症采取单纯手法治疗，通过 30 例临床观察，取得满意疗效。现介绍如下，请同道指正。

12.14.1　病例来源

由我院功能科（B 超室）提供病源，采取随机选择法，其中男性 7 例，女性 23 例；年龄最大者 52 岁，最小者 28 岁；病程最长者 4 年，最短者 5 个月。

12.14.2　诊断指示

（1）有慢性胆囊炎的基本症状，如上腹部胀痛，食欲不振，腹胀，乏力等。

---

①　北京中医学院：现北京中医药大学。

（2）有慢性胆囊炎的特殊体征，即莫菲征阳性：胆囊疼痛放射区疼痛、压痛；胆囊穴压痛。

（3）B超证实胆囊壁有不同程度的增厚，但无结石。

12.14.3　治疗方法

（1）背俞穴疼痛敏感点指揉法

患者俯卧或坐位，医者在患者背俞穴上自上而下寻找压痛敏感点，并在此点上施指揉法2～3分钟，反复2～3遍。

（2）右肩胛部胆囊疼痛放射区揉法、弹拨法

患者俯卧位，医者在患者右肩胛部胆囊疼痛放射区施揉法5～10分钟。以局部温热为佳。如摸及条索状物则施以弹拨法1～2分钟。

（3）右上腹掌揉法

患者仰卧，医者以掌在患者莫菲点施掌揉法10分钟。手法宜轻柔和缓，以患处温热为度。

（4）摩腹

仍仰卧，医者在患者腹部施摩法10分钟，视虚实定补泻。但第1次宜泻不宜补。

（5）胆囊穴点揉法

仍仰卧位，医者以拇指在胆囊穴上施点揉法2～3分钟，得气为宜。

以上手法隔日1次，10次为1疗程，治疗前查B超拍片。连治3个疗程后，复查B超并拍片对比留证。

12.14.4　疗效评定

痊愈：临床症状及阳性体征消失，B超检查增厚的胆囊壁恢复正常或较治疗前明显变薄。

显效：临床症状及阳性体征消失，但B超检查变化不明显。

无效：治疗前后变化不显。

12.14.5　治疗结果

疗效评定	痊愈	显效	无效	有效率
单纯手法治疗组	7	21	2	93%
消炎利胆片对照组	3	10	8	73%

从上表可以看出，单纯手法治疗优于或相当于一些临床常用药物。

12.14.6　典型病例

曾艳华，女，37 岁，因右上腹钝痛就诊。经 B 超检查确诊为慢性非结石性胆囊炎，遂转我科。初诊时，患者右上腹钝痛，右肩胛区沉痛，纳差，腹胀，便秘。查莫菲征（＋），胆囊穴压痛（＋），即以上述手法治疗。3 次后自觉症状好转，两疗程后诸症消失，拍 B 超片见增厚的囊壁较前明显变薄，继治 1 个疗程，复查 B 超，示胆囊壁正常。

12.14.7　讨论

通过临床观察证明，推拿治疗慢性非结石性胆囊炎疗效肯定，但因实验检查薄弱，其机理尚不完全明了。我们认为实验证明推拿患处及疼痛反射区镇痛效果明显，并能引起胆囊自主收缩，促进胆汁排泄，改善益生菌生存内环境，促进局部血液循环，加快代谢产物排泄，从而达到消炎目的。

12.15　推拿对冠心病伴左心功能不全的影响

北京中医学院①东直门医院按摩科　臧福科

功能检查科　徐胜民

《素问·举痛论》中云："寒气客于背俞之脉则脉泣，脉泣则血虚，血虚则痛，其俞注于心，故相引而痛。按之则热气

———————

①　北京中医学院：现北京中医药大学。

至，热气至则痛止矣。"此段经文所述症状很似现代医学的心绞痛发作，据此理论我们对部分冠心病患者进行了推拿，发现经治疗后其心电图 S－T 段的缺血性改变得到改善。在此基础上，我科从 1985 年 4 月到 1985 年 11 月底止，试对 9 例冠心病伴左心功能不全的患者进行了推拿治疗，患者的主观表现和心功能指标都有明显改善。现将其总结报道如下。

12.15.1　临床资料

（1）一般情况

性别：男性 8 例，女性 1 例。

年龄：最小者 40 岁，最大者 77 岁，平均年龄 63.3 岁。

冠心病史：最长者 11 年，最短者 1 年，平均 4.7 年。

主要临床表现：9 例患者均有心绞痛发作史；7 例患者有心肌梗死史；气短者 8 例；心悸者 8 例；胸闷者 9 例；乏力者 8 例；头晕者 6 例；阵发性呼吸困难者 4 例。

伴随疾病：高血压病者 8 例；高血脂者 1 例；糖尿病者 1 例；老年性肺气肿者 1 例。

（2）诊断标准

根据世界卫生组织 1979 年公布的缺血性心脏病诊断标准，符合冠心病伴左心功能不全者为收治对象。

（3）仪器、心功能检查指标、测量方法

仪器采用 AlokaSSD—810 型实时扇形切面超声仪，探头晶片 32 个，频率 2.3 兆赫，为高速电子扫描仪。回声图像每秒 20 幅，每幅 256 条线，扫描角度 80°，有两个荧屏，右侧为扇形，左侧为同步 M 型。

所测心功能指标：

①QS_2→总电——机械收缩期

②LVET→左室射血时间。

③PEP→射血前期 = QS_2 － LVET。

④并根据回归方程校正为 QS_1、PEPI、INETI，

⑤S_v（每搏输出量）根据 Teichh。L 公式试计算：$S_v = V_D$（舒张期容量）— Vs（收缩期容量）。左室容量 = $\left[\dfrac{7.0}{2.4 + D} \times D^3 \right]$

⑥C_o（心输出量）= Hr（心率）× S_v

⑦$\triangle b\%$（小轴缩短率）= $\dfrac{Dd - Ds \times 100\%}{Dd}$

Dd（舒张末期左心室内径）；Ds（收缩末期左心室内径）

⑧EF%（射血分值）= $(Dd^3 - D_s{}^3 / Dd^3) \times 100\%$

（4）测量方法

治疗前后均测 STI 及 M 型超声心动图（U、C、G）的左心功能指标。测前患者休息 10 分钟，左侧卧位，U、C、G 于心室水平，要求心内膜及室间隔左室面清晰。同步检查心电图、心音图及颈动脉搏动图，并经条纸记录，分析测量左室舒张末期内径、左室收缩末期内径，代入以上公式分别计算。

12. 15. 2　治疗方法

（1）手法：拇指按揉法、肘推法、一指禅推法。

（2）穴位及部位：内关、肺俞、厥阴俞、心俞、膻中；后背脊柱两侧膀胱经（胸段）。

（3）具体操作

①患者取正坐位，医者站其后，用双手拇指按揉法（一手拇指吸定 1 穴），治疗双侧肺俞、厥阴俞、心俞各 5 分钟。

②同上体位，医者用肘推法施于背部膀胱经（胸段），约 2 分钟左右。

③同上式，医者站在患者前侧，双手拇指按揉双侧内关穴，约 5 分钟左右。

④患者取仰卧位，医者于其右侧，用一指禅推法推揉膻中穴约 5 分钟。

（4）疗程

每周 3 次，15 次为 1 疗程。每个患者观察 1 个疗程。

12. 15. 3　结果

（1）主观症状的改变：在治疗过程中及停治后 2 个月内，9 例患者只有 1 例因与他人吵架而发作心绞痛，余者未发作。心肌梗死均未发作。气短、胸闷、心悸、头晕、乏力、阵发性呼吸困难均有不同程度的改善，尤以胸闷、乏力、心悸改善较明显。

（2）左心功能的改变（见附表）

冠心病伴左心功能不全时主要表现为泵血功能降低，PFP 延长，LVET 缩短，PEP/LVET 比值增大，$\triangle$D%、EF% 减少，S_v、Co 降低。

本文 9 例患者推拿后，PEPI 缩短，LVETI 延长，PEP/LVET 比值减小，P 值 < 0.001，有显著的临床意义（PEP/LVET 比值为目前国内外公认的评定心功能的指标）。PEP 主要取决于左室等容收缩期的长短，它是左室收缩力及左室收缩功能的可靠指标。

心肌收缩力下降，PEP 则延长，心肌收缩力增大，PEP 则缩短。LVET 时间越长，心搏量也随之越多，心功能也就越好。Sv（每搏输出量）和 Co（每分输出量）均明显增加，经统计学处理有明显的临床意义。

$\triangle$D% 与 EF% 呈正比关系，EF 主要是评价左室泵功能与左室心肌纤维缩短程度的指标。本组 $\triangle$D% 与 EF% 从统计学角度来看，治疗前后差别意义不显著，但都有不同程度增加。

以上结果表明，手法推拿后可加强心肌收缩力，使心功能有明显改变。

12. 15. 4　病案举例

李×，男，67 岁，工人，病历号：82423

患者气短、胸闷、时好时坏 2 年余，经常发作心前区刺痛，服硝酸甘油后好转。1984 年 3 月因"心肌梗死"住本院治疗 2 个月。就诊时表现：心悸，气短，胸闷，乏力，头晕，呼吸困难，咳嗽，咳痰，舌质淡暗，苔白，脉弦细。1974 年患高血压病，1980 年发现老年性肺气肿。

查体：患者身体瘦弱，营养中等，心率 64 次/分，血压 195/100mmHg，呼吸 20 次/分。肋间隙增宽，肺部叩诊清音，呼吸音低弱，肺部未闻及干湿啰音；心尖搏动不明显，心浊音界向左下扩大，心律齐，各瓣膜听诊区未闻及病理性杂音。X 线未查，心电图示：陈旧性下壁心梗。

经 15 次推拿后临床症状明显好转，未发生心绞痛和心肌梗死。其他检查除心率为 63 次/分外，余如前。心功能检查见下表。

心率	QS_2I	PEPI	PEP	LVET	$\triangle D\%$	EF%	S_v	C_0
治疗前 64 次/分	515.2	153.1	272.5	0.42	8	22	33mt/次	2112mt/分
治疗后 63 次/分	491.4	123.2	368.2	0.33	11	31	47mt/次	2813mt/分

12.15.5　讨论

（1）推拿治疗冠心病的报道极为少见。迄今为止，推拿对冠心病的报道只限于心电图的改变。本文旨在观察推拿能否改善冠心病患者的心功能，为冠心病的治疗开辟一条新路。在选穴方面，我们以中医学理论为基础，适当借鉴现代医学研究俞穴的试验。

中医学认为："……实则心痛，虚则烦心，心惕惕不能动，失智，内关主之。""厥阴俞……主胸膈中气聚痛好吐，心痛，留结胸闷……""……寒热心痛，循循然与背相引而痛，胸中恒恒不得息……心俞主之""咳逆上气，唾喘短气不得息，口不能言，膻中主之"。冠心病中医学认为每因气虚血瘀而致。"肺主一身之气"、"肺朝百脉"、"气为血之帅"，按揉肺俞可以补益肺气，故取上述诸穴。

（2）关于手法的选择和刺激量

开始治疗的前两例病人，采取一指禅指推法推背之俞穴，后改用按揉背部俞穴疗效明显提高。说明手法不同，效果亦异。证明《素问·举痛论》："按之则热气至，热气至则痛止矣"对推拿治疗冠心病的手法有指导意义。

按揉手法分重痛（患者感到很痛但能忍受）；轻痛（患者感到稍痛）；酸胀（患者感到酸胀即可）。三者比较发现以酸胀感者疗效最好，这可谓"得气"。

（3）各穴位功效的差异

经比较发现在心俞、厥阴俞、内关穴上操作时间延长后，心功能改善和心悸消除较为明显，膻中穴解除胸闷疗效较好。

（4）推拿上述穴位可改善左心功能的现代医学机理目前尚不清楚，可能是：心脏是由迷走神经和胸 $1\sim5$ 交感神经支配。所取背部的 3 个俞穴均在胸 $1\sim5$ 脊神经后支的内侧支或外侧支分布区。内关穴在正中神经干上。根据神经解剖学记录，胸 $2\sim6$ 交感神经有纤维沿臂丛经正中神经到达上肢。在以上穴位上操作，推拿反应沿交感神经传导影响心脏，产生治疗效应。

（5）由于条件所限，我们只观察了治疗后两个月的结果，发现其疗效与刚治完基本相同，其疗效到底能维持多长时间，尚需继续观察，目前穴位尚多，如何精选穴位，有待进一步解决。

由于我们水平所限，必有不当之处，望同道批评指正。

附表　左心功能的改变

	PEPI	LVET	PEP/LVET	△D%	EF%	Sv	Co
治疗前	156.98 ±5.45	358.97 ±13.24	0.43 ±0.02	15.73 ±3.2	38.22 ±6.65	55.1 ±5.9	3813.82 ±442
治疗后	146.77 ±6.4	375.32 ±9.95	0.39 ±0.02	18.22 ±3.2	42.61 ±6.36	68.84 ±6.8	4768.93 ±636
比值	4.2	5.45	5.25	1.85	2.61	3.6	3.0
P 值	<0.001	<0.001	<0.001	=0.1	<0.02	<0.01	<0.01

12.16　推拿手法治疗糖尿病初探

臧福科　　宏达

糖尿病是一种常见的内分泌代谢性疾病，可分为原发性和继发性两大类。

原发性糖尿病简称糖尿病，占绝大多数，病因尚未明确，有遗传倾向，其基本病理生理为绝对或相对胰岛素分泌不足，引起糖、蛋白质和脂肪、水及电解质的代谢紊乱，尤其脂肪代谢紊乱可引起酮症酸中毒、失水、昏迷等。

继发性糖尿病又称症状性糖尿病，大多数继发于拮抗胰岛素的内分泌病。临床较为少见，不在本文中讨论。

糖尿病属中医学"消渴"病范畴。中医认为本病的发生是由于素体阴虚、饮食不节、情志失调等引起。临床上分上消、中消、下消。上消以烦渴引饮、中消以消谷善饥、下消以小溲如膏为主症。全身表现消瘦，即所谓三多一少（喝得多、吃得多、尿得多、身体消瘦）。其他可伴有皮肤瘙痒，女性阴部瘙痒、视物不清、四肢酸痛或麻木等症。

我们参考中西医诊断特点进行分析，针对不同情况采取相应的推拿措施治疗糖尿病，在临床上取得一定进展，现报道如下。

临床上我们将糖尿病以标本辨证法，进行观察及治疗。所谓标，是指血糖升高，把血糖高为主症，尤以血糖升高为关键症状，把血糖测定值为观察指标。推拿的目的在于降低血糖，而降低血糖的途径是使血糖在人体内自行消耗。使血糖自身消耗的方法有3种：①推拿全身肌肉（以肌肉丰厚的腰背部及下肢部为主）；②摩腹、揉腹或振腹，促使腹腔充血，而导致血糖消耗；③练功，练功方法有静功、动功及西医体疗3种方法。总之，以上3种手段对降低血糖有比药物疗效明显的特点。

　　所谓本，是指胰腺的功能。我们采用按揉背部胰俞穴（胸八旁开 1.5 寸）；轻摩胰脏在腹壁投影区（即左、右梁门和中脘穴区处），以图提高胰腺的功能（因缺乏生化指标的测定，目前尚属推理）。

　　以上用标本辨证治疗方法，是我们通过 8 年多临床经验总结出来的，其疗效优于传统辨证施治的推拿法。

　　操作方法：

　　①患者俯卧，医者用按揉法，按揉脊旁两侧腰肌 3～5 分钟；再推拿臀部及双下肢后侧肌群约 10 分钟。点按胰俞穴 2～3 分钟。

　　②患者仰卧位，医者摩揉腹部 10 分钟，以透热为度。

　　③轻抚摩胰脏在腹壁投影区 2 分钟。

　　临床上运用本法应注意灵活变通，点按穴位可根据中医辨证而加减肺俞、肾俞、脾俞、胃俞等穴位。

　　病例简介：

　　①吴某，女，53 岁，1994 年 11 月体格检查时发现为糖尿病。当时空腹血糖为 15.29mmol/L，餐后血糖为 26.40mmol/L，尿糖 3 个半加号。最后诊断为非胰岛素依赖型糖尿病。经手法治疗两次尿糖呈 2 个加号，8 次治疗后尿糖阴阳性，10 次治疗后尿糖呈阴性，空腹血糖降到 9.9mmol/L。经两个月治疗后，空腹血糖为 4.4mmol/L，餐后血糖 6.27mmol/L。过度疲劳和饮食注意不够，血糖偶有一时性升高现象。

　　②谢某，男，70 岁。系胰岛素依赖型糖尿病，每日用胰岛素 50 单位，历时 30 年。血糖仍高达 11mmol/L，并伴有末梢神经炎，双足部感觉丧失，小腿内侧皮肤黧黑。经推拿治疗两周后，令患者开始逐渐减少胰岛素用量。经 3 周半的治疗，患者自动将胰岛素用量减少了 60%，而血糖降到 6.22mmol/L。足部感觉恢复，小腿皮肤红润。

　　③高某，男，55 岁。系胰岛素依赖型糖尿病，每日用胰岛素治疗已历时 20 年，血糖仍在 11mmol/L 以上。经推拿两

周后，让其逐渐减少胰岛素用量，但患者未执行。当推拿治疗3周半时，患者突然出现低血糖症状，测定血糖为 2.81mmoI/L。令减少胰岛素用量一半，3 天后血糖为 4.40mmoI/L，不再出现低血糖症状。

以上简介 3 个病例说明以下几点：

①我们采用标、本兼治的推拿疗法治疗糖尿病，对胰岛素依赖型和非依赖型糖尿病，均有一定疗效。

②通过②③两例患者对比，我们推断推拿疗法对胰腺功能有可复倾向。但尚缺乏生化指标的证实，有待今后通过实践进一步加以验证。

③已经采用药物治疗的患者，当推拿治疗两周后，酌量逐渐减药，直至完全不用药物仍保持正常 1 个月后可停止治疗。患者血糖不甚高者或停药后不致造成血糖升高危象者，推拿治疗一开始，即停服一切药物。患者血糖值很高时，我们采取药物和推拿同时治疗的方法。

推拿治疗糖尿病，属非药物疗法范畴，目前尚属探讨阶段，我们采用的方法虽有一定疗效，由于例数有限，不能作系统报道。再因个人水平有限，仅作一般探讨，有不当之处，望同道批评，指正。

12.17　推拿治疗外伤性声带麻痹 2 例临床报导

北京中医学院①东直门医院按摩科

臧福科　柯战兵　刘焰钢

外伤性声带麻痹在临床上虽不常见，但一经临症，尚无极满意的治疗方法，近年来笔者以推拿疗法治疗之，取得满意疗效，现将 2 例典型病例总结如下：

---

① 北京中医学院：现北京中医药大学。

诊断标准：

（1）有明显外伤史。

（2）临床上见到严重音哑、直至失音。

（3）耳鼻喉科喉镜检查见有不同程度的声带麻痹（单侧或双侧）。

疗效评定：

（1）痊愈：

①临床症状改善，音哑消失，恢复如常。

②耳鼻喉科检查声带麻痹消失。

（2）好转及无效：因病例尚少，未见此2项。

治疗方法：

（1）夹喉穴施推拿法，每次15分钟，要求轻柔和缓，不疾不徐，以患者感觉舒适为宜。

（2）天突、膻中穴施一指禅推法，各3分钟。

（3）配点肺俞穴5～10次。

疗程：

（1）初时每日1次，10次为1疗程。

（2）10次后隔日1次，10次为1疗程，以巩固疗效（因治疗10次后症状一般均已改善）。

病例介绍：

病例一　隗某，男，26岁，兰州电机厂干部。1985年1月13日，患者被手枪击伤，子弹自甲状软骨下1cm处射入，穿食道、气管，自右肩胛射出，经抢救脱险后，遗有右上肢不遂，严重音哑。不贴近其嘴唇则听不到声音。1985年7月13日在解放军301医院耳鼻喉科检查，示右侧声带呈正中麻痹，左侧正常，诊断为外伤性声带麻痹。7月25日转我科治疗。经推拿13次后症状完全改善，说话声如常人。首都医院耳鼻喉科检查，右侧声带正常。

病例二　许某，女，35岁，北京酱油厂工人。1987年9月中旬在解放军×医院行甲状腺手术，术后即出现声音嘶哑，音量极小，经耳鼻喉科会诊，诊断为外伤性声带麻痹。出院后即转我科治疗。初诊时患者声音嘶哑，右侧甲状软骨下明显压痛，右侧胸锁乳突肌紧张。以上述手法治疗 11 次后，患者痊愈，说话如常人，耳鼻喉科检查亦正常。

以上两例追访至今，尚无复发。

从以上两例的治疗中，说明推拿治疗外伤性声带麻痹确有疗效。但因实验技术不齐全，治疗机制尚不十分明了，有待进一步探讨。

12.18　手法治疗胃扭转 1 例

臧福科

12.18.1　胃扭转

胃扭转是一种罕见的病症，1866 年 Berti 在尸解时首先发现这种病变，以后陆续才有临床病例报道。国内在 1956 年才见到陈国熙氏的报导，仅有 1 例。而后亦有少量报道，其中河南省第三人民医院有急慢性胃扭转 40 例的报道。我院内科胃病组仅发现两例，我们治疗的是其中的 1 例。

本病发生的直接因素与急性胃扩张、急性结肠胀气、剧烈呕吐和胃的逆蠕动有关。本病最重要的诱因是胃下垂，这时胃的支持韧带有异常松弛，才有可能使胃产生扭转。

胃扭转有系膜轴扭转和器官轴扭转两种，前者是最常见的一种。系膜轴扭转是随横轴（与贲门幽门线垂直）旋转。器官轴扭转是胃体沿着贲门幽门线扭转，不为常见。扭转的程度有全部扭转和部分扭转之不同，扭转的性质有急性扭转和慢性扭转。

治疗上，多认为必须施行手术治疗，或行胃固定术，或行单纯复位术，或行胃空肠吻合术等。我们采用传统中医推拿手法治疗，在临床上获得了满意效果，特报道如下。

12.18.2　病例简介

患者袁某，男，43岁，已婚，油田工人。门诊号19262，X线号39723。

主诉：胃脘不适3年。

现病史：本人系油田工人，从事野外作业，饮食颇不规律，常有暴饮暴食历史。近3年来胃脘不适，伴有心慌、闹心、食后恶心、呕吐，吐出物为食物，大便频，日行五六次，且有腹胀满。曾疑为"肝炎"、"痢疾"，经检查未见阳性发现，对症治疗未见效。今年（1979）4月来我院内科胃病组诊治，胃镜检查时因不顺利，又行钡餐造影，发现"胃呈大虾状，大弯侧向上翻转，见两个液面，胃贲门位置低，十二指肠球部向下，为器官轴型胃扭转。印象：慢性胃扭转，器官轴型180°。"即转我科治疗。

取穴：中脘、天枢、右梁门。

操作方法：一指禅推中脘、天枢，托推右梁门。经4次治疗，临床症状明显好转，15次治疗后钡餐造影，胃扭转如故。我们采用在胃底穴（神阙左6寸处）翻转手法，3次后钡餐实验证实扭转复原。具体操作：患者左侧卧，稍前倾位。医者站在患者背后，双手重掌，中指抵胃底穴，并向胃扭转处抵压，同时采用振法30秒钟，反复3次后，令患者自左侧卧体位直接坐起。

总共18次治疗，患者痊愈。经12个月随访，未见复发。

12.18.3　体会

（1）胃扭转是罕见病症，器官轴扭转更少见。患者是慢性胃扭转，器官轴型180°。从发病原因上，患者有暴饮暴食史，符合前述发病原因。

（2）自创胃扭转翻转术，比较符合胃的解剖生理病理特点，故有良好临床效果，值得报道推广。

AN INTRODUCTION To KEEPING – FTT MASSAGE (1)

Zang Fuke

Department of Massage, Dongzhimen Hospital, Beijing College of TCM, Beijing 100700

Massage, called Anmo (pressing and rubbing) in ancient times, is a non – drug therapy, characterized by its simplicity, convenience, cheapness and effectiveness, Which has been used as one of the effective keeping – fit measures since thousands of years ago.

With gradual improvement of people's living standard, the problem of health care has been put on the agenda, receiving a wide attention from the medical circle. Since China has a long history of civilization, scholars of successive ages have left to our nation ample valuable knowledge of health care. Among many theories I am much in favour of the keeping fit idea, the "Four Elments for a Long Life" advanced by Su Dongpo (also named Su Shi), an ancient Chinese writer of the Song Dynasty (960 – 1279 A. D.), i. e. a happy and carefree mind, a habit of retiring early and getting up early, walking instead of riding in a carriage and a vegetarian diet rather than meat. " It is highly commendable that as early as in the llth century, Su Dongpo noted the effects of emotion (mind), habits (life – style), motion (exercise) and diet (including drugs) on life. In this series of papers we are concerned chiefly with "motion".

While increasing attention is being paid to nutrition, the improtance of motion should not be neglected. However, when doing exercises it is important to remember not to overdo. Exercises can promote a smooth flow of qi and blood, and improre health. There are many forms of exercises. I strongly recommend the Five Mimic-Animal Boxing devised by a famous Chinese doctor Hua Tuo of the Three Kingdoms (220—280A. D.), and Ba Duan Jin, Yi Jin Jing, Tai Ji Quan, slow walk, etc. developed later. As a saying goes, "Running water is never stale and a door – hinge is never wormeaten". Regular exercises Can prevents germs and other organisms from affecting the body.

Keeping – fit massage is a method of passive motion, but it has the effects as active motions, which if done regularly and properly, can regulate physiological functions of the body, thereby preventing diseases and promoting health. The following is an introduction to the methods of keeping – fit massage in the treatment of more than ten diseases.

Hypertension

High blood pressure is a clinical manifestation of hypertension, which ususlly refers to a blood pressure of over 140/90mmHg at rest. The occur rence of this phenomenon may be related to psychic factovs, improper diet and asthenia due to interal injury. According to modem medicne, blood pressure is influencod by three factors: ①contractility and blood output of the heart; ②elasticity of the arterial walls and blood viscosity; and③resistance of capillary arteriolae throughout the body. Change of any of the three factors can lead to a change in blood pressure. The onset of hypertension is mainly due to the change in resistance of the capillary arteriolae. Massage maneuvers can regulate the flow of the vital energy, and promote blood circulation, thereby producing good effects in the treatment of the disease. Massage can also be used to treat transient undulatory hypertension with extremely remarkable results. Massage can improve clinical symptoms for intractably elevated blood pressure, though it can not cure it.

Several massage maneuvers for hypertension are as follows:

1. Neck – Pulling Manipulation: Standing beside and behind the patient who is in a sitting position, the therapeutist supports the patient's head with one hand. and kneads the posterior muscles of the neck with the thumb and the four fingers of the other hand. This manipulation can lower blood pressure.

2. Jiaosun – Pushing Manipulation: Jiaosun (SJ 20) is located in the hairline where the tip of the forward folded ear touches. Standing beside the patient who is in a sitting position, the therapeutist supports the patient's head with one hand and pushes Jiaosun (SJ 20) point back and forth with the thumb of the other hand, ten times for each side. Temporarily – elevated blood pressure due to mental stress can be lowered by this manipulation.

3. Qiaogong – Pushing Manipulation: Acupoint Qiaogong is the crossing point between the line from Yifeng (SJ 17) to Quepen (St 12) and the sternocleidomastoid muscle. Standing beside and behind the patient who is in a sitting position, the doctor supports the patient's head with one hand and pushes Qiaogong point with the combined middle and index fingers of the other hand, 10 ~ 20 times for one side only. Since this manipulation has a good effect of reducing blood pressure, it must not be performed on both sides simultaneously, otherwise, sudden drop of blood pressure will occur.

4. Abdomen – Rubbing Manipulation: Standing on the right side of the patient in a supine position. the doctor rubs the patient's abdomen with the palms for 5 ~ 10 minutes until heat is produced in the patient's abdomen. This manipulation can reduce blood pressure steadily.

5. Point – Pressing Manipulation: The patient assumes a sitting or supine position. The doctor presses and kneads points Hegu (LI

4），Zusanli（St 36）and yanglingquan（GB 34）with the thumb，This manipulation can produce a blood pressure – lowering effect.

6. Leg – Kneading Manipualtion： The doctor pulls and kneads the posterior muscles of the lower extremities for 10 minutes when the patient assumes a prone position： or kneads the front muscles when the patient assumes a supine position. for reduction of blood pressure.

7. Reverse Back – Kneading Manipulation： The patient assumes a prone position. The doctor pulls and kneads the muscle of the back along the Du Channel from the first thoracic vertebra to the caudal area. This manipulation has a hypotensive effect for the type hyperactivity of liver – yang.

8. Yongquan – Rubbing Manipulation： This is a method of self – health care. Before going to sleep or after a bath， the patient rubs Yongquan（K1）point of the left sole with the right palm， and of the right sole with the left palm 300 times each side. The treatment is given once a day. The patient will certainly benefit from long practice of this manipulation.

It is not necessary to use all the above – mentioned maneuvers for hypertension simultaneously. One or two of them are quite enough for one session.

Neurasthenia

It is well – known that neurasthenia is a disorder of the nervous system with unknown cause. It is generally attributed to overstrain in work as well as in study. irregulur lifestyle and long – term emotional stress. Its clinical manifestations include lassitude， insomnia， dreamy sleep， dizziness， hypomnesis， hypoprosexia， irritability， fear of sound and light， chest distress and even difficulty in breathing， belching， and abdominal distension. Massage therapy is one of the effective measures.

Several maneuvers for neurasthenia are presented as follows:

1. Back – Kneading Manipulation: While the patient is told to assume a prone position, the doctor pulls and twists the back skin along the Du Channel form the first thoracic vertebra to the caudal area repeatedly 3 ~ 5 times. This manipulation can promote digestion and tranqulization.

2. Point – Pressing Manipulation: The doctor presses and kneads Shenmen (H 7), Neiguan (P 6), and Sanyinjiao (Sp 6). During the treatment the patient takes a sitting or supine position.

3. Head – Face Kneading Manipulation:

1) Opening Tianmen: The doctor pushes and kneads the skin with both thumbs from Yintang (Extra 1) to the hairline 10 ~ 15 times.

2) Push Qiangong: The doctor pushes and kneads with the two thumbs from Yintang (Extra 1) along the eye – brows respectively to the right and left brow tips: or fromYintang (Extra 1) to Taiyang (Extra 2). The maneuver is repeated 10 ~ 15 times, and the force used should not be too great.

3) Knead Taiyang: The doctor presses and kneads bilateral Taiyang (Extra 2) points with two thumbs or middle fingers ten times or more.

4) Knead postauricular process: The doctor presses and kneads the areas below the postauricular processes witt the middle fingers of two hands for 2 ~ 3 mininutes.

5) Knead face: The doctor kneads and rubs the patient's face for five minutes with the two thumbs or great thenars until the muscles of the face are completely relaxed. This manipulation can induce sleep for insonmic patient.

6) Press and push vertex: The doctor presses and pushes the vertex of the patient with the five naturally – opened fingers from forehead posteriorly to the neck with the middle finger along the Du Channel, the index and ring fingers along the Urinary Bladder Channel, and the thumb and little finger along the Gallbladder Channel. The maneuver, repeated ten times, can exert a curative effect on heaviness, distension and pains in the parietal region.

The above are general maneuvers for neurasthenia, to which other maneuvers can be added according to the symptoms and signs. Pressing and kneading Xinshu (UB 15) and Feishu (UB 13) are added for chest distress and short breath; pressing and kneading Pishu (UB 20) and Weishu (UB 21) on the back, Zhongwan (Ren 12) and Tianshu (St 25) in the abdomen, and rubbing the abdomen added for eructation and abdominal distension.

During the treatment the patient should be advised to practise by himself the "Yongquan – Rubbing Maneuver".

Journal of Traditional Chinese　Medicine 14 (2): 152 – 156, 1994

Massotherapy

AN INTRODUCTION TO
KEEPING – FIT MASSAGE

Zang Fuke

Depament of Massage, Affiliated Dongzhimen Hospital, Beijing College of TCM, Beijing 10070。

DIARRHEA

Diarrhea is the frequent passage of loose, watery stools, possibly, mixed with mucus and blood. As a common disease of people above middle age, the main causes of diarrhea include hyperactive movement and secretion of the intestinal tract, disturbance of digestive function, and insufficient absorption of water and nutrient substance due to their rapid passage through the intestines. Two types of diarrhea are acute and chronic. Acute diarrhea is marked by sudden onset and increased frequency of bowel movements. Accompanying symptoms and signs include abdominal pain, fever, anorexia and nausea. This condition is seen in acute infection of the intestinal tract and food poisoning. Chronic diarrhea is very stubborn and can last for a long time. Its severe consequences include malnutrition, vitamin deficiency, and hypoproteinemia. This condition is seen in gastric anacidity, malabsorption syndrome, chronic bacillary dysentery, and intestinal tuberculosis.

Diarrhea should be treated carefully, especially the chronic type. In addition to drugs, massotherapy is also a good method of treatment.

1. Points:

Zhongwan (Ren 12), Tianshu (St 25), Zusanli (St 36), Pishu (UB 20), Weishu (UB 21), Dachangshu (UB 25), Umbilicus, Abdomen, and region of Sacrum and Coccyx.

2. Methods:

(1) Point pressing: Press Zhongwan (Ren 12), Tianshu (St 25) and Zusanli (St 36) with patient in supine position; press Pishu (UB 20), Weishu (UB 21), and Dachangshu (UB 25) in prone position.

(2) Massage the umbilicus with circular motion with the palmar side of the middle finger for one minute. The patient is in supine position. Then massage the abdomen with circular motion around the umbilicus clock wise slowly with the palm for two minutes until a hot feeling is produced in the abdomen.

(3) Massage the abdomen with strong circular motion: With the patient in supine position, the center of the operator's palm is placed against the umbilicus with the tip of the index finger and the

wrist respectively at Tianshu （St 25） on both sides, and the tip of the small finger at Guanyuan （Ren 4）. Then press heavily, moving the abdomen clock wise around tlle umbilicus for one minute with force exerted by the wrist.

（4）Push upward on the region of sacrum and coccyx: The patient takes a sitting position. Push heavily upward along the spine from the coccyx to the lumbar region with the great thenar muscle or the wrist. This is repeated for two minutes until the local area becomes hot.

BILIARY COLIC

As a common symptom of the digestive system, biliary colic often occurs during an attack of cholecystitis and cholelithiasis.

There are also two types of cholecystitis, acute and chronic, The chronic type may be caused by stones in the gallbladder, though the absence of stones is more common clinically. Chronic cholecystitis with absence of stones presents with abdominal distension of varying degrees, discomfort or continuous dull pain in the upper or right upper abdomen, burning heat in the stomach acid reflux. a bitter taste in the mouth, nausea and vomiting, and possibly pain in the right shoulder and scapular region. Massotherapy is very effective in the treatment of this type of cholecystitis.

1. Points:

Yishu （located 1. 5cun lateral to the lower border of the spinal pro cess of T_8）, Neiguan （P 6）. Dannangxue （located one cun below Yang lingquan GB 34）, Taibai （Sp 3）, and Abdomen.

Secondary points: For abdominal distension: Tianshu （ St 25）. Zu sunli （St 36）, and Hypochondrium bilaterally; for bitter taste in the mouth and acid reflux: Jianjing （GB 21）, Ganshu （ UB 18 ）, Danshu （ UB19 ）. Qimen （ Liv 14 ）, Riyue （GB 24）.

2. Methods:

(1) Point pressing: Press in a circular motion at Yishu, Ganshu (UB 18), and Danshu (UB 19) with the paitent in prone position; Tianshu (St 25), Qimen (Liv 14), Riyue (GB 24), Neiguan (P 6), Zusanli (St 36), Dannangxue (Extra), Taibai (Sp 3), and Jianjing (GB 21) with the patient in supine position.

(2) Push abdomen: The patient takes a supine position, With the wrist, push the upper abdomen along the midline downward 20 times

(3) Knead hypochondrium: The patient takes a sitting or supine position. Massage slowly downward in a circular motion from the side of the chest along the hypochondrium with the index and middle fingers of one hand for two minutes. Then massage the other side.

(4) Press heavily the tender spots on the back: Tender spots are often found at the areas 0.5 ~ 1.5cm lateral to $T_7 - T_{10}$ in patients with pain due to cholecystitis. These spots are pressed heavily in a circular motion with the thumb for two minutes. Immediate analgesic effect call be expected.

Such above points as Taibai (Sp 3), Dannangxue, Qimen (Liv 14), Riyue (GB 24), Ganshu (UB 18), and Danshu (UB 19) relax Oddi's sphincter, promote contraction of the gallbladder, and relieve inflammation.

DIABETES

Diabetes is a common metabolic endocrine disease. The two types are primary and secondary, Diabetes is in the category of emaciation and thirst in traditional Chinese medicine. Clinically, in Chinese medicine, it is divided into three conditions: upper, middle and lower diabetes, Upper diabetes is caused by heat in the lung and consumption of body fluid. Its main symptoms include restlessness and thirst with desire to drind large quantities of water. Middle diabetes is caused by excess heat in the stomach, its main symptoms including overeating and hunger. Lower diabetes is caused by deficency of kidneyYin, with main symptoms including milky urine, frequent urination and sugar in the urine. Apparent loss of body weight is present in all these conditions.

Massotherapy is effective in the treatment of Biao (manifestations) of diabetes by lowering blood sugar, and of Ben (underying cause) by regulating panereatic function.

1. Points:

Yishu (located 1.5 cun lateral to the lower border of the spinal process of T_8), Feishu (UB 13), Pishu (UB 20), Shenshu (UB 23), Zhongwan (Ren 12), Qihai (Ren 6), Liangmen (St 21), Abdomen, muscles of the four limbs.

2. Methods:

(1) Point pressing: Press with the thumb Feishu (UB 13), Yishu, Pishu (UB 20), and Shenshu (UB 23) with the patient in prone position, then massage Zhongwan (Ren 12), Qihai (Ren 6) and Liangmen (St 21) with either one – finger or middle finger maneuver by pressing in a circular motion with the patient in supine position.

(2) Massage the abdomen with circular motion: The patient takes a supine Dosition. The abdomen is massaged with the palm counterclockwise in circular motion for 5 ~ 8 minutes, covering the whole abdomen progressively until the abdomen feels hot inside.

(3) Massage the four limbs: The patient takes a prone position, the cutaneous regions of the three yang channels of hand and foot are massaged forward and backward with the palmar side of the index, middle and ring fingers. Then the patient changes to a su –

pine positron, and the cutaneous regions of the three yin channels of hand and foot are massaged to and fro. Finally, the rolling or grasping manipulation is applied to the large muscles of the four limbs until the limbs become warm.

The auttor thinks that massaging the abdomen in a circular motion and all four limbs treats Biao (manifestations) of diabetes by lowering blood sugar level, while pressing such points as Yishu treats Ben (underlying cause) of the disease by regulating the pancreatic function.

IMPOTENCE

Impotence means weakness or inability of the adult male to achieve erection. It is often the result of disturbed neuromuscular function and certain chronic diseases characterized by weakness.

Massotherapy is effective in the treatment of various types of impotence not of organic nature.

1 Points:

Main pionts: Mingemen (Du 4), Shenshu (UB 23), Shangliao (UB 31), Ciliao (UB 32), Zhongliao (UB 33), Xialiao (UB 34), Guanyuan (Ren 4), Sanyinjiao (Sp 6), and Abdomen.

Secondary points: For decline of fire of the vital gate: Shenshu (UB 23), Shangliao (UB 31), Ciliao (UB 32), Zhongliao (UB 33),) Xialiao (UB 34), the Du Channel; for damage to the kidney due to fear and fright: Head, Xianshu (UB 15), and Danshu (UB 19); for downward movement of damp – heat: Tianshu (St 25), Yinlingquan (Sp 9), Tai chong (Liv 3), and Xiaochangshu (UB 27).

2. Methods:

(1) The patient takes prone position. The operator employs the thumb to press and pull Mingmen (Du 4) heavily. Then such

points on the back as Shenshu (UB 23), Shangliao (UB 31), Ciliao (UB 32), Zhongliao (UB 33) and xialiao (UB 34) are pressed or rubbed according to differentiated patterns of conditions.

(2) The patient takes a supine position, with the operator standing on the right side. The abdomen and the points at the anterior aspect of the four limbs are treaded with one – finger manipulation or point pressing technique, one to two minutes at each point.

(3) Vibrate the abdomen: The patient takes a supine position, again with the operator standing on the right side. Place the center of the palm Laogong (P 8) against Shenque (Ren 8) of the patient, resting the root of the palm on Guanyuan (Ren 4), spreading the five fingers apart at the upper abdomen, with the middle finger on the Ren Channel, index and ring finger on the Kidney Channel bilaterally, and the thumb and small finger on the stomach channel bilaterally. The vibration continues for 10 ~ 15 minutes.

(4) Massage the head and face (refer to neurasthenia previously in traduced)

DYSMENORRHEA

Pain in the lower abdomen and lumbosacral region during premenstrual. menstrual and postmenstrual periods is referred to as dysmenorrhea The accompanying symptoms include a bearing – down sensation in the lower abdomen or even loss of consciousness due to severe pain in serions cases.

Massotherapy is effective in the treatment of functional dysemorrhea.

1. Points:

Mingmen (Du 4), Shenshu (UB 23), Shangliao (UB 31), Ciliao (UB 32), Zhongliao (UB 33), Xialiao (UB 34), Guanyuan (Ren 4), Hegu (LI 4), and Sanyinjiao (Sp 6) .

2. Methods:

(1) Treatment begins a week before the period and continues for three days in succession. Three months comprise a course. Treatment should continue without break if one course is not effective.

(2) Pluck Mingmen (Du 4): The patient takes a sitting or prone position. The operator uses the thumb to pull up forcefully the interspinal ligaments of L2 and L3 and immediately release them 10 ~ 15 times.

(3) Press with the finger Shenshu (UB 23), Shangliao (UB 31), Ciliao (UB 32), Zhongliao (UB 33), and Xialiao (UB 34) with the patient in prone position. In cases of deficiency and cold syndrome, the above points are rubbed until the local area becomes warm.

(4) Turn the patient to a supine position, Massage Guanyuan (Ren4) with one - finger manipulation or pressing in a circular motion with a finger. Then press with the finger Hegu (LI 4) and Sanyinjiao (sp 6) 3 ~ 5times.

HYPERPLASIA OF MAMMARY GLANDS

Hyperplasia of mammary glands is a non - inflammatory disease of breasts, very common in women between 30 and 40 years old, resulting from endocrine disturbance. It is marked by lumps of varying sizes in the breasts, which become swollen and painful during the premenstrual period, the symptoms subsiding when the period is over, This disease accounts for two thirds of all diseases of mammary glands, often occurring in single women, or women who have never become pregnant, or never nursed a baby and are over thirty years old. It also occurs in women who have mental depres - sion or sexual functional disturbance.

Massotherapy has been proved to be effective in relieving pain, resolving lumps, and regulating endocrine disurbance.

1. Points:

Geshu (UB 17), Ganshu (UB 18), Shenshu (UB 23), Tianzong (SI 11), Jianjing (GB 21), Wuyi (St 15), Shanzhong (Ren 17), Sanyinjiao (Sp 6), Abdomen, Vertebral Colunm, Tendon of Greater Pectoral Muscle.

2. Methods:

(1) The patient takes a prone position. The operator employs the method of three – kneading and three – grasping to massage the muscles along the spine, presses points on the back for one minute at each point, then grasps Jianjing (GB 21) 3 ~ 5 times. Finally, the operator rubs the lumbosaeral region until it becomes warm, or strikes the sacral region with the back of the first 20 times.

(2) The patient turns to a supine position. The operator presses points on the trunk and four Iimbs, one minute at each point, grasping tendon of greater pectoral muscle 5 ~ 10 times. The chest and hypochondrium on both sides are then rubbed until the patient feels comfortable. Finally vibrate the abdomen with the palm for 5 ~ 10 minutes.

APHONIA

Aphonia often occurs in teachers, actors and actresses who usually speak a lot. The common accompanyiny symptoms and signs include dryness of the throat, dry cough, hoarse voice, or loss of voice, Indirect laryngoscopy reveals incomplete closure of the glottis or inability of the vocal cord on one side to ribrate, IF caused by invasion of external pathogens, aphonia is accompanied by acute or chronic laryngitis.

Massotherapy has proved effective in the treatment of functional aphonia. The author has succeeded in treating aphonia due to chronic laryngitis, paralysis of unialteral laryngeal nerve, and traumatic paralysis of unilateral laryngeal nerve.

1. Points:

Jiahouxue (two vertical lines 1.5 cun lateral to the Adam's apple), shanzhong (Ren 17), Tiantu (Ren 22), Fengchi (GB 20), Quchi (LI 11), and Hegu (LI 4).

2. Methods:

(1) Grasp and massage Jiahouxue: The patient takes a sitting position. The operator places the thumb at one vertical line and the four fingers at the other vertical line 1.5 cun lateral to the Adam's apple, then employs the swaying technique of one – finger manipulation to massage Jiahouxue from the top to the bottom for 10 ~ 15 minutes.

(2) Point pressing: The patient takes a sitting position. The operator uses the middle finger to press and massage Tiantu (Ten 22), Shanzhong (Ren 17), Fengchi (GB 20), Quchi (LI 11), and Hegu (LI 4), one minute at each point.

Advice: The patient should take care not to catch cold during treat ment.

Jourmal Traditiond Chinese Medicine 13 (3): 217 – 220, 1993.

Massotherapy

AN INTRODUCTION TO
KEEPING – FIT MASSAGE

Zang Fuke

Department of Massage, Dongzhimen Hospital, Beijing College of TCM, Beijiag 100700

Coronary Heart Disease (CHD)

The CHD patient must be given emergency treatment by physicians at the acute onset of myocardial infarction, but keeping – fit massage can help to produce good therapeutic effect at the convales-

cent stage during which the patient often has chest distress, hypo-
dynamia, abnormal ECG, and even left cardiac functional insuffi-
ciency, After keeping – fit massage treatment the patient's clinical
symptoms may disappear. ECG and mechanocardio – grams improve
to some extent or even become normal.

1. Selection of points:

Feishu (UB 13), Xinshu (UB 15), Wuyi (St 15),
Shanzhong (Ren 17) and Neiguan (P 6) .

2. Manipulation:

(1) Pressing and kneading Feishu and Xinshu: The patient
takes a sitting position. The doctor presses and kneads the two points
with the thumb or the middle finger for 5 minutes until local sore-
ness with distension is produced.

(2) Kneading Neiguan (P 6): The patient sits with the fore-
arms in neutral position. The doctor presses and kneads Neiguan bi-
laterally for 5 minutes.

(3) Keading Shanzhong (Ren 17): The patient takes a sit-
ting position or lies on the back. The doctor presses and kneads
Shanzhong point with the thumb or middle finger for 5 minutes.

(4) Rubbing the chest: The patient lies on the back during
treatment. The doctor rubs the chest back and forth along the lst,
2nd and 3rd intercostal spaces with the index, middle and ring fin-
gers of both hands for 5 ~ 7 minutes. The right hand rubs the Left
chest while the left hand rubs the right, Manipulation should be
rapid and light rather than heavy and slow. The stress of the manip-
ulation should be put on Wuyi point (St 15) which is on the mid
– mammary line at the level of the second intercostal space.

The above manipulations are performed once every other day
for 5 ~ 7 minutes each time, 15 treatments constituting a therapeu-
tic course. The method if used appropriately, can bring about thera-

peutic effect within one course; a second course can be given without interval.

Epigastralgia

Epigastralgia is a main symptom of the digestive – tract diseases characterized by pain in the upper abdomen as in gastritis, ulcer, and gastrospasm.

TCM believes that epigastraligia is closely related to the functions of Spleen, Stomach, Liver and Kidney. The disordered descending – ascending and transporting functions of Stomach and Spleen, or the transverse invasion of Spleen by hyperactive Liver – qi, or insufficient Kidney – yang can all cause pathological changes of Stomach and Spleen. Massotherapy can produce a good keeping – fit and therapeutic effect.

1. Selection of points

(1) Main points: Zhongwan (Ren 12), Tianshu (St 25), Qihai (Ren 6), Neiguan (P 6) and Zusanli (St 36).

(2) Auxiliary points: In case of pain due to improper diet, pressing Pishu (UB 20) and Weishu (UB 21), and rubbing the abdomen are added to eliminate undigested and stagnated food; in case of invasion of stomach by hyperative Liver – qi, pressing Yanglingquan (GB 34) and Taichong (Liv 3) and rubbing both hypochondria are added to relieve the depressed Liver, regulate the circulation of qi and restore its transporting function; in case of hyperhydrochloria, pressing Gongsun (Sp 4), Riyue (GB 24) and Qimen (Liv 14) is added; in case of severe pain, press and knead the sensitive spot found in the back, The pain may immediately stop.

2. Manipulation

(1) Sitting the right side of the patient who is in supine position, the doctor:

1）pushes and kneads（or presses and kneads）Zhongwan point（Ren12）with the thumb for 5 minutes；

2）kneads the upper abdomen with the palm for 3 minutes and then the middle and lower abdomen for 2 minutes；

3）and presses with the finger Qihai（Ren 6）, Tianshu（St 25）, Neiguan（P 6）, Zusanli（St 36）, Riyue（GB 24）, and Qimen（Liv l4）.

（2）Standing at the side of the patient who is in a prone position, the doctor.

1）first presses Pishu（UB 20）, Weishu（UB 21）, Ganshu（UB18）, Shenshu（UB 23）, or presses the tender Point（the sensitive point）lateral to the thoracic vertebral process；

2）and then rubs with the palm from Pishu（UB 20）to Shenshu（UB 23）along both sides of the spine for cases of the deficiency – cold type.

In clinical practice, the above manipulations are selected and used based on syndrome differentiation.

Gastroptosis.

The main symptoms of gastroptosis in clude abdominal distension which is worse after meals but better in a lying position. nausea, eructation, gastralgia, stomach distension, constipation or diarrhea, poor appetite and so on. There are also other general symptoms including emaciation, vertigo, lassitude, palpitation, and insomnia. Barium X – ray of the gastrointestinal tract may help in diagnosis.

Massotherapy is a very good method of treatment for this disease, which can be done by patients themselves or by others.

1. Selection of points:

Zhongwan（Ren 12）, Tianshu（St 25）, Qihai（Ren 6）, Baihui（DU 20）, and Zusanli（St 36）plus the spine and abdomen.

2. Manipulation:

(1) The patient assumes a sitting or supine position. Baihui (Du 20), Zusanli (St 36), Zhongwan (Ren 12), Tianshu (St 15) and Qihai (Ren 6) are pressed and kneaded with the thumb or middle finger, each for one minute.

(2) In a supine position. the patient kneads the abdomen with the palm, moving clockwise along the outer border of the abdomen for 5 minutes.

(3) Pinching the spine: The patient assumes a prone position with the back exposed. The operator pinches the skin along the sping from the sacrum to Dazhui (Du 14) point with the thumbs and index fingers of both hands. this is repeated three times, and then Pishu (UB 20) and Weishu (UB 21) are pressed and kneaded for a few minutes.

(4) Supporting the stomach: Lying supine, the patient places both hands (the ten fingers crossing each other) on the lower abdomen; Pulls the stomach upwards when exhalation and relaxes when inhalation, The force used to pull the stomach is exerted from the ulnar side of the small fingers, This is repeated ten times.

(5) Inserting the fingers into the scapula; The patiens takes a sitting position with both arms in back. The operator inserts the index, middle and ring fingers into the space between the scapula and thorax along the medial inferior angle of the scapula, the fingertips exerting a force tolerable to the patient in the directin of the glenoid cavity for one minute, which is then applied to the other side.

Volvulus of Stomach

Volvulus of stomach of the body can be classified into two

types: Volvulus along the longitudinal axis or along the transverse axis of the stomach. In general. the former call be corrected by changing the posture of the body. while the latter should be reduced by manipulations. Once stomach volvulus occurs, such symptoms as nausea, vomiting, and abdominalgia may appear, Massotherapy usually give satisfactory results.

1. Selection of points:

Pishu (UB 20), Weishu (UB 21) and Weidi (4.5 cun lateral to the left side of navel).

2. Manipulation:

(1) With the patient lying prone. the operator presses and kneads Pishu (US 20) and Weishu (UB 21) with the thumbs of the two hands. each for one minute.

(2) Supporting – vibrating manipulation in lateral recumbent position: After digital pressing of the above points. the patient lies on the left side. Standing behind the patient. the doctor props up Weidi with the overlapped index, middle. ring and small fingers of both hands. followed by the vibrating manipulation. Repetition of the above operation three times may reposit the stomach.

(3) Supporting – vibrating manipulation in sitting position: The patient sits with the body tilted slightly forward. Standing at the right side of the patient. the operator places the hypothenar of the right hand on the lower part of the stomach and presses backward while supporting the stomach upward with light force. followed by the vibrating manipulation. In so doing the stomach can also be returned to normal position.

Constipation

In most cases. the causes of constipation include: (1) digestive hypofunction and decreased physical activity in old or middle – aged persons, or decleased intestinal volume due to small amount of total intake of intake of too lime fibrous foods; (2) attenuation of defecting muscular groups (diaphragmata. abdominal or elevator ani muscles) due to various diseases; (3) neuropsychic factors, irritable colon or effects of drugs, which result in long fecal retention and over absorption of water in the rectum.

Constipation can cause a series of adverse reactions such as dizziness, headache, lassitude, poor appetite, bitter taste, abdominal distension, and abdominalgia, due to stagnated fecal masses and obstructed intestinal tract; Massage can be useful in relieving constipation.

1. Selection of points:

Zhongwan (Ren 12), Tianshu (St 25), Qihai (Ren 6), Dachangshu (UB 25), and Zhigou (SJ 6) plus abdominal and sacorcoccygeal regions.

2. Manipulation:

(1) Kneading the abdomen: The patient lies supine and kneads the abdomen clockwise around the navel with the two overlapped palms. The manipulation usually lasts 2 ~ 3 minutes. The palms should exert some pressure on the abdomen and the rate of movement should be moderate or slightly rapid.

(2) zhongwan (Ren 12), Tianshu (St 25), Qihai (Ren 6) and Zhigou (SJ 6) are pressed and kneaded with the middle finger or thumb until a sensation of aching and distension is obtained. At the same time, the vibrating manipulation call be used as an auxiliary measure. The manipulation lasts half a minute at each point; but for Tianshu (St 25), it lasts 1 ~ 2 minutes.

(3) Pinching the abdominal muscles: The patient lies on the back with the hips and knees flexed to relax the abdominal muscles. The operator holds the abdominal muscles as much as possible in one hand, and pinches them form top to bottom for one mi-

nute. After that, the abdomen is pushed again from top to bottom alternately with the two palms for 2 minutes.

(4) Pressing and kneading Dachangshu (UB 25): The patient takes a lying or sitting position, props with the palmar side of the thumb or middle finger against Dachangshu (1.5 cun lateral to the spine between L_5 and S_1), and then kneads the point for one minute.

(5) Downward pushing the sacriococcygeal area: The patient sit lies prone, pushes the lumbosacral portion downward to the coccygeal tip with the palmar sides of the index, middle and ring fingers or hypothenar for 2 minutes.

With the above manipulations performed every day, therapeutic effect can be expected after 1 ~ 2 weeks of treatment.